スポーツ外傷・障害の予防と整復の手技学

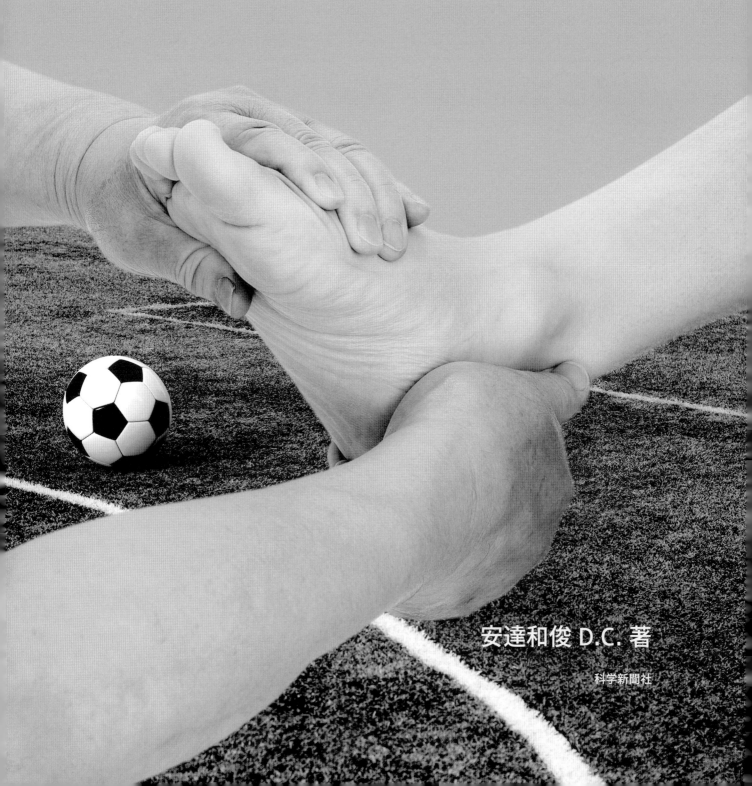

安達和俊 D.C. 著

科学新聞社

はじめに

　今日、2020年、東京へのオリンピック・パラリンピックの招致の決定が報じられました。選手村は、筆者が毎週末「手技療法の総合テクニックの塾」を開催している晴海（注☆）に設定される模様です。この期に及んで最早我々、手技療法をその治療の主体とする治療家・臨床家・医療人は、スポーツ外傷・障害の予防と整復の手技学を学ばないわけにはいかないのです。

　ところで筆者は、慶應義塾大学法学部に入学後、それまでできなかったさまざまなスポーツに挑戦しました。特に陸上・水泳・柔道・剣道・スキー・スケートなど、この拙著の 第Ⅳ章 その競技に特有の外傷・障害への予防と整復 において掲げたスポーツをはじめ器械体操・社交ダンスなどについては、ことのほか力を入れ熱心に取り組みました。

　なかでも柔道とスキーについては、大学からはじめたスポーツではありましたが、その甲斐あって前者では講道館における柔道同好会間の早慶戦にも出場でき、講道館における教員のための学校柔道夏期講習会の合宿に2回、二部（参段以下の部）夏期講習会の合宿に1回、それぞれ参加出席し講道館柔道参段を取得するに至り、後者では岐阜県民体育大会教員の部のアルペン競技大回転部門にも参加出場でき、全日本スキー連盟1級を取得するに至りました。

　ただ前者の場合には全身の骨・関節にわたって、後者の場合には特に下肢における外傷・障害が多発し、前者においては柔道整復師、後者においは日本赤十字スキー救急員というそれぞれ免許・資格があるほどであり、筆者はそれらをも取得しました。

　また大学在学中には、社会教育施設「こどもの家」の一室を賃借し学習塾を経営し、日曜・祭日には隣接する小学校の校庭開放指導員として、こどもたちのスポーツ指導にもあたりました。そこで教職課程において中学校・高等学校の社会科教諭免許状を取得し、卒業後は中学校・高等学校の教諭として社会科を教諭するかたわら、部活動における指導にもあたり、さらに短期大学の助教授となってからは憲法・法学を教授するかたわら、シーズンスポーツとしてのスキー教室の指導にもあたりました。

　そうした中で筆者自らが身をもって体験した外傷・障害を通し、いまその選手のどの部位がどのような痛みに苛まれ、どうした動きによってそれらがより増悪するかを知り得たことは、それらの外傷・障害の予防および整復にあたる立場となった現在においても、筆者自身の中で大いに活かされているといって過言ではありません。

　筆者は、その後さらなる「整復学の追及」のためアメリカ合衆国カリフォルニア州ロサンゼルス市にあるカイロプラクティックの大学であるクリーブランド・カイロプラクティック医科大学に留学し、求められたすべての試験に合格し Doctor of Chiropractic 号すなわちカイロプラクティック医師（カイロプラクティク医学博士）号を取得し帰国しました。

　留学中は特に Full Spine の X-Ray における Marking および血液検査・尿検査を通し、Chiropractic の Adjustment に対し、わが国における X 線を用いない柔道整復師の整復とを比較対照できたことで、わが国における柔道整復師の Adjustment に対する X 線を用いない整復としての咀嚼法および消化法についての見通しを得ることができました。

　そこで帰国後は、上記の短期大学において今度は教授として特に生活学科食物栄養専攻の学生に対して解剖生理学実験・衛生学・健康科学などを教授するかたわら、筆者自身のクリニックである醫王堂（いおうどう）カイロプラクティックにおいて多くの患者の治療・臨床にもあたりました。

　またアソール株式会社の依頼により筋と関節の疲労回復に適した敷寝具を研究開発し、ヘルシンキ大会から4回連続オリンピックに出場し、金5銀4銅4計13個のメダルを獲得した日本体操界の至宝で、特に1964年東京オリンピックでは日本選手団主将を務めた小野喬会長の社団法人日本スポーツクラブ協会および浅田隆夫会長の日本学校体育研究連合会からそれぞれ推薦を受け、特に前者からは、協会登録商標"ウェルピア"〈R046199〉の使用を許可された推奨品として認定され、

現在では、アスリートの合宿用敷寝具としてのみならず、病院の病室用ベッドの敷寝具としても用いられるようになりました。さらには富士カントリーゴルフ倶楽部ニュースの健康コーナーを連載し読者のゴルファーから反響を得たこともありました。

さてところで一口にスポーツ外傷・障害と言いましても、外傷と障害とではある相違があります。次にそれらについてまとめてみることにしましょう。まず外傷（injury）とは、一回の強力な外力によって発生した生体の異常反応のことであり、具体的には骨折・脱臼・捻挫および筋腱等軟部組織の損傷すなわち打撲などのことです。そしてそれらは、その外力の強さの程度・作用した方向・作用した部位およびその際の関節の肢位などによってその罹患する疾患および症状も大きく相違するものです。

これに対して障害（disorder）とは、一回の外力の強さの程度は低いものの、その外力が同一の方向・同一の部位および同一の関節肢位において反復して作用したために発生した生体の異常反応のことであり、具体的には肩痛・肘痛・膝痛および腰痛などのことです。そしてそれらは、強さの程度の低いその外力が同一の方向・同一の部位および同一の関節肢位において反復して作用したために発生した疼痛などの炎症諸症状を含み、stress fracture すなわち疲労骨折および over use syndrome すなわち過使用症候群などをも含みます。

読者の皆様が柔道整復師をはじめとするさまざまな治療家・臨床家を目指されるのであれば、その治療・臨床の場において物理療法およびテーピングなどは必須のものであり、まず 第Ⅰ章 物理療法について においてその禁忌を含む電気療法・温熱療法について、第Ⅱ章 テーピングの変遷と方法 においてその変遷を含むテーピングについて、いかに退屈であろうともそれらの基本を学ばねばならないことはいうまでもありません。

しかしながらそれらは、柔道整復師をはじめとするさまざまな治療家・臨床家にとっての治療・臨床としては従の部分であり、あくまで整復こそが主の部分であり、その意味で「第Ⅲ章 その競技に特有で、その競技の名称を冠した外傷・障害」「第Ⅳ章 その競技に特有の外傷・障害への予防と整復」「第Ⅴ章 その他のスポーツ外傷・障害」を通して、章を重ねるごとに予防における運動療法をも含め整復について初級・中級・上級へと徐々に追及・進歩していく構成にしました。

ここでこの運動療法について特に言っておくべきこととして、ストレッチは、限界まで筋線維・腱線維を伸展させるテクニックであるのに対して、オステオパシーは、筋紡錘・腱器官（腱紡錘）の作用を配慮したテクニックであり、単に前者を選手向き、後者を一般向きとするのではなく、近年過度のストレッチがアスリートにとって大切な、ここ一番の瞬発力を削減しているのではないかとする批判にも謙虚に耳を傾け、たとえば対象個所が完全に健全な状態にあるのか不健全な状態にあるのかあるいは病的な状態にあるのかなどを考慮した取捨選択と加減とが重要だということです。

またそうした構成上の特徴は、付）においても同様であり、各項を通して項を重ねるごとに徐々に追及・進歩していく構成にしました。

そのほか 第Ⅴ章 その他のスポーツ外傷・障害（下肢編）における 第5節 バレーダンス損傷 および 第Ⅵ章 小児の骨端線骨折と骨端症（炎）なども、筆者の社交ダンスおよび小学校の校庭開放指導員・中学校・高等学校の部活動指導などを活かしたこの拙著ならではの特徴の一つといえるものです。末筆ながら読者の皆様の一層の精進努力に期待するとともに同じ道に学ぶ求道者の一人として、読者の皆様がその行く末において多くの選手・患者から愛される幸多き人生を歩まれることを心から祈りつつ……。

（注☆）筆者が毎週末「手技療法の総合テクニックの塾」を開催している晴海の「たけうち接骨院」の院長である竹内幸美先生の御尊祖父（おじいさま）は、名匠「黒澤明」監督が戦後間の無い頃、市井に生きる心温かい医師を描いた名画「酔いどれ天使」のモデルであられ、御尊父（おとうさま）もまたそうした医師であられ竹内幸美先生のお話では、特に漢方はじめカイロプラクティックにも大変ご造詣がお深かったとお聞きしております。

目　次

はじめに　　iii

第Ⅰ章　物理療法について……………………………………………………………………1

A．電気療法……………………………………………………………………………………1

1）筆者による直流（Galvanic）低周波治療（low frequency current therapy）……………1

①上肢　　1
㈠橈骨神経　　1
㈡正中神経　　1
㈢尺骨神経　　2
②下肢　　2
㈠第五腰神経　　2
㈡第一仙神経　　2
③自律神経調整のための脊髄通電　　3
④筆者による finger method と皮膚鍼あるいは集毛鍼との複合法　　3

2）干渉波治療（Interferential stimulation）…………………………………………………3

B．温熱療法……………………………………………………………………………………4

3）赤外線療法（Infrared therapy）……………………………………………………………4

4）マイクロウェーブ療法（Microwave therapy）……………………………………………4

5）ウルトラサウンド療法（Ultrasound therapy）……………………………………………5

〈禁忌〉　　5
1）主として神経組織を傷つける可能性において　　5
2）病巣患部のため周囲組織を傷つける可能性において　　5
3）その他の危険患部　　5
（詳説）　　5
1）主として神経組織を傷つける可能性において　　5
2）病巣患部のため周囲組織を傷つける可能性において　　6
3）その他の危険患部　　7

第Ⅱ章　テーピングの変遷と方法……………………………………………………………9

第1節　テーピングの変遷……………………………………………………………………9

〈「包帯固定法」の時代〉………………………………………………………………………9
〈「絆創膏固定法」の時代〉……………………………………………………………………9
〈アスレティック・テープの出現〉……………………………………………………………9
〈アスレティック・トレーナーの台頭と柔整のためのテーピング〉………………………10
〈ファンクショナル・テーピング法とは？〉…………………………………………………10

〈キネシオ・テープの出現〉……………………………………………………………………………………11

　第2節　テーピングの方法……………………………………………………………………………………11
　　〈テーピングの基本的な巻き方〉……………………………………………………………………………11
　　　　A．アンカー・テープ（anchor tape）　　11
　　　　B．サポート・テープ（support tape）　　12
　　〈筆者によるファンクショナル・テーピングの応用的な巻き方—静中に動を求めて—〉………………13
　　　　A．「突き指」　　13
　　　　B．「手関節掌屈捻挫」　　13
　　　　C．「足関節の舟状骨の外脛骨」　　14

第Ⅲ章　その競技に特有で、その競技の名称を冠した外傷・障害……………………………15
（上肢編）……………………………………………………………………………………………15

　第1節　水泳肩……………………………………………………………………………………………………15
　　第1項　発生機序………………………………………………………………………………………………15
　　第2項　症状……………………………………………………………………………………………………16
　　第3項　徒手検査………………………………………………………………………………………………16
　　　　1．Painful arc test（sign）　　16
　　　　2．Neer test　　16
　　　　3．Hawkins test　　16
　　　　4．Impingement sign　　16
　　　　5．Dawburn test　　16
　　　（上腕二頭筋長頭腱炎〈プル後期から離水期にかけて上腕二頭筋腱を伸張することによる炎症〉にまで至っている場合）　　16
　　　　1．stretch test　　17
　　　　2．speed test　　17
　　　　3．Yergason test　　17
　　第4項　予防……………………………………………………………………………………………………17
　　第5項　整復……………………………………………………………………………………………………18
　　　　第1期：水泳練習後の肩の違和感　　18
　　　　（予防的整復）　　18
　　　　（予防的実践機能テープ）　　20
　　　　第2期：水泳練習中特にリカバリー後期およびプル初（キャッチ）期おける肩関節屈曲・外転・内旋時の疼痛　　20
　　　　（肩関節整復法）　　20
　　　　（実践機能テープ）　　21
　　　　第3期：水泳練習中疼痛のため十分な能力が発揮できず、水泳練習そのものを制限せざるをえない　　21
　　　　（実践機能テープ）　　21
　　　　（肩関節整復法）　　21
　　　　第4期：水泳練習のみならず疼痛のため日常の生活にも支障を来たす　　22
　　　　（肩鎖関節整復法）　　22
　　　　（実践固定テープ）　　22

第2節　野球肩 …… 23

第1項　発生機序 …… 23

第2項　症状 …… 25

第3項　徒手検査 …… 25

（肩板関節面不全断裂）　25
1．Drop Arm Sign（Test）　25
2．Codman's Sign　25
3．上腕二頭筋長頭腱伸展テスト　26
4．上腕二頭筋長頭腱の脱臼テスト　26
（肩峰下滑液包炎）　26
5．Supraspinatus Stress Test　26
6．Infraspinatus Stress Test　26
7．Neer test　26
8．Hawkins test　26
9．Impingement sign　26
（上方肩関節唇前後損傷）　27
10．O'Brien Test（Active Compression Test）　27
11．Compression Rotation Test　27
12．Crank Test　27

第4項　予防 …… 27

第5項　整復 …… 28

1．内旋筋群腱付着部における障害による牽引痛　28
（予防的整復）　28
（予防的実践機能テープ）　28
2．肩峰下滑液包炎　29
（肩峰下裂隙の拡張および烏口肩峰靱帯の位置の整復法）　29
（肩峰下滑液包炎に肩関節不安定症（ルーズショルダー〈loose shoulder〉）を伴う場合の整復法）　29
（肩関節整復法）　30
（実践機能テープ）　30
3．上方肩関節唇前後損傷　31
（肩関節予防法）　31
（肩関節予防的整復法）　31
（肩関節整復法）　32
（実践機能テープ）　33
4．肩板関節面不全断裂　33

【トピック】 …… 33

(Little Leaguer's Shoulder) …… 33

1．発生機序　33
2．症状　33
3．整復　33

第3節　野球肘 …… 34

第1項　発生機序·····34

　　（上腕骨内側上顆炎）　34
　　（外傷性離断性骨軟骨炎）　34
　　（肘関節過伸展損傷）　35

第2項　症状·····36

　　（上腕骨内側上顆炎）　36
　　（外傷性離断性骨軟骨炎）　36
　　（肘関節過伸展損傷）　36

第3項　徒手検査·····36

　　1．Medial Epicondylitis Test　36
　　2．逆 Thomsen's Test　36
　　3．Ligamentous Instability Test　36
　　4．肘関節裂隙に対する安達のテスト　36
　　5．Tinel like Sign（チネル様徴候）　37

第4項　予防·····37

第5項　整復·····37

　　1．上腕骨内側上顆炎　37
　　（予防的整復）　37
　　（予防的実践機能テープ）　38
　　2．上腕骨外側上顆炎および上腕骨内側上顆炎（1度）　39
　　（肘関節整復法）　39
　　（実践機能テープ）　39
　　3．上腕骨外側上顆炎および上腕骨内側上顆炎（2度）　40
　　（肘関節整復法）　40
　　（実践機能テープ）　40

【トピック】·····42

(Little League Elbow)·····42

　　1．発生機序　42
　　2．症状　42
　　3．整復　42

第4節　テニス肘·····42

第1項　発生機序·····42

　　（上腕骨外側上顆炎）　42
　　（上腕骨内側上顆炎）　43

第2項　症状·····43

　　（上腕骨外側上顆炎）　43
　　（上腕骨内側上顆炎）　43

第3項　徒手検査·····44

　　1．Thomsen's Test　44
　　2．Chair Test　44
　　3．Middle Finger Extension Test　44
　　4．駆血帯テスト　44

5．肘関節回外テスト　44
　　　6．肘関節回内テスト　44
　　　7．逆 Thomsen's Test　44
　　　8．肘関節裂隙に対する安達のテスト　44

　第4項　予防･･44

　第5項　整復･･46
　　　1．上腕骨外側上顆炎　46
　　　（予防的整復）　46
　　　（橈骨神経深枝絞扼性上腕骨外側上顆炎に対する予防的整復法）　46
　　　2．上腕骨内側上顆炎　46
　　　（予防的整復）　46
　　　（予防的実践機能テープ）　47
　　　2．上腕骨外側上顆炎および上腕骨内側上顆炎（1度）　47
　　　（肘関節整復法）　47
　　　（実践機能テープ）　48
　　　3．上腕骨外側上顆炎および上腕骨内側上顆炎（2度）　48
　　　（肘関節整復法）　48
　　　（実践機能テープ）　48
　　　（橈骨神経深枝絞扼性上腕骨外側上顆炎に対する整復法）　49

(下肢編)･･50

第1節　ジャンパー膝（Jumper's knee）･･･50

　第1項　発生機序･･･50

　第2項　症状･･50

　第3項　徒手検査･･51
　　　1．大腿四頭筋タイトネスチェック　51
　　　2．膝蓋骨下極・上極圧痛部位チェック　51

　第4項　予防･･･51
　　　1．内側広筋のストレッチング　51
　　　（柔軟性の確保）　51
　　　（筋力の維持）　51
　　　2．ハムストリングのストレッチング　51
　　　（柔軟性の確保）　51
　　　（筋力の維持）　52

　第5項　整復･･52
　　　1．大腿四頭筋の硬結　52
　　　（予防的整復）　52
　　　（予防的実践機能テープ）　54
　　　2．大腿四頭筋・ハムストリングの硬結　55
　　　（大腿四頭筋・ハムストリング整復法）　55
　　　（実践機能テープ）　56
　　　3．膝蓋靭帯炎（第1期）　57
　　　（膝蓋靭帯整復法）　57

（実践機能テープ）　　58

第2節　ランナー膝（Runner's knee）……………………………………………………………58

第1項　発生機序……………………………………………………………………………………58

第2項　症状…………………………………………………………………………………………60

　　　（膝蓋大腿疼痛症候群〈patellofemoral pain syndrome〈PFPS〉の場合）　　60
　　　（膝蓋骨軟骨軟化症〈chondromalacia〉の場合）　　60

第3項　徒手検査……………………………………………………………………………………60

　　1．膝蓋骨圧迫テスト（patellar compression test）　　60
　　2．クラークサイン（Clarke's sign）　　60
　　3．アプリヘンションサイン（apprehension sign）　　60
　　4．Q角増大　　60
　　5．グラスピングサイン（grasping sign）　　60

第4項　予防…………………………………………………………………………………………60

　　　（大腿四頭筋のストレッチ効果について）　　61
　　　（①練習前後における大腿四頭筋特に大腿直筋・中間広筋のストレッチングによる同部の柔軟性の確保および術者による介助法）　　61
　　　（術者による介助法〈パートナーストレッチング〉）　　61
　　　（②練習前後における大腿四頭筋特に内側広筋・外側広筋のストレッチングによる同部の柔軟性の確保および術者による介助法）　　61
　　　（術者による介助法〈パートナーストレッチング〉《安達による》）　　61

第5項　整復…………………………………………………………………………………………62

　　1．大腿四頭筋の硬結　　62
　　　（予防的整復）　　62
　　　（予防的実践機能テープ）　　62
　　2．大腿四頭筋・大腿筋膜張筋の硬結　　62
　　　（大腿四頭筋・大腿筋膜張筋整復法）　　62
　　　（腸脛靱帯を含む大腿筋膜張筋の緊張に対する実践応用技法としての整復法）　　62
　　　（腸脛靱帯を含む大腿筋膜張筋に沿った疼痛に対する実践応用技法としての微整復法）　　63
　　　（鵞足炎すなわち縫工筋・薄筋・半腱様筋が脛骨内顆周囲に付着する鵞鳥の足のような部分が摩擦によって炎症が起こったり、その下でその摩擦を干渉している鵞足下滑液包に炎症が起こったりしている場合に対する実践応用技法としての整復法）　　64
　　　（実践機能テープ）　　64
　　3．膝蓋大腿関節・下肢アライメントの整復　　64
　　　（膝蓋大腿〈Patella-Femur〉関節に対する膝関節の整復法〈下腿および膝蓋骨の癒着に対するモビライゼーション〉）　　64
　　　（下肢アライメントのための寛骨AS偏位に対する整復法）　　66
　　　（実践機能テープ）　　68

第3節　平泳ぎ膝（Breast stroker's knee）……………………………………………………68

第1項　発生機序……………………………………………………………………………………68

第2項　症状…………………………………………………………………………………………69

　　　（棚〈タナ〉障害について）　　69
　　1．発生機序　　69
　　2．症状　　70

第3項　徒手検査 ··· 70
1．Lateral instability test　　70
2．Apley test　　70
3．McMurray's test　　71

第4項　予防 ··· 71
①大腿四頭筋（特に内側広筋）：　　71
②大内転筋等内転筋群：　　71
③（特に内側）ハムストリング（特に半腱様筋・半膜様筋・薄筋・縫工筋）：　　71
④腓腹筋：　　72
⑤腸腰筋：　　72
⑥中殿筋：　　72
⑦大腿筋膜張筋：　　72

第5項　整復 ··· 73
1．大腿四頭筋の硬結　　73
（予防的整復）　　73
（予防的実践機能テープ）　　73
2．大腿四頭筋・大内転筋等内転筋群・内側ハムストリングの硬結　　73
（大腿四頭筋・大内転筋等内転筋群・内側ハムストリング整復法）　　73
（実践機能テープ）　　74
3．膝内障に対する整復法　　74
（膝内障〈内・外側半月板のハイパーモビリティーと前・後十字靱帯および内・外側々副靱帯の捻転など〉
　に対する膝関節の整復法〈内・外側半月板の嵌屯〔頓〕症状を除く〉）　　74
（膝内障〈内・外側々副靱帯の捻転など〉に対する膝関節の整復法）　　75
（膝内障における内側々副靱帯損傷に対する単独微調整法）　　76
（内・外側半月板の後方偏位に対する実践応用技法）　　76
（実践機能テープ）　　77

【トピック】 ··· 77
（鵞足炎と腸脛靱帯症候群の治療法における共通点と相違点）　　77
（膝内障における外側々副靱帯損傷に対する単独微調整法）　　78

第4節　テニス脚（Tennis leg） ·· 80

第1項　発生機序 ··· 80

第2項　症状 ··· 80
（受傷直後の症状）　　80
（特徴的症状）　　81
（慢性症状）　　81

第3項　徒手検査 ··· 81
1．血栓性静脈炎（thronbophlebitis）との鑑別のためのホーマン徴候（Homan's Sign）　　81
2．Tompson's squeeze test　　81

第4項　予防 ··· 81
1．練習前の十分なウォーミングアップおよび練習後のクーリングダウン・入念なストレッチングによる
　筋肉の疲労回復・柔軟性保持に努めるようにします　　81
2．日常は筋力を高め・持久力を増し・筋肉の柔軟性を保つようなトレーニングを行うようにします　　81

第5項　整復 …………………………………………………………………………………………82

　　1．予防　82
　　（予防的実践機能テープ）　82
　　2．受傷直後の処置　83
　　（RICE処置）　83
　　3．受傷断裂の程度が軽度・中度の場合の整復　83
　　（整復）　83
　　（軽度整復法）　83
　　（中度整復法）　84
　　（重度整復法）　85
　　（膝関節アライメントの整復法Ⅰ）　85
　　（膝関節アライメントの整復法Ⅱ）　85
　　（足関節のアライメントの整復Ⅰ）　85
　　（足関節アライメントの整復Ⅱ）　86
　　（実践機能テープ）　87
　　（その後のリハビリテーション）　88
　　（その後のスポーツ復帰）　88
　　4．受傷断裂の程度が重度の場合の整復　88
　　（実践機能テープ）　88
　　（その後のリハビリテーション）　88
　　（その後のスポーツ復帰）　88

第5節　フットボール足（footballer's ankle）…………………………………………………88

第1項　発生機序 ……………………………………………………………………………………88

第2項　症状 …………………………………………………………………………………………90

第3項　徒手検査 ……………………………………………………………………………………90

　　Ligamentous Instability Test（靱帯不安定テスト）　90
　　（1）Drawer's Foot Sign（引き出し徴候）　90
　　（2）Lateral Stability Test（外側安定性テスト）　90
　　（3）Medial Stability Test（内側安定性テスト）　90

第4項　予防 …………………………………………………………………………………………90

　　（足関節周囲のセルフストレッチング）　90

第5項　整復 …………………………………………………………………………………………91

　　1．予防的整復　91
　　（長腓骨筋の緊張に対する実践応用技法としての整復法）　91
　　（距骨の底屈に対する実践応用技法としての整復法Ⅰ）　92
　　（距骨の背屈に対する実践応用技法としての整復法Ⅰ）　92
　　（距骨の底屈に対する実践応用技法としての整復法Ⅱ）　93
　　（距骨の背屈に対する実践応用技法としての整復法Ⅱ）　94
　　（腓骨頭の偏位に伴う足関節すなわち距腿関節における tenon〈柄〔ほぞ〕〉-and-mortise〈嵌接〔はめつぎ〕〉joint 構造すなわち柄〈ほぞ〉－柄穴〈ほぞあな〉関節構造の不整合に対する整復法）　94
　　（予防的実践機能テープ）　95
　　2．受傷直後の処置　95
　　（RICE処置）　95

（足関節捻挫に対する実践応用技法としての整復法）　95
　　　（足関節のアライメント整復Ⅰ）　95
　　　（足関節アライメント整復Ⅱ）　96
　　　（実践機能テープ）　96
　　３．足関節内反捻挫の整復　96
　　　（足関節捻挫に対する実践応用技法としての整復法）　96
　　　（足関節のアライメントの整復Ⅰ）　96
　　　（足関節アライメントの整復Ⅱ）　96
　　　（実践機能テープ）　96

第Ⅳ章　その競技に特有の外傷・障害への予防と整復 …99

第1節　陸上 …99

第1項　アキレス腱周囲炎・アキレス腱炎 …100

　　１．発生機序　100
　　２．症状・徒手検査　100
　　３．予防　101
　　　（下腿三頭筋の疲労による筋肉の短縮・柔軟性の低下に対するセルフストレッチング〈下腿三頭筋によるショックアブゾーブ能力強化のため〉）　101
　　　（アキレス腱の短縮・柔軟性の低下に対する他動的可動域改善手技〈アキレス腱によるショックアブゾーブ能力強化のため〉）　101
　　　（予防的実践機能テープ）　102
　　４．整復　102
　　　（実践機能テープ）　102

第2項　足底腱膜炎・足底筋膜炎 …103

　　１．発生機序　103
　　２．症状・徒手検査　103
　　３．予防　103
　　４．整復　104
　　　（足底腱膜炎・足底筋膜炎の要因となる凹足の整復）　104
　　　（足底腱膜炎・足底筋膜炎の要因となる扁平足〈過外がえし足すなわち過回内足を含む〉・開張〈拝〉足の整復）　104
　　　（足底アーチ保護のためのテーピング）　113

【トピック】 …113

　　　（外反母趾〈指〉に対する予防的整復法について）　113

第3項　後脛骨筋腱炎・舟状骨外脛骨 …115

　　１．発生機序　115
　　２．症状・徒手検査　115
　　３．予防　116
　　４．整復　116
　　　（後脛骨筋腱炎・舟状骨外脛骨の要因となる凹足の整復）　116
　　　（後脛骨筋腱炎・舟状骨外脛骨の要因となる扁平足〈過回内足を含む〉の整復）　116
　　　（足底アーチ保護のためのテーピング）　117
　　　（足底筋膜炎・外脛骨等における舟状骨に対する整復法）　117
　　　（外脛骨〈Os tibiale externum〉による圧痛に対する安達のテーピング法）　117

第2節　水泳 ... 117

第1項　筋々膜性腰痛および椎間関節症候群 ... 118

1．発生機序　　118

（椎間関節症候群〈facet syndrome〉についての医学上の詳しい説明）　　118

2．症状・徒手検査　　118

3．予防　　118

（オステオパシーとストレッチの複合について〈安達による〉）　　121

（予防的実践機能テープ）　　122

4．整復　　123

（寛骨特に仙腸関節の偏位に対する整復）　　123

（実践応用技法としての腰方形筋腱炎に対する腰方形筋の整復法）　　124

【トピック】 ... 125

〔最近の水泳競技における高齢愛好者の増大に伴う手技的操作における対策について〕　　125

（高齢競技者における胸椎・腰椎の偏位に対する整復）　　125

（高齢競技者における寛骨特に仙腸関節の偏位に対する整復）　　126

（高齢競技者における Hollow Back に対する Bow String の考え方に基づく整復法）　　130

（実技の理論）　　130

（その1：胸骨の整復）　　130

（その2：横隔膜の整復）　　130

（その3：肝鎌状間膜の整復）　　131

（その4：肝冠状間膜の整復）　　131

（その5：白線上部の整復）　　132

（その6：臍の整復）　　132

（その7：白線下部の整復）　　133

（その8：仙骨前筋膜の整復）　　133

（その9：骨盤隔膜の整復）　　134

（中・下部（位）胸椎の後弯過度〈ハイパー・カイホーシス〔hyper-kyphosis〕〉に対する実践応用技法としての軽度の整復法〈坐位〉）　　135

（中・下部（位）胸椎の後弯過度〈ハイパー・カイホーシス〔hyper-kyphosis〕〉に対する実践応用技法としての軽度の整復法〈坐位変法〉）　　136

（高齢競技者における Hollow Back に対し Bow String もためられる場合の遠隔操作）　　136

（実技の理論）　　136

（その1：胸椎における屈曲の整復）　　136

（その2：胸椎における屈曲の整復）　　137

（その3：胸椎における屈曲の整復）　　138

（その4：胸椎における屈曲の整復）　　140

（椎間関節症候群〈facet syndrome〉すなわち腰椎特に椎間関節の偏位に対する整復）　　141

（寛骨〈PSIS〉の AS 偏位に対する追加の整復）　　142

【トピック】 ... 142

（股関節咬合法―第1段階―）　　142

（股関節咬合法―第2段階―）　　143

（股関節における固着・癒着に対するモビライゼーション）　　143

（実践機能テープ）　　150

第2項　脊椎々弓分離症················150

　　1．発生機序　　150
　　（脊椎分離症・脊椎辷り症〈spondylolysis・spondylolisthesis〉についての医学上の詳しい説明）　　150
　　2．症状・徒手検査　　151

【トピック】················151

　　（予備群の鑑別）　　152
　　（仙腸関節テスト〈Sacroiliac Joint Test〉）　　152
　　（脊椎々弓分離症〈spondylolysis〉における腰椎可動範囲評価〈Dorso-Lumbar Range of Motion〉）　　152
　　3．予防　　153
　　（仙骨特に仙骨底前下方偏位に対する整復Ⅰ）　　153
　　〈実技の理論〉　　153
　　（特に腰椎における脊椎々弓分離症・脊椎辷り症に対する予防）　　155
　　（予防的実践機能テープ）　　158
　　4．整復　　159
　　（仙骨特に仙骨底前下方偏位に対する整復Ⅱ）　　159
　　〈実技の理論〉　　159
　　（腰椎特に椎弓部における分離症に対する整復）　　160
　　（実践機能テープ）　　162

【トピック】················163

　　（変形辷り症と脊柱管狭窄について）　　163

第3項　腰椎椎間板ヘルニア················164

　　1．発生機序　　164
　　（腰椎椎間板ヘルニア〈lumbar disc herniation〉についての医学上の詳しい説明）　　164
　　2．症状・徒手検査　　166
　　（坐骨神経根緊張状態と椎間板ヘルニアとの鑑別〈Differential Diagnosis between Sciatic Radiculitis and Disc Herniation〉）　　167
　　（椎間板ヘルニアと仙腸関節損傷との鑑別〈Differential Diagnosis between Disc Herniation and Sacroiliac Joint Involvement〉）　　168
　　3．予防　　169
　　（腰椎特に腰椎椎間板ヘルニアに対する予防）　　169
　　〈実技の理論〉　　170
　　（腰椎椎間板ヘルニア〈軽度の場合〉に対する安達の体幹捻転法）　　171
　　（予防的実践機能テープ）　　172
　　4．整復　　173
　　（腰椎特に椎間板におけるヘルニア〈Lumbar disc herniation〉に対する整復）　　173
　　（全体の注意）　　175
　　（実践応用技法としての坐骨神経痛緩和法）　　175
　　〈実技の理論〉　　178
　　（整復）　　178
　　（実践応用技法としての梨状筋症候群に対する梨状筋への単独虚血性圧迫法）　　178
　　（実践応用技法としての梨状筋症候群に対する仙結節靱帯および仙棘靱帯の整復法）　　178
　　（実践応用技法としての梨状筋症候群に対する梨状筋の整復法）　　179
　　（実践応用技法としての梨状筋症候群に対する運動療法）　　180
　　〈実技の理論〉　　180
　　（〈上・下〉双子筋・大腿方形筋に対する実践応用技法としての整復法）　　181

(内閉鎖筋に対する実践応用技法としての整復法)　181
(実践機能テープ)　182

第3節　柔道　182

第1項　肩関節脱臼（前方脱臼）　182

1．発生機序　182
2．症状・徒手検査　182
(肩関節脱臼テスト〈Dislocation of the Shoulder Joint Test〉)　184
(肩関節脱臼〈前方脱臼〔烏口下脱臼〕〉と上腕骨外科頸骨折〈外転型〉との鑑別)　184
(肩関節脱臼〈前方脱臼〔烏口下脱臼〕〉に伴いやすい合併症に対する確定的検査)　184
3．予防　185
(鉄亜鈴・チューブを用いた肩関節脱臼予防のための筋肉強化法)　185
4．整復　185
(肩関節脱臼〈前方脱臼〉に対する整復法)　185
(実技の理論)　185
(整復後のストッキネット・ヴェルポー)　186
(大結節骨折の合併症がある場合の固定法)　186
(固定期間後のリハビリテーション〈rehabilitation〉としてのエクササイズ・トレーニング〈exercise・training〉)　187

第2項　肩鎖関節脱臼　187

1．発生機序　187
2．症状・徒手検査　188
(肩鎖関節脱臼テスト〈Dislocation of the Acrominoclavicular Joint Test〉)　188
(肩鎖関節脱臼と鎖骨外端骨折との鑑別)　188
3．予防　189
(鉄亜鈴・チューブを用いた肩鎖関節脱臼予防のための筋肉強化法)　189
(肩鎖関節脱臼予防のための筋肉強化後の鎖骨・肩甲骨のマルアライメントに対する整復法)　189
4．整復　189
(肩鎖関節脱臼に対する整復法)　189
(実技の理論)　189
(肩鎖関節脱臼に対する整復法)　190
(肩鎖関節脱臼に対する実践応用技法としての整復法)　191
(胸鎖関節偏位を伴う場合に先行すべき整復)　194
(肩鎖関節・胸鎖関節を含む鎖骨全体の微調整)　198
(肩鎖関節損傷第1度の捻挫に対する整復後の安静のための固定法)　198
(肩鎖関節損傷第2度の亜脱臼すなわち不全脱臼に対する整復後のKenny Howardの吊り装具等による装具固定法)　198

第3項　鎖骨々折　199

1．発生機序　199
2．症状・徒手検査　199
3．予防　201
―解剖的実践予防―　201
(鉄亜鈴・チューブを用いた鎖骨々折予防のための筋肉強化法)　201
(鎖骨々折予防のための筋肉強化後の鎖骨・肩甲骨のマルアライメントに対する整復法)　201
―機能的複合予防―　202

　　　　―胸鎖乳突筋の牽引作用に対して―　202
　　　（肩甲挙筋の疼痛・攣縮に対する等尺性抵抗運動療法）　205
　　　（肩甲挙筋付着部である肩甲骨上角への押圧保持）　205
　　　（肩甲挙筋腱炎〈頸肩腕部痛〉に対する実践応用技法としての整復法）　205
　　　　―上肢の重量による下垂に対して―　206
　　　　―直達外力により鎖骨が第1肋骨に押し付けられ、鎖骨中1/3に外力が集中し捻転力が発生することに対して―　207
　　　4．整復　209
　　　（鎖骨整復台を利用した背臥位による整復法）　209
　　　（鎖骨整復台を利用した背臥位による整復後の固定法）　210

第4節　剣道　210

第1項　アキレス腱炎・アキレス腱周囲炎　210
　　　1．発生機序　210
　　　2．症状・徒手検査　211
　　　3．予防　212
　　　（扁平足に対する入門実技としての安達の整復法）　212
　　　（扁平足に対する実践応用技法としての整復法）　212
　　　（予防的実践機能テープ）　212
　　　4．整復　212
　　　（膝関節アライメントの整復法Ⅰ）　212
　　　（膝関節アライメントの整復法Ⅱ）　213
　　　（足関節アライメントの整復Ⅰ）　213
　　　（足関節アライメントの整復Ⅱ）　213
　　　（アキレス腱の整復）　213
　　　（実践機能テープ）　213

第2項　アキレス腱断裂　213
　　　1．発生機序　213
　　　2．症状・徒手検査　213
　　　3．予防　214
　　　4．整復　214
　　　（アキレス腱断裂に対する整復および固定法）　214
　　　（固定脱却後の尖足位に対する実践応用技法としての整復操作）　215

第3項　腓腹筋々断裂　215
　　　1．発生機序　215
　　　2．症状・徒手検査　215
　　　3．予防　216
　　　（予防的整復法）　216
　　　4．整復　216
　　　（受傷直後の処置）　216
　　　（受傷断裂の程度）　217
　　　（整復）　217
　　　（実践機能テープ）　217
　　　（その後のリハビリテーション）　217
　　　（その後のスポーツ復帰）　218

第5節　スキー……218

第1項　棚（タナ）障害……218

1．発生機序　218
2．症状・徒手検査　219
3．予防　219
（予防的実践機能テープ）　219
4．整復　219
（膝蓋大腿関節・下肢アライメントの整復法Ⅰ）　219
（膝蓋大腿関節・下肢アライメントの整復法Ⅱ）　220
（関節包の滑膜層特に膝蓋下滑膜襞〈ひだ〉および翼状襞〈ひだ〉などを弛緩させそれらの襞〈ひだ〉炎〈膝蓋下滑膜襞炎・翼状襞炎〉および膝蓋下脂肪体炎すなわちHoffa病に対してある程度効能のある整復法）　220
（実践機能テープ）　221

第2項　内側々副靱帯損傷……221

1．発生機序　221
2．症状・徒手検査　222
3．予防　222
4．整復　223
（上記第Ⅰ度〈軽症〉第2度〈中度〉第3度〈重度〉における整復法）　223
（上記第Ⅰ度〈軽症〉・第2度〈中度〉におけるテーピング固定法）　223
（上記第2度〈中度〉におけるキャストシャーレ固定法）　223
（上記第3度〈重度〉におけるシリンダーキャスト固定法）　223
（固定期間中における等尺性収縮運動による筋力強化法）　223
（安達による固定期間中における電気刺激による下肢の等尺性筋収縮法）　223
（固定脱却後の大腿四頭筋を中心としたリハビリテーションの基本）　224
（固定脱却後の膝関節拘縮に対する運動療法としての関節可動域訓練の基本的順序の1例）　224

第6節　スケート……226

第1項　膝蓋腱炎・腸脛靱帯炎・ハムストリング腱炎……226

1．発生機序　226
2．症状・徒手検査　227
3．予防　227
（予防的実践機能テープ）　228
4．整復　228
（前傾姿勢による大腰筋の短縮に対する整復法）　228
（膝蓋大腿関節・下肢アライメントの整復法）　229
（膝蓋靱帯整復法）　229
（大腿筋膜張筋整復法）　229
（大腿四頭筋・ハムストリング整復法）　229
（実践機能テープ）　229

第2項　足関節捻挫……230

1．発生機序　230
2．症状・徒手検査　230
3．予防　231
4．予防的整復　232

（膝関節アライメントの整復法Ⅰ）　232
　　　（膝関節アライメントの整復法Ⅱ）　232
　　　（腓腹筋とヒラメ筋に対する実践応用技法としての整復法）　232
　　　（長腓骨筋に対する実践応用技法としての整復法）　232
　　　（前脛骨筋に対する実践応用技法としての整復法）　232
　　5．整復　233
　　　（受傷直後の場合の整復）　233
　　　（その後の場合の整復）　233
　　　（実践機能テープ）　233
　　　（固定脱却後における距骨前方不全脱臼〈亜脱臼〉による背屈制限に対する実践応用技法としての整復法）　234
　【トピック】 234
　　　（第一段階：頚椎における側屈制限に対する実践応用技法としての局部的整復法―坐位―）　234
　　　（第二段階：頚椎横突起側方偏位による横突起およびその周囲の圧痛および疼痛あるいは鈍痛に対する実践応用技法としての整復法）　235
　　　（第三段階：頚椎横突起側方および回旋偏位による横突起およびその周囲の圧痛および疼痛あるいは鈍痛に対する実践応用技法としての整復法）　236

第Ⅴ章　その他のスポーツ外傷・障害 239

（上肢編） 239

第1節　肩甲上神経障害 239

　　　（整復）　240
　　　（間接的整復）　240
　　　（鎖骨および烏口鎖骨間の整復法）　240
　　　（安達の肩甲骨および肩鎖関節の整復法〈坐位〉）　240
　　　（肩甲骨および肩鎖関節の実践応用技法としての整復法）　240
　　　（肩関節偏位に対する実践応用技法としての整復法）　240
　　　（第1胸椎・第1肋骨および肋骨頭関節・肋横突関節整復法）　240
　　　（胸郭固定から肩甲帯を離開し僧帽筋を伸延するための技法）　241
　　　（直接的整復）　241
　　　（肩甲骨挙上偏位に対する安達の実践応用技法）　241
　【トピック】 242
　　　胸郭出口症候群（thoracic outlet syndrome）　242
　　　（胸郭出口症候群に対する整復法）　242
　　　（胸郭出口症候群Ⅰ型に対する整復法）　242
　　　（胸郭出口症候群Ⅱ型に対する安達の整復法〔Adachi's adjustment of thoracic outlet syndrome typeⅡ〕）　246
　　　（実技の理論）　247
　　　〈頚部：その1〉　247
　　　〈頚部：その2〉　248
　　　〈頚部：その3〉　248
　　　（実技の理論）　249
　　　〈頭部その1〉　250
　　　〈頭部その2〉　251
　　　【トピック内のトピック―その1―】　255
　　　（実践応用技法としての耳の療法）　255

〈頭部その3〉　255
（実践応用技法としての後頭神経痛緩和法〈頭頂骨・側頭骨癒着・偏位し後頭神経痛を起こしている場合〉）　256
【トピック内のトピック―その2―】　257
（実践応用技法としての舌骨周囲の圧痛に対する調整法―その1―）　257
（実践応用技法としての舌骨周囲の圧痛に対する調整法―その2―）　258

第2節　肘部管症候群　260

（整復）　262
（肘関節における上腕骨後側の肘頭窩と尺骨の肘頭との間の位置関係の整復法）　262
（肘部管に対する整復法）　263

第3節　手関節障害（炎）（下橈尺関節障害・TFCC損傷・手根不安定症）　266

（予防）　268
（予防的整復）　268
（手根関節長軸短縮に対する予防としての整復法）　268
（de Quervain disease（ドケルバン病）に対する予防としての整復法）　269
（整復）　271
（手関節障害〈下橈尺関節障害・TFCC損傷・手根不安定症〉に対する整復法）　271

第4節　マレットフィンガー（mallet finger〈槌指〉）　275

（予防）　277
（予防的整復）　277
（整復）　279
（マレットフィンガー〈mallet finger〔槌指〕〉Ⅰ・Ⅱ型に対する安達の整復法）　279
（後療法）　280

（下肢編）　280

第1節　膝前十字靭帯損傷　280

（整復）　283

第2節　シンスプリント（脛骨疲労〈過労〉性骨膜炎）・脛骨腓骨疲労骨折・下腿コンパートメント症候群・下腿蜂窩織炎）　286

第1項　シンスプリント（脛骨疲労〈過労〉性骨膜炎）　286

（整復）　286

第2項　脛骨腓骨疲労骨折　289

（整復）　290

第3項　下腿コンパートメント症候群　291

（整復）　293
（保存療法）　293
（手術療法）　294

第4項　下腿蜂窩織炎　294

（整復）　295

第3節　足関節不安定症・足根管症候群・モートン神経腫　295

（足関節不安定症）　295

　　　　（整復）　296
　　　　（足根管症候群）　297
　　　　（整復）　299
　　　　（モートン神経腫）　300
　　　　（整復）　301

第4節　バレーダンス損傷 ··· 302
　　　　（長母趾〈指〉屈筋腱々鞘炎および種子骨炎）　303
　　　　（整復）　304
　　　　（距骨後突起障害および三角骨障害）　306
　　　　（整復）　307
　　　　（第5中足骨々折）　309
　　　　（整復）　309
　　　　（第5中足骨々折に対する予防的緩和法）　310
　　　　（中足骨疲労骨折）　310
　　　　（整復）　311
　　　　（中足骨疲労骨折に対する予防的緩和法）　313
　　　　（脛骨疲労骨折）　315
　　　　（整復）　316
　　　　（脛骨疲労骨折に対する予防的緩和法）　319
　　　　（膝蓋骨脱臼）　321
　　　　（整復）　323
　　　　（膝蓋骨脱臼に対する予防的緩和法）　324

第Ⅵ章　小児の骨端線骨折と骨端症（炎） ··· 329
第1項　骨端線骨折 ··· 329
第2項　骨端症（炎） ··· 332
　　　　（シンディング・ラーセン・ヨハンソン病〈Sinding-Larsen Johansson disease〉）　333
　　　　（オスグッド・シュラッター〈シュラッテル〉病〈Osgood-Schlatter disease〉）　334
　　　　（踵骨々端症〈炎〉〈シーバー病〔Sever disease〕〉）　334
　　　　（第1ケーラー病〈First Köhler disease〉）　335
　　　　（第2ケーラー病〈Second Köhler disease〉あるいはフライバーグ病〈Freiberg disease〉）　335

付 ··· 337
第Ⅰ章　アスリートのための練習後のピンポイント整理操作 ··· 337
第1項　全身の整理操作 ··· 337
第2項　顎関節（側頭下顎関節）周囲の整理操作 ··· 338
　　　　（顎関節症における軽度徒手的矯正法）　338
　　　　（顎関節痛における頬筋・咬筋および顎舌骨筋・顎二腹筋に対する弛緩法）　338
　　　　（顎関節神経症に対する補助的ケアとしての上顎骨に対する療法）　339
　　　　（実技の理論）　339
　　　　（整復）　339
　　　　（顎関節（側頭下顎関節）両側性前方脱臼に対する整復）　340

　　　　（実技の理論）　340
　　　　（整復）　341
　　　　（顎関節伸延による整復法および顎関節平行移動による整復操作）　343
　　　　（実技の理論）　343
　　　　（整復）　343

　　【トピック】···345
　　　　エウスタキオ管〈耳〔小〕管〉に対する療法　345
　　　　（実技の理論）　345
　　　　（整復）　346
　　　　（実践応用技法としてのエウスタキオ管〈耳〔小〕管〉に対する安達の療法）　346
　　　　（実技）　346
　　　　突発性難聴・メニエール症候群に対する療法　346
　　　　（実技の理論）　346
　　　　（整復）　347
　　　　（実践応用技法としての耳の療法）　347

　　第3項　頭蓋周囲の整理操作···348
　　　　―環椎上関節窩が後方偏位し、それに伴って後頭骨の後頭顆が後方偏位している場合―　348
　　　　（後頭骨の屈曲〈後方〉偏位に対する伸展整復法）　348
　　　　（実践応用技法としての環椎後弓後方偏位に対する軽度整復法）　348
　　　　（実践応用技法としての後頭神経痛緩和法）　349
　　　　（頭蓋リズミック・インパルス〈Cranial Rhythmic Impulse〔CRI〕〉調整法）　350
　　　　（実技の理論）　350

　　第4項　胸・腹部周囲の整理操作···352
　　　　（胸部）　352
　　　　（整復）　352
　　　　（腹部）　352
　　　　（整復）　353
　　　　（結腸下垂に対する整復）　353
　　　　（脾臓周囲の筋肉に対する弛緩）　354
　　　　（実技の理論）　354

第Ⅱ章　詐病検査（Malingering Tests）あるいは症状誇張評価（Symptom Magnification Assessment）···355
　　第1項　上肢···355
　　第2項　下肢···356

第Ⅲ章　症例報告に向けて―記録・発表・報告・論文··356
　　第1項　スポーツについての記録整理の方法とその考え方···356
　　　　①度数分布表　356
　　　　②ヒストグラム（Histogram）と度数分布多角形　356
　　　　③相対度数　356
　　　　④度数分布表における平均の求め方　357
　　　　⑤散らばりの求め方　357
　　　　⑥相関図と相関関係　357

⑦相関表　　357
　　⑧測定値・有効数字および近似値　　357

第2項　公衆衛生についての記録整理の方法とその考え方……………………………………358
　　①悉皆（しっかい）調査あるいは全数調査と標本調査　　358
　　②乱数表　　358
　　③さまざまな無作為抽出法　　359
　　④さまざまな比率　　359
　　⑤統計比例数　　359

第3項　疫学についての記録整理の方法とその考え方……………………………………………362
　　①記述疫学と分析疫学　　362
　　②四分割表（四つ目表）あるいはクロス集計表（クロス表）と関連すなわち相関関係　　363
　　③症例－対照研究と要因－対照研究　　363
　　④相対危険度と寄与危険度　　364
　　⑤因果関係成立のための基準　　364
　　⑥ストック（stock）とフロー（flow）　　365
　　⑦その他の疫学調査上の問題点　　366

第4項　学会発表・論文作成についての方法とその考え方………………………………………366
　　①表と図表の作成について　　366
　　②学会発表について　　368
　　③学会発表（表・図表すなわちグラフ）の統計について　　369
　　④論文作成について　　370
　　㊀論文の種類と研究手法　　370
　　㊁原著論文（original paper）の組み立て　　372
　　㊂症例報告（case study）の組み立て　　374
　　⑤文献検索について　　376

おわりに　　379
主要参考文献　　381

第Ⅰ章
物理療法について

物理療法とは、物理エネルギーが生体に及ぼす作用を利用した療法のことで、具体的には電気・温熱・光線・音波・振動・磁気などを用いた治療法のことです。ここでは、その内、特に電気療法としての1）直流（Galvanic）低周波治療（low frequency current therapy）2）干渉波治療（Interferential stimulation）、温熱療法としての3）赤外線療法（Infrared therapy）4）マイクロウェーブ療法（Microwave therapy）5）ウルトラサウンド療法（Ultrasound therapy）について取り上げてみることにしましょう。

A. 電気療法

周波数を高めれば（100 Hz程度）疼痛緩和等の沈静作用が得られ、周波数を低めれば（1〜2 Hz程度）律動的筋収縮等の興奮作用が得られ、電流の流れる方向と大きさが周期的に時間変化するAlternating Current（AC）すなわち交流ではなく、電流の流れる方向と大きさが一定で時間変化しないDirect Current（DC）すなわち直流においては、脊髄分節等中枢に陽極を置き末梢に陰極を置いて通電すれば知覚神経に対する鎮静作用が得られ、脊髄分節等中枢に陰極を置き末梢に陽極を置いて通電すれば運動神経に対する興奮作用が得られます。

1）筆者による直流（Galvanic）低周波治療（low frequency current therapy）

まずFaradicは、本来「感応電気の」という意味の形容詞であり、「感応電気」とは、回路を流れる電流が周期的に流れる大きさと方向を変える電気を意味します。次にGalvanicは、本来「平流電気の」という意味の形容詞であり、「平流電気」とは、回路を流れる電流が常に一定の大きさで一定の方向へ流れる電気を意味します。そこで電気療法においてGalvanicとは、Alternating Current（AC）すなわち交流に対するDirect Current（DC）すなわち直流の意味で用いられる言葉になります。

①上肢
㊀橈骨神経

橈骨神経における放散痛すなわち痺（しび）れ感あるいは麻痺（まひ）に対して、橈骨神経の支配領域における沈静あるいは賦活（ふかつ）すなわち活性のために、第五頸椎と第六頸椎（C5〜C6）の間の椎間孔の右手ならば右側、左手ならば左側に、直流（Galvanic）低周波治療器の放散痛すなわち痺（しび）れ感なら陽極、麻痺なら陰極を置いて、前腕橈骨下1/3経絡上の温留（おんる）付近の橈骨反射点に放散痛すなわち痺（しび）れ感なら陰極、麻痺（まひ）なら陽極を置き、放散痛すなわち痺（しび）れ感ならば周波数を最高近くまで高め（低周波中の高周波）、麻痺（まひ）ならば周波数を最低近くまで低め（低周波中の低周波）超音波浴と併用します。

出力は、選手が母指・示指に刺激を感じたり（低周波中の高周波）、あるいは母指・示指をはじめ橈骨神経の支配領域の筋が周波数に応じ動き出したり（低周波中の低周波）してから、選手の刺激閾値（Stimulus Threshold Value）に応じ心地よいほどで止めます（その結果出力を下げることになり、低周波中の低周波の場合で、母指・示指をはじめ橈骨神経の支配領域の筋の動きが止まってしまったとしても止むを得ません）。

㊀正中神経

正中神経における放散痛すなわち痺（しび）れ感あるいは麻痺（まひ）に対して、正中神経の支配領域における沈静あるいは賦活（ふかつ）すなわち活性のために、第六頸椎と第七頸椎（C6〜C7）の椎間孔の右手ならば右側、左手ならば左側に、直流（Galvanic）低周波治療器の放散痛すなわち痺（しび）れ感なら陽極、麻痺なら陰極を置いて、前腕前面下1/4経絡上の内関（ないかん）付近のモーターポイントすなわち運動点に放散痛すなわち痺（しび）れ感なら陰極、麻痺（まひ）なら陽極を置き、放散痛すなわち痺（しび）れ感ならば周波数を最高近くまで高め（低周波中の高周波）、麻痺（まひ）

ならば周波数を最低近くまで低め（低周波中の低周波）超音波浴と併用します。

　出力は、選手が中指に刺激を感じたり（低周波中の高周波）、あるいは中指をはじめ正中神経の支配領域の筋が周波数に応じ動き出したり（低周波中の低周波）してから、選手の刺激閾値（Stimulus Threshold Value）に応じ心地よいほどで止めます（その結果出力を下げることになり、低周波中の低周波の場合で、中指をはじめ正中神経の支配領域の筋の動きが止まってしまったとしても止むを得ません）。

㊂尺骨神経

　尺骨神経における放散痛すなわち痺（しび）れ感あるいは麻痺（まひ）に対して、尺骨神経の支配領域における沈静あるいは賦活（ふかつ）すなわち活性のために、第七頸椎と第一胸椎（C7～T1）の間の椎間孔の右手ならば右側、左手ならば左側に、直流（Galvanic）低周波治療器の放散痛すなわち痺（しび）れ感なら陽極、麻痺（まひ）なら陰極を置いて、前腕尺側上1/3の経絡上の支正（しせい）付近のモーターポイントすなわち運動点に放散痛すなわち痺（しび）れ感なら陰極、麻痺（まひ）なら陽極を置き、放散痛すなわち痺（しび）れ感ならば周波数を最高近くまで高め（低周波中の高周波）、麻痺（まひ）ならば周波数を最低近くまで低め（低周波中の低周波）超音波浴と併用します。

　出力は、選手が環（薬）・小指に刺激を感じたり（低周波中の高周波）、あるいは環（薬）・小指をはじめ尺骨神経の支配領域の筋が周波数に応じ動き出したり（低周波中の低周波）してから、選手の刺激閾値（Stimulus Threshold Value）に応じ心地よいほどで止めます（その結果出力を下げることになり、低周波中の低周波の場合で、㸴〈薬〉・小指をはじめ尺骨神経の支配領域の筋の動きが止まってしまったとしても止むを得ません）。

注：1）上記㊀橈骨神経・㊁正中神経および㊂尺骨神経を、二者あるいは三者同時に行う場合には、㊀・㊁および㊂の二者あるいは三者の出力が相互に複合し実際の出力が上昇してしまうため、それぞれの出力を適当に下げ調節すべきです。
　　2）超音波浴との併用について①放散痛すなわち痺（しび）れ感あるいは麻痺（まひ）のある患部に気泡があたるようにします。②麻痺（まひ）のある場合には必ず浴中で指の屈曲内転・伸展外転（グッパ）運動等するようにします。③通電時間は10～15分程度を適当とします。
　　3）モーターポイントすなわち運動点については、
　　「THE DIXONARY OF ATHLETIC TRAINIG 競技者のためのテーピング（Dwayne "Spike" Dixon編）」（清水正一監修　株式会社　東印）第1章　PP.8～8"等を参照して下さい。

②下肢
㊀第五腰神経

　第五腰神経における放散痛すなわち痺（しび）れ感あるいは麻痺（まひ）に対して、第五腰神経の支配領域における沈静あるいは賦活（ふかつ）すなわち活性のために、第五腰椎と第一仙椎（L5～S1）の間の椎間孔の右足ならば右側、左足ならば左側に、直流（Galvanic）低周波治療器の放散痛すなわち痺（しび）れ感なら陽極、麻痺（まひ）なら陰極を置いて、下腿前面上部の経絡上の足三里（あしさんり）の下付近のモーターポイントすなわち運動点に放散痛すなわち痺（しび）れ感なら陰極、麻痺（まひ）なら陽極を置き、放散痛すなわち痺（しび）れ感ならば周波数を最高近くまで高め（低周波中の高周波）、麻痺（まひ）ならば周波数を最低近くまで低め（低周波中の低周波）バイブラ・バスと併用します。

　出力は、選手が趾（指）尖に刺激を感じたり（低周波中の高周波）、あるいは趾（指）尖をはじめ第五腰神経の支配領域の筋が周波数に応じ動き出したり（低周波中の低周波）してから、選手の刺激閾値（Stimulus Threshold Value）に応じ心地よいほどで止めます（その結果出力を下げることになり、低周波中の低周波の場合で、趾〈指〉尖をはじめ第五腰神経の支配領域の筋の動きが止まってしまったとしても止むを得ません）。

㊁第一仙神経

　第一仙神経における放散痛すなわち痺（しび）れ感あるいは麻痺（まひ）に対して、第一仙神経の支配領域における沈静あるいは賦活（ふかつ）すなわち活性のために、第一仙椎と第二仙椎（S1～S2）の間の第一仙骨孔の右足ならば右側、左足ならば左側に、直流（Galvanic）低周波治療器の放散痛すなわち痺（しび）れ感なら陽極、麻痺（まひ）なら陰極を置いて、下腿後面上1/5の経絡上の合陽（ごうよう）付近のモーターポイントすなわち運動点に放散痛すなわち痺（しび）れ感なら陰極、麻痺（まひ）なら陽極を置き、放散痛すなわち痺（しび）れ感ならば周波数を最高近くまで高め（低周波中の高周波）、麻痺（まひ）ならば周波数を最低近くまで低め（低周波中の低周波）バイブラ・バスと併用します。

　出力は、選手がアキレス腱に刺激を感じたり（低周波中の高周波）、あるいはアキレス腱をはじめ第一仙神経の支配領域の筋が周波数に応じ動き出したり（低周波中の低周波）してから、選手の刺激閾値（Stimulus

Threshold Value）に合わせて心地よいほどで止めます（その結果出力を下げることになり、低周波中の低周波の場合で、アキレス腱をはじめ第一仙神経の支配領域の筋の動きが止まってしまったとしても止むを得ません）。

注：1）上記㊀第五腰神経と㊁第一仙神経は、両者同時に行う方がよいのですが、その場合㊀と㊁の両者の出力が相互に複合し実際の出力が上昇してしまうため、それぞれの出力を適当に下げて調節すべきです。

2）バイブラ・バスとの併用については、①お湯のレベルを、選手の下腿上1/3から中1/2まで下げ、浴中で歩行運動などをさせます。②放散痛すなわち痺（しび）れ感のある場合には必ず併用するようにします。③通電時間は10～20分を適当とします。

3）モーターポイントすなわち運動点については、「THE DIXONARY OF ATHLETIC TRAINIG 競技者のためのテーピング（Dwayne "Spike" Dixon 編）」（清水正一監修　株式会社　東印）第1章 PP. 8～8"等を参照して下さい。

③自律神経調整のための脊髄通電

選手にセミ・ファーラー体位(注☆)をとらせ、後頸部（頭髪の生え際を避けその下部）に直流（Galvanic）低周波治療器の陽極を置き、腰仙部（腰仙移行部の下部）に陰極を置き、脊柱すなわち経絡上の督脉に沿って、通電時間は20～40分（40分が望ましい）、周波数は変調（うねり）の手前の最高（低周波中の最高周波—120サイクル/秒《C.P.S.》—）とします。

出力は、その選手の刺激閾値（Stimulus Threshold Value）に応じ心地よいほどで止めます。

(注☆) セミ・ファーラー体位すなわち Semi-Fowler's position とは、選手背臥位にて、頭部・両膝部に枕をあて、ある程度持ち上げ、予め腹直筋を弛緩させておく体位のことです。

注：術前に "Galvanic Skin Response Biofeed Back Unit" などを用い、手掌の発汗状態から交感神経の緊張度を測定し術後再び測定しその低下を確認するとよい。

④筆者による finger method と皮膚鍼あるいは集毛鍼との複合法

まず術者は直流（Galvanic）低周波治療器の陽極を把握し選手は陰極を把握します。次に術者は他方の手の示指々先あるいは示・中・環（薬）三指々先を水で濡らします。最後に軽度の疼痛に対しては他方の手の示指々先で比較的弱い刺激を、中度の疼痛に対しては他方の手の示・中・環（薬）三指々先で金属製の皮膚鍼を把握して比較的中程度の刺激を、重度の疼痛に対しては他方の手の示・中・環（薬）三指々先で金属製の集毛鍼を把握して比較的強い刺激をそれぞれその患部に与えます。

あるいはこれを経絡上の経穴に対して与えれば電気鍼的効果が期待できます（経絡上の経穴は、体表上で最も電気抵抗の小さいポイントです）。通電時間は10～15分、周波数は変調（うねり）の手前の最高（低周波中の最高周波—120サイクル/秒《C.P.S.》—）とします。

出力は、その選手の刺激閾値（Stimulus Threshold Value）に応じ心地よいほどで止めます。

注：術者はこの複合法を、交流（Faradic）低周波治療器を用いて行うこともできます。交流（Faradic）とは、回路を流れる電流が周期的に流れる方向を変え、両導子間を電子が、たとえば1秒間に60回交互に行ったり来たりするものなので、その場合術者と選手は、どちらの導子を把握しても同様の結果になります。

2）干渉波治療（Interferential stimulation）

干渉波電流とは、およそ4000 Hzの2つの中周波の電流を重ねることで、各々中周波による相互干渉によって干渉範囲内に低周波を発生させるものです。

つまり2つの中周波の電流を各々直角に交叉させますと、各々線上では干渉波電流は0になりますが、各々を45°回転させることによって、その干渉範囲内において最大の干渉波電流が発生することになります。ところがそもそも神経線維を伝わる刺激は、干渉波電流の0あるいは弱い方向へ向かう傾向がありますから、Interferential Vector を選択し（Interferential Vector のボタンを押し）自動的に Vector を移動させることによって、選手の身体の任意の部位に干渉波電界を発生させ、治療部位全域わたってリズミカルで連続の刺激を与えることを可能にしたものです。

周波数は、急性炎症期90～100サイクル/秒（C.P.S.)、慢性期0～100サイクル/秒（C.P.S.）コンスタント（Constant＝その間サイクルが変換しないこと）すなわち無変換あるいはリズミック（Rhythmic＝その間その範囲でサイクルが変換すること）すなわち変換とし、前者は鎮静作用および循環改善を、後者は興奮作用および随意収縮類似筋収縮による静脈還流改善をそれぞれ狙い Interferential Vector System (注☆) を用います。

出力は本人の刺激閾値（Stimulus Threshold Value）に応じ心地よいほどで止めます。

(注☆) Interferential Vector System すなわち干渉ベクトルシステムとは、静的な干渉電界を自動的に移動させるこ

とによって、たとえば各々を 45°回転させることによって、治療部位全域にわたって動的な干渉電界を発生させる正にそのシステムそのもののことであり、この場合は、その Interferential Vector System の押しボタンを押すことを意味しています。

注：またこの療法を応用すれば、脊椎分節の左右と結んで腹側患部に対して用いることも可能です。

B. 温熱療法

温熱療法は、その皮膚透過性すなわち深達性に応じ表面加熱・中間加熱および深部加熱の大きく3つに分けることができますが、いずれにせよ亜急性期から慢性期にかけて、その局所の血液・リンパ液などの循環を改善し、栄養・酸素および抗体などの供給を促進し、老廃物すなわち有害な代謝産物および発痛物質などの排出を促進するものです。

その結果筋腱等軟部組織拘縮の寛解それに伴う関節可動域の拡大、筋のスパスムすなわち筋攣縮・筋痙攣に対する寛解・軽快および疼痛の緩和など幅広い効果が期待できます。

3）赤外線療法（Infrared therapy）

まず赤外線（Infrared）とは、可視光線とマイクロ波の中間の波長領域の電磁波のことです。次に赤外線療法（Infrared therapy）とは、可視光線スペクトルの赤色のさらに外側にあって、温度を上昇させる性質をもった、分類上は光線療法にも属するその赤外線を用いた治療法のことです。またその可視光線スペクトルとは、大気中に浮遊している水滴に日光があたり、光が分散して生じるもので、具体的には雨上がりなどに太陽の反対側の空中にみえる、7色の内弧状の帯すなわち外側から内側へ赤・橙（とう：だいだい）・黄・緑・青・藍（らん：あおむらさき）・紫の虹の7色のことです。

そしてその波長の範囲は、$0.76 \sim 1000 \mu$（マイクロ）m（メーター）で、そのうち遠近による分類では、$2.5 \mu m$ 以下の可視光線に近い部分が近赤外線、$25 \mu m$ 以上の可視光線から遠い部分が遠赤外線と呼ばれ、内外による分類では、$0.76 \sim 1.5 \mu m$ の内側の部分が内側赤外線、$1.5 \sim 50 \mu m$ の外側の部分が外側赤外線と呼ばれます。また $1/1000 \mu m$ が $1 n$（ナノ）m であることから、後者では内側赤外線が $760 \sim 1500 nm$、外側赤外線が $1500 \sim 50,000 nm$ ということもできます。

いずれにせよ内側赤外線とは、その波長の短さから短波赤外線とも呼ばれ、太陽・白熱ランプなどの高温の光源からも放射され、皮膚から $5 \sim 10 mm$ ないし $10 \sim 30 mm$ の深さに達する皮膚透過性すなわち深達性をもっていて、血管・神経・リンパ管などに直接作用するものです。それに対し外側赤外線とは、その波長の長さから長波赤外線とも呼ばれ、皮膚から $2 mm$ 以上入らないほど皮膚透過性すなわち深達性に乏しく、熱もほとんど吸収されないにもかかわらず、生物学的効果としては、皮膚温上昇・紅斑出現および鎮痛作用などをもっているものです。

そこでこれらの効果は、その作用機序が皮膚透過性すなわち深達性のみによるものではないことを意味しているものともいえます。だから遠近による分類で、この外側（長波）赤外線にあたる遠赤外線は、その安全性およびその効果により広範な治療に用いられています。ちなみにその安全性についていえば、女性の下腹部において表皮 $0.07 \sim 2 mm$、真皮 $0.3 \sim 3 mm$ さらに皮下組織・皮下脂肪組織・筋肉を経て、子宮の厚さ $25 \sim 30 mm$ の $1/2$ を加えれば、子宮内にすら到達しないことになります。

禁忌としては、急性期・化膿病巣および出血傾向などが挙げられます。

4）マイクロウェーブ療法（Microwave therapy）

まずマイクロウェーブ（Microwave）とは、波長領域 $0.3 mm \sim 30 cm$、周波数 $1 GHz$（$1000 MHz$）〜$1 THz$（$1000 GHz$）の電磁波のことです。また上記の赤外線（Infrared）とこのマイクロウェーブ（Microwave）との間には、明確な意味での境界は存在しません。

いずれにせよこの場合 T（テラ tera）は 10 の 12 乗、G（ギガ giga）は 10 の 9 乗、M（メガ mega）は 10 の 6 乗、Hz（ヘルツ）は c/s（サイクル/セコンド）すなわち1秒間に同じ波形の振動が何回繰り返されるかを意味する記号です。またこの Hz（ヘルツ）は、ドイツの物理学者 H. R. Hertz（1857〜1894）の名にちなんで名づけられた単位です。

次にマイクロウェーブ療法（Microwave therapy）とは、高周波療法（High frequency therapy）にも属し、波長領域 $10 \sim 100 cm$、周波数 $300 \sim 3000 MHz$ の極超短波を用いた温熱療法のことです。またこの高周波療法（High frequency therapy）とは、$10,000 Hz$ 以上で筋肉が収縮しなくなり、さらに $1 MHz$ 以上ではじめて発熱感が生じるため、それ以上の高周波を透熱療法（ジアテルミー〈Diathermy〉あるいはダイアサーミー）として用いるもので、具体的にはその領域における電磁波による療法を指す用語です。ただし国際的に医療用としては、通常波長領域 $12.2 \sim 12.4 cm$、周波数 $2,450 MHz$ の電磁波が用いられています。

そしてその皮膚透過性すなわち深達性は、前記の内側

（短波）赤外線よりもさらに深く、皮膚から2 inchすなわち5～6cmの深さにまで達するほどです。ただ生体に対する危険性は低く、皮膚・脂肪・筋肉などの組織に比較的均等な温熱を発生させ、それらの組織および関節を含む治療に有効とされます。

禁忌としては、特に乏血・鬱血・浮腫各組織・金属挿入部・骨端の成長軟骨帯・出血傾向のある部位・生殖器および湿性包帯による被覆患部など次のウルトラサウンド療法（Ultrasound therapy）の禁忌に準ずる部位が挙げられます。

5）ウルトラサウンド療法（Ultrasound therapy）

まずウルトラサウンド（Ultrasound）とは、人間の耳で聞くことができる音の波すなわち音波が通常16～2000 Hzであるのに対し、その可聴閾を超えた2000 Hzすなわち2 KHz以上の高い周波数の音波すなわち超音波のことをいいます。

次にウルトラサウンド療法（Ultrasound therapy）とは、そのウルトラサウンド（Ultrasound）すなわち超音波が生体を伝播するとき、その強度が低く保たれている限り害を及ぼさない性質を利用し、臨床的には周波数30,00～100万 Hzすなわち3～1000 KHz、出力2～15（3～10）W/Cm²程度で用いる治療法のことです。ただ一方、強力超音波が乳化・洗浄・生体組織や細胞の破壊・化学変化などに用いられることからも分かるように、以下に挙げる禁忌に対しては、十分留意すべきです。

〈禁忌〉
1）主として神経組織を傷つける可能性において
　①危険器官
　　㊀脳脊髄　㊁眼球　㊂耳　㊃生殖器
　②危険脈管・神経
　　㊄心臓（を含む主たる血管系の直上）　㊅主たる神経節・神経叢の直上
2）病巣患部のため周囲組織を傷つける可能性において
　㊆血栓性静脈炎など血管閉塞性疾患により損傷した循環系
　㊇化膿性筋炎・化膿性発熱病巣など急性（化膿性）感染症
　㊈悪性新生物（悪性腫瘍）など悪性病巣　㊉出血傾向のある部位　㊉一金属挿入部
3）その他の危険患部
　㊉二骨端の成長軟骨帯㊉三糖尿病性神経障害などによる麻痺・無感覚および麻酔域

（詳説）
1）主として神経組織を傷つける可能性において

ここで神経節（ganglion）とは、末梢への末梢神経の走行中にあって、その神経細胞体などが集合して膨大化した部分のことをいいます。そしてそれは、これを構成している神経細胞体の種類によって大きく2つに分けることができます。その1つは、知覚神経の神経細胞外体が集合してできた知覚神経節（ganglia seusoria〈ラテン語〉）すなわち脊髄神経節（spinal ganglion）および側頭骨錐体の先端上部に位置する三叉神経節（半月神経節）などで、他の1つは、自律神経節（ganglia autonomici〈ラテン語〉）で、これはさらに交感神経節（ganglia sympathici〈ラテン語〉）と副交感神経節（ganglia parasympathici〈ラテン語〉）に分けることができます。

前者の交感神経節には、（交感）幹神経節（ganglia trunci sympathici〈ラテン語〉、sympathetic chain ganglia）としての上・中・下頚神経節、中でも特に下頚神経節では、その下の第1胸神経節あるいはしばしばさらにその下の第2胸神経節とも融合して扁平で星状の頚胸神経節すなわち星状神経節をつくることがありますが、そうした星状神経節さらに尾骨の腹側の位置にあってその左右が結合してできた不対神経節などおよび大動脈壁の位置にある椎（骨）前神経節としての腹腔神経節さらに上腸管膜神経節および下腸間膜神経節があります。

後者の副交感神経節には、各器官の壁内に存在する壁間神経節としての眼球の1cm後方すなわち視神経の外側に位置し毛様体および虹彩（瞳孔散大筋および瞳孔括約筋を含みます）を支配するための毛様体神経節（ciliary〈lenticular or ophthalmic〉ganglion）、上顎洞の後方に位置し涙腺を支配するための翼口蓋神経節（ganglion pterygopalatinum〈ラテン語〉）、顎下腺の上に位置し唾液腺である舌下腺・顎下腺を支配するための顎下神経節（ganglion submandibulare〈ラテン語〉）および卵円孔の直ぐ下に位置し唾液腺である耳下腺を支配するための耳神経節（otic ganglion）があります。

また直接・間接に中枢神経系から起こった末梢神経系は、主として神経線維の束からなっていますが、一般にはこれを指して単に神経（nerve）とのみ呼んでいます。そしてその多くは、側枝すなわち交通枝（communicating branch）を出して網状の神経の叢（音読みで、「そう」・訓読みでは、「くさむら」と読みます）すなわち神経叢（plexuses of nerves）をつくり、そして再び分枝し、最終的にはその神経の支配器官にまで達しています。

ところで上記の知覚神経節の1つである脊髄神経節とは、脊髄の前根・後根が椎間孔内で合する直前に、後根が持つ1個の神経節のことであり、また上記の交感神経

節の1つである（交感）幹神経節とは、脊柱の両側にそって上下に並ぶ小さな神経節であり、脊柱の両側に沿って同じように縦に走り左右対を成す神経の連鎖である交感神経幹によって互いに連結されています。つまり（交感）幹神経節には、上記の上・中・下頚神経節（星状神経節を含みます）さらに不対神経節が脊柱の左右腹側に存在するように、胸部でも肋骨頭の前側に、腹部でも再び椎体に近接して、そして仙骨でも前仙骨孔の内側に、それぞれ存在しているのです。そこでウルトラサウンド療法における神経節・神経叢に対する禁忌部位としては、まず脊柱両側周囲を挙げねばなりません。

またもう1つの交感神経節である椎（骨）前神経節としての腹腔神経節さらに上腸管膜神経節および下腸間膜神経節が、上記のようにその大動脈壁に位置するため、その神経節・神経叢に対する禁忌部位としては、次に腹部を挙げねばなりません。

そしてこれは、〈禁忌〉における1）主として神経組織を傷つける可能性において　の②危険脈管・神経　の㊄心臓（を含む主たる血管系の直上）にもあたります。

特に心臓のもつ刺激伝導系と呼ばれるシステムは、上大静脈と右心耳の間にある洞（房）結節（キース・フラックの結節〈Keith-Flack〉）を歩調取り（pace maker）として始まり、次いで心房中隔の下部、房室間の直上部にある房室結節（または、1905年、発見した日本人医師、田原淳（すなお）〈1873-1952〉にちなんで、田原氏結節とも呼ばれます）へ、そしてさらにその下は心室中隔に入り、房室束（ヒス束）となり、左右それぞれ右脚と左脚に分かれて下り、その下端で折り返して心筋表面全体を覆う、より細いプルキンエ線維（Purkinje fiber）へと連なります。

この線維を、マイナスの電気である活動電位が通過するとき、左右心房が収縮し、ついで心室が収縮するのです。また洞（房）結節には自律神経が分布していますから、身体のさまざまな条件に応じ、心臓のリズムが調節されます。そしてそのうち、交感神経が興奮し、その末端からノルアドレナリンが遊離されますと、胸が高鳴るというように、心臓の鼓動が激しくなり、逆に副交感神経である迷走神経が興奮しますと、その末端からアセチルコリンが遊離され、鼓動がゆっくりになります。そうした心臓の鼓動すなわち拍動つまり心拍に対して、その直上にウルトラサウンド療法を適用したのでは、単にそうしたリズムを乱すのみならず、その温熱の上昇ともあいまって全身の変調につながる危険性があるため、心臓を中心とした胸部が禁忌部位であることはいうまでもありません。

さらに知覚神経節である三叉神経節（半月神経節）、また副交感神経節である壁間神経節としての毛様体神経節・翼口蓋神経節・顎下神経節および耳神経節が、上記のように各器官の壁内に存在するため、それらの神経節・神経叢に対する禁忌部位として第3に顔面を挙げねばなりません。そしてこれらは、〈禁忌〉における1）主として神経組織を傷つける可能性において　の①危険器官　の㊀脳脊髄　㊁眼球　㊂耳　㊃生殖器　にもあたります。

特に㊃生殖器については、先ずその交感神経節が刺激されれば、その平滑筋が収縮し、女性では子宮の収縮作用に、そして男性では外分泌腺が刺激され、具体的には精嚢・射精管の収縮の促進にそれぞれつながり、次にその副交感神経節すなわち壁間神経節が刺激されれば、女性ではその陰核の、そして男性ではその陰茎の血管拡張作用にそれぞれつながりますが、同時にそれらの神経節による正常なコントロールの喪失につながることも考えられます。次に女性の場合、妊娠中であれば胎児に対する影響において、男性の場合、その温熱の上昇により精子を死滅させる可能性において、これもまた禁忌といわねばなりません。つまりウルトラサウンド療法にとって、概して顔面・胸部・腹部は禁忌であるといえます。

2）病巣患部のため周囲組織を傷つける可能性において

そして2）病巣患部のため周囲組織を傷つける可能性において　の㊉㊀金属挿入部としては、先ずa. ペースメーカー・次にb. キルシュナー鋼線牽引法（ドイツの外科医であったMartin Kirschner（1879〜1942）によって考案された骨に鋼線を通す牽引法）・c. 髄内釘固定・d. 金属プレートなどによる内固定などの周囲を挙げねばなりません。なぜならa. ペースメーカーについては、前記の心臓のもつ刺激伝導系で述べたことと同じ理由から、またa. を含め他のb.c. についても金属そのものが熱をもってしまい、中でも特にb. キルシュナー鋼線牽引法c. 髄内釘固定などでは、マイクロ波同様骨髄が焼けてしまう危険性すらあるからです（注1）。

なお金属そのものについては、ステンレス鋼（stainless steel）がよく用いられますが、元来stainとは汚れ・しみを表す言葉であり、steelとは鋼鉄を表す言葉であり、全体として汚れ・しみの付かない鋼鉄を意味します。すなわちFe（鉄）におよそ12％以上のCr（クロム）あるいはさらにNi（ニッケル）を加えた耐食性に優れた合金の意味です。また最近ではこの系の合金の改良型として、耐食性に優れ延性に富み硬くて軽く強いという優れた性質を持つTi（チタン）が添加されることもあります。ちなみに海水中におけるTi（チタン）の耐食性は、白金にも匹敵するともいわれます（注2）。

（注1）　これについて、"ウルトラサウンド療法は深部熱という点でマイクロ波療法と類似しているようだが、金属への熱集中はないとされる"とする文献もありますが、1000 KHzすなわち1 MHzの皮膚透過性すなわち深達性に優れたウルトラサウンドを、患部に対して金属製ヘッドを緩徐に移動しながら2W以上の出力で用いた場合における物理エネルギーの熱転換すなわち機械的振動による分子間の過激な摩擦による熱発生と、それに対する骨組織における軟部組織に比して10倍以上の熱吸収との相乗作用およびビーム不均一の率の高さすなわち平均出力に対する最大出力の比の高さなどによる危険性等を考慮しここでは禁忌としました。事実金属製ヘッドを緩徐に移動することなく、特にキルシュナー鋼線・髄内釘等と同様に完全に固定して用いた場合には、金属表面温度の相当な上昇を感じ取ることができます。

（注2）　また最近の人工関節には、これらCr（クロム）・Ti（チタン）以外にもCo（コバルト）による合金なども用いられ、特に摩耗の激しい部分にはセラミック・高分子量ポリエチレン（プラスチックの一種）なども用いられています。

3）その他の危険患部

また3）その他の危険患部における⊕⊜骨端の成長軟骨帯（cartilago epiphysialis〈ラテン語〉）とは、長管状骨の発育途上において各々の両骨端で、骨幹側についた軟骨層をいいます。この軟骨層はX線に対して透過性があり、その骨端軟骨内に生じた骨化中心すなわち骨端核（epiphyseal ossification center）が軟骨内骨化（endochondral ossification）によって増大し骨幹の方向へ長軸発育する部分であり、発育が止むとともにその骨化も終了し、そのあとが骨端線（epiphyseal line）となって残る部分です。

だから骨の成長過程にあって、ウルトラサウンド療法によって、その脈管・神経を含め軟骨層、中でも特に外傷・血行障害などによって障害を受けやすいといわれる骨端核に対しダメージを与えることは避けねばなりません。

なお3）その他の危険患部の⊕⊜糖尿病性神経障害などによる麻痺・無感覚および麻酔域における糖尿病性神経障害とは、神経系に分布する血管の動脈性変化によって、神経細胞や神経組織が変化して起こるといわれるものです。さらには下肢の動脈の内腔も狭くなり、そうした神経障害・動脈硬化が原因で、足の血液循環が悪くなり、感染症に対する抵抗力の低下とあいまって、筋肉が腐り時には骨まで腐る下肢の壊疽すなわち糖尿病性脱疽にもなりえるものです。そしてこれには、痛みのため夜も眠れないものと、神経障害のため無痛のものとがあります。

中でも特に後者の神経障害のため無痛のものの場合や上記の麻痺および麻酔による無感覚域においては、ウルトラサウンド療法による温熱の上昇を感知しえないことから火傷の問題、さらにはそうした狭窄あるいは閉塞した血管が再開通し、そうした狭窄あるいは閉塞した血管でできた血栓を運んだり、それまでの虚血によって壊死を起こした血管へ、鬱血した血液が流れ、それが比較的大きな出血につながったりすることも考えられ、これらもまた禁忌部位といわねばなりません。

逆にいえば、ウルトラサウンド療法の適応部位は、そうした禁忌以外の場合の成人の関節周囲ということになります。そうであれば超音波がその特異性を発揮し組織の変わり目など複雑な関節構造の細部にまで入り込み、深部加熱としての温熱の上昇とあいまって優れた効果が期待されます。

つまり具体的には回旋筋腱板損傷と亜急性肩関節周囲炎いわゆる五十肩を例にとれば、同じ温熱療法であっても、前者なら深部加熱であるマイクロ波・超音波などを、後者なら表面加熱であるホットパックあるいはスチーム（蒸気浴）と中間加熱である赤外線特に遠赤外線との併用などを選択すべきです。なぜなら、それらの皮膚透過性すなわち深達性などを考慮すれば、前者なら回旋筋腱板を中心として（その周囲の滑液包を含め）肩関節（肩甲上腕関節）およびその関節包に対して、後者なら（結節間滑液鞘を含め）上腕二頭筋長頭腱・短頭腱・上腕三頭筋長頭腱を中心としてそれらの筋・腱線維およびその周囲の滑液包に対して顕著な加療効果を与えることが期待できるからです。

また肩関節脱臼の、そのほとんどを占める前方脱臼の中でも、特にごく日常的にみられる烏口（突起）下脱臼が習慣性となった場合に対して、脱臼整復後の慢性期において、このウルトラサウンド療法をその腋窩に適用することは、それが腋窩における関節包下部の弛緩部の損傷による場合などには著効を発揮します。ただその場合には、その照射超音波が腋窩の脈管・神経を傷つけることがないよう、脱臼整復時と同様、肩関節（肩甲上腕関節）屈曲（前方挙上）180°において、それらの脈管・神経がその左右にある程度分けられ上腕骨頭の一部が関節包下に露出してから、その露出した骨頭の一部に対してのみ適用すべきです。

第 II 章
テーピングの変遷と方法

第 1 節　テーピングの変遷

〈「包帯固定法」の時代〉

　バンデージ（Bandage）すなわち包帯による「包帯固定法」としては、5000 年以上前の古代エジプト（注☆）あるいはその後の古代中国においても、骨折あるいは捻挫における靱帯損傷など特に運動器における外傷に対する治療のため副子とともにあるいはそれ単独で用いられていた記録があります。

　そしてそれらは、わが国においても、古くから特に相撲あるいは柔術などの格技すなわち格闘技において日常しばしば遭遇した偶発的な損傷などに対し用いられていました。ただそうした偶発的な損傷などに対し「絆創膏固定法」が用いられるようになったのは比較的新しく、わが国においては整形外科の分野などで、外傷直後の患部の安静固定を目的として用いられるようになったのがそのはじまりです。

　　（注☆）　特に古代エジプトにおいては、死者を長い布でくるみミイラとする信仰もしくは風習があったことからも、包帯の存在が容易に理解されます。

〈「絆創膏固定法」の時代〉

　筆者の柔整修行時代である 40 数年前には、テーピングもまだその「絆創膏固定法」という名で呼ばれていました。いま思えば、その言葉には 2 つの意味があったように思われます。

　第一の意味は、文字どおり創傷を被う膏薬の意味であり、「ヒビバン」や「マーキュロバン」など、テープそのものに、すでに前者ならアクリノール、後者ならマーキュロクロムなどの殺菌剤が配合布塗されていたということです。

　第二の意味は、膏薬の絆（きずな）を、膏薬であるがゆえに、かぶれにも強い（注☆）ことから、ギプス・シーネなどにかわって、鎖骨・肩鎖関節・膝蓋骨・肋骨などの骨折・脱臼の患部を固定しておくための絆、すなわち固定材の意味で用いられたということです。

　　（注☆）　特に前者の「ヒビバン」には、アレルギー性諸症状の治療に用いられるエタノールアミン系ヒスタミン H1 受容体遮断薬すなわち抗ヒスタミン剤であるジフェンヒドラミンもかぶれ止めとして配合塗布されていました。

〈アスレティック・テープの出現〉

　ただそれゆえ、それらのテープそのものにはまったく弾性はなく、その目的ももっぱら患部の安静固定にありました。そこに登場したのが、1920 年代にアメリカにおいて考案され、1950 年代にアメリカンフットボール、バスケットボールなどコンタクトの多い激しいスポーツにおける特に外傷予防に用いられ、その後 1960 年代に他のスポーツにも普及した Adhesive bandage（接着剤塗布包帯）すなわちジョンソン・アンド・ジョンソン社のテープに代表されるようなアスレティック・テープでした。

　そしてこのテープが、1930 年代に入るとわが国においても徐々にスポーツ関係者に紹介されるようになり（注 1）、1965 年にはアメリカ側の招聘に応え同地において柔道の指導中であった日本体育大学の清水正一学長（当時）が膝関節を負傷した際、現地のアスレティック・トレーナーのテーピングによってその指導を続行できたことを契機として、柔道整復師でもあった清水正一学長（当時）により、日本体育大学にテーピング研究グループが発足し本格的な導入が開始されました（注 2）。

　1970 年代に入るとアメリカからテープが輸入され、1975 年にはアメリカのアスレティック・トレーナーが来日し講習会を行い、さらにアメリカでアスレティック・トレーナーの資格を取得した鹿倉二朗らにより本格的な普及が始まりました。

　ソニーが輸入元となって輸入されたそれらのテープは、すでにその製造工程において 25 mm² に 250 もの通気孔の編み込まれた多孔性すなわち通気性に富む画期的なものであり、そのことは、単に重層貼付しても汗が皮膚と

テープの間に貯留しにくく、かぶれに強いというばかりではなく、弾性にも富むことをも意味していました。

そしてその特長は、そのまま患部における相矛盾する2つの事柄、すなわち、ある程度の固定力と同時にある程度の動き（注3）をも約束してくれるものでした。そこで同時に輸入されたテーピング法もまた、(a) 予防（スポーツ時）、(b) 受傷直後の安静（応急処置時）、(c) 捻挫の安静（治療時）、(d) 再発防止（リハビリテーション・スポーツ復帰時）など多岐にわたるものでした。

（注1） 事実1964年の東京オリンピックを前に1960年初来日した日本サッカー界の恩人、のちに「日本サッカーの父」と呼ばれたドイツ人コーチ、デットマール・クラーマー（Dettmar Cramer）は、日本サッカーにテーピングを導入し、この時期、日本代表選手達も足関節をテープで補強し練習試合をするようになっていました。

（注2） この時の情況について、清水正一日本体育大学学長（当時）の言に従えば、「私は、1965年柔道の指導でアメリカへ招聘されたとき、講習中に膝関節を捻挫し、歩行がままならない事故を起こした。このとき居合わせた米人のトレーナーが、直ちに、患部の膝関節へのテーピングを施してくれた。すると、疼痛が急に緩和し、ほぼ自由に歩けるようになった。このテーピングの効用が絶大であったことを、今なお鮮明に記憶している。」としています。そこで帰国後、日本体育大学から1970年深田国孝、1972年安藤勝英の両氏をアメリカのサンノゼ大学に留学させた際、テーピングの研究と技法の修得を研究課題の一つとして与え、彼らの帰国後、1968年先にアメリカの東ミシガン州立大学に留学しテーピングを学んでいた山本郁栄日本体育大学講師（当時）および日本体育大学トレーニングセンター所員らとともにテーピング研究グループを発足させたものです。

（注3） 本来テーピング用のアスレティック・テープには、伸縮性と非伸縮性の2種類のタイプがあり、前者の伸縮性タイプは、綿とポリエステルにゴムを加えたものからなっていて、後者の非伸縮性タイプは、綿あるいは綿とポリエステルの混紡からなっていますが、ここでは後者の非伸縮性テープにおいてすら、従前の「絆創膏固定法」用の絆創膏に比し、それらの通気孔により弾性のあるものになっていることについていっています。

〈アスレティック・トレーナーの台頭と柔整のためのテーピング〉

ある程度の動きをも約束されたテープであればこそ、それはまた前記のようにアメリカンフットボール、バスケットボールなどコンタクトの多い激しいスポーツにおける特に足関節などの捻挫予防にも用いられてきたものでした。

だが、それらの方法は、その頃まだわが国において職業的に独立性に乏しかったアスレティック・トレーナーが行うのならまだしも、柔道整復師が日常の保険診療のなかに取り入れるには、あまりにコスト高なものでした。

そして、そのコスト高ということが、逆にその後の流れに予期せぬ2つの方向性を導くことになりました。

まず一は、大学体育学部を核とした、わが国におけるアスレティック・トレーナーの台頭と、その独立に示唆を与えたことであり、いま一つは単にジョンソン・アンド・ジョンソン社のみならず、ミューラーなどアメリカの他社製品の輸入、さらにはニチバンあるいはDMなどをはじめとする国内メーカーによる同様の製品の研究開発などによるコストダウンとあいまって、柔整もまた、従前の「絆創膏固定法」（注☆）をもとにして、それらのアスレティック・テーピング法をも取り入れたかたちで、具体的には本数の少ないもっと言えば間引きされた保険診療可能な柔整のためのテーピングを開発していったということです。

（注☆） 従前の「冠名絆創膏固定法」としては、足関節に用いる1. バッヘン法（足背から足底を回り、外踝を通って上行し、それを横行する環行帯で固定します）2. ホーマン法（下腿の外側から足関節前面で交差する8字帯を巻き、それを横行する環行帯で固定します）3. ウェストファール法（①下腿の外側から足底を通り下腿内側を上行し、②それを横行する環行帯で固定し、③①を前方へ②を下方へ数回繰り返します）、さらにアメリカにおいてアメリカンフットボールの選手が幅の広い目の粗い包帯を用いよく行われたルイジアナ法（①下腿内側から下腿外側へ向かい後方を通り抜け踵の内側から足底へ回し、②足部の外側から足の甲に出て下腿内側へ向かい後方を通り抜け踵の外側から足底へ回し、③足部の内側から足の甲に出て下腿外側へ向かい後方を通り抜け内側へ回します）などがあり、また鎖骨々折に用いるサイル絆創膏包帯（第1帯：幅50cmの絆創膏を患側上腕の上3分の1のところで内側から外側へ環行帯を行い、それを後方へ引きながら、背部を越えて健側の腋窩に向かいます、第2帯：患側上腕の中央より肘の内側そして前腕の外側を過ぎ、肘を前方へ引きながら胸の前を通り健側肩を越えて固定します、第3帯：第2帯より健側背部を下降し患側前腕を下から吊り上げ、患側骨折部に当て物をし、それを圧迫しつつ患側背部で固定します）などがあります。

〈ファンクショナル・テーピング法とは？〉

アメリカのカイロプラクティック大学で教える固定法は、ある程度のギプス（Medicopaste Bandage〈Zinc Oxide Glycerine and Gelatine Bandage〉など）を含むものの、テーピング法が主体です。そしてそれらは、アスレティック・テーピング法に近いものであり、あえて付

言すれば、若干、上記の柔整のためのテーピング法にも似て、ファンクショナルなものです。

ファンクショナルとは、本来機能的なという意味であり、従来の「グルグル巻き」による固定に対して、可及的に関節可動域を保ちつつも関節不安定性・疼痛などその症状を引き起こしている関節・筋運動のみを制限しようとするものであり（注☆）、それが結果的にそれらの関節・筋運動をかばおうとする代償運動からくる二次的損傷を予防することにつながるものです。

筆者は、拙著『手技療法の複合テクニック（エンタプライズ刊）』および『手技療法の奥伝（エンタプライズ刊）』を上梓するにあたり、同両拙著にアジャストメント後その効果を持続する目的で、それらアメリカのカイロプラクティックの固定法を、テーピング所要時間の短縮、通院回数減に伴う自己管理の観点そしてまたその経済性から、さらによりファンクショナルなものに近づけた方法を掲載しました。

(注☆) つまり動かすと疼痛を感ずる方向には制限を加え、動かしても疼痛を感じない方向には制限を加えない方法です。具体的には足関節内反捻挫による足関節不安定症を例にとれば、その底・背屈については可及的に関節可動域を保ちつつも、その関節不安定性を引き起こしている足根骨特に距骨および踵骨の内反傾斜についてのみを制限しようとするようなテーピング法のことです。

〈キネシオ・テープの出現〉

ところでファンクショナル・テーピング法とは、もともと川野哲英 P.T. の命名・提唱するテーピング法であり、栗山節郎 M.D. は、これを関節運動支持テーピングすなわちサポート・テーピングに分類しています。

また栗山 M.D. は、加瀬建造 D.C. の考案したキネシオ・テーピング法も、受傷したあるいは受傷しやすい筋・腱・靱帯などの解剖・機能的走行から1～2本を選択し貼付するところから、この関節運動支持テーピングすなわちサポート・テーピングに分類しています。

この加瀬 D.C. の考案したキネシオ・テープは、たとえば坐骨神経の走行に沿い支配領域の皮膚に貼付することによって、その放散痛をも緩和させるような単に筋・腱（注1）のみならず貼付する皮膚を支配する知覚神経のための伸縮自在のテープであり、また筋・腱・靱帯などの解剖・機能的走行から1～2本を選択し貼付・圧迫することで、それらに存在する神経受容器すなわち自由神経終末のみならず特に筋紡錘・腱器官（腱紡錘）（注2）をも伸縮自在に刺激し、脊髄反射を介して常時筋・腱に軽度の収縮を起こさせることで特に患部における関節・筋の運動時における安定感につなげようとするものでもありました。

そうであればこそ逆に言えば、かりにこれを肋軟骨離開などに用いたのでは、外肋間筋の動きに応じて胸郭自体も自在に動くため肋骨もまた動いてしまい、貼付した皮膚をただれさせてしまう恐れにもつながります。つまりテーピングにとって最も重要なことは、そうした静と動との適材適所だということです。

いずれにせよこのキネシオ・テープの出現により、テーピングはアスリートにとって関節・筋の運動時における安定感につながるものとなり、競技時における不慮の受傷に対する不安感からすら彼らを解放してくれるものとなりました。かくしてテーピングはさらに新たな前衛的時代を迎えることとなったのです。

(注1) 基本的には、筋・腱の走行に沿ってキネシオ・テープを貼付することによって、それらに伸張時には抵抗を与え、収縮時には補助を与えることで、それらを保護します。

(注2) そもそも筋紡錘（muscle spindle）とは、筋線維に並列していて、ちょうどお相撲の"高見盛関"（現役当時）のようによく言う気合をかけると言う行為によって、それに直結しているγ運動神経を通し、ぴんと張らせることのできるものです。そしてそのぴんと張った筋紡錘の状態は、やはりそこにつながっている知覚神経を通し、脊髄後角に伝えられ、そのぴんと張った筋紡錘をいち早く緩めるため、連合神経路を介して、前角から出たα運動神経が素早い筋の収縮を起こさせるものです。もう少し正確に言うと、このときγ運動神経は、γ1とγ2運動神経に分かれていて、筋紡錘のキャプセルの中の、それぞれ核袋線維（nuclear bag fiber）と核鎖線維（nuclear chain fiber）をぴんと張らせるのです。この際、核袋線維とは、核が中心に集まっている繊維のことで、核鎖線維とは、核が中心に鎖のように一列に並んでいる線維のことです。そしてそれぞれそれら中心の核の周りを螺旋状に巻き付いたⅠa群とⅡ群知覚神経線維を通し、それぞれそのぴんと張った核袋線維と核鎖線維の状態が脊髄後角に伝えられるのです。なおⅠb群線維は、腱線維に直列していて腱紡錘すなわちゴルジ腱器官（Golgi tendon organ）につながっている知覚神経線維のことです。

第2節　テーピングの方法

〈テーピングの基本的な巻き方〉

A．アンカー・テープ（anchor tape）

テーピングの開始時および終了時に下記のサポート・テープの近位端・遠位端あるいは左端・右端に貼付します。特に終了時に貼付するアンカー・テープについては、ロック（lock）と呼ぶこともあります。つまりテーピングの開始・途中および終了時において目安となったり、粘着性を高めることでテープを剥がれにくくしたり、あ

るいはテープの牽引力から皮膚を保護したりするためのものです。またぐるり一周巻ききる場合には、循環を妨げないため圧迫し過ぎないようくれぐれも注意しましょう（注☆）。なおアンカー（anchor）は、もともと船を停泊させる錨（いかり）の意で、ロック（lock）は、もともと錠（じょう）あるいは錠前（じょうまえ）の意です。

> （注☆）　そのためテーピング後は、循環障害の有無を確認しておきましょう。これは、たとえばテーピング部位より末梢における動脈の拍動の状態で確認したり、あるいは爪を指で押しておいて離し、白くなった爪に赤みが戻ったりすることで確認したりするものです。また同時に神経障害の有無についても確認すべきです。これは、たとえばテーピング部位より末梢における皮膚の感覚の状態で確認したり、あるいは筋の運動の状態で確認したりします。

B．サポート・テープ（support tape）

　関節運動を支持したり制限したりするなど明確な目的をもって貼付します。そのためその目的に応じ形状は多岐にわたります。そこで下記にそれぞれの形状について、その名称を挙げ簡単な説明を加えることにします。

1）スターアップ（stirrup：馬の鐙〈あぶみ〉）

　足関節において近位アンカー内側より下腿内側を下降し足底を通り下腿外側を上昇し近位アンカー外側で終了します。馬の鐙（あぶみ）のような形状からこの名があります。足関節における主に内反・外反を制限します。

2）ホースシュー（horseshoe：馬の蹄〈ひづめ〉）

　足関節において遠位アンカー内側より踵部を通り遠位アンカー外側で終了します。馬の蹄（ひづめ）のような形状からこの名があります。足関節における主に内転・外転を制限します。また上記の1）スターアップ（stirrup：馬の鐙〈あぶみ〉）を固定する目的でも用いられます。

3）フィギアエイト（figure-eight）

　足関節において前部を中心として8の字を描くように巻きます。数字の8の字のような形状からこの名があります。足関節における主に前方動揺性を制限します。またそれゆえ母指においても、関節動揺性を制限する目的で用いられることがあります。

4）ヒールロック（heel-lock）

　足関節において踵部を中心として、その外側および内側を三角形の形状に固定します。踵部をロックするような形状からこの名があります。足関節における主に踵部動揺性を制限します。

5）Xサポート（X-support）

　関節を中心としてX状に2本のテープを交差させて貼付します。関節をX状に支持する形状からこの名があります。関節における主に関節運動を支持・制限します。

6）縦サポート（longitudinal support）

　腱あるいは靱帯の走行に沿って縦に添付します。腱・靱帯を縦に支持する形状からこの名があります。上記の5）Xサポート（X-support）と組み合わせて用いることで関節における主に関節運動を支持・制限します。

7）水平サポート（horizontal support）

　関節面・筋節に沿って横に平行に添付します。関節面・筋節を水平に支持する形状からこの名があります。上記の5）Xサポート（X-support）と組み合わせて用いることで関節・筋における主に関節・筋節運動を支持・制限します。また上記の5）Xサポート（X-support）を固定する目的でも用いられます。

8）スプリット（split）

　テープを半分に裂いて用います。テープの一部をスプリット（split）すなわち裂くことからこの名があります。上記の6）縦サポート（longitudinal support）および7）水平サポート（horizontal support）の方向を意図的に変えて範囲を広げ、上記のA．アンカー・テープ（anchor tape）へつなげ固定力を増します。

9）スパイラル（spiral）

　螺旋状に巻き上げながら貼付します。スパイラル（spiral）すなわち螺旋状に巻き上げることからこの名があります。関節における回旋運動を制限します。なおこのスパイラル・テープは、上記ファンクショナル・テーピング法にとって重要なテーピング法のひとつといえます（注☆）。

> （注☆）　ファンクショナル・テーピング法にとって重要なテーピング法のひとつといえるのは、関節における回旋運動を制限できるばかりでなく、その角度に応じ効果的に張力あるいは圧迫力を付加することができることなどからです。

注：捻挫の再発予防に対しては、テーピングに取って代わるものとして近年エアキャストの出現があります。その利便性について、従来前者テーピングは、運動をはじめて10分後効力が50%減少するのに対し、後者エアキャストは、全く効力が減少することがないことが主張されていました。しかしながら、その後前者についてP. Vaseらは、30分後効力は若干減少するものの、なお十分な支持性が残存していると述べ、後者についてもエア注入によってフィット感は高まるものの運動中ずれやすい点が指摘されるようになっていると主張しています。またこれについて川野哲英・野村亜樹両P.T.らも、距骨傾斜角が25°の選手の場合テーピング終了時において正常

範囲の4°、ランニング・ストップ・ジャンプ・ステップなどのトレーニング終了時においても6°に保たれていたとしています。

〈筆者によるファンクショナル・テーピングの応用的な巻き方—静中に動を求めて（注☆）—〉

　下記のテーピングについていえることは、金属プレートあるいはキルシュナー鋼線などによる観血的すなわち手術的内固定法を除く外固定法において、最も安静度が高いとされるギプスあるいはプラスチック・シーネ、アルミ・シーネなどによる固定に対して、それらの関節の安静とともに、日常生活の上である程度の動作にも支障をきたさない、すなわち静中に動を求めた固定であるということです。

（注☆）　筆者は、中国の北京中医学院を訪れた時、骨折に対し、その骨折部位の上下二関節すなわち上下各々一関節を固定すべきことは、整形外科学の常識ですが、中国では骨折部位のみを固定し上下二関節すなわち上下各々一関節を開放し、かえって固定除去後の拘縮あるいは強直を予防することがあると聞きおよんでいたので、それについて質問したところ、「固定力を必要とする場合には、上下二関節すなわち上下各々一関節を固定しますが、あまり固定力を必要としない簡単な骨折の場合には、その部位のみを固定する独特の固定法を用います。我々は、これを"静と動との合一"すなわち静動合一と呼んでいます」という回答をえたことがありました。実際カイロプラクティックでも、ある程度を除いてはあまり固定法を用いることをしません。だからたとえば特発性脊柱側弯症などの場合でも、従来の療法ほど鋳型にはめて治そうとする傾向は少なく、動きの中で曲がってきたものであれば、動きの中で治していこうとする傾向が強いのです。"静と動との合一"すなわち静動合一とは、絶対的に必要なはずの骨折に対する安静・固定においてすら、その後の拘縮あるいは強直予防とのバランスの重要性について強調する言葉であり、世界中の臨床家の当面の課題でもあります。筆者自身も、骨折患者のギプス装着後、骨癒合を待ち、ギプス内に電流を流したことがありました。この場合、モーターポイントすなわち筋における神経終板すなわち神経の入り口で、電流を流すと筋が自然に動く点の部分を有窓にし、その有窓部分に低周波の陽極を置き神経根部のある椎間孔に陰極を置き、その神経の支配領域の全ての筋に影響を与え、ギプス内において他動的アイソメトリック運動すなわち等尺性収縮運動を起こさせ、筋萎縮および関節拘縮を阻ませた結果、ギプス除去後のリハビリテーションにおいて、劇的速度で関節可動域を回復させたことを記憶しています。逆にいえばどんなに強固な固定材を用いて完璧な固定をしたといっても、その強固で完璧なはずの固定の中でたとえば骨折端同士など安定すべき局所が絶えず動いていたのでは、その固定は何の意味も持たないことになります。つまりここで大切なことは、そうした固定をも含めすべての治療の目的は、その患者の生命の予後を筆頭とした神経・脈管などの正常な状態およびコンパートメント症候群さらにはフォルクマン阻血性拘縮などのない筋・腱など軟部組織の正常な状態を含む治癒にこそあることを常に念頭に置くべきであるということです。

A．第一は、「突き指」に対するもので、「裂離（剝離）骨折」ならばアルミ・シーネ固定すべきところ、特にPIP関節などに好発する「内・外側の靱帯損傷」などに対しては、かえってテーピング固定が適している場合があります。

1）1/4幅に裂かれた幅5.1 cmのエラスティック・テープを、選手の患側の手関節の外（内）側端から巻き始めます。

2）手背を通って患指の近位内（外）側端に至ります。

3）そこから患指を螺旋状に巻き上がりつつ、その遠位端でぐるり1周します。

4）再び螺旋状に巻き戻りつつ近位外（内）側端に至ります。

5）再び手背を通って今度は手関節の内（外）側端まで至ります。

6）そこから手関節をぐるり1周して巻き終わります。

注：濡れたら乾いたタオルで叩くようにして拭き取るとよいでしょう。

B．第二は、「手関節掌屈捻挫」に対するもので、「橈・尺骨遠位端の裂離（剝離）骨折」および「中手骨々幹部のボクサー骨折」のような場合ならばギプス固定すべきであり、あるいは手根骨の月状骨の壊死軟化症すなわち「キーンベック（カインバッハ）病」ならば少なくともプラスチック・シーネ固定すべきところ、骨の症状を伴わない捻挫のような場合ならばかえってテーピング固定が適している場合があります。

1）選手の手背にスポンジパッドを当て、母指・示指間を通ってフィギア8になるようアンダー・ラップ（注☆）を巻き手関節に幅3.8 cmのホワイト・テープでアンカーをかけます。

2）1/4に裂かれた幅3.8 cmのホワイト・テープを、指間を通って手背から手掌へ、アンカーからアンカーにかけます。

3）手背の示指・小指間、MP関節のラインに沿って幅3.8 cmのホワイト・テープをかけます。

4）その中央からアンカーへ、そして小指側からアンカーの母指側へ、それぞれ幅3.8 cmのホワイト・テープをかけます。

5）アンカーの小指側から母指・示指間を通って、手掌のMP関節のラインを通り、再び手背のMP関節のラインまで幅3.8 cmのホワイト・テープを巻

きます。

6）最後に手関節に幅3.8 cmのホワイト・テープで1/2ほどずらしながらアンカーを数回巻きます。

7）伸縮包帯でラップしダーミセルでとめます。

（注☆）皮膚を保護し剥がす際の痛みを防ぐためテープを巻く前に巻くポリウレタン製の下巻き用ラップ・テープです。ただしテープそのものには接着剤は塗布されていないため、より強い粘着による固定を求める場合には巻かないこともあります。

C．第三は、「足関節の舟状骨の外脛骨」に対するテーピングです。この疾患による疼痛の消炎にはテーピングが最も有効ですが、ただこの疾患は、舟状骨内側の種子骨の炎症であるため、従来の前距腓靱帯の損傷などによる足関節捻挫に対するテーピングとは全く逆の方向になります。

1）同部にドーナツ型パッドをあてます。

2）第1中足骨頭背部より内側へ牽引しつつ、足底を斜めに通って外側に出て、足背も斜めに通って斜め上方の内果で終わります（幅2.5 cmホワイト・テープ1本：前足部の外返し位サポート）。

3）後足背外端および中足背外端からそれぞれ1本ずつ各々外側から内側へ牽引しつつ、足底を斜めに通って内側に出て、同部をおおって背側も斜めに通って、それぞれ外果の上下で終わります（少しずつずらして幅2.5 cmホワイト・テープ2本：後足背および中足背の内返し位サポート）。

4）後足背外端および中足背外端を含めて1本、アキレス腱部を開放して外果の上下および内果を含めて1本、それぞれアンカーを巻きます（幅2.5 cmおよび幅3.8 cmのホワイト・テープそれぞれ1本ずつ：第1中足骨頭背部については、2）で母趾〈指〉を含めることにより巻かないものとします）。

第Ⅲ章
その競技に特有で、その競技の名称を冠した外傷・障害

（上肢編）

第1節　水泳肩

第1項　発生機序

　肩板特に棘上筋あるいは上腕二頭筋長頭腱などが、肩峰・烏口間の肩峰下縁および烏口肩峰靱帯などへ衝突（impingement）を繰り返すことによって生じる一種のインピンジメント症候群（impingement syndrome）であり、特に水泳なかでもクロール・バタフライなどのように肩関節に外転および内旋を繰り返し強制する競技・種目にみられるものです。

　（図001）　プル後期
　（図002）　リカバリー後期

　元来水泳における上肢のストロークには、基本的に水中におけるプル期と空中におけるリカバリー期があり、前者は、さらに入水期・プル初（キャッチ）期・プル中期・プル後期の4期に、後者は、さらに離水期・リカバリー前期・リカバリー後期の3期にそれぞれ分かれます（注☆）。

　（図003）　プル初（キャッチ）期、プル後期、リカバリー前期、リカバリー後期

　そしてそのうち特に前者のプル初（キャッチ）期においては、ハイエルボー位といって肘を高く挙げねばならず、この際および後者のリカバリー後期においても肩関節に屈曲・外転および内旋を繰り返し強いることになります。

　その反復による重複が元来血行の悪い腱板および肩峰下の肩峰下滑液包にまで炎症をおよぼし、腱板炎および肩峰下滑液包炎にまで至らせるもので、さらにその炎症による内出血および腫脹（浮腫）などのため肩峰下が狭窄し、肩板の通過を一層困難にし、さらに症状を増悪させるものです。

（注☆）　基本的に水中におけるプル期がストローク全体のおよそ65％を、空中におけるリカバリー期がそのおよそ35％を占めます。プル後期においては肩関節の内転・内旋・伸展が組み合わされ内旋筋である肩甲下筋付着部および内転筋である広背筋・大円筋付着部にストレスが加わり、リカバリー全期を通しての肩関節の内旋から外旋への移行によって上記の衝突（impingement）が起こります。

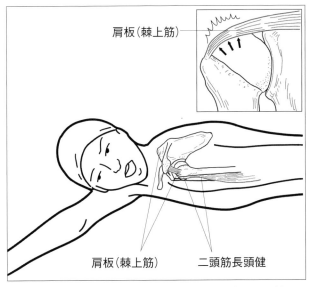

図001　プル後期：内旋から内転位で肩板（棘上筋）と二頭筋長頭腱の血行のwing out（絞り出し）が起こる

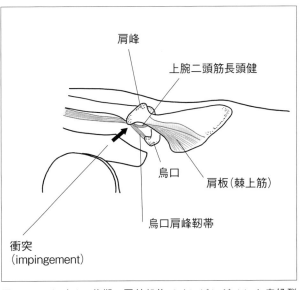

図002　リカバリー後期：肩外転位でインピンジメント症候群（impingement syndrome）が起こる

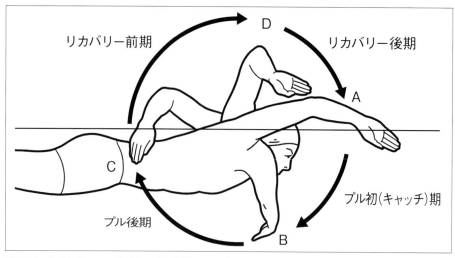

図003 プル初（キャッチ）期、プル後期、リカバリー前期、リカバリー後期

第2項　症状

症状の悪化については、おおむね下記の4つの過程を経過します。

第1期：水泳練習後の肩の違和感
第2期：水泳練習中特にプル初（キャッチ）期およびリカバリー後期における肩関節屈曲・外転・内旋時の疼痛
第3期：水泳練習中疼痛のため十分な能力が発揮できず、水泳練習そのものを制限せざるをえない。
第4期：水泳練習のみならず疼痛のため日常の生活にも支障をきたす。

第3項　徒手検査

1．Painful arc test（sign）

術者は、一方の手で選手の患側の肩を支持する間、他方の手でその前腕を把握し、その肩に外転を強制しPainful arc（有痛弧）すなわち60°〜120°における疼痛の有無を確認します。その外転角度の前半で疼痛を訴えれば烏口肩峰靱帯への、その後半で疼痛を訴えれば肩峰下縁へのそれぞれ衝突（impingement）が示唆されます。特に後半では、肩峰に圧迫された完全あるいは不全断裂した腱板が鑑別されます。疼痛を訴えた外転角度を維持したまま上腕を牽引し疼痛が軽減あるいは消失し、圧迫し増悪すれば確定できます。

2．Neer test

選手に患側の肩を内旋させ、術者は一方の手でその肩を支持する間、他方の手でその肘を把握し、その肩に外転を強制し肩峰・烏口間における限局性の疼痛の有無を確認します。

3．Hawkins test

選手に患側の肩を90°屈曲させ、術者は一方の手でその肩を支持する間、他方の手でその肘を把握し、その肩に内旋を強制し肩峰・烏口間における限局性の疼痛の有無を確認します。

4．Impingement sign

選手に患側の肩を90°屈曲させ、術者は一方の手でその肩峰を上から圧迫する間、他方の手でその上腕遠位を把握し、その上腕に沿って軸圧を加え、その肩に最大内旋を加えつつさらに屈曲を強制し肩峰・烏口間における限局性の疼痛の有無を確認します。肩峰・烏口間の肩峰下縁および烏口肩峰靱帯へ、上腕骨大結節をさらに近づけることになるため限局性の疼痛があれば、それはそのままそれらへの衝突（impingement）を示唆します。

5．Dawburn test

術者は、一方の手で選手の患側の肩峰を上から圧迫する間、他方の手でその肘を把握し、その肩に外転を強制し90°以上において圧痛が消失し、その外転角度を減ずることで圧痛が再現されれば、90°以上外転で肩峰下滑液包炎の滑液包が圧迫下から外れ、その外転角度を減ずることでその滑液包が圧迫下に再び現れたことを示唆します。

（上腕二頭筋長頭腱炎〈プル後期から離水期にかけて上腕二頭筋腱を伸張することによる炎症（注☆）〉にまで至っている場合）

　（注☆）　上腕二頭筋長頭腱においても、プル後期から離水期にかけて肩関節を内旋から内転することによって棘上筋同様の血行の"wringing out"（絞り出し）および伸張による炎症が生じます（（図1）参照）。

1．stretch test

　選手に患側の肘を伸展させ、術者は後方より一方の手でその肘を支持する間、他方の手でその手関節を把握しその肩に伸展を強制し、その肩の前面の結節間溝（上腕二頭筋長頭腱）部における限局性の疼痛の有無を確認します。疼痛があれば、次に選手に患側の肘を屈曲させ、その疼痛が消失すれば疼痛は結節間溝における上腕二頭筋長頭腱の伸張によるものであり陽性とみなし、その疼痛が消失しなければ肩の前面の筋・腱・靱帯・滑液包などによるものであり陰性とみなします。

2．speed test

　選手に患側の肩を軽度屈曲させ肘を伸展させ前腕を回外させ、術者は前方より一方の手でその肘あるいは手関節を把握し、術者がその肩に伸展を強制しようとする間、選手はこれに抵抗しその肩を屈曲しようとし結節間溝（上腕二頭筋長頭腱）部における限局性の疼痛の有無を確認します。疼痛があれば結節間溝における上腕二頭筋長頭腱の収縮によるものであり陽性とみなします。

3．Yergason test

　選手に患側の肘を90°屈曲させ前腕を回内させ、術者は前方より一方の手でその肘を支持する間、他方の手でその手関節を把握し、術者がその肘の回内を維持しようとする間、選手はこれに抵抗しその肘を回外しようとし結節間溝（上腕二頭筋長頭腱）部における限局性の疼痛の有無を確認します。疼痛があれば結節間溝における上腕二頭筋長頭腱の収縮によるもので、陽性とみなします。

第4項　予防

1. 水泳練習直後におけるクリッカーなどによる特に棘上筋腱および上腕二頭筋長頭腱・短頭腱などへの局所的アイシングは、局所の内出血・腫脹（浮腫）を抑制します。局所の皮膚が発赤し刺激され、ほぼ無感覚になるまでを1クールとし、アイシング部位をかえてはこれを繰り返し、全体として10～30分ほど行います。
2. 水泳練習中特にクロールにおける肩関節すなわち肩甲上腕関節の動きを改善するため肩甲帯の可動性を増します。選手坐位あるいは立位にて、肩甲帯の運動すなわち屈曲（flexion 20°）・伸展（extension 20°）・挙上（elevation 20°）・引き下げ（下制）（depression 10°）を他動・自動介助・自動・抵抗運動の順に行い、それらの総合運動としての前方回旋（anterior rotation 180°）・後方回旋（posterior rotation 180°）も他動・自動介助・自動・抵抗運動の順に行うことで肩甲骨・上腕骨間筋群（棘上筋・棘下筋・小円筋・肩甲下筋・大円筋・三角筋・上腕二頭筋・上腕三頭筋）の柔軟性を図ります（注☆）。こうしたストレッチを通し、肩関節すなわち肩甲上腕関節の強度・柔軟性を改善しておきます。

（肩甲骨・上腕骨間筋群の起始・付着）

1）棘上筋：起始　肩甲骨棘上窩—付着　上腕骨大結節上面・肩関節包

2）棘下筋：起始　肩甲骨棘下窩—付着　上腕骨大結節中央部・肩関節包

3）小円筋：起始　肩甲骨腋窩縁背側面—付着　上腕骨大結節最下面・肩関節包

4）肩甲下筋：起始　肩甲下窩—付着　上腕骨小結節・肩関節包

5）大円筋：起始　肩甲骨下角背側面—付着　上腕骨結節間溝小結節稜（内唇）

6）三角筋：起始　鎖骨外側1/3・肩峰上面・肩甲棘—付着　上腕骨三角筋粗面

7）上腕二頭筋：起始　長頭　肩甲骨関節上結節　短頭　肩甲骨烏口突起尖端—付着　橈骨粗面および上腕二頭筋腱膜にて前腕屈筋起始へ

8）上腕三頭筋：起始　長頭　肩甲骨関節下結節　外側頭　上腕骨後面および外面　内側頭　上腕骨下部後面—付着　肘頭上後面および前腕深筋膜

（注☆）　これらのストレッチは、同時に次に述べる肩甲胸郭関節の動きの改善にもつながります。

3. 水泳練習中特にクロールにおける体幹のローリングは、肩関節の動きを代償するものなので肩甲胸郭関節の可動性を増すため、選手を鎖骨整復台か、その肩甲骨間部に枕などをあてるか、あるいは両肩の落ちたテーブルに両肩の落ちた側を頭側にして頭部を下げ左右両肩を180°屈曲やや外転させ背臥位にて、術者はその頭側に相対して立ち、左右両手でその左右両腋窩（肩甲骨外縁）を支持する間、選手にその立てさせた両膝を左右に倒させることで肩甲骨・体幹間筋群（前鋸筋・大菱形筋・小菱形筋・僧帽筋）および広背筋の柔軟性を図ります（注1）。こうしたストレッチを通し、水泳練習中における呼吸サイドを右側から左側へあるいは左側から右側へ変えてみるのも一つの予防法といえます（注2）。

（肩甲骨・体幹間筋群および広背筋の起始・付着）

1）前鋸筋：起始　上部8～9本の肋骨の外側—付着　肩甲骨内側縁の肋骨面

2）大菱形筋：起始　第2～5胸椎棘突起—付着　肩甲骨内側縁の背側面（肩甲棘・下角間）

3）小菱形筋：起始　項靱帯および第7頸椎～第1胸

椎棘突起─付着　肩甲骨内側縁の背側面（肩甲棘起始部）

4）僧帽筋：起始　外後頭隆起・上項線・項靱帯および第7頚椎〜第1〜12胸椎棘突起─付着　鎖骨外側1/3・肩甲棘・肩峰

5）広背筋：起始　下位6胸椎棘突起・腰仙筋膜・腸骨稜・下部3〜4本の肋骨よりの筋線維─付着　上腕骨結節間溝の底部

（注1）　肩関節（肩甲上腕関節）および肩甲胸郭関節の動きの改善によって主にリカバリー期に用いられる筋肉群（棘上筋・棘下筋・三角筋・前鋸筋など）および主にプル期に用いられる筋肉群（大胸筋・広背筋・大円筋・肩甲下筋など）の両方の柔軟性を図ることができます。また胸郭を拡張することで、棘上筋腱および上腕二頭筋腱長頭の通る間隙をも拡張することになります。

（注2）　呼吸サイドに比し反対側は、体幹のローリングが小さくなりがちなので、ハイエルボー位を保つため肩関節（肩甲上腕関節）に過度の外転を強いることになり衝突（impingement）が起きやすくなるので呼吸サイドを右側から左側へあるいは左側から右側へ時々変えてみることは水泳肩に対する一つの予防法になります。

4．肩板とは、上腕骨大・小結節を取り巻くローテーターカフ（rotator cuff）すなわち肩（回旋筋）腱板の臨床的呼称ですが、棘上筋・棘下筋・小円筋・肩甲下筋の4つの筋肉の腱によって構成されていて、そのうち前3者は、特に外旋筋群であり肩関節（肩甲上腕関節）を外旋させ内旋に抵抗する筋群です。

　そこで外旋筋群であるこれら棘上筋・棘下筋・小円筋を予めチューブを用いて筋力トレーニングしておく予防法が考えられます。ただその際、背部の筋肉には、浅い層の浅背筋と深い層の深背筋があり、それぞれ2層からなっていて（注1）、これら腱板の筋群は、そのうち後者の深背筋第2層すなわちインナーマッスル（inner muscle）（注2）に属します。そこでまず選手は立位にて、その腹面反対側で術者の持つチューブを筋力トレーニングしたい側の肩0°内転・肘90°屈曲された手で把握し、その肩関節（肩甲上腕関節）を外旋することで、術者の持つチューブの内旋力に抵抗し保持しつづけます。次に選手は立位のまま、その背面同側で術者が持つチューブを、その側の肩90°外転（肘90°屈曲）された肩関節（肩甲上腕関節）を外旋・内転することで、術者の持つチューブの内旋・外転力に抵抗し保持しつづけます。これらをインターバル（interval）をはさんでは、数回繰り返します。

（注1）　浅い層の浅背筋は、脊椎の棘突起から起こり上腕と関係が深いので棘腕筋とも呼ばれ、深い層の深背筋第1層は肋骨と関係が深いので棘肋筋、その第2層は脊柱と関係が深いので棘背筋あるいは固有背筋と呼ばれます。

（注2）　筋肉の種類
　筋肉には、大きく分けて2つの種類があります。その2種類とは、収縮は遅いが疲れにくい赤い赤筋（red muscle）と、収縮は速いが疲れやすい白い白筋（white muscle）です。前者は主として暗い筋線維からなり、骨格近くの深層にあって姿勢を維持し、inner muscleと呼ばれ、後者は主として明るい筋線維からなり、体表近くの浅層にあってスピーディーな動きをし、outer muscleと呼ばれます。その明暗の差は、含有するミオグロビンの量の差によります。ミオグロビンには、O_2を貯蔵する働きがあり、激しい運動や水中での運動でそのO_2が不足するとき、筋肉の動きを助けることになります。またヒトなど哺乳類では、これらの筋肉の種類に、その中間の働き、中間の色の中間筋（intermediate muscle）がつけ加えられます。そして光学顕微鏡では、赤筋線維すなわち緩徐筋線維（slow muscle fiber）は細く多く、白筋線維すなわち速動筋線維（fast muscle fiber）は太く少なく、中間筋線維（intermediate fiber）はそれらの中間として捉えられます。

第5項　整復

第1期：水泳練習後の肩の違和感
（予防的整復）
〈棘上筋腱炎に対する実践応用技法としての整復法〉
（写真001・002）

1）選手坐位にて、術者はその患側後方に立ち、内側の手掌でその肩峰を支持し、母指々先をその棘上筋腱にあてがい、外側の手の手掌を前方に向け、その前腕近位を把握します。

2）術者は、外側の手でその肘関節を回内90°屈曲し、肩関節（肩甲上腕関節）を90°外転させつつ水平伸展します。

3）術者は、外側の手で内側の手掌の母指々先に対して圧をかけます。

4）次に術者は、その圧を維持しながら外側の手でその肩関節（肩甲上腕関節）を90°外転から下方へ下ろしつつ、その肘関節が臍部周囲へ来るまで内転します。

〈上腕二頭筋長頭腱炎〔プル後期から離水期にかけて上腕二頭筋腱を伸張することによる炎症〕にまで至っている場合〉

〔上腕二頭筋長頭腱炎【結節間溝からの偏位を含む】に対する実践応用技法としての整復法〕（写真003・004）

1）選手坐位にて、術者はその患側後方に立ち、内側の手の示指を、その結節間溝にあてがい、外側の手の手掌を前方に向け、その前腕近位を把握します。

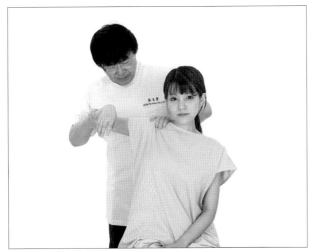
写真001　棘上筋①

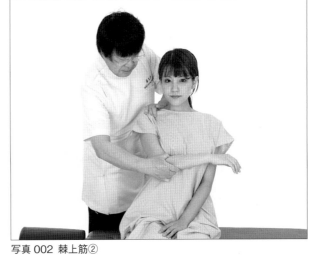
写真002　棘上筋②

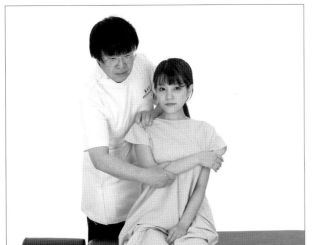
写真003　上腕二頭筋①

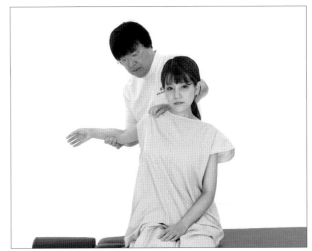
写真004　上腕二頭筋②

2）術者は、外側の手で肩関節（肩甲上腕関節）を内転させつつ、その肘関節を90°屈曲して選手の胸の前にもっていきます。

3）次に術者は、外側の手でその肩関節（肩甲上腕関節）を牽引しつつ、伸展していきます。

注：上記2つの技法は、DR. Andrew Taylor Still M.D.（DR. A.T. スティル M.D.）のOsteopathy Technique（オステオパシー・テクニック）（注☆）にヒントをえたものであることを付記し、合わせて紙面を借り DR. Andrew Taylor Still M.D.（DR. A.T. スティル M.D.）に深い敬意と謝意を表するものです。

（注☆）　最近の研究において、従来のストレッチが筋腱の伸張短縮サイクルを阻害し、伸張反射・弾性エネルギーの蓄積に悪影響をおよぼし、筋腱の立ち上がりおよび瞬発力に対してマイナス効果をもたらすことが指摘されるようになってきています。それに対し筆者は、PNF（注1）ストレッチが、選手の能動的な筋腱の張力を発揮させられる点において優れているように思いますが、同時にPNFストレッチの場合、一部（遠心性収縮を含むテクニックなど）を除き筋の起始・付着を引き離してから近づける傾向にあるのに対し、オステオパシー・テクニック（Osteopathy Technique）（注2）の場合、筋の起始・付着を極力近づけてから可及的限度において引き離す点において、筋紡錘・腱紡錘（腱器官）の構造を考慮すれば、より合理的であると考えました。

（注1）　PNFとは、Proprioceptive Neuromuscular Facilitationの略であり、固有（感覚）受容性神経筋促通法のことであり、主に固有（感覚）受容器を刺激することで、神経筋機構の正常な反応を促進させようとする方法です。具体的には、筋腱のパワーの減少・筋肉間の協調性の不全・筋腱の短縮・関節可動域の減少・痙性麻痺などによる異常運動などに対して、つまり調子の整わないそうした運動機能に対して、それらの動作に抵抗を与えることによって深部の筋肉をも含めて刺激しまた鍛え、術者の求める反応を誘い出し、本来の滑らかで快適な四肢・体幹の動きを導き出そうとする神経と筋肉の連携を最適に摺り合わせるための手技を意味します。

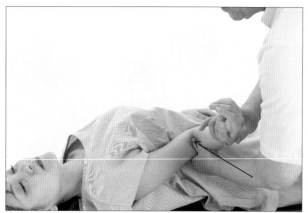
写真005

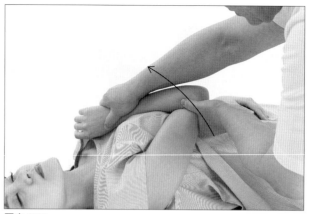
写真006

（注2） オステオパシー・テクニック（Osteopathy Technique）とは、人体が不自然な位置を維持することで骨格に歪みが生じると、それに伴ってその骨格に起始・付着する骨格筋にも歪みが生じ、筋組織中あるいは近接する血管・リンパ管および神経なども正常な機能を果たせなくなり、強いては内臓諸器官にも悪影響をおよぼすため、手技によってそうした全身の関節および筋肉に生じた歪みを矯正しようとする整復を意味します。したがって具体的には上記の場合特にそうした骨格に起始・付着する骨格筋の起始・付着の位置関係を正し筋繊維の走行を正常化することで、結果的にそれらの圧痛・疼痛を緩和し関節可動域の増加などをもたらそうとするものです。

（予防的実践機能テープ）

〈予防のための機能補助として〉

幅2.5 cmのキネシオ・テープを用い、肩板特に外旋筋群である棘上筋・棘下筋・小円筋の走行に沿って、それぞれ起始で少し扇状にずらしながら2本ずつ肩板機能を補助するため、それらの筋の起始から付着までをテーピングします。

第2期：水泳練習中特にリカバリー後期およびプル初（キャッチ）期おける肩関節屈曲・外転・内旋時の疼痛

（肩関節整復法）

〈肩関節〔肩甲上腕関節〕に対する整復法〔コッヘル【Kocher】法の応用〉〉（写真005・006）

1）選手を鎖骨整復台か、その肩甲骨間部に枕などをあてるか、あるいは両肩の落ちたテーブルに両肩の落ちた側を頭側にして頭部を下げ背臥位にて、術者は、患側に健側を向いて立ち、患側の手関節を同側の手でとり、その上腕を長軸方向へ牽引しつつ、その肘関節を反対側の手でとって、その体側に近づけます。

2）次に術者は、その末梢牽引を維持しながら、肩関節（肩甲上腕関節）を外旋させます。

3）最後に術者は、その牽引および外旋を維持しながら、前胸部をすり上げるようにして、その肘を屈曲したまま正中線に近づけ、つまり肩関節（肩甲上腕関節）をさらに最大外旋しつつ、最後に最大内旋して終わります。

〈水泳肩で肩関節不安定症〔ルーズショルダー【loose shoulder】〕（注1）にまで至っている場合〉

〔肩関節【肩甲上腕関節】に対する整復法【ゼロポジション《zero position》整復法の応用】〕（写真007・008・009・010）

1）選手を鎖骨整復台か、その肩甲骨間部に枕などをあてるか、あるいは両肩の落ちたテーブルに両肩の落ちた側を頭側にして頭部を下げ背臥位にて、術者は、頭側に足側を向いて立ち、患側の手関節を同側の手でとり、肩関節（肩甲上腕関節）を屈曲させます。

2）最大屈曲までできたら、その手関節に術者の反対側の手を添え、回内・回外を各3回繰り返したあと、助手にその手関節を両手で把握させます。

3）助手がその上腕に長軸方向の牽引をかける間、術者は重ね合わされた両母指で選手の上腕骨頭を足側上方から頭側下方へ、すなわちその関節窩の方向に緩徐に押し込みます（注2）。

4）その後コッヘル（Kocher）法同様、術者はその肘を屈曲したまま肩関節（肩甲上腕関節）を内転し最大外旋しつつ（その肘を正中線に近づけつつ）最大内旋して終わります。

注：上記の方法は、その整復の方向から肩板への影響の少ない方法といえます。

（注1） 水泳肩の肩関節不安定症（ルーズショルダー〈loose shoulder〉）は、むしろ幼少期から競泳に親しんでいる一流選手により多くみられます。彼らの場合は、肩関節（肩甲上腕関節）に柔軟性を有する反面、過労によ

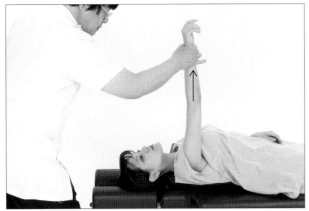
写真007

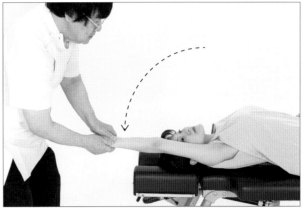
写真008

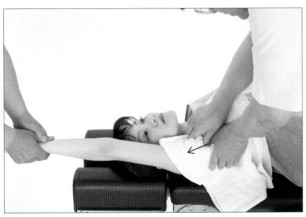
写真009

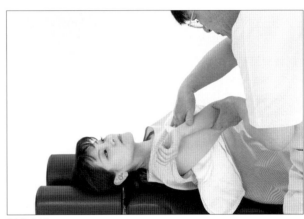
写真010

る筋線維の伸縮性の低下などにより、それが肩関節不安定症（ルーズショルダー〈loose shoulder〉）に移行し、さらに水泳肩に発展するケースがよくみられます。

（注2）この際露出した骨頭の一部を、その関節窩に押し込む前に、術者の左右両母指々頭で腋窩外側の筋を、180°屈曲（前方挙上〈forward flexion〉）しているので頭足関係が逆になるため、広背筋・大円筋の順に足側から頭側へ、しっかり深くしかし組織に損傷を与えないように緩徐に押圧し、筋の抵抗・緊張をとっておくと次の関節窩への挿入がスムーズになります。

（実践機能テープ）

〈予防のための機能補助として〉

第1期同様のテーピングを実施します。

第3期：水泳練習中疼痛のため十分な能力が発揮できず、水泳練習そのものを制限せざるをえない

（実践機能テープ）

〈予防のための機能補助として〉

第1期同様のテーピングを実施した上に、下記のテーピングを加えます。

〔疼痛誘発動作の制御として〕

幅5cmの長めのキネシオ・テープを用い、息を吐かせた瞬間に腹側から背側へ肩鎖関節を中心に鎖骨と肩甲骨の烏口突起間をも含めて第1のテープを貼付し、次に同様に肩鎖関節を中心に第1のテープと×印になるように第2のテープを貼付し、最後に第1・第2のテープから少しずらして、同様に第3・第4のテープを添付します。

注：上記のテーピングは、下記の練習制限を加えることを前提として、疼痛部位周囲の安静を図ることで、制限した水泳練習にさえ支障をきたさないように、その誘発を防御あるいは制御するための方法といえます。

（肩関節整復法）

第2期同様の整復および上記のテーピングを行った上に、下記の練習制限を加えます。

1）まず長距離練習後のインターバル（interval）から短距離練習後のインターバル（interval）に変え、全練習量そのものも減らします。
2）次に体幹のローリングを大きくとり、ストローク数そのものも減らします。
3）最後には、クロール・バタフライ以外の他の泳法の練習に変えます。

第1節 水泳肩

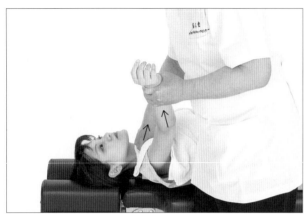

写真011

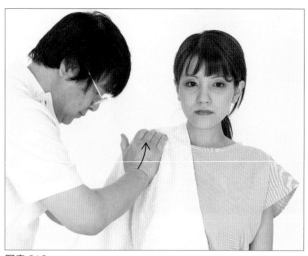

写真012

第4期：水泳練習のみならず疼痛のため日常の生活にも支障を来たす

（肩鎖関節整復法）

〈入門実技としての鎖骨の整復法〉

〔鎖骨が選手の身体にのめり込んでいるため、胸鎖乳突筋を中心とした頚部の上下左右の動きが制限されている場合で、助手がいないため術者1人で行う場合〕（写真011）

1）選手は、鎖骨整復台か、その肩甲骨間部に枕などをあてるか、あるいは両肩の落ちたテーブルに両肩の落ちた側を頭側として頭部を下げ背臥位にて、術者は患側に頭側を向いて立ち、その鎖骨に小さなタオルをかけ、反対側の手で選手の前腕を把握し鎖骨を長軸方向へすなわち延長線方向に引き上げ、鎖骨ごと持ち上げるようにします。

2）術者は反対側の手でその前腕をある程度上下させながら、同側の手の母指および四指で鎖骨を軽く把握し、肩鎖関節から胸鎖関節に至るまでを前上方へ順繰りに引き上げます。

注：この技法は、DR. Joseph Janse D.C.（DR. ジョセフ・ジェンシー D.C.）および DR. Thomas F. Bergmann D.C.（DR. トマス F. バーグマン D.C.）の鎖骨の整復にヒントをえたものであることを付記し、合わせて紙面を借り DR. Joseph Janse D.C.（DR. ジョセフ・ジェンシー D.C.）および DR. Thomas F. Bergmann D.C.（DR. トマス F. バーグマン D.C.）に深い敬意と謝意を表するものです。

〈安達の肩甲骨の整復法〔坐位〕〉（写真012）

1）選手坐位にて、術者は患側の側方に相対して立ち、選手の手を背側へ回させます。

2）術者は選手に対し前方の手で、そのモーレンハイム窩を把握し、後方の手を、術者の肘をやや回外し手掌を後方へ向けることで、その肩甲骨と肋骨の間にすべり込ませます。

3）術者は、前方の手を斜め後上方へ回旋させ、後方の手を前下方へ支持し、選手の円背の胸を張らせます。

注：肩鎖関節に対しては、まず上記の〈鎖骨の整復法〉およびこの〈安達の肩甲骨の整復法〔坐位〕〉の両方を併用します。

〈肩甲骨の実践応用技法としての整復法〉（写真013）

1）選手腹臥位にて、術者は患側に相対して立ち、選手の患側の手を後方へ回させ、その曲げられた肘を術者の両大腿にはさみ込みます。

2）術者は、外側の手でそのモーレンハイム窩を、下からすくい上げるように上内方に持ち上げながら、術者の両大腿にはさみ込んだ肘を下方に押し下げます。

3）術者は内側の手を、手掌を上にその肩甲骨と肋骨の間にすべり込ませます。

4）術者は、外側の手をさらに上内方へ持ち上げ、内側の手をさらに下外方へすべり込ませ、その胸郭の拡張を図ります。

注：1）肩鎖関節に対しては、まず前記の〈入門実技としての鎖骨の整復法〉および〈安達の肩甲骨の整復法〔坐位〕〉を用いるか、後者にかえてこの〈肩甲骨の実践応用技法としての整復法〉を用います。

2）この技法は、DR. Joseph Janse D.C.（DR. ジョセフ・ジェンシー D.C.）の肩の治療法 No. 10 にヒントをえたものであることを付記し、合わせて紙面を借り DR. Joseph Janse D.C.（DR. ジョセフ・ジェンシー D.C.）に深い敬意と謝意を表するものです。

（実践固定テープ）

〈疼痛誘発動作の完全制御として〉

1）肩鎖関節およびモーレンハイム窩の鎖骨下に、そ

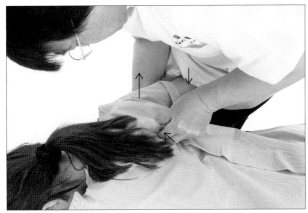
写真013

れぞれにカット綿・スポンジなどの柔らかい小枕子（小さな当て物）をあて、幅3.8 cmの長めのホワイト・テープを用い、息を吐かせた瞬間に腹側から背側へ肩鎖関節を中心に鎖骨と肩甲骨の烏口突起間（モーレンハイム窩の鎖骨下）をも含めて第1のテープを貼付し、次に同様に肩鎖関節を中心に第1のテープと×印になるように第2のテープを貼付し、最後に第1・第2のテープから少しずらして、同様に第3・第4のテープを添付します。

2）次にその腋窩にベビーパウダーなどを塗布後、綿花ガーゼ（紙おむつなどで代用してもよい）などの適当な固さの大枕子（大きな当て物）をはさみ、やはり息を吐かせた瞬間にその下から上へ幅5 cmのエラスティック・テープ2本ほどでその大枕子を包み込むようにし、それらを1）の小枕子の部位で交差させ行き過ぎたところでとめ、3～4週間経過を観察します（その間、三角巾（注☆）を用い患肢を堤肘〈肘を吊ること〉してもよい）。

（注☆） 現在三角巾に代わるものとして、アームストラップのような簡便に装着できるベルトタイプの腕吊りバンドも考案されています。

注：上記のテーピングは、水泳練習を完全に休止することを前提として、疼痛部位周囲の完全な安定を図ることで、日常生活に支障をきたさないように、その誘発を完全防御あるいは完全制御するための方法といえます。

第2節　野球肩

第1項　発生機序

野球における肩の障害は、その障害部位によって大きく3つに分類することができます。それらは、まず内旋筋群腱起始部における障害による牽引痛、次に肩峰下滑液包炎、そして上方肩関節唇前後損傷の3つです。

元来野球における投球動作には、基本的にワインドアップ（wind-up）期・コッキング（cocking）期・アクセレレーション（acceleration）期・フォロスルー（follow through）期の4期があります。

そのうちそれぞれワインドアップ（wind-up）期は、投球準備のための、コッキング（cocking）期は、肩関節最大外旋のための、アクセレレーション（acceleration）期は、投球加速のための、そしてフォロスルー（follow through）期は、投球減速のための期間です（注1）。

（図004）投球動作

まず内旋筋群腱起始部における障害による牽引痛は、このうちコッキング（cocking）期における肩関節外転・外旋・水平伸展すなわち過角形成（hyper-angulation）により障害された肩甲下筋（起始：肩甲窩—付着：上腕骨小結節・肩関節包）・大円筋（起始：肩甲骨下角背面—付着：上腕骨結節間溝小結節稜〈内唇〉）・広背筋（起始：下位6胸椎棘突起・腰仙筋膜・腸骨稜・下部3～4本の肋骨よりの筋線維—付着：上腕骨結節間溝底部）の筋・腱付着部である上腕骨小結節・上腕骨結節間溝小結節稜（内唇）・底部および肩関節包前部が牽引されることによって起こりますが、さらに障害が進行すれば浅層の筋群である大胸筋（起始：鎖骨の内側1/2・胸骨より第7肋骨まで・上位6～7肋軟骨・外腹斜筋腱膜—付着：上腕骨結節間溝大結節稜）の筋・腱付着部である上腕骨結節間溝大結節稜・烏口腕筋（起始：肩甲骨烏口突起尖端—付着：上腕骨内側縁中部）・上腕二頭筋（起始：短頭　肩甲骨烏口突起尖端　長頭　肩甲骨関節上結節—付着：橈骨粗面および上腕二頭筋腱膜にて前腕屈筋起始へ）の筋・腱起始部である肩甲骨烏口突起尖端・肩甲骨関節上結節が牽引されることによって起こります（注2）。

（図005）過角形成（hyperangulation）

次に肩峰下滑液包炎は、このうちアクセレレーション（acceleration）期における肩関節外転・内旋・水平屈曲により前述の水泳肩同様のインピンジメント症候群（impingement syndrome）に陥ることによって起こるものですが、水泳肩と異なるのは、肩板特に棘上筋などが、肩峰・烏口間の肩峰下縁および烏口肩峰靱帯などへ衝突（impingement）を繰り返すことによって生じるのではなく、上腕骨頭がやや前方へ偏位し肩峰下滑液包が肩峰・烏口間の烏口肩峰靱帯などへ摩擦（attrition）すなわち衝突（impingement）を繰り返すことによって生じる、その発生のメカニズムを若干異にするインピンジメント症候群（impingement syndrome）と考えられる点です。

最後に上方肩関節唇前後損傷（Superior Labrum

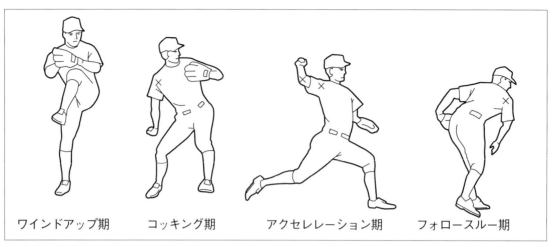

| ワインドアップ期 | コッキング期 | アクセレレーション期 | フォロースルー期 |

図004 投球動作

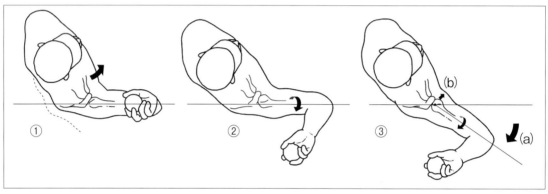

図005 過角形成（hyperangulation）
　①上腕は肩甲骨面上にあります
　②肩甲骨面上に上腕を置きながら外旋していく。この状態で過角形成は起こりません
　③上腕骨だけを後ろに引きながら外旋していくと過角形成が起こります
　　(a) 肩甲骨面上を外れた位置での上肢を外旋、(b) 前方への不安定性を助長

Anterior Posterior lesion〈SLAP lesion〉）は、このうちアクセレレーション（acceleration）期からフォロスルー（follow through）期にかけて、特に肩関節不安定症（ルーズショルダー〈loose shoulder〉）の肩によくみられ、上腕骨頭だけを後方へ引きつつ外旋を強制しようとすると過角形成（hyper angulation）が起こることで、結果的に肩甲骨関節面から上腕骨頭が前方へ外れ（注3）、上方肩関節唇前後に付着する上方関節唇―上腕二頭筋長頭腱複合体（Biceps Tendon Labrum Complex〈BTLC〉）（注4）あるいは上関節上腕靱帯（Superior Gleno-Humeral Ligament〈SGHL〉）（注5）が牽引され上方肩関節唇の前後に剥離の生じるもので、さらにしばしばアクセレレーション（acceleration）期における上肢の鞭打ち運動で、先ず肩板特に棘下筋および小円筋が伸展され、次にそこから肘を過外反させるため一気に強く収縮され、最後にフォロスルー（follow through）期で再び伸展され、その反復により over use syndrome すなわち過使用症候群に陥り、それらの筋は過伸張による損傷を受け初期にはそれらの起始・付着に圧痛を生じ、それがさらに増悪すると運動痛を生じ最終的に上肢の挙上その

ものが困難になる肩板関節面不全断裂との合併症のみられるものです。また前腕が上腕三頭筋の働きによって前方に振り出され、ボールがリリースされるフォロスルー（follow through）期において、上腕三頭筋長頭起始部すなわち肩甲骨関節下結節における反復する過大ストレスによって肩関節唇後損傷が生じ、さらにそれに続発してベンネット（Bennett）骨棘が形成されるとスピードボールの投球動作によって疼痛を生じるようになります。

（図006）肩甲骨（ベネット骨棘の形成）

（注1）　そこで基本的には、ワインドアップ（wind-up）期は、上腕を肩より上に振り被り肩関節を回転運動させ主に棘上筋・三角筋に、コッキング（cocking）期は、勢いよく肩を背後に引き寄せ肩関節を外旋運動させ主に棘下筋・小円筋に、アクセレレーション（acceleration）期は、背後の上腕を一気に前方へ押し出し肩関節を内旋運動させ主に大胸筋・肩甲下筋に、フォロスルー（follow through）期は、上腕を肩より先に放り出し肩関節を慣性運動させ主に過伸張が強いられる棘上筋・棘下筋・小円筋に、それぞれ負担をかけることになります。

（注2）　Ivan D. Gowan・Frank W. Jobe らは、プロフェッショナルは肩甲下筋・大胸筋・前鋸筋・広背筋を適宜に用

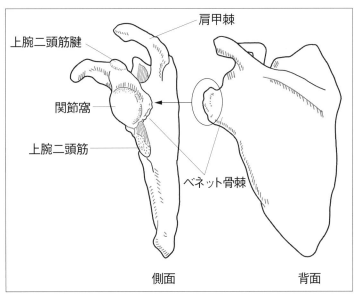

図006 肩甲骨（ベネット骨棘の形成）

い、アマチュアは、肩板・上腕二頭筋に絶えず力を入れ負担をかけているとしています。
（注3）つまり上腕二頭筋長頭腱の緊張による上腕骨頭への下制力が働かなくなり、上腕骨頭が関節唇に乗り上げます。
（注4）結節間溝の横上腕靱帯を含みます。
（注5）関節唇周囲から起始し解剖頸に付着する靱帯の上部のことです。

第2項　症状

1）内旋筋群腱付着部における障害による牽引痛は、コッキング（cocking）期における肩関節前方の牽引痛
2）肩峰下滑液包炎は、アクセレレーション（acceleration）期における肩峰下の引っかかるような疼痛
3）上方肩関節唇前後損傷（Superior Labrum Anterior Posterior lesion〈SLAP lesion〉）は、アクセレレーション（acceleration）期からフォロスルー（follow through）期にかけての肩関節上面前後の肩が抜けるような疼痛

など運動痛特に投球痛が主ですが、特に肩峰下滑液包炎などでは、炎症が進行すれば日常の生活動作あるいは安静時においてさえ疼痛を感じるようになります。またさらに進行すれば熱感・腫脹・関節可動域制限などを発症するようになります。

第3項　徒手検査

（肩板関節面不全断裂）
1．Drop Arm Sign（Test）

棘上筋腱裂傷の最初の発表者であるCodmanによるCodman's Sign（コドッマン徴候）を応用したdrop arm sign（test）によって、患側の手関節をとってその肩関節を他動的に、たとえば120°外転させてから90°以上外転にまで戻し、その支持を除去して三角筋を突然収縮させると疼痛が起こり、選手がその肢位を保持できなくなり落下させれば、それは回旋筋腱板（rotator cuff）特に棘上筋の完全断裂の可能性を示差し、120°〜（60°）外転の範囲（有痛弧〈painful arc〉）で疼痛を感じても、選手が90°以上外転の肢位をそのまま保持できれば、それは回旋筋腱板（rotator cuff）特に棘上筋の不全断裂の可能性を示差します。なおこれは、三角筋による代償が可能であることなどによります。

2．Codman's Sign

またその際元来のCodman's Sign（コドッマン徴候）のように、やや外旋あるいは強く外旋させながら120°外転させてから90°以上外転にまで戻し、その支持を除去して疼痛が起こり、その肢位を保持できなくなり落下させれば、それは回旋筋腱板（rotator cuff）特にそれぞれ棘下筋および小円筋の完全断裂の可能性を示差し、疼痛を感じても90°以上外旋・外転の肢位をそのまま保持できれば、それは回旋筋腱板（rotator cuff）特にそれぞれ棘下筋および小円筋の不全断裂の可能性を示差します。なぜならそれらの筋肉の機能として通常棘上筋が主として外転に際し三角筋を補助する働きをしているのに対し、棘下筋は主として上腕骨頭を小円筋とともに外旋させ、その小円筋は主として上腕骨頭を外旋さらに関節窩方向に引きつける働きをしているからです。

注：1）外旋筋群（棘下筋および小円筋）腱付着部に

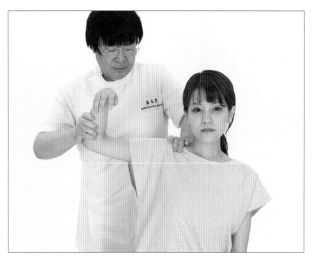
写真014 棘下筋、小円筋①

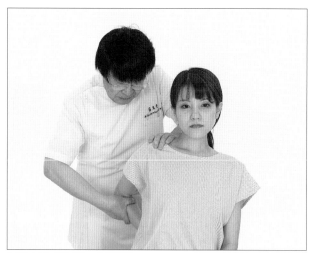
写真015 棘下筋、小円筋②

おける腱炎に対する予防的整復としては、〈棘下筋および小円筋に対する実践応用技法としての整復法〉（写真014・015）①選手坐位にて、術者はその患側後方に立ち、内側の手掌でその肩鎖関節を支え、外側の手の手掌を前方に向け、その前腕近位を把握します。②術者は、外側の手でその肘関節を回内外中間位90°屈曲し、肩関節（肩甲上腕関節）を90°外転させつつ外旋します。③次に術者は、外側の手で棘下筋あるいは小円筋等外旋筋群腱付着部の方向に圧迫を加えつつ、その肩関節（肩甲上腕関節）を120°内旋します。を実施します。

2）上記注：1）の技法は、DR. Andrew Taylor Still M.D.（DR. A.T. スティル M.D.）の Osteopathy Technique（オステオパシー・テクニック）にヒントをえたものであることを付記し、合わせて紙面を借り DR. Andrew Taylor Still M.D.（DR. A.T. スティル M.D.）に深い敬意と謝意を表するものです。

3．上腕二頭筋長頭腱伸展テスト

選手坐位にて術者は選手の患側の肩を伸展させ、その前面における疼痛の有無を確認します。疼痛があれば上腕二頭筋長頭腱炎あるいは結節間溝滑液鞘炎を示唆します。

4．上腕二頭筋長頭腱の脱臼テスト

選手坐位にて術者は選手の前方に立ち、外側の手で患側の肩を外転・外旋させ内側の手の母指でその結節間溝の上腕二頭筋長頭腱を押さえ、次に術者はその外側の手を離し選手に患側の上肢を下ろさせ、その肩の前面でクリック音が聴取あるいは触知できれば上腕二頭筋長頭腱の脱臼を示唆します。

（肩峰下滑液包炎）
5．Supraspinatus Stress Test

上記1．Drop Arm Sign（Test）で、術者が抵抗を与えても、選手がその抵抗に打ち勝ち、90°以上外転の肢位をそのまま保持できるものの、棘上筋腱付着部周囲に疼痛を感じる場合には、棘上筋腱炎あるいは肩峰下滑液包炎を示唆します。

6．Infraspinatus Stress Test

上記2．Codman's Signで、術者が抵抗を与えても、選手がその抵抗に打ち勝ち、やや外旋させながら90°以上外転の肢位をそのまま保持できるものの、棘下筋腱付着部周囲に疼痛を感じる場合には、棘下筋腱炎あるいは肩峰下滑液包炎を示唆します。

7．Neer test

前述の 第Ⅲ章 その競技に特有で、その競技の名称を冠した外傷・障害（上肢編）第1節 水泳肩 第2項 徒手検査 2．Neer test と同様です。

8．Hawkins test

前述の 第Ⅲ章 その競技に特有で、その競技の名称を冠した外傷・障害（上肢編）第1節 水泳肩 第2項 徒手検査 3．Hawkins test と同様です。

9．Impingement sign

前述の 第Ⅲ章 その競技に特有で、その競技の名称を冠した外傷・障害（上肢編）第1節 水泳肩 第2項 徒手検査 4．Impingement sign と同様です。

（上方肩関節唇前後損傷）
10．O'Brien Test（Active Compression Test）

　選手に患側の肩を20～90°屈曲・15°内転・軽度内旋、前腕を回内させ、術者は一方の手でその肩を支持する間、他方の手でその前腕を把握し、その肩に反対方向の抵抗を与える間、選手にその肩をさらに屈曲させ上方肩関節唇前後における疼痛あるいはクリック音の有無を確認します。もし疼痛あるいはクリック音があれば、選手に患側の肩を20～90°屈曲・15°内転・軽度外旋、前腕を回外させ、疼痛あるいはクリック音の軽減あるいは消失を確認します。

11．Compression Rotation Test

　選手背臥位にて患側の肩を90°外転、肘を90°屈曲させ、術者は一方の手でその肘を支持する間、他方の手でその前腕遠位を把握し、その上腕に沿って軸圧を加えつつ肩を内外旋させ上方肩関節唇前後における疼痛・クリック音あるいは引っかかり感の有無を確認します。もし疼痛・クリック音あるいは引っかかり感があれば、術者は一方の手でその肘を支持する間、他方の手でその上腕骨頭を前方から押圧しつつ肩を内外旋させてみて疼痛・クリック音あるいは引っかかり感の軽減あるいは消失を確認します。

12．Crank Test

　選手に患側の肩を160°屈曲、肘を屈曲させ、術者は一方の手でその肩を支持する間、他方の手でその肘を把握し、その上腕に沿って軸圧を加えつつ肩を内外旋させ上方肩関節唇前後における疼痛あるいは引っかかり感の有無を確認します。

第4項　予防

1．投球練習前における温熱療法、投球練習後におけるクライオセラピーなどによる特に内外旋筋群腱付着部・肩峰下滑液包および上方肩関節唇前後周囲へのホットパックなどによる温熱療法、氷嚢などによるアイシングは、前者は血行促進・筋腱緊張緩和のため、後者は消炎鎮痛のため極めて重要であり、特に後者は電気療法と併用することでより有効に作用します。

2．投球練習中における肩関節（肩甲上腕関節）の動き特に関節包後面の拘縮を改善するため内旋筋群腱付着部すなわち肩甲下筋・大円筋・広背筋の柔軟性を図ります。まず肩甲下筋に対し選手患側を上に側臥位にて、肘90°屈曲・肩90°外転90°外旋、次に大円筋・広背筋に対し同じく選手患側を上に側臥位にて、肘やや伸展・肩135°水平屈曲し反対側の胸鎖関節周囲の方向へ、それぞれ他動・自動・抵抗運動の順に行います。こうしたストレッチを通し、肩関節（肩甲上腕関節）特に関節包後面の動きを改善します。

3．投球練習中特に肩関節（肩甲上腕関節）の動きを代償する肩甲胸郭関節の可動性を増すため、僧帽筋・前鋸筋・大・小菱形筋および回旋筋腱板（rotator cuff）の柔軟性を図ります。まず僧帽筋に対し選手背臥位にて、術者はその頭側に足側を向いて立ち、選手の左右後頭隆起を術者の左右両手掌の示指先にて把握し、選手の頭頸部を完全に屈曲し、術者は左右へいくらか側屈します。次に前鋸筋に対し選手患側を上に側臥位にて、術者は一方の手を腋窩前外側面にある前鋸筋の起始部にあてがい、他方の手で選手の肘伸展、肩を屈曲させ、いくらか内転させ肘が選手の額付近へ来るようにします。大・小菱形筋に対し選手患側を上に側臥位にて、術者は選手の肘90°屈曲、肩水平屈曲し上腕を選手の鎖骨の高さで前内側へもっていきます。回旋筋腱板（rotator cuff）に対し選手患側を上に側臥位にて、肘90°屈曲、肩90°外転・120°内旋します。こうしたストレッチを通し、肩甲胸郭関節の筋群（僧帽筋・前鋸筋・大・小菱形筋）および回旋筋腱板（rotator cuff）の動きを改善します。

4．予め肩甲胸郭関節特に僧帽筋・前鋸筋・大・小菱形筋および肩関節（肩甲上腕関節）特に回旋筋腱板（rotator cuff）中でも外旋筋群である棘上筋・棘下筋・小円筋をチューブを用いて筋力トレーニングしておく予防法が考えられます。選手は立位にて、まず前者の筋群に対し選手の筋力トレーニングしたい側の後方で術者の持つチューブを同側の肩0°内転・肘回内回外中間位90°屈曲させた手で把握し、その肩関節（肩甲上腕関節）を90°屈曲・肘伸展にすることで、術者の持つチューブの伸展力に抵抗し保持しつづけます。これを数回反復しインターバルをはさんでは、また数回反復することを繰り返します。次に後者の筋群に対し選手の筋力トレーニングしたい側の反対側の前方で術者の持つチューブを肩0°内転・肘回内回外中間位90°屈曲させた手で把握し、その肩関節（肩甲上腕関節）を外旋することで、術者の持つチューブの内旋力に抵抗し保持しつづけます。そして選手の筋力トレーニングしたい側の後方外側で術者が持つチューブを、同側の肩90°外転・肘回内回外中間位90°屈曲させた肩関節（肩甲上腕関節）を外旋・内転することで、術者の持つチューブの内旋・外転力に抵抗し保持しつづけます。これらを数回反復しインターバルをはさんでは、また数回反復することを繰り返します。

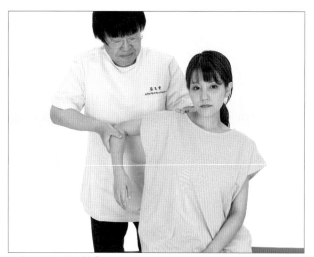
写真016 肩甲下筋①

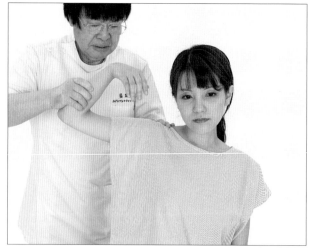
写真017 肩甲下筋②

第5項 整復

1．内旋筋群腱付着部における障害による牽引痛
（予防的整復）

〈肩甲下筋腱炎に対する実践応用技法としての整復法〉（写真016・017）

 1）選手坐位にて、術者はその患側後方に立ち、内側の手掌でその肩峰を支え、外側の手の手掌を前方に向け、その前腕近位を把握します。

 2）術者は、外側の手でその肘関節を回内外中間位90°屈曲し、肩関節（肩甲上腕関節）を90°外転させつつ内旋します。

 3）次に術者は、外側の手で肩甲下筋腱付着部の方向に圧迫を加えつつ（注☆）、その肩関節（肩甲上腕関節）を90°外旋します。

（注☆）予め1）の内側の手の母指で肩甲骨前面を押さえておき、その方向に圧を加えてもよい（写真018）。

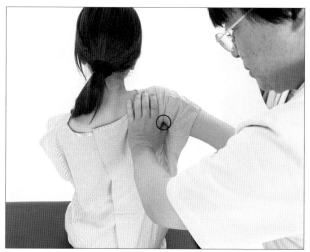
写真018 肩甲骨前面（肩甲下筋）

〈大円筋・広背筋腱炎に対する実践応用技法としての整復法〉（写真019・020）

 1）選手坐位にて、術者はその患側後方に立ち、内側の手掌でその大円筋・広背筋腱付着部を支え、外側の手の手掌を前方に向け、その前腕近位を把握します。

 2）術者は、外側の手でその肘関節を回内外中間位90°屈曲し、肩関節（肩甲上腕関節）を50°伸展させ、その肘がその肩甲胸郭関節より後方で肩甲骨下角の高さにくるようにします。

 3）次に術者は、外側の手で大円筋・広背筋腱付着部の方向に圧迫を加えつつ、その肩関節（肩甲上腕関節）を135°水平屈曲し、その肘が反対側の胸鎖関節周囲の方向へくるようにします。

 注：1）大・小菱形筋についても肩甲骨内縁における同筋付着部の弛緩・緊張を意識すれば、ほぼ同様の技法で整復が可能です。

 2）上記2つおよび注：1）の技法は、DR. Andrew Taylor Still M.D.（DR. A.T. スティル M.D.）のOsteopathy Technique（オステオパシー・テクニック）にヒントをえたものであることを付記し、合わせて紙面を借り DR. Andrew Taylor Still M.D.（DR. A.T. スティル M.D.）に深い敬意と謝意を表するものです。

（予防的実践機能テープ）

〈予防のための機能補助として〉

　幅5cmのキネシオ・テープを用い、上腕遠位から上腕近位あるいは肩関節遠位まで内旋方向にスパイラル（spiral〈螺旋状の〉）テープを巻きます。補強のため二重に巻くときは、前のテープに3/4重ねて巻きます。

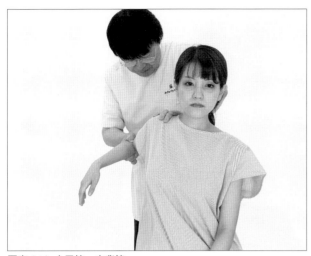

写真019 大円筋、広背筋

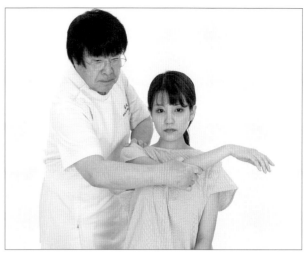

写真020

2．肩峰下滑液包炎
（肩峰下裂隙の拡張および烏口肩峰靭帯の位置の整復法）

〈鎖骨の整復法〉

　前述の 第Ⅲ章 その競技に特有で、その競技の名称を冠した外傷・障害（上肢編）第1節 水泳肩 第4項 整復 第4期：水泳練習のみならず疼痛のため日常の生活にも支障を来たす。（肩鎖関節整復法）〈入門実技としての鎖骨の整復法〉〔鎖骨が選手の身体にのめり込んでいるため、胸鎖乳突筋を中心とした頚部の上下左右の動きが制限されている場合で、助手がいないため術者1人で行う場合〕と同様です（写真011）。

〈肩甲骨の実践応用技法としての整復法〉

　前述の 第Ⅲ章 その競技に特有で、その競技の名称を冠した外傷・障害（上肢編）第1節 水泳肩 第4項 整復 第4期：水泳練習のみならず疼痛のため日常の生活にも支障を来たす。（肩鎖関節整復法）〈肩甲骨の実践応用技法としての整復法〉と同様です（写真013）。

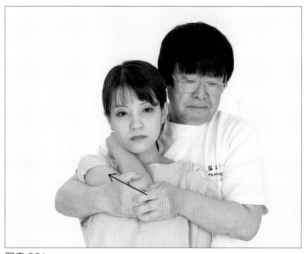

写真021

（肩峰下滑液包炎に肩関節不安定症（ルーズショルダー〈loose shoulder〉）を伴う場合の整復法）

〈肩関節〔肩甲上腕関節〕偏位に対する実践応用技法としての整復法〉（写真021）

1）選手は、選手の背が術者より低ければ立位にて高ければ坐位にて、術者は、選手の後方に立ちあるいは坐します。

2）選手に患側の手掌で、その頚部を把握させます。

3）術者は、術者の健側の胸部を選手の健側の肩甲骨に密着させ、背後から選手を抱くようにして患側の肘頭を両手掌で把握します。

4）術者は、両手でその肘頭を抱きしめるように選手の正中線方向にもっていき、間髪を入れずに、その上腕の長軸方向へ瞬間的に素早く押し上げます。

注：1）この際、術者の患側の胸部と選手の患側の肩甲骨は、健側とは逆に密着させず間隔を保つようにします。

2）結果的に肩関節前方脱臼の際のコッヘル（Kocher）法同様の動きになります。ただしその整復の方向によって肩峰下滑液包への影響が少ない技法ともいえます。

3）野球肩で肩関節不安定症（ルーズショルダー〈loose shoulder〉）にまで至っている場合にも、この技法が有効です。

4）この技法は、DR. Joseph Janse D.C.（DR. ジョセフ・ジェンシー D.C.）の肩の治療法 No. 14 および DR. Thomas F. Bergmann D.C.（DR. トマス F. バーグマン D.C.）の技法にヒントをえたものであることを付記し、合わせて紙面を借り DR. Joseph Janse D.C.（DR. ジョセフ・ジェンシー D.C.）および DR. Thomas F. Bergmann D.C.（DR. トマス F. バーグマン D.C.）に深い敬意と謝意を表するものです。

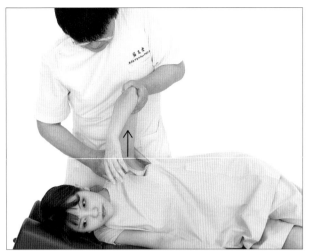
写真022

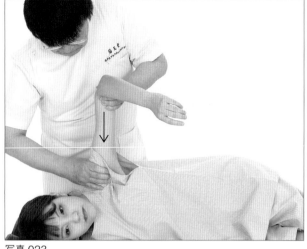
写真023

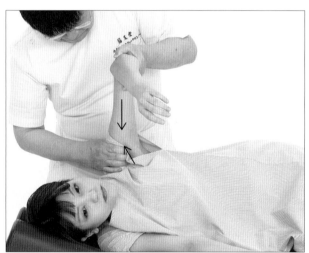
写真024

（肩関節整復法（注☆））
〈上腕骨頭前方偏位に対する関節窩中心への実践応用技法としての整復法〉（写真023・024）
1) 選手患側を上に患側の肩を90°外転させ肘を自然に屈曲させ側臥位にて、術者は、その背後に相対して立ちます。
2) 術者は、その肘を足側の手で、肩を頭側の手でそれぞれ把握し、足側の手で肘から上腕骨頭を肩の関節窩に押し込みながら頭側の手でこれを受けるようにします。
3) この際、肩を後方へ引き方向が定まったら、術者はその上腕骨を健側の肩まで届く一本の長い棒のように捉え、今度は両手で健側の関節窩へ押し込むようにイメージします。

（注☆） 筆者は、講道館柔道拾段三船久蔵先生が創案された"空気投（隅落し）"を2段階進めた"横分かれ"における受けに対する取りの位置関係と選手の姿勢が似ているところから、ハンドルネームすなわち呼称として"横分かれ"と名付けました。

注：1) 肩の固着が強い場合には、2) で上腕骨頭をその関節窩に押し込む前に、一旦引き上げてみてもよい（写真022）。
2) 3) で肩を後方へ引くことは、過角形成（hyper-angulation）の傾向のある選手の肩に対する矯正のための操作として、最後にもう一度実施してもよい（注☆）（写真024）。
3) この技法は、DR. Conrad A. Speece D.O.（DR. コンラッド A. スピース D.O.）・DR. William Thomas Crow D.O.（DR. ウィリアム・トマス・クロー D.O.）および DR. Steven L. Simmons D.O.（DR. スティブン L. サイモンズ D.O.）の（上腕骨を再び関節窩の中心に位置させる）にヒントをえたものであ

ることを付記し、合わせて紙面を借り DR. Conrad A. Speece D.O.（DR. コンラッド A. スピース D.O.）・DR. William Thomas Crow D.O.（DR. ウィリアム・トマス・クロー D.O.）および DR. Steven L. Simmons D.O.（DR. スティブン L. サイモンズ D.O.）に深い敬意と謝意を表するものです。

（注☆） したがって、逆にこれを、背が丸く肩の奥まった老人に用いるような場合であれば、肩を後方へ引くところ前方へ押すこともあります。

（実践機能テープ）
〈予防のための機能補助として〉
1．幅2.5cmのキネシオ・テープを用い、肩板特に外旋筋群である棘上筋・棘下筋・小円筋の走行に沿って、肩板特に外旋機能を補助するため、それらの筋の起始から付着までそれぞれ2本ずつを上下に扇状に並べてテーピングします。
2．幅5cmの長めのキネシオ・テープを用い、補強

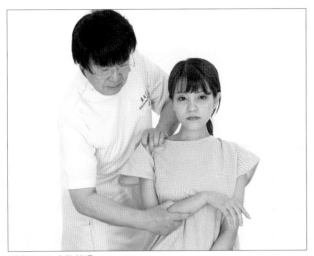
写真025　大胸筋①

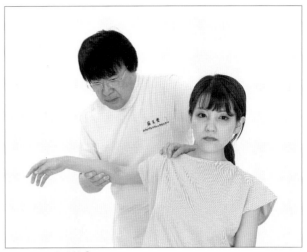
写真026　大胸筋②

のため上記2本のテープの上に1本ずつを棘上筋・棘下筋・小円筋の走行に沿って、それらの筋の起始から付着を超えて三角筋の付着部分で、それら3本が重なるように添付します。

3．上方肩関節唇前後損傷

（肩関節予防法）

投球動作においてアクセレーション（acceleration）期からフォロスルー（follow through）期にかけて、肩関節（肩甲上腕関節）を過角形成（hyperangulation）すなわち肩甲骨面上を外れた位置で上腕だけを後方へ引くことによって外旋するのではなく、あくまで肩甲骨面上に上腕を残した位置で外旋するようにします。

（肩関節予防的整復法）

〈大胸筋腱炎に対する実践応用技法としての整復法〉
（写真025・026）

1）選手坐位にて、術者はその患側後方に立ち、内側の手を、その大胸筋腱付着部のある上腕骨結節間溝の大結節稜にあてがい、外側の手の手掌を前方に向け、その前腕近位を把握します。

2）術者は、外側の手で肩関節（肩甲上腕関節）を屈曲させつつ、その肘が選手の反対側の腹部の高さにくるように内転させます。

3）次に術者は、外側の手でその大胸筋腱付着部の方向に圧迫を加えつつ、その肩関節（肩甲上腕関節）を外転させつつ、上外方へ50°伸展させます。

注：1）上方肩関節唇前後損傷においては、肩関節（肩甲上腕関節）外転・水平伸展によって上腕骨頭が下方へスリップする傾向があるため、肩関節（肩甲上腕関節）外転・外旋・水平伸展方向へのストレッチを行うかあるいは上記のように大胸筋腱炎に対する実践応用技法としての整復法を行うことが予防につながります。

2）ただしその際、肩関節（肩甲上腕関節）に過角形成（hyperangulation）すなわち肩甲骨面上を外れた位置での上腕の外旋を強制しないよう十分注意すべきです。

〈小胸筋腱炎に対する実践応用技法としての整復法〉
（写真027・028）

1）選手坐位にて、術者はその患側後方に立ち、内側の手を、その小胸筋腱付着部のある烏口突起にあてがい、外側の手の手掌を前方に向け、その前腕近位を把握します。

2）術者は、外側の手で肩関節（肩甲上腕関節）を屈曲させつつ、その肘が選手の同側の腹部の高さにくるようにします。

3）次に術者は、外側の手でその小胸筋腱付着部のある烏口突起の方向に圧迫を加えつつ、その肩関節（肩甲上腕関節）を前方へ180°屈曲（前方挙上）します。

〈前鋸筋腱炎に対する実践応用技法としての整復法〉
（写真029・030）

1）選手坐位にて、術者はその患側後方に立ち、外側の手を、その前鋸筋腱起始部のある胸壁外側（注☆）にあてがい、内側の手で、その前腕遠位を把握します。

2）術者は、内側の手で肩関節（肩甲上腕関節）をわずかに外転させ、その前腕が選手の同側の胸壁外側と相対するようにします。

3）次に術者は、内側の手でその前鋸筋腱起始部のある胸壁外側の方向に圧を加えつつ、その肩関節（肩甲上腕関節）を前方へ180°屈曲（前方挙上）しつつ、わずかに内転させその肘が額の高さにくるようにし

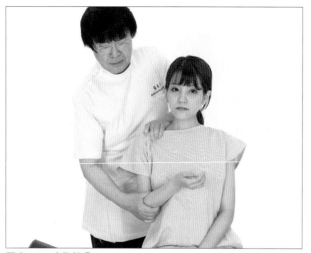
写真027 小胸筋①

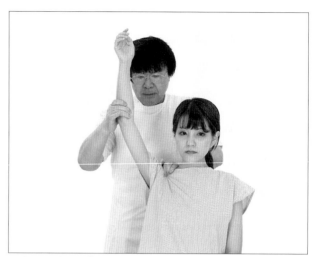
写真028 小胸筋②

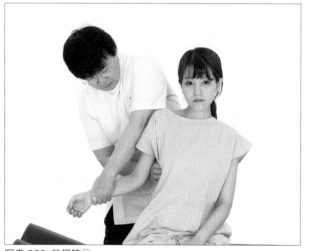
写真029 前鋸筋①

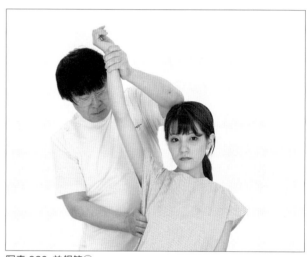
写真030 前鋸筋②

ます。

(注☆) 上部8〜9本の肋骨の外側面に相当します。

注：1）大胸筋を整復したら、大胸筋同様肩関節（肩甲上腕関節）の前方への機能性強直の要因になりうる小胸筋・前鋸筋についても同様に整復すべきことは言うまでもないことです。

2）上記3つの技法は、DR. Andrew Taylor Still M. D.（DR. A.T. スティル M.D.）の Osteopathy Technique（オステオパシー・テクニック）にヒントをえたものであることを付記し、合わせて紙面を借り DR. Andrew Taylor Still M.D.（DR. A.T. スティル M.D.）に深い敬意と謝意を表するものです。

〈上腕二頭筋腱炎〔結節間溝からの偏位を含む〕に対する実践応用技法としての整復法〉（写真003・004）

前述の 第Ⅲ章 その競技に特有で、その競技の名称を冠した外傷・障害（上肢編）第1節 水泳肩 第4項 整復 第1期（予防的整復）〈上腕二頭筋長頭腱炎〔プル後期から離水期にかけて上腕二頭筋腱を伸張することによる炎症〕にまで至っている場合〉〔上腕二頭筋長頭腱炎【結節間溝からの偏位を含む】に対する実践応用技法としての整復法〕と同様です。

注：1）上腕二頭筋の充分な牽引力により上方関節唇の上腕二頭筋長頭起始部における裂離（剥離）を予防します。

2）ただし肩関節（肩甲上腕関節）に過角形成（hyperangulation）すなわち肩甲骨面上を外れた位置での上腕の外旋を強制しないよう十分注意すべきです。

（肩関節整復法）

〈肩関節〔肩甲上腕関節〕偏位に対する実践応用技法としての整復法〉（写真021）

上記の 第Ⅲ章 その競技に特有で、その競技の名称を冠した外傷・障害（上肢編）第2節 野球肩 第5項 整復 2．肩峰下滑液包炎（肩峰下滑液包炎に肩関節不安定症（ルーズショルダー〈loose shoulder〉）を伴う場合の整

復法）〈肩関節〔肩甲上腕関節〕偏位に対する実践応用技法としての整復法〉と同様です。

〈上腕骨頭前方偏位に対する関節窩中心への実践応用技法としての整復法〉（写真023・024）

上記の 第Ⅲ章 その競技に特有で、その競技の名称を冠した外傷・障害（上肢編）第2節 野球肩 第5項 整復 2．肩峰下滑液包炎（肩関節整復法）〈上腕骨頭前方偏位に対する関節窩中心への実践応用技法としての整復法〉と同様です。

> 注：特にCompression Rotation Testにおいて術者がその上腕骨頭を前方から押圧してみて疼痛あるいはクリック音が消失するような野球肩で肩関節不安定症（ルーズショルダー〈loose shoulder〉）および上腕骨頭前方偏位にまで至っている場合には、上記2つの技法が有効です。

（実践機能テープ）

上記の 第Ⅲ章 その競技に特有で、その競技の名称を冠した外傷・障害（上肢編）第2節 野球肩 第5項 整復 1．内旋筋群腱付着部における障害による牽引痛における（予防的実践機能テープ）の〈予防のための機能補助として〉を貼付し、さらに上記 2．肩峰下滑液包炎における（実践機能テープ）の〈予防のための機能補助として〉を貼付します。

> 注：前者は肩関節外旋・水平伸展制限のための、後者は肩板特に外旋筋群機能補助のためのテープであり、この場合一見矛盾する両者の相乗作用が上方肩関節唇前後損傷の発生を予防します。

4．肩板関節面不全断裂

棘上筋等の皮下断裂に対しては、不全断裂なら三角巾（注☆）により2〜3週、完全断裂であっても1つの肩板だけの断裂であればキャスト等により数個月の安静固定後、関連諸関節の整復の後、挙上運動等のリハビリテーションでこと足りますが、2つ以上の肩板の断裂および陳旧例では手術の適応になります。ただ実際問題として1つの肩板だけの断裂なのか2つ以上の肩板の断裂を伴っているのかといった確定診断のためには、やはりMRIによる肩関節（肩甲上腕関節）の関節造影（arthrography）によるべきです。なぜなら成人において腱板と関節包とは組織学的にも区別し難いほどであり、腱が断裂すれば同時に関節包も断裂し、関節包内に注入された空気や造影剤あるいは両者の混合物が、その断裂部を通過して正常では侵入しないはずの肩峰下滑液包内などにまで侵入し、その断裂筋腱をも特定することができるからです。

> （注☆）現在三角巾に代わるものとして、アームストラップのような簡便に装着できるベルトタイプの腕吊りバンドも考案されています。

【トピック】
(Little Leaguer's Shoulder)

1．発生機序

De Palmaによれば、上腕骨頭における3個の骨端核である骨頭・大結節・小結節が癒合するのは、7歳前後であり、上腕骨近位骨端線が癒合するのは、19歳前後であるといいます。そうした成長期に野球特にピッチャーなどで1日100球を超えるほどの投球練習を反復しますと上腕骨近位骨端線の閉鎖が遅延し上腕骨近位骨端線離開が発生します。

これについては、1）先ず棘上筋は、肩甲骨棘上窩に起始し上腕骨大結節上面・肩関節包に付着し、2）次に棘下筋は、肩甲骨棘下窩に起始し上腕骨大結節中央部・肩関節包に付着し、3）さらに小円筋は、肩甲骨腋窩縁背側面に起始し上腕骨大結節最下面・肩関節包に付着し、これらは、コッキング（cocking）期において上腕骨頭を最大外旋するのに対し、4）最後に肩甲下筋は、肩甲下窩に起始し、上腕骨小結節・肩関節包に付着し、フォロスルー（follow through）期において上腕骨頭を内旋し、この際の最大外旋に対する内旋による捻転力が上腕骨近位骨端線に作用することで発生する一種の疲労骨折との見方が有力です。

2．症状

少年野球において左右の肩関節を比較検討してみて、一方の上腕骨頭前面特に大・小結節部における軽度の腫脹・熱感・著明な疼痛・圧痛あるいは脱力感などがあり、関節可動域にも内・外旋に軽度の制限がみられるような場合、特に抵抗を加えながらの内・外旋時に疼痛が誘発されるような場合には、まずこの疾患を疑ってみなければなりません。

3．整復

通常ピッチング練習を中止すれば、1個月ほどで腫脹がほぼ消失し疼痛・圧痛が軽減し、関節可動域にも回復がみられ、2個月ほどで疼痛・圧痛が完全に消失し、3個月ほどで関節可動域も正常範囲まで回復します。ただ上腕骨頭の骨頭辷りで内反変形を来たしている場合には三角巾（注☆）による懸垂が推奨されます。

> （注☆）現在三角巾に代わるものとして、アームストラップのような簡便に装着できるベルトタイプの腕吊りバンドも考案されています。

注：いずれの場合も、復帰に際しては、タオルを用いたシャドーピッチング・膝立ちピッチング・短距離におけるチャッチボールなどを通し、徐々に投球距離を伸ばし、肩関節を慣らしながら、投球回数を増やしつつ最終的に全力投球までもっていくようにします。

第3節　野球肘

第1項　発生機序

（上腕骨内側上顆炎）

コッキング（cocking）期からアクセレーション（acceleration）期には、肘関節を回外・屈曲させることで、肘関節内側において上腕骨・尺骨間が離開し強い牽引力が働き、その反復に加えてさらに手関節を屈曲（掌屈）させることで、屈筋群が強く収縮し上腕骨内側上顆炎（注1）を発生しやすくなります。つまり上腕骨内側上顆炎とは、そうした屈筋群共同腱起始部（注2）等の炎症のことです。

（図007）上腕骨内側上顆炎の発生機序

ところで屈筋群の共同腱起始部を構成する筋肉には、1．円回内筋　2．第2～3指の動きに関係する橈側手根屈筋　3．長掌筋　4．第2～5指の動きに関係する浅指屈筋（以上全て正中神経支配）　5．第5指の動きに関係する尺側手根屈筋（尺骨神経支配）があります。これらは、1．以外全て手関節の屈曲（掌屈）に、また全て肘関節の屈曲の補助に関与しています。したがって手関節における過度の屈曲（掌屈）の反復、また肘関節における過度の屈曲の補助の反復によって、屈筋群の共同腱起始部等に過度の収縮力が働き同部およびそれらが起始する骨膜にも炎症が生じることにもなります。

一方、回内筋群（1．円回内筋　2．橈側手根屈筋　3．長掌筋）もまた上腕骨内側上顆を起始とするため、コッキング（cocking）期の動きによって同部を含む屈筋群の共同腱起始部全体に極端な回外の強制力が反復されれば、同部および屈筋群の共同腱起始部全体に、腱線維の微細断裂（1度の損傷の場合）さらには外傷性骨膜炎（2度の損傷の場合）を含む炎症が生じることにもなります。

（図008）屈筋群共同腱起始部の損傷

（注1）　野球肘といえば、この上腕骨内側上顆炎を指すほど野球において最も一般的な肘関節の疾患です。屈筋群共同腱起始部には、4度の過大なストレスが加わります。1度目は肘関節の過外反による伸展ストレス、2度目は最大伸展ストレス、3度目は2度目の最大伸展から一気に強い収縮ストレス、4度目は最大収縮ストレスです。そして1度目はコッキング（cocking）期、2度目・3度目はアクセレーション（acceleration）期、4度目はフォロスルー（follow through）における衝撃による負荷です。

（注2）　屈筋群・伸筋群ともに起始部の腱は癒合していて共同腱と呼ばれますが、特に前者は後者に比し癒着が著しく、それぞれの腱が明確に分けられないほどであり、かりに投球時に第2・3指だけに力を入れたとしても、その影響は屈筋群起始部全体におよぶほどです。逆に後者の腱も起始部においてはそれぞれ癒着しているものの、前者ほどではありません。

（外傷性離断性骨軟骨炎）

逆に肘関節外側の腕頭関節においては、上腕骨小頭（橈骨頭と関節する上腕骨滑車の外側の小頭）の関節面

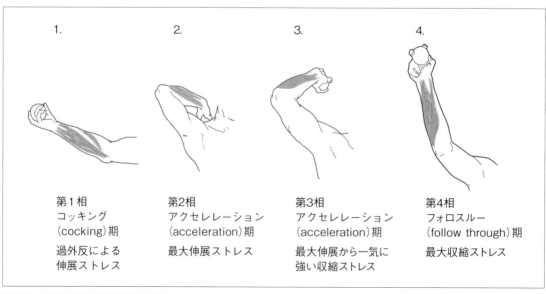

第1相	第2相	第3相	第4相
コッキング（cocking）期	アクセレーション（acceleration）期	アクセレーション（acceleration）期	フォロスルー（follow through）期
過外反による伸展ストレス	最大伸展ストレス	最大伸展から一気に強い収縮ストレス	最大収縮ストレス

図007　上腕骨内側上顆炎の発生機序

を橈骨頭の関節面すなわち橈骨頭窩が圧迫しながら極端に回外が強制され、特にアクセレレーション（acceleration）期からフォロスルー（follow through）期にかけては、肘関節を屈曲から伸展させながら回内（注1）させることから、上腕骨小頭の関節軟骨（軟骨下骨を含む）が変性し、さらに壊死し、周囲組織である軟骨下骨から分離し、さらに関節遊離体（loose body）すなわち関節鼠（joint mouse〈単数の場合〉あるいはjoint mice〈複数の場合〉）となって、上腕骨小頭から離断し、さらに関節液から栄養をえることで、そうした関節遊離体の表面を被う関節軟骨が増殖・肥大し、橈骨頭周辺・鈎突窩（尺骨鈎状突起と関節する上腕骨滑車の上側の窩）あるいは肘頭窩（尺骨肘頭と関節する上腕骨の背側の窩）にまで移動することすらあります。

いずれにせよそうした外傷性離断性骨軟骨炎（osteochondritis disscecans）による関節遊離体（loose body）（注2）は、放置すれば嵌頓による激痛を伴うロッキング現象さらには変形性関節症にまで至る恐れのあるものなので基本的には手術的に摘出し病巣を搔爬すべきであり、また逆にその術後においては症状が解消され再発をみないことも多いといわれます。すなわち野球肘は、損傷の程度により3度までに分類され、2度までは保存的治療が可能なのですが、そのような外傷性離断性骨軟骨炎（osteochondritis disscecans）による関節遊離体（loose body）等、X線上で明らかな病変として発現した3度にまで至っている場合においては、そうした観血的治療すなわち手術療法の適応になります。

(注1) ただこの際、シュート・フォークでは回内しますが、カーブでは逆に回外しボールに回転を加える傾向があり、より屈筋群共同腱起始部に損傷を来たし一層野球肘すなわち上腕骨内側上顆炎になりやすいといえます。したがって逆にシュート・フォークでは伸筋群共同腱起始部に損傷を来たし上腕骨外側上顆炎になりやすいともいえるのです。また小児の骨端軟骨は脆弱であり、しかも伸筋群もまだ脆弱なため橈骨頭と上腕骨小頭との衝突を止めることができず、離断性骨軟骨炎を起こしやすいので、特に少年野球においては、全力投球による変化球を禁止するとともに投球数も制限すべきであるということになります。

(注2) 上記の上腕骨内側上顆炎などに比べれば、野球における肘関節の疾患として頻度は低いということができます。側副靱帯の裂離（剝離）骨片あるいは関節症の骨棘骨片などとの鑑別が必要ですが、この疾患であれば上記のようにX線上で明らかな病変として発現した3度の場合にあたり、放置すれば変形性関節症にまで至る恐れがあるため、まだ分離段階にあれば上腕骨小頭の分離軟骨面からU字型のキルシュナー鋼線の両端を通し上腕骨外顆後面の金属ボタン上で締結固定する鋼線締結法で十分ですが、そのような遊離段階にまで至っている場合であれば摘出し病巣を搔爬する観血的治療すなわち手術療法の適応になります。また逆に摘出・搔爬後は症状が解消され再発をみないことが多いともいえます。ただそれでも発生から1年以上経過した陳旧例では、関節可動範囲の完全な回復が望めないこともあります。

（肘関節過伸展損傷）

アクセレレーション（acceleration）期からフォロスルー（follow through）期にかけては、上腕三頭筋を収縮させることにより肘関節が過伸展し、上腕骨肘頭窩に対して尺骨肘頭が衝突（door stop action）を繰り返し尺骨肘頭に強い機械的刺激が反復されます（注1）。さらに加えて尺骨肘頭における上腕三頭筋付着部に強い収縮力が反復されることで、特に成長期においては肘頭の骨端炎あるいは骨端線離開などが、成人においても尺骨肘頭の骨膜剝離・骨棘形成・裂離（剝離）骨折・疲労骨折（注2）あるいは上腕骨肘頭窩の骨増殖などが発生することがあります。

(注1) これを予防のためには、フォロスルー（follow through）期の最終段階で手関節を軽度背屈させることであるといいます。手首を軽く返せば、その反動で

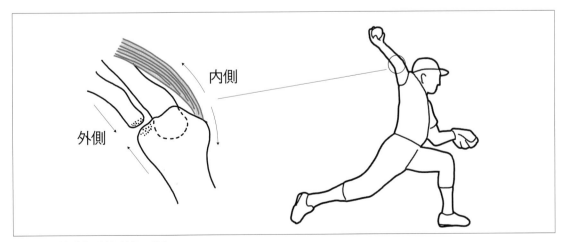

図008 屈筋群共同腱起始部の損傷

前腕が上に挙がり肘関節が伸びきらないため、肘関節過伸展による上腕骨肘頭窩と尺骨肘頭との衝突（door stop action）が回避できるからです。

（注2） 尺骨肘頭の疲労骨折では、観血的治療すなわち手術療法の適応になる場合が多いといえます。その場合術後2週ぐらいから関節可動域および筋力強化訓練を開始し、術後6週ぐらいから投球および打撃練習を開始し、経過良好であれば術後3ヶ月ぐらいで現役復帰することも可能です。

第2項 症状

（上腕骨内側上顆炎）

投球時あるいは投球後持続する肘関節内側の疼痛が主症状であり、上腕骨内側上顆における圧痛あるいは腫脹特に屈筋群共同腱起始部からその筋腹に至る圧痛・上腕骨内側上顆と尺骨肘頭間における圧痛・手関節の伸展（背屈）時・屈曲（掌屈）時における軽度運動制限および握力減少などがみられます。

（外傷性離断性骨軟骨炎）

投球時あるいは投球後持続する肘関節外側における腕頭関節周囲の疼痛が初期症状であり、腕頭関節裂隙あるいは橈骨頭周囲に圧痛・腫脹および肘関節の伸展時・屈曲時および回内時・回外時におけるやや強い運動制限がみられます。X線所見においては、上腕骨小頭の関節面に透亮像すなわち円形の透過像がみられ、関節遊離体すなわち関節鼠がみられることもあります。関節遊離体すなわち関節鼠がみられる場合には、肘関節が動かなくなる嵌頓（locking）症状を呈することもあります。

（図009）嵌頓（locking）症状を呈する

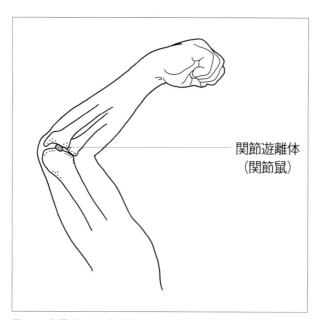

図009 嵌頓（locking）症状を呈する

（肘関節過伸展損傷）

投球時あるいは投球後持続する肘関節背側の激しい疼痛が主症状であり、上腕三頭筋付着部および尺骨肘頭周囲における圧痛・腫脹および手関節の伸展（背屈）時・屈曲（掌屈）時における運動制限がみられます。上記の（外傷性離断性骨軟骨炎）同様X線所見が決め手になります。

第3項 徒手検査

1. Medial Epicondylitis Test

選手坐位にて、患側の肘関節を90°屈曲させ前腕を回外させ、術者は一方の手でその肘関節を把握し、他方の手をその手関節背側にあてがい肘関節に屈曲を強制する間、選手にはこれに抵抗させ肘関節の伸展を試みさせ、その上腕骨内側々副靭帯における疼痛の有無を確認します。

2. 逆Thomsen's Test

選手坐位にて、患側の前腕を回外させ、術者は一方の手でその肘関節を把握し、他方の手をその手掌にあてがい手関節に伸展（背屈）を強制する間、選手にはこれに抵抗させ手関節の屈曲（掌屈）を試みさせ、その上腕骨内側上顆における疼痛の有無を確認します。

3. Ligamentous Instability Test

A. Abduction Stress Test

選手坐位にて、患側の肘関節を伸展させ、術者は一方の手でその肘関節外側近位を把握する間、他方の手でその前腕内側に外反を強制し、その上腕骨内側々副靭帯における疼痛の有無を確認します。

B. Valgus Stress Test

選手坐位にて、患側の肘関節を40〜60°屈曲させ、術者は一方の手でその肘関節外側近位を把握する間、他方の手でその手関節内側遠位に外反を強制し、その上腕骨内側々副靭帯における疼痛の有無を確認します。

C. Valgus Stress Test（変法）

選手坐位にて、患側の肩関節を90°外転・60°外旋、肘関節を40〜60°屈曲させ、術者は一方の手でその肘関節外側近位を把握する間、他方の手でその手関節内側遠位に外反を強制し、その上腕骨内側々副靭帯における疼痛の有無を確認します。

4. 肘関節裂隙に対する安達のテスト

術者はタオルを丸め、選手は雑巾をしぼるときの要領で、そのタオルをしぼりながら肘関節を伸展します。術

者は一方の手でその上腕遠位を把握する間、他方の手の母指で上腕骨肘頭窩と尺骨肘頭との間の肘関節裂隙を、押圧し圧痛の有無を確認します。圧痛は上腕骨肘頭窩と尺骨肘頭との不整合を示唆します。

5．Tinel like Sign（チネル様徴候）

　選手坐位にて、患側の肩関節を90°外転、肘関節を90°屈曲させ、術者は一方の手でその肘関節外側近位を把握する間、他方の手でその上腕骨内側上顆と尺骨肘頭との間にある尺骨神経溝を、打腱槌で叩打し知覚過敏の有無を確認します。知覚過敏は尺骨神経溝周囲の石灰沈着・尺骨神経における神経炎（neuritis）あるいは神経腫（neuroma）などの可能性を示唆します。

第4項　予防

1．投球練習前における温熱療法、投球練習後におけるクライオセラピーなどによる特に上腕骨内側上顆すなわち屈筋群共同腱起始部周囲へのホットパックなどによる湿性温熱療法、氷嚢・アイスバケツなどによるアイシングは、前者は血行促進・筋腱緊張緩和のため、後者は消炎鎮痛のため極めて重要であり、特にそれぞれ前者は投球直前における前腕屈筋群に対するwarming-upと、後者は電気療法とそれぞれ併用することでより有効に作用します。
2．投球練習中における肘関節の動き特に屈筋群共同腱起始部すなわち円回内筋・橈側手根屈筋・長掌筋・尺側手根屈筋・浅指屈筋および上腕二頭筋・上腕三頭筋の柔軟性を図ります。そのため選手坐位にて、屈筋群共同腱起始部に対しては、肘関節・手関節・指節間関節伸展（注☆）、上腕二頭筋に対しては、肩関節・肘関節伸展、上腕三頭筋に対しては、肩関節内転・水平屈曲（水平前方挙上）・肘関節屈曲し反対側の肩関節周囲の方向へ他動・自動・抵抗の順に運動を実施します。こうしたストレッチを通し、屈筋群共同腱起始部・上腕二頭筋および上腕三頭筋の動きを改善します。

　（注☆）選手は他方の手でストレッチしたい側の第2～3指・第2～5指・第5指をそれぞれ把握し、肩関節水平屈曲（水平前方挙上）・肘関節回外・伸展・手関節伸展（背屈）し、それぞれ橈側手根屈筋・浅指屈筋・尺側手根屈筋の順にストレッチします。この際上体を少し背後に仰（の）け反り肘関節の伸展角度をより大きくすることにより、より強いストレッチを図ることもできます。さらには、上腕骨内側の屈筋群共同腱起始部を持ち上げることで一層の効果が得られます。

3．予め屈筋群共同腱起始部すなわち円回内筋・橈側手根屈筋・長掌筋・尺側手根屈筋・浅指屈筋および上腕二頭筋・上腕三頭筋をチューブ・鉄亜鈴（dumbbell）を用いたり、回内外運動治療器・掌背屈運動治療器を抵抗負荷しグリップの直径を加減し用いたりして筋力トレーニングしておきます。そのため選手は立位にて、まず屈筋群共同腱起始部および上腕二頭筋に対しては、選手の筋力トレーニングしたい側の前面で術者の持つチューブを同側の肩関節（肩甲上腕関節）・肘関節・手関節が屈曲された手で把握し、その肩関節（肩甲上腕関節）・肘関節・手関節を完全伸展することで、術者の持つチューブの肩関節（肩甲上腕関節）に対する屈曲（前方挙上）力に抵抗し保持しつづけます。これを数回反復しインターバルをはさんでは、また数回反復することを繰り返します。次に上腕三頭筋に対しては、選手の筋力トレーニングしたい側の側面で術者の持つチューブを同側の肩関節（肩甲上腕関節）が外転・水平伸展（水平後方挙上）・肘関節が伸展された手で把握し、その肩関節（肩甲上腕関節）を内転・水平屈曲（水平前方挙上）・肘関節を屈曲することで、術者の持つチューブの肩関節（肩甲上腕関節）に対する水平伸展（水平後方挙上）力に抵抗し保持しつづけます。これを数回反復しインターバルをはさんでは、また数回反復することを繰り返します。選手坐位にて、筋力トレーニングしたい側の前腕をテーブル上に置き、鉄亜鈴（dumbbell）を把握し、肘関節の回外運動・手関節の屈曲（掌屈）運動をそれぞれ数回ずつ反復しインターバルをはさんでは、またそれぞれ数回ずつ反復することを繰り返します。選手は立位あるいは坐位にて、回内外運動治療器に適度な抵抗を負荷し肘関節の回外運動を、掌背屈運動治療器に適度な抵抗を負荷し、適当な直径のグリップを選択させ手関節の屈曲（掌屈）運動をそれぞれ数回ずつ反復しインターバルをはさんでは、またそれぞれ数回ずつ反復することを繰り返します。

注：いずれの場合も、予防に際しては、変化球・投球数などを制限すべきことはいうまでもありません。

第5項　整復

1．上腕骨内側上顆炎
（予防的整復）

〈上腕骨内側上顆炎に対する実践応用技法としての整復法〉（写真031・032）

1）選手坐位にて、術者はその患側に相対して立ち、外側の手でその肘関節を把握し、中指をその上腕骨内側上顆の屈筋群共同腱起始部にあてがいます。
2）術者は、内側の手で握手しその四指を把握し、そ

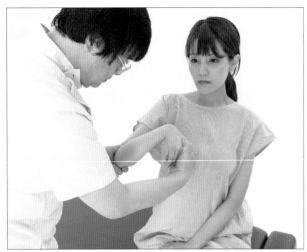
写真 031　上腕骨内側上顆炎①

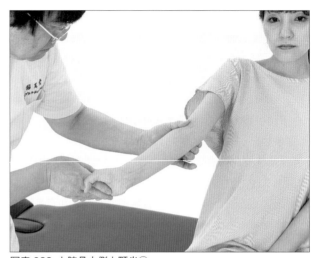
写真 032　上腕骨内側上顆炎②

の肘関節・手関節・指節間関節を屈曲させ、指尖がその胸骨剣状突起先端にくるようにします。

3）術者は、内側の手でその上腕骨内側上顆の屈筋群共同腱起始部に圧をかけます。

4）術者は、その圧をそのままに、選手の肘関節・手関節・指節間関節完全伸展します。

注：1）上記の技法は、DR. Andrew Taylor Still M.D.（DR. A.T. スティル M.D.）の Osteopathy Technique（オステオパシー・テクニック）にヒントをえたものであることを付記し、合わせて紙面を借り DR. Andrew Taylor Still M.D.（DR. A.T. スティル M.D.）に深い敬意と謝意を表するものです。

2）この技法は、下記の1度・2度の上腕骨内側上顆炎に対する整復法による整復後の筋腱等周囲軟部組織の調整として用いることもできます。

〈上腕二頭筋に対する実践応用技法としての整復法〉（写真 003・004）

前述の 第Ⅲ章 その競技に特有で、その競技の名称を冠した外傷・障害（上肢編）第1節 水泳肩 第4項 整復 第1期（予防的整復）〈上腕二頭筋長頭腱炎〔プル後期から離水期にかけて上腕二頭筋腱を伸張することによる炎症〕にまで至っている場合〉〔上腕二頭筋長頭腱炎【結節間溝からの偏位を含む】に対する実践応用技法としての整復法〕と同様です。

〈上腕三頭筋（注☆）に対する実践応用技法としての整復法〉（写真 033・034）

1）選手坐位にて、術者はその同側後方に相対して立ち、内側の手の母指を、その上腕三頭筋長頭にあてがい、外側の手の手掌を前方に向け、その手関節を把握します。

2）術者は、外側の手で肩関節（肩甲上腕関節）を水平伸展（水平後方挙上）させつつ、その肘関節も伸

展させます。

3）次に術者は、外側の手でその上腕三頭筋長頭に圧をかけつつ、その肩関節（肩甲上腕関節）を水平屈曲（水平前方挙上）し、その肘関節も屈曲します。

4）術者は、外側の手でその肩関節（肩甲上腕関節）をさらに内転させつつ、その肘関節もさらに屈曲し、反対側の肩関節（肩甲上腕関節）に、その手関節が来たところで止めます。

(注☆)　肘関節を伸展させる上腕三頭筋が硬直していれば、前述の野球肩特にベンネット骨棘を生じやすくなりますが、逆に柔軟に過ぎてもフォロスルー（follow through）期の最終段階で肘関節過伸展により上腕骨肘頭窩と尺骨肘頭との衝突（door stop action）の恐れが生じます。そこで前述のようにフォロスルー（follow through）期の最終段階で手関節を軽度背屈させることで、その反動により前腕が上に挙がり肘が伸びきらないため、そうした衝突（door stop action）も回避でき、肩関節・肘関節ともに良いフォロスルー（follow through）によりスピードボールの投球も可能になります。

注：上記の技法は、DR. Andrew Taylor Still M.D.（DR. A.T. スティル M.D.）の Osteopathy Technique（オステオパシー・テクニック）にヒントをえたものであることを付記し、合わせて紙面を借り DR. Andrew Taylor Still M.D.（DR. A.T. スティル M.D.）に深い敬意と謝意を表するものです。

(予防的実践機能テープ)

〈予防のための機能補助として〉

幅5cmのキネシオ・テープを用い、上腕遠位・手関節近位にそれぞれアンカーを巻きます。幅2.5cmのキネシオ・テープを用い、上腕骨内側上顆の屈筋群共同腱起始部から二横指末梢の前腕部に巻きます。その際、回内筋群を含む屈筋群の共同腱起始部全体の最大収縮時す

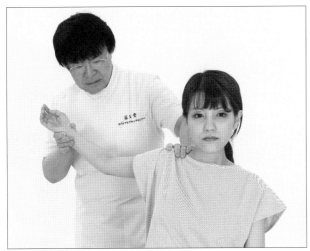
写真033 上腕三頭筋①

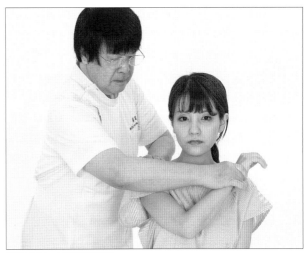
写真034 上腕三頭筋②

なわち肘関節屈曲・回内および手関節屈曲（掌屈）時に巻くべきであり、強く締め過ぎてはいけません。次に再び幅2.5cmのキネシオ・テープを用い、上腕遠位から手関節近位まで橈側手根屈筋・尺側手根屈筋に沿って、それぞれ1本ずつ貼付します。最後に再び幅5cmのキネシオ・テープを用い、上腕遠位・上記の肢位にて上腕骨内側上顆の屈筋群共同腱起始部から二横指末梢の前腕部・手関節近位にそれぞれアンカーを巻きます。

2. 上腕骨外側上顆炎および上腕骨内側上顆炎（1度）（肘関節整復法）

〈上腕骨外側上顆炎および上腕骨内側上顆炎に対する整復法〉（写真035）

1）選手坐位にて、術者は選手の患側に相対して立ち、患側の前腕遠位1/3の部分を同側の腋窩にしっかりはさみ込みます。

2）術者は、安定を図るため、そのまま同側の手で術者の反対側の上腕を把握し、選手の肘の内・外反の傾向が強ければその程度に応じ、その長軸方向に牽引を加えます。

3）次に術者は、術者の反対側の手の示指の屈曲されたPIP関節を中心に、選手の肘頭周囲にあてがい、安定を図るため母指をその橈側に添えるか、あるいは術者の母・示・中三指々先を選手の肘頭周囲にあてがい、そのままその肘頭を押し込み、その噛み合わせを正します。

注：1）この技法は、1度までの損傷に対し軽度の整復を試みようとする場合の方法です。

2）この技法は、2度の上腕骨内側上顆炎に対する下記の実践応用技法としての安達の整復法による整復後の微調整としても用いることができます。

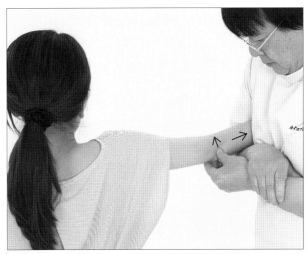
写真035

〈実践機能テープ〉

〈予防のための機能補助として〉

幅5cmのキネシオ・テープを用い、上腕遠位・手関節近位にそれぞれアンカーを巻きます。幅2.5cmのキネシオ・テープを用い、上腕骨外側上顆炎の場合は上腕骨外側上顆すなわち回外筋起始部および伸筋群の共同腱起始部の二横指末梢の前腕部に巻きます。その際、回外筋起始部および伸筋群の共同腱起始部の最大収縮時すなわち肘関節伸展・回外および手関節伸展（背屈）時に巻くべきであり、強く締め過ぎてはいけません。上腕骨内側上顆炎の場合は前記のように上腕骨内側上顆の屈筋群共同腱起始部から二横指末梢の前腕部に巻きます。その際、回内筋群を含む屈筋群の共同腱起始部全体の最大収縮時すなわち肘関節屈曲・回内および手関節屈曲（掌屈）時に巻くべきであり、強く締め過ぎてはいけません。次に再び幅2.5cmのキネシオ・テープを用い、上腕骨外側上顆炎の場合は上腕遠位から手関節近位まで長橈側手根伸筋・短橈側手根伸筋・尺側手根伸筋に沿って、上

腕骨内側上顆炎の場合は前記のように上腕遠位から手関節近位まで橈側手根屈筋・尺側手根屈筋に沿って、それぞれ1本ずつ貼付します。最後に再び幅5cmのキネシオ・テープを用い、上腕遠位・上腕骨外側上顆炎の場合は上記の肢位にて上腕骨外側上顆の回外筋起始部および伸筋群の共同腱起始部の二横指末梢の前腕部あるいは上腕骨内側上顆炎の場合は前記の肢位にて上腕骨内側上顆の屈筋群共同腱起始部から二横指末梢の前腕部・手関節近位にそれぞれアンカーを巻きます。

3．上腕骨外側上顆炎および上腕骨内側上顆炎（2度）（肘関節整復法）

〈上腕骨外側上顆炎および上腕骨内側上顆炎に対する実践応用技法としての安達の整復法〉（写真036・037）

1）選手坐位にて、患側の肘を屈曲させ、痛みなく上がるところ例えばその母・示二指が額のところへ来るくらいまでその肩関節（肩甲上腕関節）を屈曲（前方挙上）させます。

2）選手にその手関節を屈曲（掌屈）させたまま保つよう指示し、その前腕の遠位に短冊状に折ったタオルをかけます。

3）術者は選手の前方に相対して立ち、術者の内側の手でそのタオルを斜め上方へ、選手の肘を90°屈曲位から徐々に伸展位にもっていきます。選手には、その伸展にあわせて予め入れた力を徐々に抜くように指示しておき、口頭でもそのように誘導しながら、選手の肘が内反あるいは外反していればそれに応じ、あくまでその肘の方向に牽引します。

4）術者は、その間外側の手の示指の屈曲されたPIP関節を、選手の患側の肘頭周囲にあてがい、安定を図るため母指をその橈側に軽く添えるか、あるいは術者の母・示・中三指々先を選手の肘頭周囲にあて

がい、そのままその肘頭を押し込み、その噛み合わせを正します。

注：1）この技法は、2度までの損傷に対し中度の整復を試みようとする場合の方法です。

2）この際、術者が選手の肘頭を押して、その噛み合わせを正すことによって、その肘関節を90°屈曲位から0°伸展位あるいはその肘が過伸展していれば、0°を超えて過伸展（〜5°）するのであって、術者はことさらその肘を開こうとしてはいけません。あくまでその肘の方向にそのまま引きます。

3）またこれらは、弓道における「引き合い」「伸び合い」「離れ」と同じ呼吸、同じ要領で行います。

（実践機能テープ）

1．上記（実践機能テープ）の〈予防のための機能補助として〉を貼付します。

2．整復後は、上腕骨外側上顆・上腕骨内側上顆の炎症を増悪させないため、また整復された肘関節における尺骨肘頭と上腕骨肘頭窩との位置関係を保つため、上記1．の（実践機能テープ）の〈予防のための機能補助として〉を貼付した上に上腕骨外側上顆すなわち回外筋起始部および伸筋群の共同腱起始部の二横指末梢の前腕部にそのパッドがあたるように、テニス・エルボー・サポーターをしておくとよい。なぜならそれによって、手関節の伸展（背屈）また第5指の伸展による伸筋群の共同腱起始部の牽引により起始部の炎症を増悪させたり、また回外筋起始部および伸筋群の共同腱起始部に対する回内により関節の位置関係が再転位あるいは再偏位したりすることを可及的に防ぐことができるからです（注☆）。その際、回外筋起始部および伸筋群の共同腱起始部の最大収縮時すなわち肘関節伸展・回外および手関節伸展（背屈）時にそのパッド

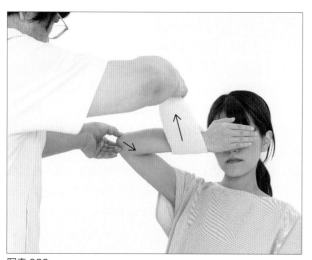

写真036

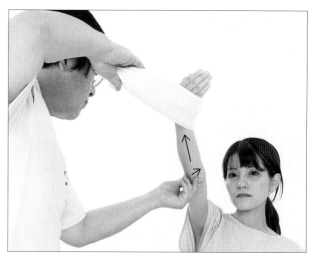

写真037

が軽くあたるように装着すべきで、決して強く締め過ぎてはいけません。ベルトに印を付けておくと2回目以降の装着に便利です。また整復後、これを上腕骨内側上顆炎に対して用いる場合には、上腕骨内側上顆の炎症を増悪させないため、また整復された肘関節における尺骨肘頭と上腕骨肘頭窩との位置関係を保つため、上記1．の（実践機能テープ）の〈予防のための機能補助として〉を貼付した上に上腕骨内側上顆ではなく、やはりこの場合も上腕骨外側上顆の二横指末梢の前腕部にそのパッドが軽くあたるように装着すべきです。なぜならそれによっても手関節の屈曲（掌屈）また肘関節の屈曲の補助のための屈筋群の共同腱起始部の牽引により起始部の炎症を増悪させたり、また回内筋群を含む屈筋群の共同腱起始部全体に対し回外により関節の位置関係が再転位あるいは再偏位したりすることを可及的にある程度防ぐことができるからです（注☆）。ただその際、この場合は回内筋群を含む屈筋群の共同腱起始部全体の最大収縮時すなわち肘関節屈曲・回内および手関節屈曲（掌屈）時に、やはりこの場合も上腕骨外側上顆の二横指末梢の前腕部にそのパッドが軽くあたるように装着すべきで、無論強く締め過ぎてはいけません。またその場合もベルトに印を付けておくと2回目以降の装着に便利です。

（注☆）　回外筋および伸筋群の共同腱を構成する筋肉のうち、まず回外筋は、尺骨の回外筋稜およびその凹みからも起始し、伸筋群の共同腱を構成する筋肉のうち尺側手根伸筋もまた尺骨の後縁からも起始します。そして屈筋群の共同腱を構成する筋肉のうち、まず、円回内筋は、その尺骨頭が尺骨鉤状突起の内側を起始とし、その他の屈筋群の共同腱を構成する筋肉のうち、浅指屈筋の尺骨頭も尺骨鉤状突起を、橈骨頭が橈骨の斜線をそれぞれ起始とし、尺側手根屈筋の尺骨頭が尺骨の背側縁を起始としています。そのため橈骨頭が尺骨の橈骨切痕と関節する上橈尺関節において、車軸関節として橈骨頭から尺骨茎状突起に至る運動軸を中心に、およそ180°の回外・回内の動きをするとき、単に橈骨頭のみならず尺骨側でもまた、その尺骨肘頭が上腕骨背側の上腕骨肘頭窩からわずかに転位あるいは偏位し、したがってその滑車切痕もまた上腕骨腹側の上腕骨滑車からわずかに転位あるいは偏位し、上腕骨外側上顆炎なら回外筋および伸筋群の共同腱起始部等に、上腕骨内側上顆炎なら屈筋群（円回内筋を含む）の共同腱起始部等に、それぞれ腱線維の微細な捻れ捩れ（ねじれ・よじれ）が生じたままでの強い牽引の反復による炎症が生じるものとみられます。そこでテニス・エルボー・サポーターの装着は、そうした回内・回外の動きによる転位あるいは偏位によって生じる腱線維の微細な捻れ捩れ（ねじれ・よじれ）をも予防する働きがあるものと考えられます。

3．ところで上肢における動・静脈の循環の解剖として、まず上腕動脈は、橈骨動脈と尺骨動脈に分かれ、両者の枝は、合して浅・深動脈弓をつくり、そこから手掌を指へ枝が伸びます。また両者の枝は、合して背側手根動脈網をつくり、そこから手背を指へ枝が伸びます。そして尺骨動脈からは、総骨間動脈が分岐し、総骨間動脈からは、前骨間動脈と後骨間動脈が分かれますが、前骨間動脈の前枝は掌側手根動脈網に注ぎ、後枝は前腕骨間膜の下端を貫いて背側への貫通枝となり、後骨間動脈とともにその背側手根動脈網に入ります。逆に手掌の浅・深掌静脈弓は、橈骨静脈と尺骨静脈となって上行し、肘窩で上腕静脈をつくります。また手背の静脈網は、橈側皮静脈となって橈側を上行し鎖骨直下で腋窩静脈に注ぐとともに、尺側皮静脈となって尺側を上行し上腕静脈に至り、そして前腕正中皮静脈となって、ほぼ前腕正中を上り肘窩で橈側皮静脈または尺側皮静脈に入るか、あるいは橈側正中皮静脈および尺側正中皮静脈となって、それぞれ橈側皮静脈および尺側皮静脈に入ります。またその際、橈側正中皮静脈および尺側正中皮静脈のなす角度が極めて鈍角で直線に近い場合には、2枝を合わせて肘正中皮静脈と呼びます。そこで上記のテニス・エルボー・サポーターを装着する際には、手背静脈網の橈側すなわち母指と示指の間の静脈網が、橈側皮静脈となって前腕橈側を上行する際、上腕骨外側上顆すなわち回外筋起始部および伸筋群の共同腱起始部の二横指末梢の前腕部、すなわちパッドがあたる位置の内側近くを通るため、この橈側皮静脈を避けてやや外側に装着するようにしなければなりません。

注：なお上記のテニス・エルボー・サポーターは、この野球肘あるいは後述するテニス肘以外で症状は類似するものの全く成因の異なる疾患、たとえば成人の肘関節内側不安定症あるいは小児の骨端線離開などに用いたのでは、かえって容態を増悪させる恐れがありますのでくれぐれも注意しましょう。

4．また肘関節の外反を制限したい場合には、肘関節を選手が疼痛を感じる角度に屈曲し回内・回外中間位にて、幅3.8 cmのホワイト・テープを用い、上腕遠位（上記と複合する場合は重複することなくその近位に）・前腕近位にそれぞれアンカーを巻き、肘関節の内側で交叉するように上のアンカーから下のアンカーへ幅5.3 cmのエラスティック・テープを用い、縦サポートとXサポートをかけ、さらにその上に幅3.8 cmのホワイト・テープを用い、縦サポートとXサポートをかけ、上腕遠位・前腕近位にそれぞれ再びアンカーを巻きます。このテーピングは上記と複合してもいいのですが、その場合は上記を先に巻き、このテー

ピングを次に巻き、最後にテニス・エルボー・サポーターを装着するようにします。なおこのテーピングは、特にコッキング（cocking）期からアクセレレーション（acceleration）期にかけての外反による疼痛の発生を予防するのに有効に作用します。

5．また肘関節の完全伸展を制限したい場合（肘頭窩への負荷により疼痛を感じ肘関節過伸展損傷に至る恐れのある場合）、肘関節を軽度屈曲位に保ち回内・回外中間位にて、幅3.8 cmのホワイト・テープを用い、上腕遠位（上記と複合する場合は重複することなくその近位に）・前腕近位にそれぞれアンカーを巻き、肘窩で交叉するように上のアンカーから下のアンカーへ幅5.3 cmのエラスティック・テープを用い、縦サポートとＸサポートをかけ、さらにその上に幅3.8 cmのホワイト・テープを用い、縦サポートとＸサポートをかけ、上腕遠位・前腕近位にそれぞれ再びアンカーを巻きます。このテーピングは上記と複合してもいいのですが、その場合は上記を先に巻き、このテーピングを次に巻き、最後にテニス・エルボー・サポーターを装着するようにします。なおこのテーピングは、特にフォロスルー（follow through）期における完全伸展による疼痛の発生を予防するのに有効に作用します。

【トピック】
(Little League Elbow)

1．発生機序

コッキング（cocking）期には、肘関節を屈曲・回外させることで、肘関節内側において上腕骨・尺骨間が離開し強い牽引力が働き、その反復に加えてさらに手関節を屈曲（掌屈）させることで、屈筋群が強く収縮し上腕骨内側上顆炎が発生することについてはすでに上述の通りですが、それが成長期特に骨端線閉鎖前あるいはその直後であれば、屈筋群の共同腱の起始部の強い収縮の反復により、その起始部のある上腕骨内側上顆において、屈筋群の共同腱起始部に強い牽引力が働き上腕骨内側上顆核に骨端線離開が生じることがあります。

2．症状

その場合投球時あるいは投球後持続する肘内側の疼痛が主症状であり、上腕骨内側上顆における圧痛・手関節の伸展（背屈）時・屈曲（掌屈）時における軽度運動制限などがみられます。特に抵抗を加えながら手関節を屈曲（掌屈）させると疼痛が誘発されます。

3．整復

通常の投球練習を中止すれば、2−3〜6個月ほどで疼痛・圧痛が軽快します。肘関節の伸展・屈曲・手関節の伸展（背屈）・屈曲（掌屈）の関節可動域にも回復がみられだしたら、タオルを用いたシャドーピッチング・膝立ちピッチング・短距離におけるチャッチボールなどを通し、徐々に投球距離を伸ばし、肘関節を慣らしながら、投球数を増やしつつ最終的に全力投球までもっていくようにします。

第4節　テニス肘

第1項　発生機序

（上腕骨外側上顆炎）

テニス肘といえば、ほとんどが上腕骨外側上顆の周囲に圧痛あるいは疼痛を覚える、この上腕骨外側上顆炎（注1）を指すほど、テニスにおいてはごく一般的な肘の疾患であり、特に前腕を回内して打つバックハンド（back hand）の反復の際によくみられます。

すなわち上腕骨外側上顆炎とは、肘関節の回内・伸展・手関節の伸展（背屈）運動の際における、第2指の動きに関係する長橈側手根伸筋をはじめとして、第3指の動きに関係する短橈側手根伸筋および第2〜5指の動きに関係する総指伸筋など伸筋群の共同腱起始部に強い伸張および急速な収縮が反復されることで、腱および骨膜などに微細な腱線維の炎症・部分断裂および骨膜炎などの病変の発生するものです。

（図010）テニス肘（バックハンド〈back hand〉）上腕骨外側上顆炎

つまりそれら伸筋群は、バックハンド（back hand）の際のそうした遠心性収縮の反復によって、その起始部の腱線維および骨膜に炎症あるいは損傷を引き起こし、筋膜炎・関節包滑膜炎さらには特に短橈側手根伸筋腱の線維変性あるいは石灰化など（注2）による運動痛（注3）にまで発展するのです。

（注1）バックハンド（back hand）の際、手関節を強く屈曲（掌屈）させてのち伸展（背屈）させて打つことを手打ちといいます。加速度を加えることができるため手打ちになる選手も多いようです。しかしながら伸筋群の共同腱起始部に瞬間的に強い伸張が加わってのち急速な収縮が生じるため、その反復する衝撃負荷により筋腱移行部から腱にかけての微細な腱線維の炎症および部分断裂などの病変が発生し圧痛および運動痛が生じる原因になります。

（注2）手術療法ではNirschl法の場合、短橈側手根伸筋腱の線維変性あるいは石灰化部分を切除し健常部どうしを側々縫合します。

（注3）橈骨神経は、上腕骨外側上顆前側で浅枝と深枝に分岐

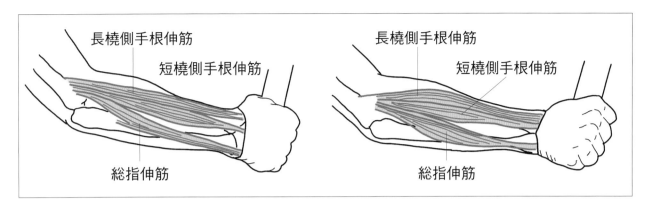

図010 テニス肘（バックハンド〈back hand〉）上腕骨外側上顆炎
　　　1）手関節の屈曲（掌屈）＝上腕伸筋群共同腱が強く伸張される　　2）手関節の伸展（背屈）＝上腕伸筋群共同腱が急速に収縮する

し、そのうち深枝は回外筋腱・短橈側手根伸筋腱のつくる線維性辺縁部の下を潜るため、バックハンド（back hand）の際、その辺縁部の緊張が高まると、その下で橈骨神経深枝の絞扼が生じることがあります。長期にわたる難治性の症例では、この橈骨神経深枝絞扼性上腕骨外側上顆炎が考えられ、その場合橈骨頭前側の圧痛および前腕背側から手背への放散性運動痛などの症状を伴います。

（図011）橈骨神経深枝の絞扼

（上腕骨内側上顆炎）

　テニスにおいても、ときとして上腕骨内側上顆の周囲に圧痛あるいは疼痛を覚える、この上腕骨内側上顆炎（注☆）が発生することがあり、特に前腕を回外して打つフォアハンド（forehand）の反復の際などにみられます。

　すなわち上腕骨内側上顆炎とは、肘関節の回外・屈曲・手関節の屈曲（掌屈）運動の際における、第2～3指の動きに関係する橈側手根屈筋、第2～5指の動きに関係する浅指屈筋および第5指の動きに関係する尺側手根屈筋など屈筋群の共同腱起始部に強い伸張および急速な収縮が反復され腱および骨膜などに微細な腱線維の炎症・部分断裂および骨膜炎などの病変の発生するものです。

　つまりそれら屈筋群は、フォアハンド（forehand）の際のそうした遠心性収縮の反復によって、その起始部の腱線維および骨膜に炎症あるいは損傷を引き起こし、筋膜炎・関節包滑膜炎さらには特に手根屈筋・手指の屈筋の線維変性などにより運動痛にまで発展するのです。

（注☆）フォアハンド（forehand）の際、手関節を強く伸展（背屈）させてのち屈曲（掌屈）させて打つことを手打ちといいます。加速度を加えることができるため手打ちになる選手も多いようです。しかしながら屈筋群の共同腱起始部に瞬間的に強い伸張が加わってのち急速な収縮が生じるため、その反復する衝撃負荷により筋腱移行部から腱にかけての微細な腱線維の炎症および部分断裂などの病変が発生し圧痛および運動痛を生じる原因になります。

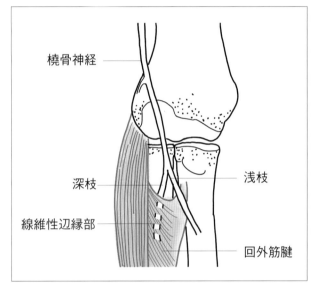

図011 橈骨神経深枝の絞扼

第2項　症状

（上腕骨外側上顆炎）

　上腕骨外側上顆に圧痛を覚え、それがその周囲の筋腹にまで至り、特に肘関節の伸展・回内・手関節の伸展（背屈）運動の際の短橈側手根伸筋の起始部の疼痛が顕著であり、またテニスのプレー中においては、特にバックハンド・ストローク（back hand stroke）の際の伸筋群の共同腱起始部および回外筋の牽引痛が顕著で、日常生活では、雑巾を絞る動きなどで疼痛を覚えます。

（上腕骨内側上顆炎）

　上腕骨内側上顆に圧痛を覚え、それがその周囲の筋腹にまで至り、肘関節の屈曲・回外・手関節の屈曲（掌屈）運動の際の疼痛が顕著で、またテニスのプレー中においては、特にフォアハンド・ストローク（forehand stroke）の際における屈筋群の共同腱起始部の牽引痛が顕著で、日常生活では、お盆を運ぶ動きなどで疼痛を覚えます。

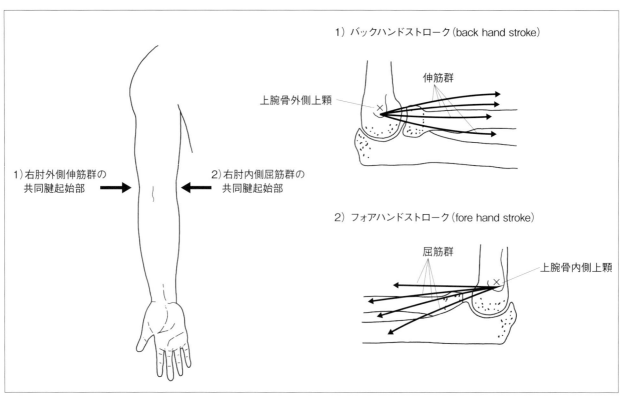

図012 テニス肘

(図012) テニス肘

第3項　徒手検査

1．Thomsen's Test

　選手坐位にて、選手に患側の肘関節を伸展・回内させ、術者は、一方の手でその肘関節を把握し、他方の手でその手背に抵抗を加える間、選手にその手背を背橈屈させ上腕骨外側上顆における疼痛の有無を確認します。

2．Chair Test

　選手に患側の肘関節を伸展・回内させ、術者は、選手に椅子を持ち上げさせ、上腕骨外側上顆における疼痛の有無を確認します。

3．Middle Finger Extension Test

　選手坐位にて、選手に患側の肘関節を伸展・回内させ、術者は、一方の手でその肘関節を把握し、他方の手でその中指背面に抵抗を加える間、選手にその中指を中心に指全体を伸展させ上腕骨外側上顆における疼痛の有無を確認します。

4．駆血帯テスト

　選手坐位にて、術者は、選手の上腕部に血圧計の腕帯を巻き、最小血圧以下の加圧をし、上腕骨外側上顆における疼痛の有無を確認します。

5．肘関節回外テスト

　選手坐位にて、術者は、一方の手で患側の肘関節を把握し、他方の手でその前腕遠位背側に抵抗を加える間、選手にその前腕を回外させ上腕骨外側上顆における疼痛の有無を確認します。

6．肘関節回内テスト

　選手坐位にて、術者は、一方の手で患側の肘関節を把握し、他方の手でその前腕遠位掌側に抵抗を加える間、選手にその前腕を回内させ上腕骨内側上顆における疼痛の有無を確認します。

7．逆 Thomsen's Test

　前述の 第Ⅲ章 その競技に特有で、その競技の名称を冠した外傷・障害（上肢編）第3節 野球肘 第3項 徒手検査 2．逆 Thomsen's Test と同様です。

8．肘関節裂隙に対する安達のテスト

　前述の 第Ⅲ章 その競技に特有で、その競技の名称を冠した外傷・障害（上肢編）第3節 野球肘 第3項 徒手検査 4．肘関節裂隙に対する安達のテストと同様です。

第4項　予防

1．テニス練習前における温熱療法、テニス練習後にお

けるクライオセラピーなどによる特に上腕骨外側上顆すなわち伸筋群共同腱起始部および回外筋起始部周囲へのホットパックなどによる湿性温熱療法、氷嚢・アイスバケツなどによるアイシングは、前者は血行促進・筋腱緊張緩和のため、後者は熱感すなわち炎症に対する消炎鎮痛のため極めて重要であり、特に後者は電気療法と併用することでより有効に作用します。

2．テニス練習中における上腕骨外側上顆炎の予防のため特に伸筋群共同腱起始部すなわち長橈側手根伸筋・短橈側手根伸筋・総指伸筋・小指伸筋・尺側手根伸筋（以上全て橈骨神経よりの後骨間神経支配）および回外筋の柔軟性を図ります。そのため選手坐位にて、伸筋群共同腱起始部および回外筋に対して肩関節水平屈曲（水平前方挙上）・肘関節回内・伸展・手関節屈曲（掌屈）・指節間関節屈曲（弛緩法）（注1）を他動・自動（注2）・抵抗（注3）運動の順に行います。この際特に第2〜5指をしっかりと屈曲すると長橈側手根伸筋・短橈側手根伸筋および総指伸筋にとってより有効に作用します。またその際肘を肩の高さよりさらに上方に持ち上げることで、それらをより強くストレッチすることもできます。こうしたストレッチを10秒間10回反復することを1日3クール実施し、伸筋群共同腱起始部および回外筋の動きを改善します。

またテニス練習中における上腕骨内側上顆炎の予防のため屈筋群共同腱起始部すなわち円回内筋・橈側手根屈筋・長掌筋・尺側手根屈筋・浅指屈筋の柔軟性を図ります。そのため選手坐位にて、屈筋群共同腱起始部に対して肩関節水平屈曲（水平前方挙上）・肘関節回外・伸展・手関節伸展（背屈）・指節間関節伸展を他動・自動（注4）・抵抗運動の順に行います。この際特に第2〜5指をしっかりと伸展すると橈側手根屈筋・浅指屈筋および尺側手根屈筋にとってより有効に作用します。またその際肘を肩の高さよりさらに上方に持ち上げることで、それらをより強くストレッチすることもできます。こうしたストレッチを10秒間10回反復することを1日3クール実施し、屈筋群共同腱起始部の動きを改善します。

（注1） この際選手の肘関節を回内・屈曲・手関節を屈曲（掌屈）・指節間関節を屈曲させる方法（緊張法）もあり、その場合それはそのまま下記の上腕骨外側上顆炎に対する（予防的整復）である（上腕骨外側上顆炎に対する実践応用技法としての整復法）（弛緩―緊張法）にもつながります。

（注2） 上腕外側上顆炎の予防のための自動運動としては、選手坐位にて、椅子に対して肘関節を回内・伸展・手関節を屈曲（掌屈）位で手をつき上体を後方へ引いた状態を10秒間維持し、これを1日10クール実施する方法もあります。

（注3） 選手は他方の手でストレッチしたい側の第2指・第3指・第2〜5指をそれぞれ把握し、肩関節を水平屈曲（水平前方挙上）・肘関節を回内・伸展・手関節を屈曲（掌屈）し、それぞれ長橈側手根伸筋・短橈側手根伸筋・総指伸筋の順にストレッチします。この際上体を少し背後に仰け反り肩関節の屈曲（前方挙上）角度をより大きくすることでより強いストレッチを図ることもできます。さらには上腕骨外側の伸筋群共同腱起始部を持ち上げるとより有効に作用します。

（注4） 上腕骨内側上顆炎の予防のための自動運動としては、選手は立位あるいは坐位・四這い位にて、椅子あるいは床に対して肘関節を伸展・回外・手関節を伸展（背屈）位で手をつき上体を前方へ出した状態を10秒間維持し、これを1日10クール実施する方法もあります。

3．上腕骨外側上顆炎の予防を目的とした筋力強化運動として伸筋群共同腱起始部すなわち短橈側手根伸筋・総指伸筋・小指伸筋・尺側手根伸筋（以上全て橈骨神経よりの後骨間神経支配）および回外筋を収縮させるためテニスボール、鉄亜鈴（dumbbell）（注1）の順に握りながら上記ストレッチのような伸張肢位から肘関節を回外・伸展・手関節を伸展（背屈）する収縮運動を実施し、上腕骨内側上顆炎の予防を目的とした筋力強化運動として屈筋群共同腱起始部すなわち円回内筋・橈側手根屈筋・長掌筋・尺側手根屈筋・浅指屈筋を収縮させるためテニスボール、鉄亜鈴（dumbbell）の順に握りながら上記ストレッチのような伸張肢位から肘関節を回内・伸展・手関節を屈曲（掌屈）（弛緩法）（注2）する収縮運動を行います。また後述する理由により上腕三頭筋の筋力強化運動をも同時に行う場合には、テニスボール、鉄亜鈴（dumbbell）の順に握りながら肘関節を回外・屈曲位から回内・伸展し、肩関節（肩甲上腕関節）180°屈曲（前方挙上）運動を反復します。こうした筋力強化運動を10回行って3分休み再び10回行って1クールとし、それを1日3クール実施します。

（注1） こうした鉄亜鈴（dumbbell）を用いた筋力強化運動は、選手が疼痛を感じないで持ち上げられる最大重量の2/3、通常2〜3kgを目安とします。

（注2） この際も選手に肘関節を回内・屈曲・手関節を屈曲（掌屈）・指節間関節を屈曲させる方法（緊張法）もあります。その場合それもそのまま下記の上腕骨外側上顆炎に対する（予防的整復）である（上腕骨外側上顆炎に対する実践応用技法としての整復法）（弛緩―緊張法）にもつながります。

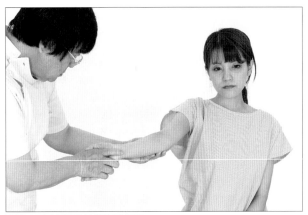
写真038 上腕骨外側上顆炎①

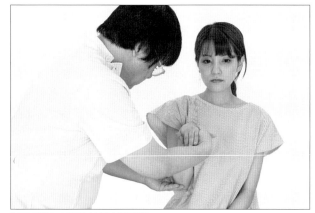
写真039 上腕骨外側上顆炎②

第5項 整復

1．上腕骨外側上顆炎
（予防的整復）

〈上腕骨外側上顆炎に対する実践応用技法としての整復法〉（写真038・039）

1) 選手坐位にて、術者はその患側に相対して立ち、外側の手でその肘関節を把握し、母指をその上腕骨外側上顆の伸筋群共同腱および回外筋腱起始部にあてがいます。
2) 術者は、内側の手の手掌でその手掌を把握し、その肘関節を伸展・回外・手関節を伸展（背屈）・指節間関節を伸展させ、上腕骨外側上顆の伸筋群共同腱および回外筋腱起始部を弛緩させます（同部の圧痛が完全に消失しない場合には、肩関節も伸展させ上腕三頭筋腱付着部の弛緩も図ります）。
3) 術者は、内側の手でその上腕骨外側上顆の伸筋群共同腱および回外筋腱起始部の方向に圧をかけます。
4) 術者は、その圧をそのままに、選手の肘関節を屈曲・回内・手関節を屈曲（掌屈）・指節間関節を屈曲させ肩関節も内転させ、選手の指尖が患側の胸の前へ来るようにします。

注：1) 上記の技法は、DR. Andrew Taylor Still M.D.（DR. A.T. スティル M.D.）の Osteopathy Technique（オステオパシー・テクニック）にヒントをえたものであることを付記し、合わせて紙面を借り DR. Andrew Taylor Still M.D.（DR. A.T. スティル M.D.）に深い敬意と謝意を表するものです。
2) この技法は、下記の1度・2度の上腕骨外側上顆炎および上腕骨内側上顆炎に対する整復法および実践応用技法としての安達の整復法による整復後の微調整として用いることもできます。

〈上腕三頭筋に対する実践応用技法としての整復法〉
前述の 第Ⅲ章 その競技に特有で、その競技の名称を冠した外傷・障害（上肢編）第3節 野球肘 第5項 整復 1．上腕骨内側上顆炎（予防的整復）〈上腕三頭筋に対する実践応用技法としての整復法〉と同様です。

注：上腕三頭筋の外側の腱も上腕骨外側上顆に付着し、その一部は伸筋群共同腱および回外筋腱と混合していて、それが原因で圧痛が残存することもあるので、そのような場合には上記のような上腕三頭筋に対する実践応用技法としての整復法も実施するようにすべきです。

（橈骨神経深枝絞扼性上腕骨外側上顆炎に対する予防的整復法）（写真040・041）

1) 選手患側の手掌を上に同側臀部下に挿入して坐し、術者は、患側に相対して坐します。
2) 術者は、回内がしづらければ同側の手の豆状骨小指球よりをその橈骨頭後面にあてがい、回外がしづらければその前面にあてがい、反対側の手をその上に重ねて補強し、回内がしづらければ後方から前方へ、回外がしづらければ前方から後方へ回旋を加えます。

注：上記の技法は、DR. David H. Peterson D.C.（DR. デイビッド H. ピーターソン D.C.）・DR. Thomas F. Bergmann D.C.（DR. トマス F. バーグマン D.C.）の肘関節にヒントをえたものであることを付記し、合わせて紙面を借り DR. David H. Peterson D.C.（DR. デイビッド H. ピーターソン D.C.）・DR. Thomas F. Bergmann D.C.（DR. トマス F. バーグマン D.C.）に深い敬意と謝意を表するものです。

2．上腕骨内側上顆炎
（予防的整復）

〈上腕骨内側上顆炎に対する実践応用技法としての整復法〉（写真031・032）

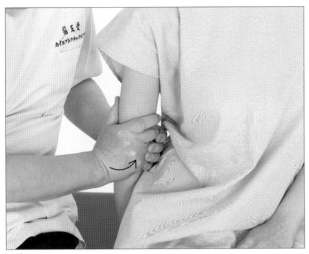
写真 040

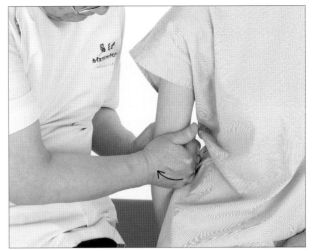
写真 041

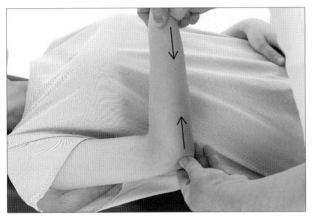
写真 042

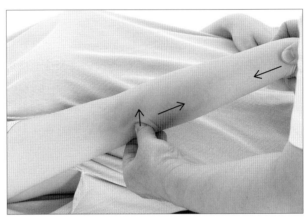
写真 043

　前述の 第Ⅲ章 その競技に特有で、その競技の名称を冠した外傷・障害（上肢編）第3節 野球肘 第5項 整復 1．上腕骨内側上顆炎（予防的整復）〈上腕骨内側上顆炎に対する実践応用技法としての整復法〉と同様です。

（予防的実践機能テープ）

〈予防のための機能補助として〉

　幅5 cm・2.5 cmのキネシオ・テープを用い、上腕遠位・MP関節近位（注☆）にそれぞれアンカーを巻きます。幅2.5 cmのキネシオ・テープを用い、上腕骨内側上顆の屈筋群共同腱起始部から二横指末梢の前腕部にも巻きます。その際、回内筋群を含む屈筋群の共同腱起始部全体の最大収縮時すなわち肘関節屈曲・回内および手関節屈曲（掌屈）時に巻くべきであり、強く締め過ぎてはいけません。次に再び幅2.5 cmのキネシオ・テープを用い、上腕遠位から手関節軽度屈曲（掌屈）位にてMP関節近位まで橈側手根屈筋・尺骨手根屈筋に沿って、それぞれ1本ずつ貼付します。最後に再び幅5 cm・5 cm・2.5 cmのキネシオ・テープを用い、上腕遠位・上記の肢位にて上腕骨内側上顆の屈筋群共同腱起始部から二横指末

梢の前腕部そしてMP関節近位にそれぞれアンカーを巻きます。

（注☆）　MP関節近位のアンカーは、厚くなり過ぎて手が使いづらいようであれば、最終のアンカーだけにしてもよい。

2．上腕骨外側上顆炎および上腕骨内側上顆炎（1度）（肘関節整復法）

〈上腕骨外側上顆炎および上腕骨内側上顆炎に対する整復法〉（写真 035）

　前述の 第Ⅲ章 その競技に特有で、その競技の名称を冠した外傷・障害（上肢編）第3節 野球肘 第5項 整復 2．上腕骨外側上顆炎および上腕骨内側上顆炎（1度）（肘関節整復法）〈上腕骨外側上顆炎および上腕骨内側上顆炎に対する整復法〉と同様です。

〈上腕骨外側上顆炎および上腕骨内側上顆炎に対する整復法〔変法（注☆）〕〉（写真 042・043）

1）選手背臥位にて、術者は患側に頭側を向いて立ち、内側の手でその手関節背側を把握しその肘関節を90°に屈曲し、外側の手の母指と示指でそれぞれ肘頭外側および内側を支持します。

2）術者は、内側の手でその手関節を屈曲（掌屈）しつつ肘関節を完全に回内します。

3）術者は、外側の手と内側の手で均衡する個所までその前腕中央へ圧力をかけつつ、その肘関節を完全伸展します。

（注☆）この変法は、橈骨頭の捻転に伴い前腕骨間膜に捻れ揉れのある場合に有効に作用します。また背臥位以外坐位・立位でも実施できます。

注：1）上記の変法は、DR. Conrad A. Speece D.O.（DR. コンラッド A. スピース D.O.）・DR. William Thomas Crow D.O.（DR. ウィリアム・トマス・クロー D.O.）および DR. Steven L. Simmons D.O.（DR. スティブン L. サイモンズ D.O.）の靭帯性関節ストレイン（Ligamentous Articular Strain）に対するオステオパシー・マニプレーション（Osteopathic Manipulative Techniques）にヒントをえたものであることを付記し、合わせて紙面を借り DR. Conrad A. Speece D.O.（DR. コンラッド A. スピース D.O.）・DR. William Thomas Crow D.O.（DR. ウィリアム・トマス・クロー D.O.）および DR. Steven L. Simmons D.O.（DR. スティブン L. サイモンズ D.O.）に深い敬意と謝意を表するものです。

2）これらの技法は、1度までの損傷に対し軽度の整復を試みようとする場合の方法です。

（実践機能テープ）

〈予防のための機能補助として〉

先ず上腕骨内側上顆炎の場合には上記 2．上腕骨内側上顆炎（予防的実践機能テープ）〈予防のための機能補助として〉と同様です。

次に上腕骨外側上顆炎の場合には幅5cm・2.5cmのキネシオ・テープを用い、上腕遠位・MP関節近位（注☆）にそれぞれアンカーを巻きます。幅2.5cmのキネシオ・テープを用い、上腕骨外側上顆の伸筋群共同腱および回外筋起始部から二横指末梢の前腕部にも巻きます。その際、伸筋群共同腱および回外筋起始部全体の最大収縮時すなわち肘関節伸展・回外および手関節伸展（背屈）時に巻くべきであり、強く締め過ぎてはいけません。次に再び幅5cmのキネシオ・テープを用い、上腕遠位から手関節軽度伸展（背屈）位にてMP関節近位まで長橈側手根伸筋および短橈側手根伸筋に沿って、それぞれスプリットし貼付します。最後に再び幅5cm・5cm・2.5cmのキネシオ・テープを用い、上腕遠位・上記の肢位にて上腕骨外側上顆の伸筋群共同腱および回外筋起始部から二横指末梢の前腕部そしてMP関節近位にそれぞれアンカーを巻きます。

（注☆）MP関節近位のアンカーは、厚くなり過ぎて手が使いづらいようであれば、最終のアンカーだけにしてもよい。

3．上腕骨外側上顆炎および上腕骨内側上顆炎（2度）（肘関節整復法）

〈上腕骨外側上顆炎および上腕骨内側上顆炎に対する実践応用技法としての安達の整復法〉（写真036・037）

前述の 第Ⅲ章 その競技に特有で、その競技の名称を冠した外傷・障害（上肢編）第3節 野球肘 第5項 整復 3．上腕骨外側上顆炎および上腕骨内側上顆炎（2度）（肘関節整復法）〈上腕骨外側上顆炎および上腕骨内側上顆炎に対する実践応用技法としての安達の整復法〉と同様です。

（実践機能テープ）

前述の 第Ⅲ章 その競技に特有で、その競技の名称を冠した外傷・障害（上肢編）第3節 野球肘 第5項 整復

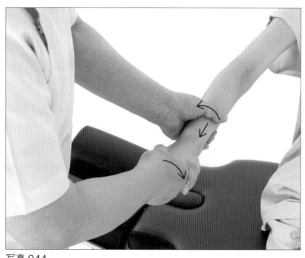

写真044

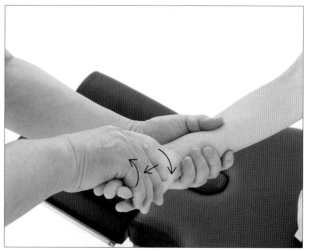

写真045

3．上腕骨外側上顆炎および上腕骨内側上顆炎（2度）
（肘関節整復法）（実践機能テープ）1．2．3．と同様です。

　注：なおテニス肘の場合、肘関節だけでなく、その原因の一端となっている手関節の過可動性を制御するための装具もあり、前述のテニス・エルボー・サポーターとこれとを併用することでより有効に作用します。

（橈骨神経深枝絞扼性上腕骨外側上顆炎に対する整復法）（写真044・045）

1）選手坐位にて、患側の前腕を回内・回外中間位にして母指を上にし、術者は相対して坐し、外側の手で母指を上にし患側の手関節近位背側を把握し、内側の手の示・中・環（薬）・小四指で患側の手掌を把握します。

2）次に術者は、内側の手でその手掌を牽引しつつ、その前腕を術者が回内している際には選手に一旦回内させてから運動痛が軽快するまで何度も術者にある程度抵抗して回外しようとさせ、術者が回外している際には選手に一旦回外させてから運動痛が軽快するまで何度も術者にある程度抵抗して回内しようとさせます。

　注：この技法は、DR. Andrew Taylor Still M.D.（DR. A.T. スティル M.D.）の Osteopathy Technique（オステオパシー・テクニック）にヒントをえたものであることを付記し、合わせて紙面を借り DR. Andrew Taylor Still M.D.（DR. A.T. スティル M.D.）に深い敬意と謝意を表するものです。

（下肢編）

第1節　ジャンパー膝（Jumper's knee）

第1項　発生機序

　大腿四頭筋・大腿四頭筋腱に始まりその種子骨である膝蓋骨および膝蓋靱帯（静止時ではおよそ 5 cm、運動時ではおよそ 5.6 cm）を介して脛骨結節に至る膝伸展機構（extensor mechanism）へは、ジャンプ時あるいはその着地時に強い張力ストレス（ランニング時でおよそ 670 kg が、ジャンプ時ではおよそ 1200 kg）がかかることはいうまでもないことですが、特に遠心性収縮による過度の負荷が力学的に脆弱な膝蓋骨上端の大腿四頭筋付着部あるいは膝蓋骨下端の膝蓋靱帯起始部に繰りかかかると、同部は血流が乏しく同部に微細な線維断裂（micro-tear）あるいは変性が生じ自発痛・圧痛あるいは運動痛を発生させることになります。

　つまり膝伸展機構は、ショックアブゾーバーとして通常はジャンプあるいはその着地の際のそうした衝撃を吸収する仕組みにはなっているのですが、その反復によるオーバーユースが、それらの機構に破綻を招き上記の部位に、そのような炎症による疼痛をもたらすのです。ただそうした炎症も放置したまま長期におよべば、膝蓋靱帯内における内出血により石灰化をも招き、それが膝蓋骨変形さらにはその突起部分における骨棘形成にもつながり治癒期間を一層長引かせることにもなります。

　（図013）ジャンパー膝（Jumper's Knee）の発生機序と張力ストレスによる力学的脆弱部位（※）

　この疾患は、陸上競技におけるハードル・走り高跳び・走り幅跳び・三段跳び以外にもバレーボール、バスケットボール、ハンドボールなどにもよくみられます。まずバレーボールでは、ジャンプの反復および無理な姿勢での着地、バスケットボールでは、ジャンプのみならずストップおよびターン、ハンドボールでは、ジャンプの反復特に3歩助走からの片足ジャンプおよびそこからの踏み込みあるいは方向転換などの動きが原因として考えられます。

　また体質的には、X脚（外反膝）・O脚（内反膝）および反張膝あるいはオーバーユースによる膝蓋骨のハイパーモビリティーなどが素因として考えられます。

　なおオスグッド・シュラッター（シュラッテル）病では、その発生時期が主に小・中学の骨の成長期であり、膝伸展機構の中でも膝蓋靱帯が脛骨に付着する未成熟な脛骨結節に発症するのに対し、このジャンパー膝では、その発生時期が主に高・大学の骨の成熟期であり、膝伸展機構の中でも成熟した脛骨結節ではなく膝蓋骨の下極ときとして上極に発症します。

　（図014）ジャンパー膝とオスグッド・シュラッター（シュラッテル）病

第2項　症状

　症状の悪化については、概ね下記の4つの過程を経過します。

　第1期：運動後疼痛の多くは膝蓋骨下極に生じたり、ときとして上極に生じたりしますが、機能障害はみられません。

　第2期：運動開始直後疼痛が膝蓋骨下極に生じたり、ときとして上極に生じたりしまが、warming-upとともに消失し、運動後再び生じます。

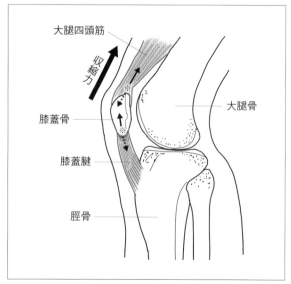

図013　ジャンパー膝（Jumper's Knee）の発生機序と張力ストレスによる力学的脆弱部位

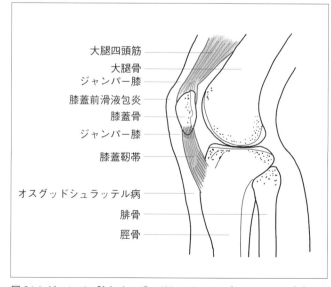

図014　ジャンパー膝とオスグッドシュラッター（シュラッテル）病

第3期：運動中疼痛が膝蓋骨下極に生じ、ときとして上極に生じ、warming-upとともに軽快しますが、そのまま続行すると増強し、ダッシュおよびジャンプ特に着地の際顕著になり、最早持続的スポーツ活動が困難になります。

第4期：膝蓋骨における膝蓋靭帯起始部に膝蓋靭帯断裂を生じます。

第3項　徒手検査

1．大腿四頭筋タイトネスチェック

選手腹臥位にて、術者は患側の膝を屈曲し、膝蓋骨周囲における疼痛の発生の有無・踵殿距離および尻上がり現象の有無を確認します。

2．膝蓋骨下極・上極圧痛部位チェック

選手背臥位にて、術者は患側の膝の膝蓋骨の下極あるいは上極を浮かすようにして、膝蓋骨の下極あるいは上極の後面における圧痛の有無を確認します。また同部における発熱・腫脹・疼痛、ときとして硬結・骨棘形成の有無を確認します。

第4項　予防

1．練習前後における大腿四頭筋特にキック力に関係する内側広筋のストレッチングによる同部の柔軟性の確保および筋力の維持が最も重要な予防策になります。

（柔軟性の確保（注1））

①選手前側の片膝立ちにて、後側の下肢を伸展し、両手を前側の膝の上に乗せ、上体を伸ばし、後側の大腿直筋・中間広筋および腸腰筋をストレッチします。

②選手四つ這いから正坐し、そのまま上体を背後へ傾け大腿直筋・中間広筋をストレッチします。

③選手立位にて、一方の手でバーを把握し上体の安定を図り、他方の膝関節を屈曲し同側の手でその足関節を把握し、その足関節を後方外側へ引き上げることで、その側の内側広筋をストレッチします。

④選手坐位にて、一方の股関節を屈曲・外旋し膝関節を屈曲し、他方の股関節を屈曲・内旋し膝関節を屈曲し、その側の内側広筋および大腿内転筋をストレッチします（注2）。

（注1）トレーニング後、大腿四頭筋等筋肉をストレッチし元の長さに戻さなければ、発揮される筋力が大きいほど筋肉には収縮する性質があり、筋肉の長さが短縮してしまう恐れがあります。

（注2）この場合一方の側は外側広筋を、他方の側は内側広筋をストレッチすることになり、両者がバランスの取れた状態といえますが、ただその後者の側については、膝関節における鵞足（薄筋・縫工筋・半腱様筋の腱および周囲の筋膜が合して扇状に拡大した結合組織の線維束群）・内側々副靭帯等内側の軟部組織に炎症による疼痛がみられる場合には、無理をせず中止しましょう。

（筋力の維持）

①選手背臥位にて、膝窩に枕をかい膝関節軽度屈曲位（30°）から伸展位（0°）にもっていき、そのまま5秒間維持することを、10回3セット行い内側広筋の筋力強化をはかります（注1）。

②選手高いテーブルの端に坐位にて、患側の足関節にウェイトカフあるいは一方が固定されたゴムバンドを装着し（注2）、その下腿を下ろすことで、その膝関節を屈曲しては伸展し5秒間ほど維持することを反復します。さらにこれを術者が自動介助抵抗運動として行う場合には、術者に抵抗させ大腿四頭筋を求心性収縮および遠心性収縮させ2～3秒最大抵抗を加えて後、直ちに弛緩させます（注3）。

（注1）この場合術者が抵抗を加えてもよく、いずれにせよこれは、終末膝伸展法（terminal knee extension）とも呼ばれるもので、内側広筋主体の筋力強化として意外に効果的な方法といえます。

（注2）この場合、選手の前十字靭帯も損傷していれば、大腿四頭筋が収縮することで脛骨も前方へ引き出されてしまう恐れがあるため、ゴムバンドは、下腿の遠位部のみならず近位部を含め2個所に装着すべきです。同様の理由から術者が抵抗を加える場合にも、下腿の腹側（前十字靭帯損傷の場合）あるいは背側（後十字靭帯損傷の場合）のそれぞれ遠位部のみならず近位部を含め2個所を把握し、遠位部を作用点、近位部を支点とすべきです。

（注3）この自動介助抵抗運動は、PNFの手技の変法といえます。

2．練習中のジャンプによる膝伸展機構への負担を軽減するため、二関節筋であることで股関節にとっては伸筋であり膝関節にとっては屈筋であるハムストリングのストレッチングも実施します。

（柔軟性の確保）

①選手背臥位にて、一方の股関節を屈曲しつつ両手でその大腿を引き寄せ、大腿四頭筋の収縮によって膝関節を伸展しハムストリングをストレッチします。

②選手背臥位にて、両股関節を屈曲し両踵部を壁に押し付け、さらに大腿四頭筋の収縮および足関節の背屈によって膝関節を伸展しハムストリングをストレ

ッチします。
　③選手坐位にて、両下肢を前方へ投げ出し、両足関節を背屈し両手指尖を両足趾（指）尖に近づけ膝関節を伸展しハムストリングをストレッチします。
　④選手坐位にて、健側の股関節を屈曲・外旋・膝関節を屈曲し、患側の膝関節を前方へ投げ出し、その足関節を背屈し両手指尖をその足趾（指）尖に近づけ膝関節を伸展しハムストリングをストレッチします。
　⑤選手テーブルの端に坐位にて、外側の下肢を下ろし、内側の股関節を屈曲し膝関節を伸展して上体を前方へ傾け、その側のハムストリングをストレッチします。

（筋力の維持）
　選手腹臥位にて、患側の足関節にウェイトカフあるいは一方が固定されたゴムバンドを装着し（注1）、その足関節を殿部に近づけ、患側の膝関節を屈曲しては伸展することを反復します。これを術者が自動介助抵抗運動として行う場合には、術者に抵抗させハムストリングを求心性収縮および遠心性収縮させ2〜3秒最大抵抗をかけて後、直ちに弛緩させます（注2）。

（注1）この場合選手が後十字靱帯も損傷していれば、ハムストリングが収縮することで脛骨が後方へ引き込まれてしまう恐れがあるため下腿の近位部は術者が把握し、ゴムバンドは遠位部に装着すべきです。同様の理由から術者が抵抗を加える場合にも、下腿の近位部および遠位部のそれぞれ2個所を把握し、前者を支点、後者を作用点とすべきです。
（注2）この自動介助抵抗運動は、PNFの手技の変法といえます。

3．練習前における膝蓋骨下極・上極へのホットパックおよびwarming upなどによる同部への温熱療法、練習後における膝蓋骨下極・上極へのアイシング（30分間程度）などによる冷却療法を実施します。
4．ジャンパー膝予防用装具あるいはサポーター（装具・サポーターのクッション部分が膝蓋靱帯付着部への衝撃を緩和するもの）を装着します。
5．練習中におけるジャンプの調整・制限あるいは禁止および練習そのものの休止（1〜2週間程度）をします。

第5項　整復

1．大腿四頭筋の硬結
（予防的整復）
〈第1段階：自動介助抵抗運動〉
　選手高いテーブルの端に坐位にて、術者は低い椅子に相対して坐し、術者の左右の手で選手の患側の下腿の近・遠位（膝関節・足関節）背面に抵抗を与えながら、その膝関節を緩徐に伸展させます。
〈操体法〉
〔その1〕膝屈曲運動Ⅰ（写真046・047・048）
　1）選手腹臥位にて、術者は足側に頭側を向いて立ち、同側の手で選手の患側の足関節を把握し、その膝関節を可動域まで屈曲します。
　2）術者は、選手に吸い込んだ息を吐かせながら術者に抵抗させ、その膝を伸展させます。
　3）ある程度の角度を超えたところで、術者は抵抗を少し強め選手に息を止めさせ、それ以上の伸展を制止します。
　4）術者は、その制止をある程度保ったところで、選手に息を吐かせ同時に術者も抵抗をやめて、その膝関節を可動域まで自然に伸展させます。
これを3〜5回行います。
〔その2〕膝屈曲運動Ⅱ（写真049・050・051）
　1）選手腹臥位にて、術者は足側に頭側を向いて立ち、同側の手で選手の患側の足関節を把握し、その股関節を外転・屈曲させます。
　2）術者は、選手に吸い込んだ息を吐かせながら術者に抵抗させ、選手にその膝を可動域まで屈曲させます。
　3）ある程度の角度を超えたところで、術者は抵抗を少し強め選手に息を止めさせ、それ以上の屈曲を制止します。
　4）術者は、その制止をある程度保ったところで、選手に息を吐かせ同時に術者も抵抗をやめて、その膝関節を可動域まで自然に屈曲させます。
これを3〜5回行います。
〔その3〕両膝の左右交互挙上運動（写真052・053・054）
　1）選手高いテーブルの端に坐位にて、術者は低い椅子に相対して坐し、術者の左右の手掌で、選手の膝関節上部と足底踵部をそれぞれ把握し、その足底踵部を挙上します。
　2）次に術者は、選手に吸い込んだ息を吐かせながら術者に抵抗させ、その膝関節上部を挙上させ、その足底踵部を降下させます。
　3）足底踵部と膝関節上部の位置関係がある程度逆転

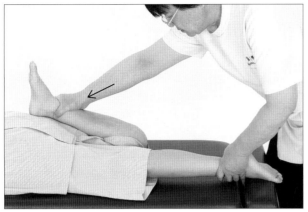
写真046

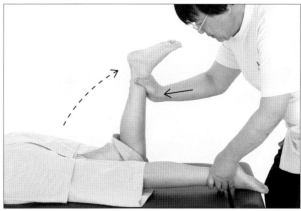
写真047

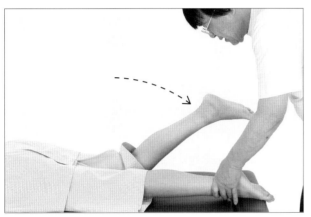
写真048

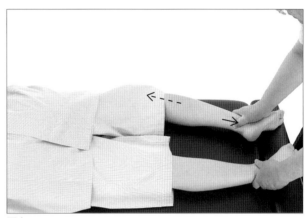
写真049

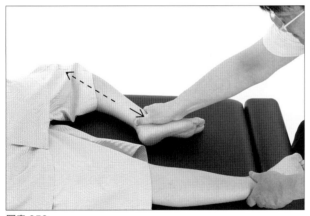
写真050

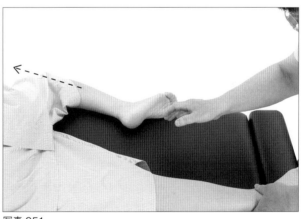
写真051

　したところで、術者は少し抵抗を強め選手に息を止めさせ、その位置を保ちます。
　4）術者は、その位置をある程度保ったところで、選手に息を吐かせ同時に術者も抵抗をやめて、その左右の膝関節を自然に脱力させます。
　これを3〜5回、左右逆にしてさらにもう3〜5回行います。
　注：1）〈操体法〉における〔その1〕膝屈曲運動Ⅰ〔その2〕膝屈曲運動Ⅱ〔その3〕両膝の左右交互挙上運動のそれぞれの名称は、操体法の命名者である橋本敬三（M.D.）先生に従ったものです。またその効果については、術前において腓腹筋（Gastrocnemius）の起始である内側頭（大腿骨の内側顆およびその隣接部分・周囲膝関節包）および外側頭（大腿骨の外側顆およびその隣接部分・周囲膝関節包）のそれぞれ下方すなわち下腿後面近位内・外側に位置する運動点（Motor Point）すなわち運動終板（motor end-plate）もっといえば骨格筋における神経筋接合部（neuromuscular junction）にみられた圧痛が、術後消失していることおよび選

第1節　ジャンパー膝（Jumper's knee）　53

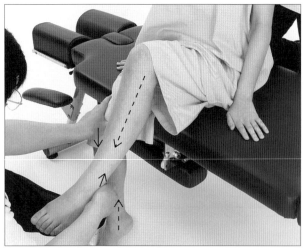

写真052

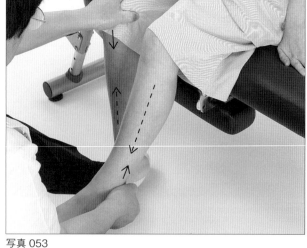

写真053

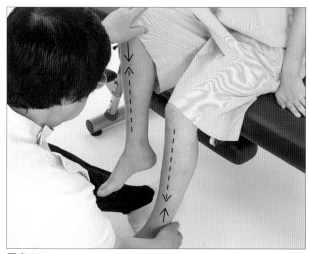

写真054

手に歩かせてみて膝関節の動きが軽快になっていることなどをもって確認できます。（写真055・056）

2）この技法は、橋本敬三（M.D.）先生の操体法にヒントをえたものであることを付記し、合わせて紙面を借り橋本敬三（M.D.）先生に深い敬意と謝意を表するものです。

（予防的実践機能テープ）
〈予防のための機能補助として〉

1）選手はテーブルの上に立位にて、術者は患側の膝関節を軽度屈曲させ、踵部下に小さなヒールアップのための台（補高）をかい、幅5cmのキネシオ・テープを用い大腿上1/3（注1）・下腿下1/3にそれぞれアンカーを巻きます（大腿および下腿アンカー）。

2）次に幅5cmのキネシオ・テープを用い、先ず患側の膝窩から内・外両側へ、それぞれ内側膝蓋支帯（注2）および外側膝蓋支帯（注3）に沿って巻き、その内・外両端をそれぞれスプリットしてそれぞれを上・下に分け、それらによって膝蓋骨の上・下をそれぞれ取り囲むように内・外両膝蓋支帯のサポートをかけます（内側膝蓋支帯および外側膝蓋支帯サポート）。

3）次に幅5cmのキネシオ・テープを用い上のアンカーから下のアンカーへ、大腿前面を大腿直筋および中間広筋の走行に沿って総腱へ、次に膝蓋骨上端で2つに裂いて穴をあけ膝蓋骨の両側を包んで膝蓋骨下端へ（注4）、最後に膝蓋靱帯を経て下腿前面に貼付します（大腿四頭筋総腱および膝蓋靱帯サポート）。

4）最後に1）同様大腿および下腿にアンカーをかけて終わります（大腿および下腿アンカー）。

（注1）大腿直筋は、下前腸骨棘を起始とします。
（注2）膝蓋靱帯内側にある大腿四頭筋腱内側から脛骨内側顆内側に至る膜様の支帯（内側滑膜襞）
（注3）膝蓋靱帯外側にある大腿四頭筋腱外側から脛骨外側顆外側に至る膜様の支帯（外側滑膜襞）
（注4）側面から計測し、膝蓋靱帯/膝蓋骨長径の値が1.2以上の膝蓋骨高位の場合、また大腿四頭筋収縮時に患部に加わる牽引力で疼痛が誘発され、反対に膝蓋骨を下制することで疼痛が軽減される場合には、この時点において選手自身に膝蓋骨を下制させながらテーピングします。その場合膝蓋骨上端でスプリットし、その内・外両端をそれぞれ左右に分け、それらによって膝蓋骨の左右両側を包み込んで膝蓋骨下端で交差させ、そのまま下腿アンカーに貼付します。

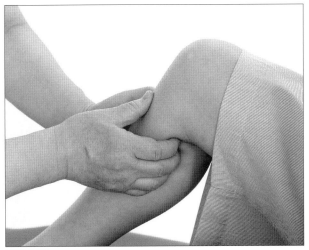
写真 055

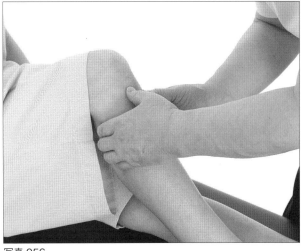
写真 056

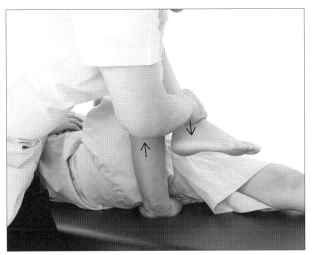
写真 057

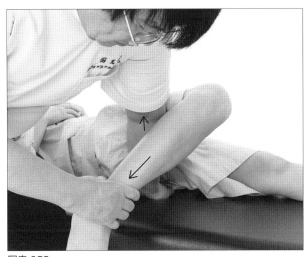
写真 058

2．大腿四頭筋・ハムストリングの硬結
（大腿四頭筋・ハムストリング整復法）

〈大腿四頭筋の膝伸展機構に対する実践応用技法としての整復法〉（写真057・058）

1) 選手背臥位にて、術者は患側に相対して立ち、足側の手を患側の膝関節にあてがいその膝関節を屈曲、股関節を屈曲・内転させます。
2) 次に術者は、頭側の手を、手掌を下に患側から健側の坐骨結節下に挿入し、その前腕を少し浮かせ患側の大腿近位後面をその上に乗せます。
3) 次に術者は、足側の手を患側の下腿下部へ移動し、そこからその下前腸骨棘すなわち大腿四頭筋起始部に向けて圧を加えます。
4) 術者は、その圧を維持しながら患側の股関節を緩徐に伸展させつつ、頭側の前腕をさらに浮かせ、その股関節をさらに伸展・外転させ、その膝関節をテーブルの端を超えてその下方まで屈曲させます（注☆）。

（注☆）この際、特に内側広筋に効かせようと思うのならより外側に、特に大腿直筋・中間広筋に効かせようと思うのならそのまま、特に外側広筋に効かせようと思うのならより内側に屈曲するようにすべきです。

〈ハムストリング〈内側から半腱様筋・半膜様筋、外側が大腿二頭筋（注☆）〉の緊張に対する実践応用技法としての整復法〉（写真059・060・061・062）

1) 選手背臥位にて、術者は患側に相対して立ち、頭側の手を患側の膝関節にあてがいます。
2) 次に術者は、足側の手で患側の足底踵部を把握し、脛骨内側顆に圧痛がある場合大腿骨内側顆から坐骨結節にあるハムストリングの起始に向けて圧迫を加えつつ、その股関節を90°屈曲30°外転させ、脛骨外側顆に圧痛がある場合大腿骨外側顆から坐骨結節にあるハムストリングスの起始に向けて圧迫を加えつつ、その股関節を90°屈曲30°内転させます。

（注☆）hamstringは、本来膕（ひかがみ）の腱すなわち脚の背部のくぼみの腱を意味し、ひかがみは、ヒキカガミ

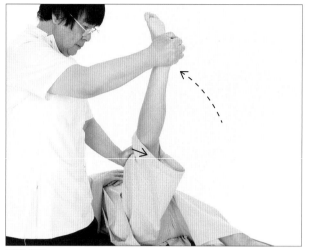

写真059

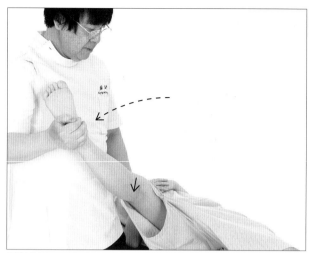

写真060

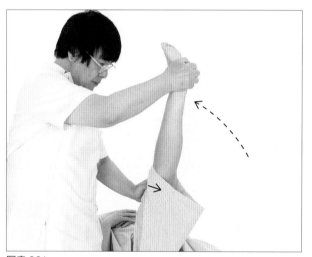

写真061

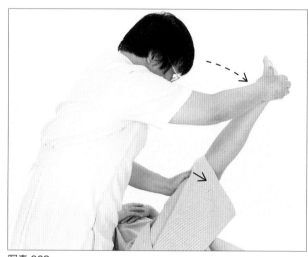

写真062

（引屈）の約まった形であり、日葡辞書（日本イエズス会が長崎学林において1603〈慶長8〉年に刊行した日本語―ポルトガル語辞書）におけるヒッカガミに相当し、医学用語としては、膝腱あるいは膕腱（かくけん）とも呼ばれ、上記以外に内側の薄筋（恥骨結合―脛骨内側上部）・縫工筋（上前腸骨棘―脛骨内側上部）を含める場合もあります。ただわが国の文献によくハムストリングスとあるのは、筆者の見解では誤りであり、複数を意図する場合なら、hamstring musclesとすべきであると考えます。

注：上記2つの技法は、DR. Andrew Taylor Still M. D.（DR. A.T. スティル M.D.）の Osteopathy Technique（オステオパシー・テクニック）にヒントをえたものであることを付記し、合わせて紙面を借り DR. Andrew Taylor Still M.D.（DR. A.T. スティル M.D.）に深い敬意と謝意を表するものです。

（実践機能テープ）
〈予防のための機能補助として〉
1）選手はテーブルの上に立位にて、術者は患側の膝関節を軽度屈曲させ、踵部下に小さなヒールアップのための台（補高）をかい、幅5cmのキネシオ・テープを用い大腿上1/3（注1）・下腿下1/3にそれぞれアンカーを巻きます（大腿および下腿アンカー）。

2）次に幅5cmのキネシオ・テープを用い、患側の膝窩から内・外両側へ、それぞれ内側膝蓋支帯（内側滑膜襞）および外側膝蓋支帯（外側滑膜襞）に沿って巻き、その内・外両端をそれぞれスプリットしてそれぞれを上・下に分け、それらによって膝蓋骨の上・下をそれぞれ取り囲むように内・外両膝蓋支帯（内・外両側滑膜襞）のサポートをかけます（内側膝蓋支帯〈内側滑膜襞〉および外側膝蓋支帯〈外側滑膜襞〉サポート）。

3）次に幅5cmのキネシオ・テープを用い上のアンカーから下のアンカーへ、まず大腿前面を大腿直筋および中間広筋の走行に沿って総腱へ、次に膝蓋骨上端で2つに裂いて穴をあけ膝蓋骨の両側を包んで

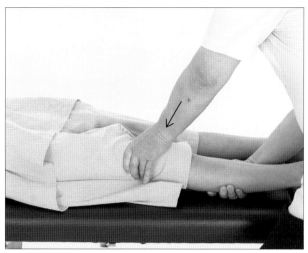

写真063

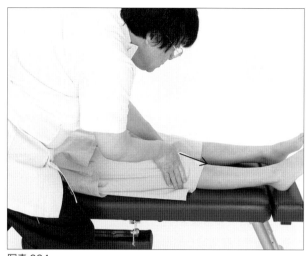

写真064

　　膝蓋骨下端へ（注2）、最後に膝蓋靱帯を経て下腿前面に貼付します（大腿四頭筋総腱および膝蓋靱帯サポート）。

4）次に幅5cmのキネシオ・テープを用い上のアンカーから下のアンカーへ、まず大腿内側を内側広筋の走行に沿って膝蓋骨内縁へ、膝関節をさらに屈曲しながらテープを伸張し、次に大腿外側を外側広筋の走行に沿って膝蓋骨外縁へ、膝関節をさらに屈曲しながらテープを伸張し、それぞれ膝蓋骨の内・外両側を包み込むようにして下端で交差させ下腿アンカーに添付します（外側広筋および内側広筋サポート）。

5）次に幅5cmのキネシオ・テープを用い上のアンカーから下のアンカーへ、大腿後面中央を膝後面へ、体を前屈させながらテープを貼付し、さらに深く前屈させながらテープを伸張し、その内・外両端をスプリットしてそれぞれ大腿後面膝窩外側（大腿二頭筋付着部）および大腿後面膝窩内側（半腱様筋・半膜様筋付着部）に貼付します（大腿二頭筋および半腱様筋・半膜様筋サポート）。

6）最後に1）同様大腿および下腿にアンカーをかけて終わります（大腿および下腿アンカー）。

（注1）　大腿二頭筋・半腱様筋・半膜様筋は、坐骨結節を起始とします。

（注2）　上記の 第Ⅲ章 その競技に特有で、その競技の名称を冠した外傷・障害（下肢編）第1節 ジャンパー膝（Jumper's knee）第5項 整復 1．大腿四頭筋の硬結（予防的実践機能テープ）〈予防のための機能補助として〉の（注2）と同様です。

注：第2期～第3期から第4期への移行を予防するため、幅3.8cmのホワイト・テープを用いそれぞれ大腿および下腿にアンカーをかけ、幅5.2cmのエラスティクテープを用いそれぞれ大腿四頭筋総腱および膝蓋靱帯サポート（この際選手自身に膝蓋骨を下制させ、膝蓋骨上端でスプリットし内・外両端を左右に分け左右膝蓋骨両側を包み込んで下端で交差させ下腿アンカーで終わってもよい）・内側膝蓋支帯および外側膝蓋支帯サポートをかけ、再び同様にアンカーをかけて安定を図ってもよい。

3．膝蓋靱帯炎（第1期）
（膝蓋靱帯整復法）
〈膝蓋靱帯炎に対する実践応用技法としての安達の整復法〉
〈第1段階：大腿・下腿の前後差の整復法〉（写真063）

1）選手背臥位にて、術者は患側に頭側を向いて立ちます。
2）術者の外側の手で選手の大腿を上から、内側の手でその下腿を下からそれぞれ把握します。
3）術者の内側の手でその下腿を支持し、外側の手で選手の大腿を、その膝関節面に沿って選手の後方へすなわち術者の下方へ押し込みます。

〈第2段階：膝蓋骨挙上の整復法〉（写真064）

1）選手背臥位にて、術者は選手の患側に足側を向いて立ちます。
2）術者は、交差させた左右両母指間に膝蓋骨の近位頭端をはさみ、遠位すなわち足側へ押し下げます。

注：またこれら第1段階および第2段階については、関節包の滑膜層特に内・外両膝蓋下滑膜襞（ひだ）および翼状襞（ひだ）などを弛緩させることになるため、それらの襞（ひだ）炎（膝蓋下滑膜襞炎・翼状襞炎）およびホッファ（Hoffa）膝蓋下脂肪体炎すなわちホッファ（Hoffa）病などに対してもある程度の効能があります。

〈実践機能テープ〉

上記の 第Ⅲ章 その競技に特有で、その競技の名称を冠した外傷・障害（下肢編）第1節 ジャンパー膝（Jumper's knee）第5項 整復 1．大腿四頭筋の硬結（予防的実践機能テープ）〈予防のための機能補助として〉あるいは 2．大腿四頭筋・ハムストリングの硬結（実践機能テープ）〈予防のための機能補助として〉あるいはその注のテープをそれぞれその程度・症状に従い応用して貼付します。そしてその上で整復の第3段階として下記の膝蓋靭帯伸張の整復法を実施します。

〈第3段階：膝蓋靭帯伸張の整復法〉

選手患側の膝関節を屈曲し背臥位にて、術者は、その膝蓋骨と脛骨結節との間の膝蓋靭帯の部分にパッドがあたるように、ジャンパー膝予防用装具あるいはサポーターを装着します（この状態で疼痛が引き、炎症が治るまで待ちます）。

第2節　ランナー膝（Runner's knee）

第1項　発生機序

ランナー膝（Runner's knee）とは、ジョギング・ランニングなどによって誘発される慢性的な膝関節の外傷を総称していいます。したがってその中には、膝蓋骨軟骨軟化症・膝蓋大腿関節症・腸脛靭帯症候群・鵞足炎など様々な損傷が含まれています。なかでも膝蓋骨軟骨軟化症（chondromalacia）すなわち膝蓋骨の後面の軟骨の炎症を指していうことが最も多いようです。しかしそれは、膝蓋骨の後面が大腿骨と摩擦する部分の関節軟骨における軟化・膨隆・亀裂・剥離・磨耗などの純粋な軟骨変性による膝蓋骨周辺の疼痛というよりも、その実態は膝蓋大腿疼痛症候群（patellofemoral pain syndrome〈PFPS〉）であることが多いようです。

（図015）ランナー膝

それは、ジョギング・ランニングなどによる足関節の外返しおよび下腿の外旋の増大（注1）と、そこから膝関節を伸展した際の大腿四頭筋と膝蓋靭帯の求心性収縮により、膝蓋骨背面の軟骨が正常な滑走から逸脱し外側に引かれ、膝蓋骨の背面の軟骨が大腿骨外側顆の辺縁と接触し膝蓋骨軟骨軟化症に至らないまでも疼痛を発生したり、これを抑える内側膝蓋支帯（内側滑膜襞）が過緊張したり、その内側膝蓋支帯（内側滑膜襞）と膝蓋下脂肪体との間に摩擦が生じたりして膝蓋骨内側あるいは下方に炎症が生じたりするものです。

（図016）ランナー膝

また膝蓋大腿（Patella-Femur）関節症は、関節面の

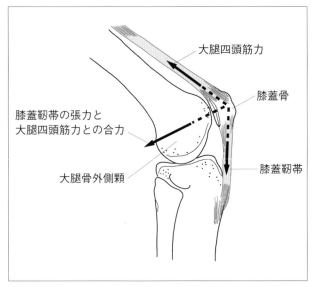

図015 ランナー膝

変性に伴い膝関節の屈伸に応じて脛骨が十分に回旋できなくなり、大腿四頭筋も短縮すると膝蓋骨の可動範囲も制限を受け、たとえば膝関節の伸展時に脛骨が十分に外旋できなくなり、膝蓋骨の内側が大腿骨の関節面と接触し関節軟骨の変性・軟骨下骨の硬化などが起こったりするものです。

そして次に腸脛靭帯症候群は、大腿骨の外側上顆付近を走行する大腿筋膜張筋からの広くて厚い帯状の靭帯である腸脛靭帯が膝関節の動きの際の緊張により擦れ合い発症する膝関節外側のオーバーユース・シンドロームです（注2）。

（図017）　腸脛靭帯症候群の発症部位

最後に鵞足炎とは、鵞足すなわち膝関節を屈曲する筋肉である縫工筋・薄筋・半腱様筋が膝関節の後方を通過し脛骨内顆周囲に付着する鵞鳥の足のような形の部分が膝関節伸展時に脛骨内顆を乗り超えそうな状態となり同部が緊張し、その摩擦によって、あるいは特にその下でその摩擦を干渉している鵞足下滑液包に炎症が起こるものです。

（図018）　鵞足
（図019）　鵞足と鵞足下滑液包

（注1）　したがって外反膝（X脚）あるいは大腿・下腿間のQ角すなわち上前腸骨棘あるいは下前腸骨棘と膝蓋骨の中心を結んだ線と膝蓋靭帯のなす角度が上前腸骨棘から測定し20°以上（正常男性10°以下・正常女性15°以下）で大腿四頭筋によって膝蓋骨が外側へ引っ張られる力が強くなっている場合に発症しやすいのです。また逆に大腿四頭筋の外側の外側広筋に対して内側の内側広筋のバランスがよければ、両者が付着する膝蓋骨の安定は保たれ、ジョギング・ランニングの際にも発症しにくいともいえます。

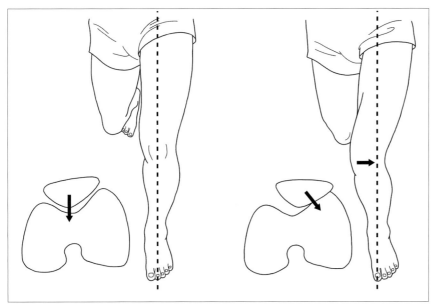

図016 ランナー膝

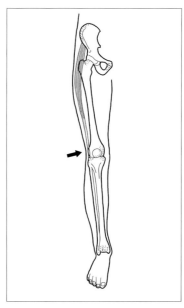

図017 腸脛靭帯症候群の発症部位
（腸脛靭帯と大腿骨外側上顆が擦れ合い発症する）

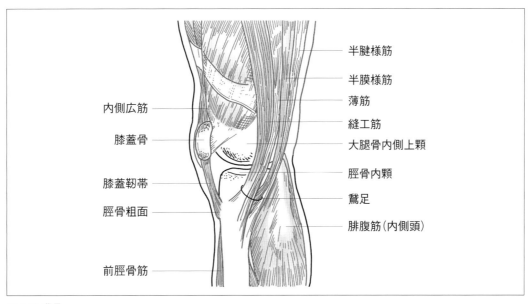

図018 鵞足

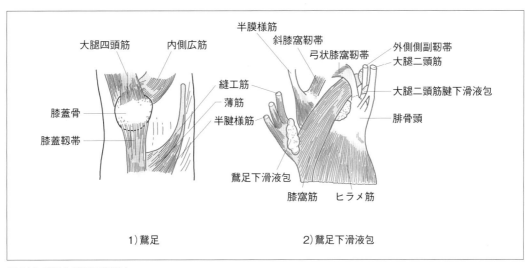

1) 鵞足　　　　　　　　2) 鵞足下滑液包

図019 鵞足と鵞足下滑液包

第2節　ランナー膝（Runner's knee）

（注2）したがって腸脛靱帯症候群は、内反膝（O脚）の場合に発症しやすいといえます。

第2項　症状

(膝蓋大腿疼痛症候群〈patellofemoral pain syndrome〈PFPS〉の場合)

まだ膝蓋大腿疼痛症候群にとどまっている場合には、膝蓋骨前面あるいは内縁・外縁に限局する疼痛が徐々に現れ、疼痛はジョギング・ランニング後増強し、休むと軽減します。また疼痛は長時間の腰掛姿勢すなわち膝関節の屈曲状態からの立ち上がり（すなわち膝蓋骨が圧迫された状態からの立ち上がり〈movie sign〉）・階段の昇降の際などにも増悪します。ときとして膝関節に引っかかり感あるいは膝崩れ現象（すなわち歩行中突然膝関節の力が抜け膝折れする現象〈giving way〉）がみられることもあります。

(膝蓋骨軟骨軟化症〈chondromalacia〉の場合)

すでに膝蓋骨軟骨軟化症すなわち膝蓋骨の後面の軟骨がまだらに黄色身を帯びて軟らかくなり、さらにはぼろぼろに擦り切れた状態にまで至っているような場合には、膝蓋骨周囲に疼痛が現れ、その疼痛はジョギング・ランニング中でも特に下り坂（したがって階段の昇降の際も特に降り）において増強します。膝関節の屈伸の際のクリックサイン（click sign）あるいは膝崩れ現象がはっきりとみられるようになり、ときとして大腿四頭筋萎縮・膝関節水腫などがみられることもあります。

第3項　徒手検査

1．膝蓋骨圧迫テスト（patellar compression test）

膝蓋骨を上下左右に動かし可動性をみ、圧迫しながら上下左右に動かし摩擦感をみ、軋音・疼痛の有無を確認します。

2．クラークサイン（Clarke's sign）

術者は膝蓋骨上縁を左右両母指で圧迫しながら下方へ押し下げ、選手に大腿四頭筋を収縮させ膝関節を伸展させることで膝蓋骨後面が圧迫され疼痛が生ずれば陽性です。

3．アプリヘンションサイン（apprehension sign）

膝関節軽度屈曲位にて、術者が膝蓋骨を外方へ押そうとすると、選手は脱臼するような恐怖を覚え、大腿四頭筋を収縮させ膝関節を伸展しようとし押せなくなれば陽性です。

4．Q角増大

Q角については、2通りの考え方があり、第1は、上前腸骨棘と膝蓋骨の中心を結んだ線と膝蓋靱帯のなす角度、第2は、下前腸骨棘と膝蓋骨の中心を結んだ線と膝蓋靱帯のなす角度です。いずれにせよ大腿四頭筋が収縮し膝蓋骨が引き上げられる線と膝蓋靱帯のなす角度であることに変わりはありません。上記のように上前腸骨棘から測定し20°以上（正常男性10°以下・正常女性15°以下）で大腿四頭筋により膝蓋骨が外側へ引っ張られる力が強くなります。

5．グラスピングサイン（grasping sign）

術者は、選手の膝関節をつかみ、選手にその膝関節を屈伸させ、大腿骨外側上顆に圧痛が生ずれば腸脛靱帯症候群、膝蓋骨内側下方に圧痛が生ずれば内側膝蓋支帯（内側滑膜襞）炎（肥厚していれば棚〈タナ〉障害）が、伸展時に膝蓋靱帯の深部を圧迫し圧痛が生ずればホッファ（Hoffa）膝蓋下脂肪体炎すなわちホッファ（Hoffa）病が、そして脛骨粗面内側（縫工筋・薄筋・半腱様筋の附着部）に圧痛が生ずれば鵞足炎がそれぞれ示唆されます。

（図020）膝の圧痛点

第4項　予防

1．ジョギング・ランニングの距離・速度・負荷と回復のインターバル等については、個人差に配慮した計画を練るようにします。

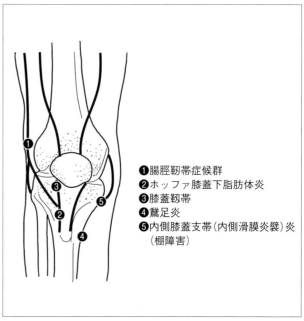

図020　膝の圧痛点

2．ジョギング・ランニング中ジョギング・ランニングシューズにおけるショックアブゾーバーの働きをチェックし、絶えず新しいシューズに履き替え、常にジョギング・ランニングの際の衝撃の干渉に配慮するようにします。
3．ジョギング・ランニング後のアイシングにより筋・腱における神経の興奮をしずめ、炎症の緩和を図るようにします。
4．膝蓋骨を含む大腿四頭筋（特に大腿内側で膝蓋骨に付着する内側広筋）などのストレッチングを実施するようにします。

（大腿四頭筋のストレッチ効果について）
①大腿直筋・中間広筋に硬結があると、膝蓋骨の挙上範囲も短縮し下腿への伝達能力も乏しくなります。
②内側広筋・外側広筋に硬結があると、内・外に不均衡が生じ膝蓋大腿疼痛症候群に陥りやすくなります。
大腿四頭筋のストレッチングには、これらを回復させる効果があります。

（①練習前後における大腿四頭筋特に大腿直筋・中間広筋のストレッチングによる同部の柔軟性の確保および術者による介助法）
（柔軟性の確保）
1）選手片膝立ちにて、後側の下肢を伸展し、両手を前側の膝の上に乗せ、上体を伸ばし、後側の大腿直筋・中間広筋をストレッチします。
2）選手は四つ這いから正坐し、そのまま上体を背後へ傾け大腿直筋・中間広筋をストレッチします。
3）選手立位にて、一方の手でバーを把握し上体の安定を図り、他方の膝関節を屈曲し同側の手でその足関節を把握し、その足関節を後方へ引き上げることで、その側の大腿直筋・中間広筋をストレッチします。

（術者による介助法〈パートナーストレッチング〉）
1）選手両膝を立て背臥位にて、術者は足側に頭側を向いて立ちます。
2）術者は、外側の手で選手の一方の鼠径部を把握し、その足底がテーブルについた状態のまま、内側の手で同側の足関節を押し、膝を最大に屈曲します。術者は左右反対に同様のことを行います。
3）術者は選手の左右両膝を接し、その左右の足底がテーブルについた状態のまま、両手でその左右両膝を術者の手前に引き寄せることで、結果的に選手の殿部が浮き上がりその両股関節に伸展が強制されるようにします。

（②練習前後における大腿四頭筋特に内側広筋・外側広筋のストレッチングによる同部の柔軟性の確保および術者による介助法）
（柔軟性の確保）
1）選手立位にて、一方の手でバーを把握し上体の安定を図り、他方の膝関節を屈曲し同側の手でその足関節を把握し、その足関節を後方外側へ引き上げることで、その側の内側広筋をストレッチします。
2）選手立位にて、一方の手でバーを把握し上体の安定を図り、他方の膝関節を屈曲し同側の手でその足関節を把握し、その足関節を後方内側へ引き上げることで、その側の外側広筋をストレッチします。
3）選手坐位にて、一方の股関節を屈曲・外旋し膝関節を屈曲し、他方の股関節を屈曲・内旋し膝関節を屈曲し、一方の外側広筋・他方の内側広筋をそれぞれストレッチします（注☆）。

（注☆）この場合一方は外側広筋を、他方は内側広筋をストレッチすることになり、両者のバランスの取れた状態といえますが、ただ前者については、膝関節において腸脛靱帯・外側々副靱帯等外側の軟部組織に炎症による疼痛がみられる場合、後者については、膝関節において内側膝蓋支帯（内側滑膜襞）・鵞足（薄筋・縫工筋・半腱様筋の腱およびその周囲の筋膜が合して扇状に拡大した結合組織の線維束群）・内側々副靱帯等内側の軟部組織に炎症による疼痛がみられる場合などには、無理をせず中止しましょう。

（術者による介助法〈パートナーストレッチング〉《安達による》）
1）選手両膝を立て背臥位にて、術者は足側に頭側を向いて立ちます。
2）術者は、外側の手で選手の一方の鼠径部を把握し、その足底がテーブルについた状態のまま、内側の手で同側の足関節を押し、膝を最大に屈曲します。術者は左右反対に同様のことを行います。
（O脚〈内反膝〉の場合）（写真065）
3）術者は選手の左右両膝を接し、左右両足関節をその逆に離し、その左右の足底がテーブルについた状態のまま、両手でその左右両膝を手前に引き寄せることで、結果的に選手の殿部が浮き上がりその両股関節に内旋が強制されるようにします（注☆）。
（X脚〈外反膝〉の場合）（写真066）
3）術者は選手の左右両膝を離し、左右両足関節をその逆に接し、その左右の足底がテーブルについた状態のまま、両手でその左右両膝を手前に引き寄せる

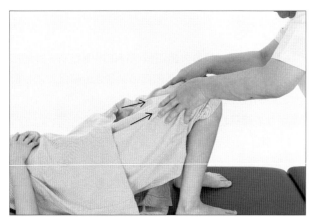
写真065

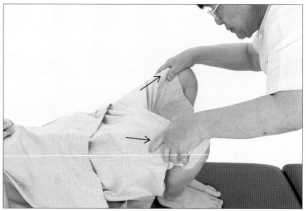
写真066

ことで、結果的に選手の殿部が浮き上がりその両股関節に外旋が強制されるようにします（注☆）。

(注☆) つまりこの場合、選手の膝がO脚（内反膝）なら膝を接し足関節を離し、選手の膝がX脚（外反膝）なら足関節を接し膝を離します。

5．膝蓋骨用ニーブレース・内側楔状インソールなどを用い下肢のアライメントを整え膝蓋大腿関節への負担を軽減します。

6．それでもなお疼痛を感じる場合には、①ジョギング・ランニング後のアイシング・②ジョギング・ランニングの休止・③膝関節運動の休止・④運動量全体の制限などを考慮します。

7．慢性化している場合には、ジョギング・ランニング前の超音波などによる温熱効果を考慮します。

第5項　整復

1．大腿四頭筋の硬結
（予防的整復）（写真 046・047・048・049・050・051・052・053・054）

前述の 第Ⅲ章 その競技に特有で、その競技の名称を冠した外傷・障害（下肢編）第1節 ジャンパー膝（Jumper's knee）第5項 整復 1．大腿四頭筋の硬結（予防的整復）〈第1段階：自動介助抵抗運動〉〈操体法〉〔その1〕膝屈曲運動Ⅰ〔その2〕膝屈曲運動Ⅱ〔その3〕両膝の左右交互挙上運動と同様です。

（予防的実践機能テープ）
〈予防のための機能補助として〉

前述の 第Ⅲ章 その競技に特有で、その競技の名称を冠した外傷・障害（下肢編）第1節 ジャンパー膝（Jumper's knee）第5項 整復 1．大腿四頭筋の硬結（予防的実践機能テープ）〈予防のための機能補助として〉と同様です。

2．大腿四頭筋・大腿筋膜張筋の硬結
（大腿四頭筋・大腿筋膜張筋整復法）

（膝蓋骨を含む大腿四頭筋の緊張に対する実践応用技法としての整復法）（写真 057・058）

前述の 第Ⅲ章 その競技に特有で、その競技の名称を冠した外傷・障害（下肢編）第1節 ジャンパー膝（Jumper's knee）第5項 整復 2．大腿四頭筋・ハムストリングの硬結（大腿四頭筋・ハムストリング整復法）（大腿四頭筋の膝伸展機構に対する実践応用技法としての整復法）と同様です。

（腸脛靱帯（注1）を含む大腿筋膜張筋の緊張に対する実践応用技法としての整復法）（写真 067・068）

1）選手背臥位にて、術者は患側に相対して立ち、頭側の手あるいは母指を患側の大腿筋膜張筋の起始すなわち腸骨稜外唇前縁（注2）にあてがいます。

2）次に術者は、足側の手で患側の足関節を把握し、頭側の手あるいは母指下の圧痛が80％減少するまでその股関節を外転させます。

3）次に術者は、足側の手で患側の大腿筋膜張筋の起始すなわち腸骨稜外唇前縁に向けて圧を加えつつ、その股関節を内転させ健側の下肢を超え、その膝関節をやや屈曲させます。

(注1) この 第Ⅲ章 その競技に特有で、その競技の名称を冠した外傷・障害（下肢編）第2節 ランナー膝（Runner's knee）の 第3項 徒手検査 5．グラスピングサイン（grasping sign）で上述した腸脛靱帯症候群と重複することになりますが、腸脛靱帯症候群では、特に大腿骨外側上顆を圧迫し、詳述すれば膝屈曲位から伸展させ30°屈曲位で選手は疼痛を覚えます。

(注2) 頭側の手あるいは母指を患側の大腿筋膜張筋の起始すなわち腸骨稜外唇前縁にあてがうかわりに腸脛靱帯の圧痛点の1つにあてがう方法もあります。

注：上記の技法は、DR. Andrew Taylor Still M.D.（DR. A.T. スティル M.D.）の Osteopathy Technique（オ

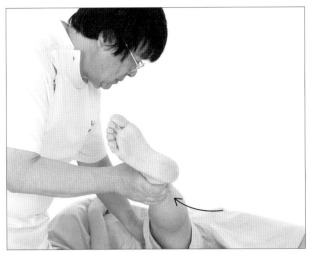
写真067

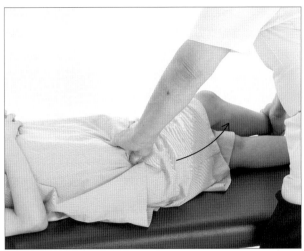
写真068

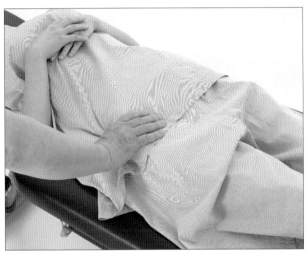
写真069

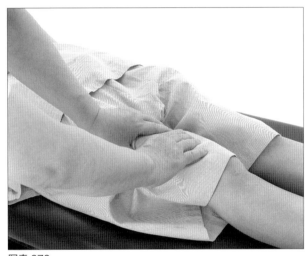
写真070

ステオパシー・テクニック）にヒントをえたものであることを付記し、合わせて紙面を借り DR. Andrew Taylor Still M.D.（DR. A.T. スティル M.D.）に深い敬意と謝意を表するものです。

（腸脛靱帯を含む大腿筋膜張筋に沿った疼痛に対する実践応用技法としての微整復法）

【第一段階】（写真069）

1）選手背臥位にて、術者は患側に相対して立ち、足側の母指を患側の大腿骨大転子の直上前方の大腿筋膜張筋の硬結部にあてがい内側後方に向けて押圧を加えます。

2）次に術者は、その母指で内側後方への押圧を維持し同部に弛緩がみられるまでその圧を継続します。

【第二段階】（写真070）

1）選手背臥位にて、術者は患側に相対して立ち、利き手の母指を患側の腸脛靱帯を含む大腿筋膜張筋の硬結部にあてがい他方の母指をその上に添えます。

2）次に術者は、それら両母指で内側後方へ押圧を加え同部に弛緩がみられるまでその圧を維持します。

注：上記2つの技法は、DR. Conrad A. Speece D.O.（DR. コンラッド A. スピース D.O.）・DR. William Thomas Crow D.O.（DR. ウィリアム・トマス・クロー D.O.）および DR. Steven L. Simmons D.O.（DR. スティブン L. サイモンズ D.O.）の靱帯性関節ストレイン（Ligamentous Articular Strain）にヒントをえたものであることを付記し、合わせて紙面を借り DR. Conrad A. Speece D.O.（DR. コンラッド A. スピース D.O.）・DR. William Thomas Crow D.O.（DR. ウィリアム・トマス・クロー D.O.）および DR. Steven L. Simmons D.O.（DR. スティブン L. サイモンズ D.O.）に深い敬意と謝意を表するものです。

（鵞足炎すなわち縫工筋・薄筋・半腱様筋が脛骨内顆周囲に付着する鵞鳥の足のような部分が摩擦によって炎症が起こったり、その下でその摩擦を干渉している鵞足下滑液包に炎症が起こったりしている場合に対する実践応用技法としての整復法）（写真071）

1）選手背臥位にて、助手を患者の頭側にまわり込ませ、選手の両腋窩に助手の両前腕を挿入させテーブル（診療台）を保持させます。
2）術者は、選手の患側に頭側を向いて立ち、その下腿を術者の左右大腿間にしっかりとはさみ込みます。
3）術者は、内側の手で膝近位内側（母指を経絡の経穴である脾経の血海付近）を、外側の手で膝遠位外側（母指を経絡の経穴である胃経の足三里の下〈巨虚上廉〔こきょじょうれん〕あるいは上巨虚〔じょうこきょ〕〉付近）をそれぞれ把握します。
4）術者は、回旋（O脚なら股に外旋、X脚なら股に内旋）を加えつつタイミングを図り、左右の手で偏位の方向と反対の方向へ捻転を加えながら、その下肢を術者の左右大腿間で引くことによって膝を突然伸展します。

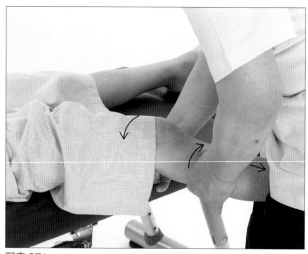

写真071

（実践機能テープ）
〈予防のための機能補助として〉
1）選手はテーブルの上に立位にて、術者は患側の膝関節を軽度屈曲させ、踵部下に小さなヒールアップになる台（補高）をかい、下腿下1/3から大腿中1/2までアンダーラップを巻き、幅3.8 cmのホワイト・テープを用い、その上下にそれぞれアンカーを巻きます（大腿および下腿アンカー）。
2）次に幅5.2 cmのエラスティクテープを用い上のアンカーから下のアンカーへ、まず大腿前面を大腿直筋および中間広筋の走行に沿って総腱へ、次に膝蓋骨上端で2つに裂き穴をあけ膝蓋骨の両側を包んで膝蓋骨下端へ、最後に膝蓋靱帯を経て下腿前面に貼付します（大腿四頭筋総腱および膝蓋靱帯サポート）。
3）次に幅5.2 cmのエラスティクテープを用い下のアンカー内側から下腿を外旋するように牽引をかけながら上のアンカーへ、下腿前面・下腿外側・膝窩・大腿内側・大腿前面に終わるようなスパイラル・テープを巻きます。（腸脛靱帯サポート（注1））。
4）次に幅5.2 cmのエラスティクテープを用い下のアンカー外側から下腿を内旋するように牽引をかけながら上のアンカーへ、下腿前面・下腿内側・膝窩・大腿外側・大腿前面に終わるようなスパイラル・テープを巻きます。（鵞足部サポート（注2））。

5）次に幅5.2 cmのエラスティクテープを用い、患側の膝窩から内・外両側へ、それぞれ内側膝蓋支帯（内側滑膜襞）および外側膝蓋支帯（外側滑膜襞）に沿って巻き、その内・外両端をそれぞれスプリットしてそれぞれを上・下に分け、それらによって膝蓋骨の上・下をそれぞれ内外から取り囲むように内・外両膝蓋支帯（内・外両側滑膜襞）のサポートをかけます（内側膝蓋支帯〈内側滑膜襞〉および外側膝蓋支帯〈外側滑膜襞〉サポート）。
6）最後に1）同様大腿および下腿の上下に、それぞれアンカーをかけて終わります（大腿および下腿アンカー）。

（注1）この際予め足尖をtoe outさせ下腿を外旋させておきましょう。また膝窩を通る際ハムストリング腱部の圧迫を防ぐため、術者の母指でテープを浮かせるようにしましょう。
（注2）この際予め足尖をtoe inさせ下腿を内旋させておきましょう。また膝窩を通る際ハムストリング腱部の圧迫を防ぐため、術者の母指でテープを浮かせるようにしましょう。

3．膝蓋大腿関節・下肢アライメントの整復
（膝蓋大腿〈Patella-Femur〉関節に対する膝関節の整復法〈下腿および膝蓋骨の癒着に対するモビライゼーション〉）

〈第1段階：下腿回旋療法〉（写真072・073）
1）選手背臥位にて、術者はその健側に相対して立ちます。
2）術者は、患側の膝窩にスポンジ小枕子をあて、その軽度屈曲位の膝関節の近位すなわち大腿骨遠位を頭側の手で把握し、足側の手でその足関節を把握します。

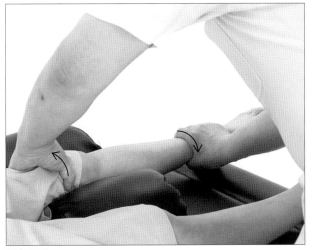
写真072

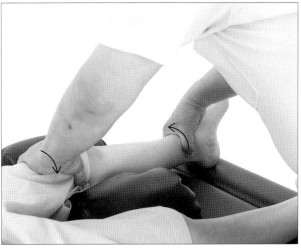
写真073

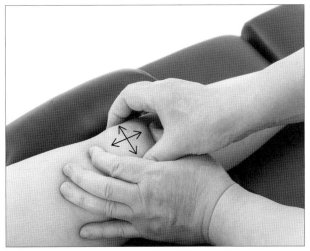
写真074

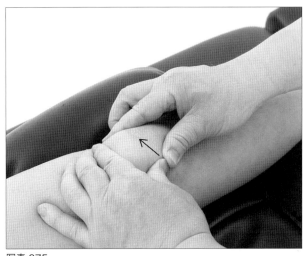
写真075

3）術者は、その大腿骨遠位を術者の前方へ軽く回旋気味に押し、その足関節を術者の手前へ軽く回旋気味に引き、次いで回旋の方向を変え大腿骨遠位を手前へ軽く回旋気味に引き、足関節を前方へ軽く回旋気味に押し、これを数回繰り返します。

〈第2段階：膝蓋骨可動療法〉（写真074・075・076）
1）選手背臥位にて、術者はその健側に相対して立ちます。
2）術者は、患側の膝窩にスポンジ小枕子をあて、その軽度屈曲位の膝関節における膝蓋骨のそれぞれ上下・左右の2点ずつ合計4点を、それぞれ左右の母指と示指ではさみ、それらを上下および左右に動かしながら、その拘束個所をみつけるようにします。
3）次に拘束個所がみつかったら、それぞれ左右の母指と示指の間を一層広げ、そこを中心に周囲の筋肉を含めてはさみ込みながら、両母指でその膝蓋骨をその拘束個所から遠ざけるように押し、次いで両示指でその膝蓋骨をその拘束個所へ近づけるように押

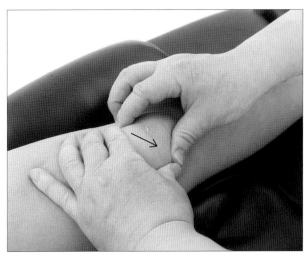
写真076

し返し、その膝蓋骨の可動性が触知できるようになるまでこれを繰り返します。

注：1）膝蓋大腿（Patella-Femur）関節の癒着が強い場合には、まず〈第2段階：膝蓋骨可動療法〉のみを実施し、それも左右の母・示指で膝蓋骨の上

第2節　ランナー膝（Runner's knee）　65

下・左右のみをはさみ（この際、左右の母・示指が膝蓋骨を中心に交叉することになります）、軽く上下・左右に動かす程度にとどめます。慣れてきたら整復力を増すためそれら両母指で外側から内側へ押し両示指で内側から外側へ押し返し、両母指で下方から上方へ押し両示指で上方から下方へ押し返します。拘束個所がみつかったら、そこを中心にまず周囲の筋肉は含めないで左右の母・示指で膝蓋骨の上下・左右のみをはさみ（この際、左右の母・示指が膝蓋骨を中心に交叉することになります）今度は少し重めに上記同様にし、さらに慣れてきたら今度は拘束箇所を中心に両母指および両示指をそれぞれ重ねて押し押し返して動きの制限をとるようにします。たとえば上記のように両母指および両示指をそれぞれ重ねて下外方から上内方へ押し上内方から下外方へ押し返し、その部位における下外方への拘束による動きの制限をとるようにします。それから上記の第2段階の3）に従い、さらに第1段階に戻り今度は第1段階の1）から順に実施していきます。

2）上記2つの技法の内、〈第1段階：下腿回旋療法〉は、DR. Joseph Janse D.C.（DR. ジョセフ・ジェンシー D.C.）の膝の治療法 No.7 に、〈第2段階：膝蓋骨可動療法〉は、DR. Joseph Janse D.C.（DR. ジョセフ・ジェンシー D.C.）の膝の治療法 No.6 および DR. Thomas F. Bergmann D.C.（DR. トマス F. バーグマン D.C.）の膝蓋大腿（Patella-Femur）関節のアジャストメントにヒントをえたものであることを付記し、合わせて紙面を借り DR. Joseph Janse D.C.（DR. ジョセフ・ジェンシー D.C.）および DR. Thomas F. Bergmann D.C.（DR. トマス F. バーグマン D.C.）に深い敬意と謝意を表するものです。

（下肢アライメントのための寛骨 AS 偏位に対する整復法）

〈寛骨〔上前腸骨棘〕の前下方偏位に対する〔大・小腰筋の弛緩を図る〕整復法〉（写真 077）

1）選手患側の膝を立て背臥位にて、術者はその健側に相対して立ちます。
2）術者は、足側の手で患側の膝を把握し、頭側の四指々先を患側の鼠径部にあてがいます。
3）術者は、その膝を選手の足底が浮くぐらいダイナミックに術者の手前に引き寄せながら、頭側の手の四指々先でその鼠径部に押圧を加えます。
4）術者は、頭側から足側にかけて漸次リズミカルにこれを数回繰り返します。

注：1）3）は、ちょうど和船の櫓を漕ぐときの要領

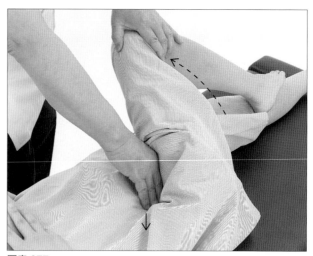
写真 077

です。
2）これは、大・小腰筋の弛緩を図ることによって逆に寛骨の偏位を整復する技法です。
3）この技法は、DR. M. B. De Jarnette D.C.（DR. M. B. ディジャネット D.C.）の SOT technique（SOT テクニック）にヒントをえたものであることを付記し、合わせて紙面を借り DR. M. B. De Jarnette D.C.（DR. M.B. ディジャネット D.C.）に深い敬意と謝意を表するものです。

〈寛骨〔上前腸骨棘〕の前下方偏位に対する整復操作―その1―〉（写真 078）

1）選手患側の膝を立て背臥位にて、術者は患側足側に頭側を向いて立ちます。
2）術者は患側の上前腸骨棘を内側の手掌で、その坐骨結節を外側の手掌でそれぞれ把握し、前者を斜め外下方へ後者を斜め内上方へその仙腸関節面に沿って押し引きつつ、患側の下腿に術者の上体を浴びせて体重をかけることでその仙腸関節および股関節に屈曲を強制します。

注：この技法は、DR. Ronald Gitelman D.C.（DR. ロナルド・ギトルマン D.C.）の Alternate techniques for sacroiliac joint mobilization の Technique in supine position for right lower joint mobilization にヒントをえたものであることを付記し、合わせて紙面を借り DR. Ronald Gitelman D.C.（DR. ロナルド・ギトルマン D.C.）に深い敬意と謝意を表するものです。

〈寛骨〔上前腸骨棘〕の前下方偏位に対する整復操作―その2―〉（写真 079）

1）選手患側を上に頭部を上げ側臥位にて、術者は、その背側に相対して立ち、術者の足側の下腿をテーブルの上に乗せ膝をあてることで、その殿部の安定

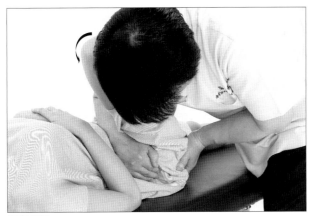

写真 078

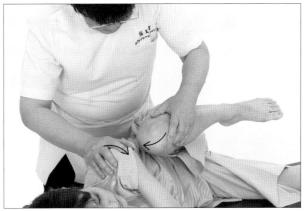

写真 079

を図ります。
2）次に術者は、頭側の手で患側の肩を把握し（支持手）、足側の手で患側の膝を把握し屈曲を強制します（整復手）。
3）術者は、頭側の手で患側の肩を前下方へ押圧し支持する間、足側の手でその膝を選手の背側からさらに後方へ引き寄せることで寛骨を選手の後下方へ矯正します。

注：この技法は、DR. Alfred States D.C.（DR. アルフレッド・ステーツ D.C.）の Genu-Fixed Sacrum-Deltoid（膝―仙骨固定―三角筋矯正法）にヒントをえたものであることを付記し、合わせて紙面を借り DR. Alfred States D.C.（DR. アルフレッド・ステーツ D.C.）に深い敬意と謝意を表するものです。

〈寛骨〔上前腸骨棘〕の前下方偏位に対する実践応用技法としての安達の整復法〔DR. Adachi's adjustment of Pelvis〕〉（写真 080）

「最新徒手医学　痛みの診察法（著者 Jiří Dvořák・Václav Dvořák 監訳者江藤文夫・原田孝共訳者武者芳朗・古市昭人・米倉徹新興医学出版社 235-319, 1996）の 8. 各筋の検査法に従い、その大腰筋（同著では小腰筋については触診することは困難で、脊椎症性反射症候の見地からも意義はないとしています）に沿った、あるいは大・小腰筋が必ずその下を通過するので鼠径靱帯に沿った圧痛（痛み・突っ張り感）をみて、痛み・突っ張り感のある側を上に、選手側臥位にて、術者は選手の患側の腹側に相対して立ち、かりにそれが左側であれば、その左上前腸骨棘を、術者の左手掌母指球・小指球間で斜め後下方 45°方向へ押し、右手中・環（薬）指々先を左恥骨にかけ、その反対側すなわち斜め前上方 45°方向へ引き上げる操作を、左仙腸関節面に沿って、間欠的かつリズミカルに数回行います。

注：1）この際、腸骨の上前腸骨棘を仙腸関節面（耳状面）に沿って押すことと、その側の恥骨をその関

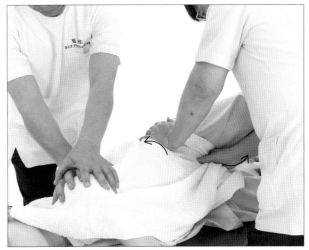

写真 080

節面に沿って引き上げることは、同時に同程度行わなければなりません。なぜなら腸骨・坐骨・恥骨は、もともと 3 つの別個な骨であり、それらは寛骨関節窩を中心に、Y 字状に軟骨結合していたものであり、それが成長とともに癒合し思春期ころまでに骨化し 1 つの骨になったものである以上、思春期以前は勿論のこと、それ以後でもそこには軟骨連合時代の組織が残存し、一方を押したり引いたりしただけでは容易に他方は動かないからです。ちなみに Y（状）軟骨が癒合する時期に寛骨臼が完成しても、腸骨稜、上前腸骨棘、下前腸骨棘、坐骨結節などの骨端核がまだ癒合していないことが、X 線上でもしばしば確認されています（以下（1）・（2）・（3）参照）。
（1）吉田郁夫・武藤浩：体表解剖学―その臨床的応用―　南江堂　272-279 1981
（2）中野實：腸骨々端のレ線学的研究　日整会誌第 17 巻　第 7 号　799-836 1942
（3）横倉誠次郎：骨之レ線診断指針　南江堂 9-31 1949
2）この時、助手を選手の背後に回らせ、左肩・背中

を押さえさせ、選手自身にも両手でテーブルを把握させ、側臥位が崩れないようにするべきです。

3）また術後、同様に反対側の大腰筋に沿った圧痛をみてみますと、決まって必ず増強しています。無論この場合、その反対側もまた上記同様にその上前腸骨棘（Anterior Superior Iliac Spine〈ASIS〉）を後上方へ、その側の恥骨を前上方へ還納し、その仙腸関節の偏位もまた元の位置に整復されると、その側の大腰筋・小腰筋の緊張も弛緩し、上記同様にその大腰筋に沿ったあるいは鼠径靱帯に沿った圧痛をみてみましても、すでに消失がみられますので問題はないわけです。ただこの反対側の大腰筋に沿ったあるいは反対側の鼠径靱帯に沿った圧痛の増強という「痛みの移動」ということにつきまして、筆者はそれまで、それは選手の一方の圧痛の消失に伴うごく主観的な問題であろうと考えていました。しかしそれがそうでないことに、ある解剖所見を通し気付かされました。すなわちその時、左側の腸骨の上前腸骨棘（Anterior Superior Iliac Spine〈ASIS〉）を後上方へ移動したところ、右側の腸骨の上後腸骨棘（Posterior Superior Iliac Spine〈PSIS〉）は、その反対の方向すなわち前下方へ、特に腰椎部の代償運動を制限しないとき、より大きく動かされることが観察されたのです。このことから上記のような場合も、左側の大腰筋・小腰筋が弛緩し、右側の大腰筋・小腰筋が緊張することになり、左右相反を示すことになります。そしてそのことは、歩行の際の左右相反としてもいいうることであり、もっと言えばそのときの腕の振り方を考えてみましても、歩行時は左右相互に反対の動きになるため、上肢においても例えば上腕三頭筋長頭の圧痛の左右相反として、下肢とはこれまた左右相反対側において同様にいいうるものと思われます。さらにこの肩と骨盤との相反する回旋運動ということにつきましても、脊髄節間反射（intersegmental reflex）としての前肢後肢反射（hand-foot reflex）とも一致し、結果として左右両肢の間の筋の相反神経支配（reciprocal innervation）、すなわち右肢の屈筋反射によって右肢の伸筋が抑制されると同時に、左肢は屈筋が抑制され、左肢の伸筋が興奮するとされることとも一致することになります。

4）なお術後、第Ⅲ章 その競技に特有で、その競技の名称を冠した外傷・障害（下肢編）第4節 テニス脚（Tennis leg）第5項 整復（整復）（重度整復法）で後述する（舟状骨および各中足骨底の上外側不全脱臼〈亜脱臼〉に対する実践応用技法としての整復法）を試みてみますと、大腰筋に沿ったあるいは鼠径靱帯に沿った圧痛のさらなる軽減がみられます。それは、下肢における皮膚と筋肉に対する神経支配として、まず腰仙骨神経叢は腰神経叢（T12～L4N）・仙骨神経叢（坐骨神経叢）（L4～S3N）・陰部神経叢（S2～S4N）の3神経叢に分かれ、そのうち腰神経叢（T12～L4N）が大腰筋（L2～L3N）・小腰筋（L1～L2N）を支配し、そのうち仙骨神経叢（坐骨神経叢）（L4～S3N）は脛骨神経と総腓骨神経に分枝し、さらにそのうち脛骨神経は内側足底神経と外側足底神経に分枝し、それらがそれぞれ大腿・下腿のすべての屈筋を支配し、そのうち総腓骨神経は浅腓骨神経と深腓骨神経に分枝し、それらがそれぞれ足背の皮膚と筋肉を支配しているため、結局腰仙骨神経叢にとって足背の皮膚と筋肉の負担を軽減することは同時に、同じ神経支配を受けている大腰筋・小腰筋の負担を軽減することにもつながるからです。

（実践機能テープ）

1）選手はテーブルの上に立位にて、術者は患側の膝関節を軽度屈曲させ、踵部下に小さなヒールアップになる台（補高）をかい、膝蓋大腿関節の膝蓋骨を適合（通常外側から内側へ矯正）させた上で、安定のため膝蓋骨周囲に幅2.5cmのマーキュロバンを上端周囲・下端周囲・外側・内側の順に貼付します。

2）次に選手の膝蓋骨に、膝蓋骨用ニーブレースあるいは特殊サポーターを装着します（この状態で疼痛が引き、炎症が治まるまで待ちます）。

第3節　平泳ぎ膝（Breast stroker's knee）

第1項　発生機序

平泳ぎのウィップキック（whip kick）および水球の巻き足などでは、股関節の屈曲・外転を小さくし、かわりに膝関節の外反・下腿の外旋を大きくし、そこから膝関節を伸展させ足底で水を蹴り出します。この膝関節の屈曲から伸展への動きの際、内側々副靱帯の緊張は、屈曲20～30°・外反さらに下腿の外旋で最も強くなります。そしてその蹴り出しの繰り返しが内側々副靱帯炎を発症させるのです。また平泳ぎ膝（breast stroker's knee）には、さらにこれに膝関節内側の棚（タナ）障害・内側半月板損傷・鵞足炎などの膝関節障害を含める場合もあります。

（図021）whip kickと平泳ぎ膝

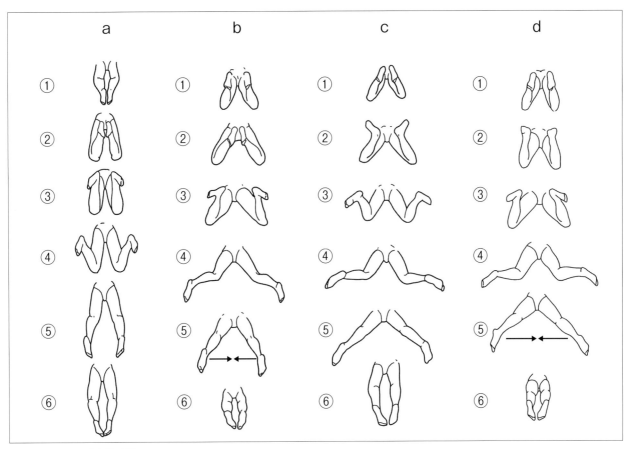

図021 whip kickと平泳ぎ膝
　a. 平泳ぎ膝がないキック　b. 内側側副靱帯に痛みのあるキック
　c. 膝蓋骨内側に痛みのあるキック　d. 内側側副靱帯と膝蓋骨内側の両方に痛みのあるキック

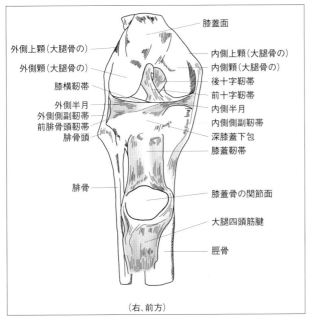

図022 膝の構造

（図022）膝の構造

第2項　症状

　平泳ぎにおけるキックによって足底で水を後方へ押し出し推進力をえようとする際に生ずる膝関節内側の漠然とした疼痛を主症状として大腿四頭筋・大内転筋等内転筋群・ハムストリング・腓腹筋などの筋力低下・短縮および股関節可動域制限・膝関節弛緩性などを随伴症状とします。

（棚〈タナ〉障害について（注1））

1. 発生機序

　膝蓋骨の外側への偏位を抑え込むための内側膝蓋支帯すなわち内側滑膜襞（ヒダ）の過緊張によって棚（タナ）障害（注2）は生じます。

　またその際この内側膝蓋支帯すなわち内側滑膜襞下方の膝蓋内側滑膜襞（縦束）と膝蓋下脂肪体との間に生じた摩擦により、膝蓋骨の内側下方に膝蓋下脂肪体炎すなわちHoffa病（注3）が生じます（注4）。

（図023）膝関節の靱帯

（注1）　棚〈タナ〉障害についての詳細は、第Ⅳ章 その競技に特有の外傷・障害への予防と整復 第5節 スキー 第1項 棚（タナ）障害 において後述しますが、ここでは先ずその基本的な輪郭についてのみ触れておくことにします。

（注2）　膝関節腔は不完全ながら内側翼状襞（横束）・膝蓋内側滑膜襞（縦束）・外側翼状襞（横束）・膝蓋外側滑膜襞（縦束）の4つによって分けられ、そのうち前二者は特に棚（タナ）と呼ばれ、これが増殖し大腿内側顆

第3節　平泳ぎ膝（Breast stroker's knee）

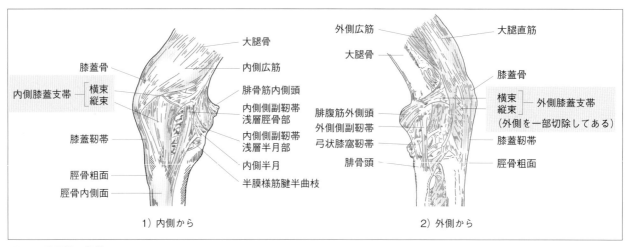

図023 膝関節の靭帯

を覆たり弾力を失って厚く硬化し索状をなしたりして疼痛を生じているものを棚（タナ）障害あるいは襞（ヒダ）障害と呼びます。

（注3）上記（注1）における滑膜襞（縦束）下の脂肪組織である膝蓋下脂肪体が受傷した際における微細出血による浸潤・増殖・硬化・肥厚などの一連の炎症性増殖性変化を膝蓋下脂肪体炎あるいはHoffa膝蓋下脂肪体炎あるいは単にHoffa病と呼びます。

（注4）ここで少し用語を整理しておきますと膝蓋支帯すなわち滑膜襞の膝上の横束が翼を横に広げた形なので翼状襞と呼ばれ、膝蓋支帯すなわち滑膜襞の膝下の縦束が膝下なのでそのまま膝蓋滑膜襞と呼ばれ、それぞれ内側（内側膝蓋支帯すなわち内側滑膜襞）か、外側（外側膝蓋支帯すなわち外側滑膜襞）かによってそれぞれ内側翼状襞・膝蓋内側滑膜襞あるいは外側翼状襞・膝蓋外側滑膜襞と呼ばれます。

2．症状

棚障害は、膝蓋骨の内側下方に圧痛があり、膝蓋下脂肪体炎すなわちHoffa病は、膝蓋靭帯の奥に圧痛があり、さらに鵞足炎は、脛骨粗面内側に圧痛があります。つまりこれらの障害は、膝関節を屈曲した際、膝蓋骨が真っ直ぐに動かないのに膝を内側へ入れ、そのため膝蓋骨が外側へ寄ってしまうような選手に起こりやすいのです。

また疼痛は、長時間の腰掛姿勢すなわち膝関節の屈曲状態ではほとんど感じないのですが、そこから立ち上がり膝関節を伸展させた際、上記の部位を強く圧迫すると腫れぼったい感じとともにあらわれます。概して受傷直後よりも2〜3日から1週間ほど経ってから発症することが多いようです。

第3項　徒手検査

1．Lateral instability test

a．Abduction stress test

選手背臥位にて患側股関節をハムストリング伸張のため軽度屈曲させ膝関節を伸展させ、術者は頭側の手で大腿遠位外側を支持し、足側の手で下腿遠位を緩徐に外側へ引きます。膝関節内側の伸張・疼痛は内側々副靭帯の側方動揺性・不安定性を示唆します。陰性の場合にも確認のため、患側膝関節を側方動揺性が最も強くなる30°屈曲・軽度内旋位にて再度同様のテストを試みてみる必要があります。

b．Adduction stress test

選手背臥位にて患側股関節をハムストリング伸張のため軽度屈曲させ膝関節を伸展させ、術者は頭側の手で大腿遠位内側を支持し、足側の手で下腿遠位を緩徐に内側へ押します。膝関節外側の伸張・疼痛は外側々副靭帯の側方動揺性・不安定性を示唆します。陰性の場合にも確認のため、患側膝関節を側方動揺性が最も強くなる30°屈曲・軽度外旋位にて再度同様のテスト試みてみる必要があります。

2．Apley test

a．Distraction test（Rotation test）

選手腹臥位にて患側膝関節を90°屈曲させ、大腿遠位に術者の頭側の膝を乗せ支持し、両手でその足関節を持ち上げ、大腿骨両顆から脛骨関節面を引き離し内旋・外旋します。疼痛の有無を確認し牽引・回旋時の疼痛は、靭帯の不安定性を示唆し内側に疼痛があれば内側々副靭帯の、外側に疼痛があれば外側々副靭帯の、それぞれ損傷を意味します。

b．Compression test（Grinding test）

選手腹臥位にて患側膝関節を90°屈曲させ、大腿遠位

に術者の頭側の膝を乗せ支持し、両手でその踵部を押し下げ（この際頭側の手で足関節の安定を図りつつ、足側の手でその踵部を押し下げる方法もあります）、大腿骨両顆へ脛骨関節面を押し付け内旋・外旋します。疼痛の有無を確認し圧迫・回旋時の疼痛は、半月板の損傷を示唆し内側に疼痛があれば内側半月板の、外側に疼痛があれば外側半月板の、それぞれ損傷を意味します。

3．McMurray's test

　選手背臥位にて患側膝関節を最大屈曲すなわち選手の膝関節の関節可動域に応じ踵部が殿部に接する程度までの範囲で屈曲し、頭側の手指をその内・外側関節裂隙に挿入し、足側の手でその足部を把握し、その下腿に内・外旋を加えつつ伸展していき、最大屈曲から90°屈曲程度までにクリック音あるいは疼痛が感知されれば内・外側半月板における後節損傷の可能性を、90°屈曲から0°伸展程度までにクリック音あるいは疼痛が感知されれば内・外側半月板における中節損傷の可能性を、それぞれ示唆します。

　そしてこの際下腿を外反・内旋しつつ膝関節を伸展し内側に疼痛があれば内側半月板損傷の可能性を、下腿を内反・外旋しつつ膝関節を伸展し外側に疼痛があれば外側半月板損傷の可能性を、それぞれ示唆します。

第4項　予防

1．練習前のホットパック・超音波などによる温熱効果、練習後のアイシングなどによる冷却効果に配慮します。
2．①大腿四頭筋（特に内側広筋）・②大内転筋等内転筋群・③（特に内側）ハムストリング（半腱様筋・半膜様筋・薄筋・縫工筋）・④腓腹筋・⑤腸腰筋およびそれらの筋肉に対して拮抗作用のある⑥中殿筋・⑦大腿筋膜張筋などのストレッチングを実施します。
（パートナーストレッチング（注☆））

　（注☆）　このパートナーストレッチングにつきましては、第Ⅳ章 その競技に特有の外傷・障害への予防と整復 第2節 水泳 3．予防（パートナーストレッチング）でも詳述しますので、そのあとの〈オステオパシーとストレッチの複合について〉および〈伸筋群の筋力強化・筋機能改善のためのトレーニング〉などとともにご確認下さい。またこのパートナーストレッチングにおける等尺性収縮運動（isometric contraction exercise）につきましては、PNFを応用したものであることを付記します。

①大腿四頭筋（特に内側広筋）：
1）選手腹臥位にて、健側の下肢をテーブルから下ろさせ、患側の股関節を伸展・外旋させます。
2）術者は、患側に相対して立ち頭側の手で患側のPSISを支持し、足側の手でその足関節を把握し、その膝関節を屈曲させます。

注：1）患側の大腿遠位前面に枕を挿入することによって、その股関節をより伸展させることができます。
2）健側の股関節・膝関節をより屈曲させることによって、患側の大腿四頭筋（特に内側広筋）をよりストレッチすることができます。
3）選手が大腿四頭筋（特に内側広筋）にストレッチを感じはじめた角度を保ち、術者が患側に足側を向いて立ち、両手で患側の足関節を把握し抵抗を与える間、選手は患側股関節を屈曲・内旋させつつ、その膝関節を伸展させようとすることで等尺性収縮運動（isometric contraction exercise）を行ってもよい。
4）選手が大腿四頭筋（特に内側広筋）にストレッチを感じはじめた角度を保ち、術者が患側に頭側を向いて立ち、両手でテーブルの左右を把握し、内側の肩で選手の患側の足関節に抵抗を与える間、選手は患側股関節を屈曲・内旋させつつ、その膝関節を伸展させようとすることでより強い等尺性収縮運動（isometric contraction exercise）を行ってもよい。

②大内転筋等内転筋群：
　選手背臥位にて、術者は患側に頭側を向いて立ち、内側の手で健側のASISを支持し、外側の手で患側膝関節遠位を把握し、その股関節を屈曲・外転・外旋させます。

注：1）患側股関節の屈曲を順に深くすることによってストレッチされる筋の付着部が変わり、大内転筋・長内転筋・短内転筋の順にストレッチされます。
2）選手が大内転筋等内転筋群にストレッチを感じはじめた角度を保ち、術者が腹部で患側の足底を支持し、外側の手で患側膝関節遠位内側に抵抗を与える間、選手は患側股関節を伸展・内転させつつ内旋させようとすることで等尺性収縮運動（isometric contraction exercise）を行ってもよい。

③（特に内側）ハムストリング（特に半腱様筋・半膜様筋・薄筋・縫工筋）：
1）選手背臥位にて、健側の下肢をテーブルから下ろさせ、患側の股関節を屈曲させ、その膝関節を伸展させます。
2）術者は、患側に頭側を向いて立ち、内側の下腿をテーブルの上に乗せ、外側の手で患側の膝関節を支持し、内側の手でその足関節を把握し、その股関節を軽度外転・内旋しつつ屈曲します。

注：1）内側の手で患側の足関節を把握するかわりに、踵部を把握し足関節に背屈を強制すると、患側の（特に内側）ハムストリング（特に半腱様筋・半膜様筋・薄筋・縫工筋）は、よりストレッチされます。
2）選手が（特に内側）ハムストリング（特に半腱様筋・半膜様筋・薄筋・縫工筋）にストレッチを感じはじめた角度を保ち、術者が内・外側の手で抵抗を与える間、選手は緩徐に患側踵部をテーブルに接近させつつ、その膝関節を屈曲させようとすることで等尺性収縮運動（isometric contraction exercise）を行ってもよい。

④腓腹筋：
　選手背臥位にて、患側の股関節・膝関節を伸展させ、術者は、患側に相対して立ち、頭側の手でその足関節を把握し、前腕でその下腿を支持し、足側の手でその踵部を把握し、前腕でその足底から足関節に背屈を強制し、術者はそのまま頭側へ上体を倒します。
注：1）足部を外がえしすると、患側の腓腹筋は、よりストレッチされます。
2）選手が腓腹筋にストレッチを感じはじめた角度を保ち、術者が足側の手で患側の足底に抵抗を与える間、選手はその足底で患側足関節を底屈させようとすることによって等尺性収縮運動（isometric contraction exercise）を行ってもよい。

⑤腸腰筋：
1）選手下腹部に枕を挿入し腹臥位にて、健側の下肢をテーブルから下ろさせ、患側の下肢を伸展させます。
2）術者は、患側に相対して立ち頭側の手で患側のPSISを支持し、足側の手でその大腿遠位を持ち上げ、その股関節を伸展させます。
注：1）術者は、そのままあるいは足側の下腿をテーブルの上に乗せ、大腿で足側の手および選手の患側の大腿遠位を支えてもよい。
2）選手が腸腰筋にストレッチを感じはじめた角度を保ち、術者が足側の手あるいは足側の手および大腿で患側大腿遠位前面に抵抗を与える間、選手は患側股関節を屈曲させようとすることで等尺性収縮運動（isometric contraction exercise）を行ってもよい。

⑥中殿筋：
　選手背臥位にて、術者は健側に相対して立ち、頭側の手で患側のASISを支持し、足側の手で患側下腿近位を把握し、その股・膝両関節を屈曲させ、股関節を内転させます。
注：1）患側股関節を軽度屈曲させて行えば次の大腿筋膜張筋を、最大屈曲させて行えば大殿筋を、それぞれストレッチすることができます。そこでこの中殿筋の場合には、その中間の角度ということができます。
2）選手が中殿筋にストレッチを感じはじめた角度を保ち、術者が足側の手で患側下腿近位外側に抵抗を与える間、選手は患側膝関節を伸展させつつ、股関節を外転させようとすることで等尺性収縮運動（isometric contraction exercise）を行ってもよい。

⑦大腿筋膜張筋：
　選手健側の膝を立て背臥位にて、術者は足側に頭側を向いてたち、一方の手を健側の膝の上に乗せ安定を図り、他方の手で健側膝下を潜（くぐ）らせた患側の足関節を把握し、その膝関節を伸展させたまま、その股関節を内転・外旋させます。
注：1）患側の股関節を内転・外旋させた際、その寛骨が回旋しないように、健側の膝を、その上に乗せた術者のもう一方の手で、その回旋と反対方向に押すとよい。
2）選手が大腿筋膜張筋にストレッチを感じはじめた角度を保ち、術者が他方の手で患側足関節に抵抗を与える間、選手は患側股関節を外転させつつ内旋させようとすることで等尺性収縮運動（isometric contraction exercise）を行ってもよい。

3．股関節の可動性の確保、特に内旋角度における左右均等の確保が最も重要です。
4．大腿四頭筋（特に内側広筋）・大内転筋等内転筋群・（特に内側）ハムストリング（すなわち半腱様筋・半膜様筋・薄筋・縫工筋）などの筋力強化・筋機能改善のためのトレーニングを実施します。
①大腿四頭筋（特に内側広筋）：スクアット・ウィズ・ウェイト
②大内転筋等内転筋群：サイド・ランジ・ウィズ・ウェイト
③（特に内側）ハムストリング（すなわち半腱様筋・半膜様筋・薄筋・縫工筋）：フロント（レッグ）・ランジ・ウィズ・ウェイト
注：1）スクワット・ウィズ・ウェイト＝
　選手脚を肩幅に開き立位にて、両肩にバーベルを乗せ、両手を肩幅より開いてそのバーを握り、大腿部が床と平行になるまで腰を下ろし、視線は水平線をみて、緩徐にもとに戻します。

2）サイド・ランジ・ウィズ・ウェイト＝

　選手脚を肩幅に開き立位にて、両肩にバーベルを乗せ、両手を肩幅より開いてそのバーを握り、一方の膝を側方へ出し、その大腿部が床と平行になるまで膝を曲げ、視線は水平線をみて、常に背筋を伸ばし、緩徐にもとに戻します。左右足をかえ同様に行います。

3）フロント（レッグ）・ランジ・ウィズ・ウェイト＝

　選手脚を肩幅に開き立位にて、両肩にバーベルを乗せ、両手を肩幅より開いてそのバーを握り、一方の膝を前方へ出し、その大腿部が床と平行になるまで膝を曲げ、視線は水平線をみて、常に背筋を伸ばし、緩徐にもとに戻します。左右足をかえ同様に行います。

第5項　整復

1．大腿四頭筋の硬結

（予防的整復）（写真046・047・048・049・050・051・052・053・054）

　前述の第Ⅲ章　その競技に特有で、その競技の名称を冠した外傷・障害（下肢編）第1節　ジャンパー膝（Jumper's knee）第5項　整復1．大腿四頭筋の硬結（予防的整復）〈第1段階：自動介助抵抗運動〉〈操体法〉〔その1〕膝屈曲運動Ⅰ〔その2〕膝屈曲運動Ⅱ〔その3〕両膝の左右交互挙上運動と同様です。

（予防的実践機能テープ）

〈予防のための機能補助として〉

1）選手はテーブルの上に立位にて、患側の膝関節を軽度屈曲し、踵部下に小さなヒールアップになる台（補高）をかい、術者は幅5cmのキネシオ・テープを用い大腿中1/2・下腿下1/3にそれぞれアンカーを巻きます（大腿および下腿アンカー）。

2）次に幅5cmのキネシオ・テープを用い下のアンカーから上のアンカーへ、内側々副靱帯に沿って、そしてそのテープと内側半月板との交点を中心として×印になるように内側々副靱帯のサポートをかけます（内側々副靱帯サポート）。

3）次に幅5cmのキネシオ・テープを用い下のアンカー外側から下腿を内旋するように牽引をかけながら上のアンカーへ、下腿前面・下腿内側・膝窩・大腿外側・大腿前面に終わるようなスパイラル・テープを巻きます（外旋制動スパイラル・テープ）。

4）次に幅5cmのキネシオ・テープを用い内・外側半月板に沿って巻き、その長く取った内・外両端のそれぞれを真中から上・下にスプリットし、それらによってその膝蓋骨の上・下を取り囲むように内・外側両半月板サポートをかけます（内・外側半月板サポート）。

5）次に1）同様大腿および下腿にアンカーをかけます（大腿および下腿アンカー）。

注：内側々副靱帯サポート・外旋制動スパイラル・テープは、重ねて補強してもよいのですが、外旋制動スパイラル・テープについては、1/3程度ずらして重ねるようにすべきです。

2．大腿四頭筋・大内転筋等内転筋群・内側ハムストリングの硬結

（大腿四頭筋・大内転筋等内転筋群・内側ハムストリング整復法）

〈大腿四頭筋の膝伸展機構に対する実践応用技法としての整復法〉（写真057・058）

　前述の第Ⅲ章　その競技に特有で、その競技の名称を冠した外傷・障害（下肢編）第1節　ジャンパー膝（Jumper's knee）第5項　整復2．大腿四頭筋・ハムストリングの硬結（大腿四頭筋・ハムストリング整復法）（大腿四頭筋の膝伸展機構に対する実践応用技法としての整復法）と同様です（注☆）。

（注☆）但し、この際、特に内側広筋に効かせようと思うのならより外側に屈曲するようにすべきです。

〈大内転筋等内転筋群の緊張に対する実践応用技法としての整復法〉（写真081・082）

1）選手背臥位にて、術者は患側に相対して立ち、頭側の手を患側の大腿骨内側顆前部（注1）にある大内転筋付着部にあてがいます。

2）次に術者は、足側の手で患側の足底踵部（注2）を把握し、その股関節を軽度内転・内旋させ（注3）、大内転筋（注4）の起始（坐骨結節）に向けて圧迫を加えつつ、その股関節を30～45°外転（注5）させます。

(注1) 短内転筋の場合小転子から粗線にいたる線・長内転筋の場合粗線の内側唇中央半分。

(注2) 短内転筋・長内転筋の場合足関節。

(注3) 短内転筋の場合患側が健側に触れるところ・長内転筋の場合中立位あるいは軽度内転。

(注4) 短内転筋の場合短内転筋の起始（恥骨下枝外側）・長内転筋の場合長内転筋の起始（恥骨前面）。短内転筋の起始と長内転筋の起始は、ほぼ同じ個所。

(注5) 短内転筋の場合股関節30°外転、膝関節30°屈曲・長内転筋の場合股関節30～45°外転のみ。

〈内側ハムストリング〔内側から半腱様筋・半膜様筋・薄筋・縫工筋〕の緊張に対する実践応用技法としての整

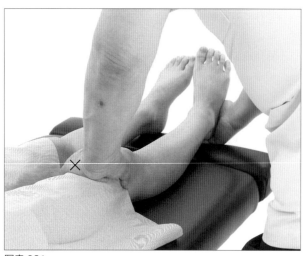
写真 081

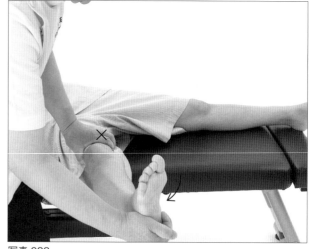
写真 082

復法〉（写真 083・084）
1）選手背臥位にて、術者は患側に相対して立ち、頭側の手を患側の膝関節にあてがいます。
2）次に術者は、足側の手で患側の足底踵部を把握し、脛骨内側顆に圧痛がある場合そこから坐骨結節にあるハムストリングの起始に向けて圧迫を加えつつ、その股関節を 90°屈曲 30°外転させます。

注：上記 2 つの技法は、DR. Andrew Taylor Still M. D.（DR. A.T. スティル M.D.）の Osteopathy Technique（オステオパシー・テクニック）にヒントをえたものであることを付記し、合わせて紙面を借り DR. Andrew Taylor Still M.D.（DR. A.T. スティル M.D.）に深い敬意と謝意を表するものです。

（実践機能テープ）
〈予防のための機能補助として〉
1）選手はテーブルの上に立位にて、患側の膝関節を軽度屈曲し、踵部下に小さなヒールアップになる台（補高）をかい、術者は幅 5 cm のキネシオ・テープを用い大腿中 1/2・下腿下 1/3 にそれぞれアンカーを巻きます（大腿および下腿アンカー）。
2）次に幅 5 cm のキネシオ・テープを用い下のアンカーから上のアンカーへ、内側々副靱帯に沿って、そしてそのテープと内側半月板との交点を中心として×印になるように内側々副靱帯のサポートをかけます（内側々副靱帯サポート）。
3）次に幅 5 cm のキネシオ・テープを用い下のアンカーから上のアンカーへ、外側々副靱帯に沿って、そしてそのテープと外側半月板との交点を中心として×印になるように外側々副靱帯のサポートをかけます（外側々副靱帯サポート）。
4）次に幅 5 cm のキネシオ・テープを用い下のアン

カー外側から下腿を内旋するように牽引をかけながら上のアンカーへ、下腿前面・下腿内側・膝窩・大腿外側・大腿前面に終わるようなスパイラル・テープを巻きます（外旋制動スパイラル・テープ）。
5）次に幅 5 cm のキネシオ・テープを用い内・外側半月板に沿って巻き、その長く取った内・外両端のそれぞれを真中から上・下にスプリットし、それらによってその膝蓋骨の上・下を取り囲むように内・外側両半月板サポートをかけます（内・外側両半月板サポート）。
6）次に 1）同様大腿および下腿にアンカーをかけます（大腿および下腿アンカー）。

注：内側々副靱帯サポート・外旋制動スパイラル・テープは、重ねて補強してもよいのですが、外旋制動スパイラル・テープについては、1/3 程度ずらして重ねるようにすべきです。

3．膝内障に対する整復法

（膝内障〈内・外側半月板のハイパーモビリティーと前・後十字靱帯および内・外側々副靱帯の捻転など〉に対する膝関節の整復法〈内・外側半月板の嵌屯〔頓〕症状を除く〉）（写真 085）

1）選手背臥位にて、助手を患者の頭側にまわり込ませ、選手の左右両腋窩に助手の左右両前腕をそれぞれ挿入させテーブルを保持させます。
2）術者は、患側の足側に頭側を向いて立ち、患側の下腿を術者の内側の腋窩に抱え込み、内側の手で術者の外側の前腕を把握し、外側の手を患側の下腿の上におき、一層しっかり抱え込み、組み手をそのままに術者は、上体を前に出すことで患側の膝関節を一旦屈曲させます。
3）術者は、術者の上体でモーションをかけるため、

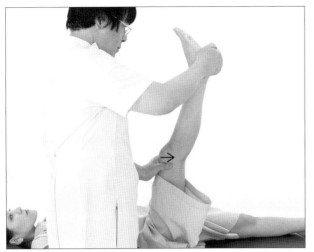

写真 083

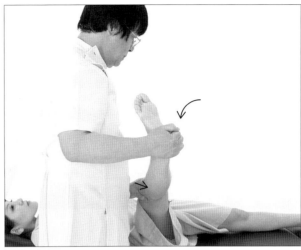

写真 084

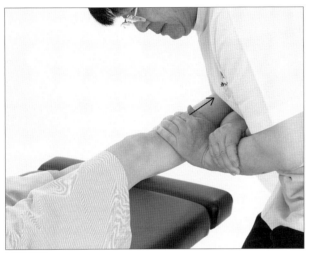

写真 085

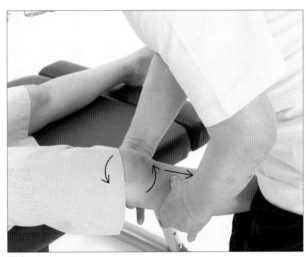

写真 086

　　2〜3回回旋（注☆）を加えつつタイミングを図って、その膝関節を突然伸展します。

（注☆）　この際、選手がO脚（内反股）なら外旋、X脚（外反股）なら内旋します。

注：関節裂隙内は、陰圧に近い状態のため半月板も内方へ引き寄せられ、それによって元の位置に還元されます。また大腿骨・脛骨間の微妙な転位すなわち偏位も整復され、その間を結合している前・後十字靱帯および内・外側々副靱帯の捻転も整復され、それらの位置関係の偏位により、それらの付着部にかかっていた負担すなわちストレスも回復され疼痛も緩和されます。

（膝内障〈内・外側々副靱帯の捻転など（注1）〉に対する膝関節の整復法）（写真086）

　1）選手背臥位にて、助手を選手の頭側にまわり込ませ、選手の両腋窩に助手の両前腕を挿入させテーブルを保持させます。

　2）術者は、選手の患側に頭側を向いて立ち、その下腿を術者の左右の大腿間にしっかりとはさみ込みます。

　3）術者は、左右の手で選手の膝の近・遠位を把握します（下腿を外から内へ向けたいときは、内側の手で膝近位内側〈母指を経絡の経穴である脾経の血海付近〉を、外側の手で膝遠位外側〈母指を経絡の経穴である胃経の足三里の下〔巨虚上廉（こきょじょうれん）あるいは上巨虚（じょうこきょ）〕付近〉をそれぞれ把握し、内から外へ向けたいときは、それぞれ左右の手を入れかえ、その逆にします）。

　4）術者は、股関節に回旋（O脚〈内反膝〉なら股に外旋、X脚〈外反膝〉なら股に内旋（注2））を加えつつタイミングを図り、左右の手で下腿の偏位の方向と反対の方向へ回旋を加えながら、その下肢を引くことで膝を突然伸展します。

（注1）　鵞足炎などについても、3）で下腿を外から内へ向ければ効果を発揮します。

第3節　平泳ぎ膝（Breast stroker's knee）

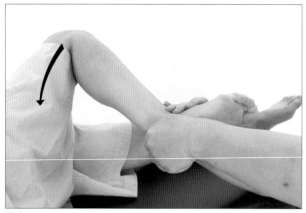

写真087

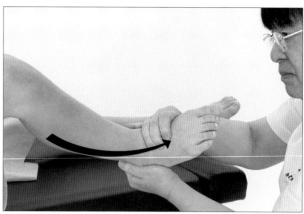

写真088

（注2）　日本人の場合、股・膝ともにO脚の傾向がよくみられます。

注：大腿（大腿骨）・下腿（脛骨）間の偏位も還元され、内・外側々副靱帯の捻れ・捩れもとれることで修復も早められます。

（膝内障における内側々副靱帯損傷に対する単独微調整法）（写真087・088）

1）選手背臥位にて、術者は患側に頭側を向いて坐し、外側の手で選手の患側の踵部を、内側の手でその前足部をそれぞれ把握し、その股関節を内転・内旋させ股・膝両関節を90°屈曲させます。

2）次に術者は、患側の下腿を外旋し足関節を外がえし・外転し、その内側々副靱帯を緊張させたまま遠位方向やや外側へ緩徐に牽引していきます。

3）その際術者は、途中で引っかかりを感じたら一旦その位置で静止し、その内側々副靱帯の緊張に十分な余裕が生じてから再び完全な伸展位になるまで緩徐な牽引を継続します（その結果大腿は内旋位から外旋位になります）。

注：この場合、患側の膝関節が完全伸展位をとった時点において、その大腿骨が外旋し脛骨と整合することで内側々副靱帯も中間位すなわち正常な位置に還元されます。

（内・外側半月板の後方偏位に対する実践応用技法（注1））（写真089）

1）選手背臥位にて、術者は外側半月板の場合患側に頭側を向いて立ち、内側半月板の場合健側に頭側を向いて立ち、患側のやや曲げられた膝窩にその内外から、手掌を術者自身の方に向け四指の曲げられた両手を潜入します。

2）次に術者は、両手中指の指尖を重ね、その膝窩の硬結部が内側にあれ中間にあれ外側にあれその半月

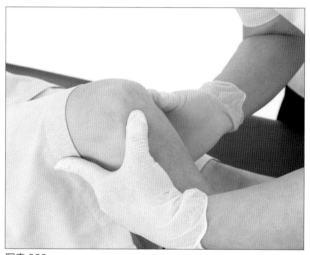

写真089

部にあてがい、それぞれ硬結が消失するまで前方（注2）への押圧を保持します。

（注1）　筆者は、日本のナショナルチームのラガーマン五郎丸歩選手のキックの前のルーティンにパフォーマンス〈組手・呼吸等〉が似ているところから、ハンドルネームすなわち呼称として"五郎丸選手のルーティン"と名付けました。

（注2）　日本人の場合、股・膝ともにO脚の傾向がよくみられますが、その場合前方やや内側への押圧を保持し整復する気持ちが大切です。

注：1）基本的に膝関節が滑動関節である以上、屈曲により脛骨は大腿骨に対し後方へ滑動し、その反復により後方へ偏位し、それに伴い半月板もまた後方へ偏位しやすいのです。したがって上記の技法においても脛骨ごと前方（注2）へ整復する気持ちが大切です。

2）上記の棚障害（襞障害）すなわち内側膝蓋支帯（内側滑膜襞）すなわち内側翼状襞（横束）および膝蓋内側滑膜襞（縦束）に過緊張が生じたり、それが高じ特に膝蓋内側滑膜襞（縦束）とその下の脂肪体との摩擦によりそこに炎症が生じたり、さらにそれらが増殖し大腿内側顆を覆たり弾力を失って厚く

硬化し索状をなしたりして膝蓋骨内側下方に圧痛・疼痛が生じたりしている難治例に対しては、その対角線上にある外側半月板の後方偏位を上記の技法を用い前内方すなわちそれら内側翼状襞および膝蓋内側滑膜襞の方向へ押圧することによって著効が得られます。それは外側半月板の後方偏位の整復に伴ってその関節周囲を構成するそれら内側膝蓋支帯（内側滑膜襞）の位置関係もまた整復されるためと推測されます（注☆）。

3) 上記2つの技法は、DR. Conrad A. Speece D.O.（DR. コンラッド A. スピース D.O.）・DR. William Thomas Crow D.O.（DR. ウィリアム・トマス・クロー D.O.）および DR. Steven L. Simmons D.O.（DR. スティブン L. サイモンズ D.O.）の靱帯性関節ストレイン（Ligamentous Articular Strain）に対するオステオパシー・マニプレーション（Osteopathic Manipulative Techniques）にヒントをえたものであることを付記し、合わせて紙面を借りDR. Conrad A. Speece D.O.（DR. コンラッド A. スピース D.O.）・DR. William Thomas Crow D.O.（DR. ウィリアム・トマス・クロー D.O.）および DR. Steven L. Simmons D.O.（DR. スティブン L. サイモンズ D.O.）に深い敬意と謝意を表するものです。

（注☆） この際、その対角線上にある外側半月板の後方偏位を上記の技法を用い前内方すなわちそれら内側翼状襞および膝蓋内側滑膜襞の方向へ押圧することによって著効が得られてのちも、まだ膝蓋内側滑膜襞中心付近にピンポイントの圧痛が残存するような場合には、その下の内側半月板の前方部分を、その対角線方向にわずかに押し返しておくとよい。

（実践機能テープ）

1) 選手はテーブルの上に立位にて、患側の膝関節を軽度屈曲し、踵部下に小さなヒールアップになる台（補高）をかい、術者は膝蓋骨を中心に馬蹄形のパッドをあて、下腿下1/3から大腿中1/2までアンダーラップを巻き、幅3.8 cmのホワイト・テープを用い大腿中1/2・下腿下1/3にそれぞれアンカーを巻きます（大腿および下腿アンカー）。

2) 次に幅3.8 cmのホワイト・テープを用い下のアンカーから上のアンカーへ、内側々副靱帯に沿って、そしてそのテープと内側半月板との交点を中心として×印になるように内側々副靱帯のサポートをかけます（内側々副靱帯サポート）。

3) 次に幅3.8 cmのホワイト・テープを用い下のアンカーから上のアンカーへ、外側々副靱帯に沿って、そしてそのテープと外側半月板との交点を中心として×印になるように外側々副靱帯のサポートをかけます（外側々副靱帯サポート）。

4) 次に幅5.2 cmのエラスティック・テープを用い下のアンカー外側から下腿を内旋するように牽引をかけながら上のアンカーへ、下腿前面・下腿内側・膝窩・大腿外側・大腿前面に終わるようなスパイラル・テープを巻きます（外旋制動スパイラル・テープ）。

5) 次に幅5.2 cmのエラスティック・テープを用い内・外側半月板に沿って巻き、その長く取った内・外両端のそれぞれを真中から上・下にスプリットし、それらによってその膝蓋骨の上・下を取り囲むように内・外側両半月板サポートをかけます（内・外側半月板サポート）。

6) 次に1) 同様大腿および下腿にアンカーをかけます（大腿および下腿アンカー）。

7) 最後に幅3.8 cmのホワイト・テープを用い両面テープをつくり、下から上へ螺旋状に滑り止めを巻き、その上に伸縮包帯を巻きダーミセルでとめます（下肢ラッピング）。

注：1) 馬蹄形のパッドは、関節水腫予防・膝蓋骨安定・内側広筋圧迫・膝窩ハムストリング擦過予防などの意味があります。

2) 内側々副靱帯サポート・外旋制動スパイラル・テープは、重ねて補強してもよいのですが、外旋制動スパイラル・テープについては、1/3程度ずらして重ねるようにすべきです。

【トピック】

(鵞足炎と腸脛靱帯症候群の治療法における共通点と相違点)

先ず鵞足炎は、鵞足すなわち膝関節を屈曲する筋肉である縫工筋・薄筋・半腱様筋が膝関節の後方を通過し脛骨内顆周囲に付着する鵞鳥の足のような形の部分が膝関節伸展時に脛骨内顆を乗り超えそうな状態となり同部が緊張し、その摩擦によって炎症が起こったり、その下でその摩擦を干渉している鵞足下滑液包に炎症が起こったりするものです。

次に腸脛靱帯症候群は、大腿骨の外側上顆付近を走行する大腿筋膜張筋からの広くて厚い帯状の靱帯である腸脛靱帯が膝関節の動きの際の緊張により擦れ合い発症する膝関節外側のオーバーユース・シンドロームすなわち過使用症候群です。

〈治療法における共通点〉

1) 先ず、いずれにせよ膝関節の障害である以上、寛骨から整復すべきであり、前述の 第Ⅲ章 その競技

に特有で、その競技の名称を冠した外傷・障害（下肢編）第2節 ランナー膝（Runner's knee）第5項 整復 3．膝蓋大腿関節・下肢アライメントの整復（下肢アライメントのための寛骨 AS 偏位に対する整復法）〈寛骨〔上前腸骨棘〕の前下方偏位に対する実践応用技法としての安達の整復法〔DR. Adachi's adjustment of Pelvis〕〉を実施します（写真 080）。

2）その際、頭側の手で腸骨の上前腸骨棘を仙腸関節面（耳状面）に沿って押し、足側の手はその側の恥骨にかけ、その側の恥骨をその関節面に沿って引き上げるべきであり、決して坐骨にかけて引き上げてはいけません。なぜならこの場合、坐骨にかけて引き上げたのでは、日本人に多くみられる股・膝ともにO脚（内反股・膝）の傾向が助長されてしまう恐れがあるからです。充分留意して下さい。

3）さらにその場合、その後〈大腿筋群外旋に対するアジャストメント〉［直接法］［間接法］を実施すべきです。以下にそれらをまとめてみます。

〈大腿筋群外旋に対するアジャストメント〉

［直接法］（写真 090）

①選手は背臥位にて、術者は選手の健側に相対して立ちます。

②術者は、足側の手で膝関節を把握し、頭側の手で股関節（中枢）から膝関節（末梢）にかけて、漸次、術者の手前へかい込むような操作を繰り返します。

注：上記の技法は、DR. M. B. DeJarnette D.C.（DR. M.B. ディジャネット D.C.）の SOT テクニックにヒントをえたものであることを付記し、合わせて紙面を借り DR. M. B. DeJarnette D.C.（DR. M.B. ディジャネット D.C.）に深い敬意と謝意を表するものです。

［間接法］（写真 091）

①選手は背臥位にて、術者は選手の足側に頭側を向いて立ちます。

②術者は両手で下腿末端を把握し、術者の外側前腕にて足関節を内側に押し込むようにし、両手でわずかに足側へ牽引をかけながら、股関節からの内旋を強制します。

4）そして次に前述の 第Ⅲ章 その競技に特有で、その競技の名称を冠した外傷・障害（下肢編）第2節 ランナー膝（Runner's knee）第5項 整復（鵞足炎すなわち縫工筋・薄筋・半腱様筋が脛骨内顆周囲に付着する鵞鳥の足のような部分が摩擦によって炎症が起こったり、その下でその摩擦を干渉している鵞足下滑液包に炎症が起こったりしている場合に対する実践応用技法としての整復法）（写真 071）（＝特にこの整復は、鵞足炎にとってある程度決め手の治療になります）を実施します。

〈治療法における相違点〉

次に鵞足炎に対しては、前述の 第Ⅲ章 その競技に特有で、その競技の名称を冠した外傷・障害（下肢編）第3節 平泳ぎ膝（Breast stroker's knee）第5項 整復 3．膝内障に対する整復法（膝内障における内側々副靱帯損傷に対する単独微調整法）（写真 087・088）を実施し、腸脛靱帯症候群に対しては、下記の（膝内障における外側々副靱帯損傷に対する単独微調整法）を実施します。

（膝内障における外側々副靱帯損傷に対する単独微調整法）（写真 092・093）

1）選手背臥位にて、術者は患側に相対して坐し、足側の手の肘を台上に四指でその足底を母指でその足背を把握し、その股関節を外転・外旋させ股・膝両関節を90°屈曲させます。

2）次に術者は、患側の下腿を内旋し足関節を内がえし・内転し、その外側々副靱帯を緊張させたままその遠位方向へ緩徐に牽引していきます。

3）その際術者は、途中で引っかかりを感じたら一旦その位置で静止し、その外側々副靱帯の緊張に十分な余裕が生じてから再び完全な伸展位になるまで緩徐な牽引を継続します（その結果大腿は外旋位から内旋位になります）。

注：1）この場合、患側の膝関節が完全伸展位をとった時点において、その大腿骨が内旋し脛骨と整合することで外側々副靱帯も中間位すなわち正常な位置に還元されます。

2）上記の技法は、DR. Conrad A. Speece D.O.（DR. コンラッド A. スピース D.O.）・DR. William Thomas Crow D.O.（DR. ウィリアム・トマス・クロー D.O.）および DR. Steven L. Simmons D.O.（DR. スティブン L. サイモンズ D.O.）の靱帯性関節ストレイン（Ligamentous Articular Strain）にヒントをえたものであることを付記し、合わせて紙面を借り DR. Conrad A. Speece D.O.（DR. コンラッド A. スピース D.O.）・DR. William Thomas Crow D.O.（DR. ウィリアム・トマス・クロー D.O.）および DR. Steven L. Simmons D.O.（DR. スティブン L. サイモンズ D.O.）に深い敬意と謝意を表するものです。

次に鵞足炎に対しては、前述の 第Ⅲ章 その競技に特有で、その競技の名称を冠した外傷・障害（下肢編）第3節 平泳ぎ膝（Breast stroker's knee）第5項 整復 2．

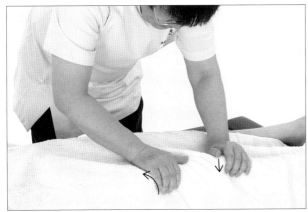
写真090

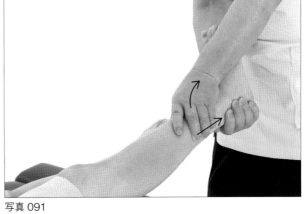
写真091

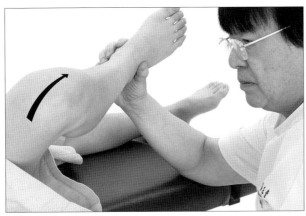
写真092

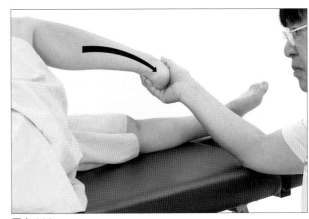
写真093

大腿四頭筋・大内転筋等内転筋群・内側ハムストリングの硬結〈内側ハムストリング〔内側から半腱様筋・半膜様筋・薄筋・縫工筋〕の緊張に対する実践応用技法としての整復法〉（写真083・084）を実施し、腸脛靭帯症候群に対しては、前述の 第Ⅲ章 その競技に特有で、その競技の名称を冠した外傷・障害（下肢編）第1節 ジャンパー膝（Jumper's knee）第5項 整復 2. 大腿四頭筋・ハムストリングの硬結（大腿四頭筋・ハムストリング整復法）（ハムストリング〈内側から半腱様筋・半膜様筋・大腿二頭筋〉の緊張に対する実践応用技法としての整復法）の脛骨外側顆に圧痛がある場合（写真061・062）および 第2節 ランナー膝（Runner's knee）第5項 整復 2. 大腿四頭筋・大腿筋膜張筋の硬結（腸脛靭帯を含む大腿筋膜張筋の緊張に対する実践応用技法としての整復法）（写真067・068）（＝特にこの整復は、腸脛靭帯症候群にとってある程度決め手の治療になります）を実施します。

注：1) 上記のように同じ関節であっても、関節そのものに対する治療法は共通しているとしても、その関節周囲の特に軟部組織の障害に対する治療法はその障害個所に応じ、臨機応変に変化・工夫しなければなりません。

2) たとえば、日本人には股・膝ともにO脚（内反股・膝）の傾向が多くみられるとはいえ、鵞足炎に対しては、そうしたO脚（内反股・膝）の傾向の中にあっても歩行動作における膝関節のX脚（外反膝）傾向を考慮すれば、（膝内障における内側々副靭帯損傷に対する単独微調整法）（写真087・088）を実施すべきであり、腸脛靭帯症候群に対しては、そうしたO脚（内反股・膝）の傾向による特に腸脛靭帯の障害を考慮し、（膝内障における外側々副靭帯損傷に対する単独微調整法）（写真092・093）を実施すべきです。

3) 無論筋腱等について、鵞足炎に対しては内側ハムストリング、腸脛靭帯症候群に対しては腸脛靭帯を含む大腿筋膜張筋というように関連する筋腱等を調整すべきことはいうまでもありません（そして各障害強いては各個人の障害に対する個別の治療メニューが、上記のようにプレタポルテ〈既製服〉ではなくオートクチュール〈注文服〉としてつくられていくように、柔軟な発想力を以って充分な対応で臨むべきです）。

第4節　テニス脚（Tennis leg）

第1項　発生機序

テニスのサービス直後のダッシュ（注☆）あるいはバレーボール、バスケットボールのジャンプの際、ふくらはぎにパッチと弾けるような音を感じ疼痛を覚えるもので、腓腹筋の内側筋腹からアキレス腱への移行部にかけて発生する肉離れ（muscle strain）すなわち筋膜・筋線維の一部あるいは大部分が断裂するものです。

あるいは腓腹筋の内側頭に発生することもあり、また腓腹筋の外側筋腹からアキレス腱への移行部に発生することもあり、まれに腓腹筋の外側頭に発生することもあります。

（図024）テニス脚（tennis leg）の好発部位

腓腹筋の内側筋腹からアキレス腱への移行部あるいは内側頭に多く発生するのは、ダッシュやジャンプの際、母趾（指）球で瞬発的にキックすることによります。

（図025）巻き上げ効果の動き

また腓腹筋は大腿骨の内・外側上顆に起始しているため、1950年ころまでは腓腹筋の外側頭に発生するものは、大腿骨の外側上顆上線・膝関節斜膝窩靱帯に起始し踵骨後部内側およびアキレス腱に付着する足底筋の肉離れと考えられていました。

そもそもふくらはぎの筋肉である下腿三頭筋は3つの頭を持つ筋肉であり、そのうちヒラメ筋の頭は腓骨頭・腓骨骨幹上部1/3・脛骨内側縁中1/3・脛腓間腱弓に起始し、腓腹筋の2つの頭は上記のように大腿骨の内・外側上顆に起始し、それらはアキレス腱によって合流し踵骨に付着するため、ヒラメ筋は足関節の底屈のみに関与し、腓腹筋は足関節の底屈のみならず膝関節の屈曲にも関与します。

つまり二関節筋である腓腹筋は足関節背屈・膝関節伸展の緊張時に、さらに求心性・遠心性を問わず収縮が加わると、肉離れを起こしやすいということができるのです。

また腓腹筋には、速筋線維が多く急速な動きに備えているのに対し、ヒラメ筋には、遅筋線維が多く下腿の支持に備えているという違いがあります。なお肉離れは、一般的にハムストリングに最も多くみられ、次いで大腿直筋そして腓腹筋さらには大腿内転筋群等によくみられます。

（注☆）　サービスで膝関節を伸展させた状態のまま、さらにダッシュで足関節を背屈させることで腓腹筋に過伸展が強制され発生するといわれています。

第2項　症状

（受傷直後の症状）

1）突然の激痛

選手は、突然のことにボールがあたったあるいは後ろから蹴られたと感じることも多いようです。

2）血腫あるいは腫脹および圧痛

翌日までには皮下血腫がみられ、それが足関節あたりまで下がってくることもあります。また患部を母指で軽く押圧しただけで圧痛を覚えます。

3）歩行障害

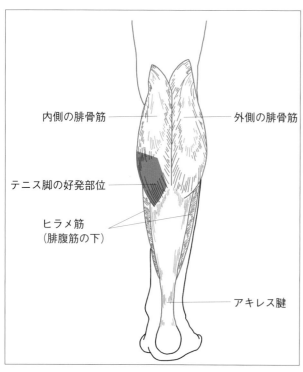

図024　テニス脚（tennis leg）の好発部位
1）内側の腓腹筋　　2）外側の腓腹筋
3）テニス脚の好発部位　4）ヒラメ筋（腓腹筋の下）
5）アキレス腱

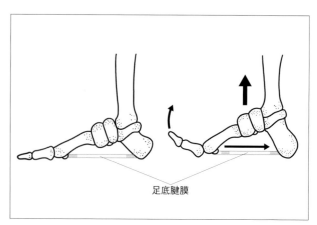

図025　巻き上げ効果の動き

若年の軽症例では、受傷直後は足が攣ったとしか思わず競技を続行し、翌日になって腫脹が増すにつれ疼痛も増悪し歩けなくなることもあります。

4）筋肉の陥凹

重症例では、腓腹筋の腫脹・圧痛部位に断裂の程度に応じた範囲の陥凹を触れます。

（特徴的症状）

1）active contraction：足関節を自動的に底屈することは可能ですが強烈な疼痛を伴い、抵抗を付加するとさらに疼痛が増悪し、ついには底屈が困難になります。

2）passive stretching：膝関節伸展位にて足関節を他動的に背屈すると、すなわち腓腹筋をストレッチすると、患部に疼痛を生じます。

3）機能障害：爪先立ちなどの膝関節伸展位における足関節の底屈運動が困難になります。

（慢性症状）

年齢が高くなればなるほど筋線維における変性・劣化が進行し、不十分な初期治療・リハビリテーションのまま競技復帰し再発すれば、治療期間は初回の倍を要するともいわれ、再発を反復し患部が瘢痕化し慢性化すれば治療期間はさらに長引き、ときとして競技復帰そのものが困難になることさえあります。

第3項　徒手検査

1．血栓性静脈炎（thronbophlebitis）との鑑別のためのホーマン徴候（Homan's Sign）

特に女性では下肢における血栓性静脈炎（thronbophlebitis）と疑われるケースもみられるので、そのための鑑別が必要です。そこで選手背臥位にて患側の膝関節を伸展させ、術者は健側に相対して立ち、足側の手でその足底を把握し足関節を20°近くまで背屈しつつ、頭側の手でそのふくらはぎを圧迫し、そのふくらはぎあるいは下肢の後側深部たとえば膝窩の静脈に疼痛を感ずれば、下肢における血栓性静脈炎（thronbophlebitis）を示唆します。

2．Tompson's squeeze test

選手腹臥位にて、患側の足関節遠位をテーブルの端から下垂させ、術者は、健側に相対して立ち、頭側の手で患側大腿の安定を図りつつ、足側の手でその腓腹筋患部遠位を強く把握し、その足関節が底屈すれば陰性であり、腓腹筋の肉離れ（muscle strain）であり、その足関節が底屈しなければ陽性であり、アキレス腱（Achilles tendon）の断裂を意味します。

第4項　予防

1．練習前の十分なウォーミングアップおよび練習後のクーリングダウン・入念なストレッチングによる筋肉の疲労回復・柔軟性保持に努めるようにします

腓腹筋の肉離れは、加齢および運動不足による筋・腱の柔軟性の低下により中高年に発症することが多いのです。

この場合ストレッチングの基本は、選手肩幅に足を開き一方の足を一歩前に出し立位にて壁に両手をつき、他方のヒラメ筋・腓腹筋の両方に対して行います。ヒラメ筋のストレッチングは膝関節を屈曲させ、腓腹筋のストレッチングは膝関節を伸展させ、それぞれ足関節を背屈させて行います。その際、踵部を浮かさないように床に着けます。ふくらはぎに伸びを感じたら、その肢位を20〜30秒保持します（等尺性収縮〈isometric contraction exercise〉）。その際一方の一歩前に出した下腿を他方の下腿の上に乗せ負荷を加えた上で、爪先で蹴っては踵部を浮かせ再び踵部を床に着けることを反復し抵抗を与える負荷抵抗運動として行ってもよい（等張性収縮〈isotonic contraction exercise〉）。

また選手坐位にて一方の膝関節を伸展し他方の膝関節を屈曲し、一方の膝関節の上に他方の膝関節を乗せ、一方の手で一方の趾（指）先を把握し足関節に背屈を強制してもよい。その際、母趾（指）側を把握すれば主に腓腹筋内側が、小趾（指）側を把握すれば主に腓腹筋外側がそれぞれストレッチされます。

2．日常は筋力を高め・持久力を増し・筋肉の柔軟性を保つようなトレーニングを行うようにします

① 遠心性収縮（centrifugal〈efferent・eccentric〉contraction exercise）：（ヒールウォーク〈heal walk〉）

足の趾（指）先を上げ踵で歩きます。

② 求心性収縮（centripetal〈afferent〉contraction exercise）：（カーフレイズ〈calf raise〉）

手すりと（一段上に置かれた）健側の足で安定を図りつつ、患側の趾（指）先を階段の端に掛け、爪先立ちして足関節を底屈そして背屈します。ヒラメ筋（膝関節屈曲位）・腓腹筋（膝関節伸展位）の両方に対して行います。

④等尺性収縮（isometric contraction exercise〈タオルギャザー〔towell gathering〕〉）：

選手椅子に腰掛け、足の趾（指）先だけを使って床の上に置かれたタオルをたぐり寄せます。その際、砂嚢等で負荷を加えてもよい。
⑤等張性収縮（isotonic contraction exercise〈タオルギャザー［towell gathering］〉）：
選手椅子に腰掛け、足の趾（指）先だけでなく足底全体を使い、膝関節も動かし（屈伸させ）床の上に置かれたタオルをたぐり寄せ、足の趾（指）先を使ってタオルを反対側の膝関節まで引き上げます。その際、砂嚢等で負荷を加えてもよい。

第5項　整復

1．予防

上記 第4項 予防における下腿三頭筋の①ストレッチング（等尺性収縮〈isometric contraction exercise〉・等張性収縮〈isotonic contraction exercise〉）②筋力トレーニング（遠心性収縮（centrifugal〈efferent・eccentric〉contraction exercise）・求心性収縮（centripetal〈afferent〉contraction exercise）・等尺性収縮〈isometric contraction exercise〉・等張性収縮〈isotonic contraction exercise〉）を実施します。

注：上記は、また競技直後のストレッチングとしても有効です。

（予防的実践機能テープ）

1）選手腹臥位にて、術者は患側の足部下1/3から膝関節遠位までアンダーラップを巻き、次に選手坐位にて、術者は幅3.8cmのホワイト・テープを用い足部下1/3に1本・膝関節遠位に2本それぞれアンカーを巻きます（足部下1/3および膝関節遠位1/3アンカー）。

2）次に選手坐位にて、選手の患側の下腿を内外旋0°、足関節を底背屈0°にし、幅5.2cmのエラスティック・テープを用い上のアンカーの内側から外側へ、踵部を通り内外反矯正のためのU字型テープをかけます（内外反アライメント矯正〈あるいは整復あるいは制限〉サポート）（注☆）。

3）次に選手2）における患側足関節の角度を保ったまま再び腹臥位にて、幅5.2cmのエラスティック・テープを用い下のアンカーから上のアンカーへ、踵部を通り縦サポートを1本貼付し、アキレス腱部で交差するように下のアンカーの内側から上のアンカーの外側へ、下のアンカーの外側から上のアンカーの内側へ、それぞれXサポートを1本ずつ貼付します（足関節背屈制限・アキレス腱サポート）。

4）次に選手再び坐位にて、1）同様足部下1/3および膝関節遠位1/3に幅3.8cmのホワイト・テープを用いそれぞれ2本ずつアンカーをかけます（足部下1/3および膝関節遠位1/3アンカー）。

5）次に幅3.8cmのホワイト・テープを用い下腿下1/3に1本・下腿上1/3に1本それぞれアンカーを巻きます（下腿下1/3および下腿上1/3アンカー）。

6）次に選手再び腹臥位にて、下腿下1/3のアンカーから下腿上1/3のアンカーまで、その内外側端にそれぞれ1本ずつ縦のアンカーをかけ、下腿下1/3のアンカーから下腿上1/3のアンカーまで半周のサポートを内側端のアンカーから外側端のアンカーへ、次いで外側端のアンカーから内側端のアンカーへ、下腿三頭筋およびその上の皮膚を均等に圧迫するため、それぞれやや斜め上方へ向け軽く引っ張り1/2〜1/3重ねながら下腿後面中央で交差させていき、そしてさらにその上に内側端のアンカーから外側端のアンカーへ、次いで外側端のアンカーから内側端のアンカーへ、下腿三頭筋およびその上の皮膚を均等により強く圧迫するため、それぞれ真横へ向け1/2〜1/3重ねながら下腿後面を上方へ向け平行にかけていき、そうした二重の下腿三頭筋挫傷保護テープを貼付し、再び下腿三頭筋挫傷保護テープの内外側端にそれぞれ1本ずつ縦のアンカーをかけます（内側下腿部および外側下腿部の縦アンカー・下腿三頭筋挫傷サポート・内側下腿部および外側下腿部の縦アンカー）。

7）次に選手再び坐位にて、5）同様下腿下1/3および下腿上1/3に幅3.8cmのホワイト・テープを用いそれぞれ1本ずつアンカーをかけます（下腿下1/3および下腿上1/3アンカー）。

8）最後にその上に伸縮包帯を巻きダーミセルでとめます（下腿ラッピング）。

（注☆）この際、幅5.2cmのエラスティック・テープを用い前下腿部で交差させるように上のアンカー外側から足底を経て同アンカー内側へ内外反矯正のためのY字型テープとしてもよい。

注：1）6）の下腿三頭筋挫傷サポートは、腫脹を逃がすため挫傷部分のみにとどめ必ず前面を開けるようにします。

2）上記2）・4）・5）・7）・8）における坐位の場合には、術者は、選手に患肢を低い下肢台の上に乗せさせるようにすべきです。

3）上記8）においては、下腿ラッピングの前に幅3.8cmのホワイト・テープを用い両面テープをつ

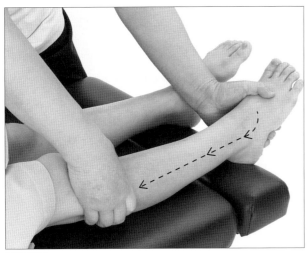
写真094

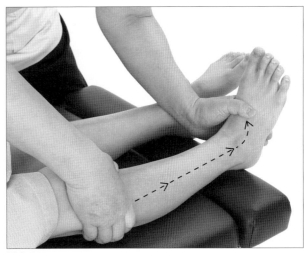
写真095

くり、下から上へ螺旋状に滑り止めを巻いおいてもよい。

4) 上記のテーピングは、筆者によるBRYDE CAMPBELL法とALLAN SAWDY法の複合法であり、特に後者のテーピング法の特徴としては、①ランニング中のふくらはぎの筋肉の振動を最小限に抑えられる②腓腹筋・ヒラメ筋・後脛骨筋・足底筋の挫傷をやわらげられるなどが挙げられています。

5) 上記は、再発予防のためのテーピングであり、特に競技中のテーピングとしても有効です。

2．受傷直後の処置

肉離れにおける腫脹は、筋肉内に貯留した内出血の血液および炎症による滲出液によるものであり、それらが多いほどその後の瘢痕化が増悪します（注☆）。そこでそれらを最小限度にくいとめることが、受傷直後の処置として最も大切なことであり、そのため以下のことに心がけるべきです。

（RICE処置）

1) 損傷・腫脹を拡大させないため運動の中止・安静の保持（Rest）
2) アイシング（受傷後2〜3日）（Ice）
3) 腫脹拡大の予防・筋肉への負担の軽減のため弾性包帯による圧迫（2〜3週）（Compression）
4) 患部を心臓より高い位置に挙上（Elevation）など
5) 疼痛が顕著な場合には、膝関節屈曲・足関節底屈位にて数日間シーネ固定。
6) 急性期（3〜10日）において、歩行障害が認められる場合などでは、必要に応じて松葉杖使用。

（注☆）陳旧化の段階において局所の血管が痙攣を起こし、局所貧血を起こした状態を、チャーリーホース症状と呼びます。次の段階として局所の組織が癒着を起こし、その癒着が進行すると筋力の低下を招き、新たな傷害を発生させ重症のチャーリーホース症状に陥ります。つまり正しい受傷直後の処置がなされなければ、チャーリーホース症状の固定化が起こり、組織は瘢痕治癒形成に至ってしまうのです。

3．受傷断裂の程度が軽度・中度の場合の整復

1) 軽症：筋膜・筋肉間に損傷を受け、患部周囲に出血をみます。競技復帰までに3〜4週を要します。
2) 中症：筋肉内に損傷を受け、筋線維に微細・微小・部分断裂が生じます。競技復帰までに6〜8週を要します。

（整復）

（軽度整復法）

〈腓腹筋とヒラメ筋に対する実践応用技法としての整復法〉（写真094・095）

1) 選手背臥位にて、術者は健側に相対して立ち、頭側の手の四指を患側のヒラメ筋・腓腹筋の患側（外側あるいは内側）の起始部にあて、母指をその下腿前面に沿えます。
2) 術者は足側の手で患側の足底を把握し、その足関節を緩徐に底屈しつつ、そのヒラメ筋・腓腹筋の患側（外側あるいは内側）の起始部に向けて圧をかけます。
3) 術者はその圧を維持しながら、その足関節を緩徐に背屈します。

注：この技法は、DR. Andrew Taylor Still M.D.（DR. A.T. スティル M.D.）のOsteopathy Technique（オステオパシー・テクニック）にヒントをえたもので

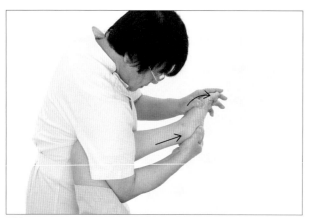

写真 096

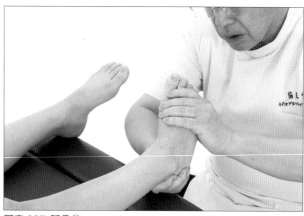

写真 097 踵骨①

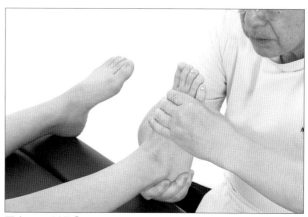

写真 098 踵骨②

あることを付記し、合わせて紙面を借り DR. Andrew Taylor Still M.D.（DR. A.T. スティル M.D.）に深い敬意と謝意を表するものです。

（中度整復法）

〈踵骨に対する実践応用技法としての整復法Ⅰ〉（写真096）

1）選手背臥位にて、術者は患側に足側を向いて立ち、選手の股・膝両関節をそれぞれ90°屈曲させ、股関節を外旋・外転させ、術者の内側の腋窩にその下腿近位をはさみ、同じ内側の手の母・示指間でその踵部を把握します。

2）次に術者は、上体を術者の後方へ倒すことで、その膝関節を一層屈曲させるとともに、その踵部に遠位方向の牽引をかけつつ、術者の外側の手の母指を選手の足背から足底第1中足骨頭にあてがい、他の四指でその小趾（指）および外側を包み込みます。

3）最後に術者は、内側の手の母・示指間でその踵骨に一層牽引をかけることで、その踵骨を遠位方向に引き離しつつ、その中足部を外側の手でその足根部に、中足部・足根部相互に均等の整復力の配分をもって、わずかに接近させようとします。

注：この技法は、DR. Conrad A. Speece D.O.（DR. コンラッド A. スピース D.O.）・DR. William Thomas Crow D.O.（DR. ウィリアム・トマス・クロー D.O.）および DR. Steven L. Simmons D.O.（DR. スティブン L. サイモンズ D.O.）のブートジャック（bootjac〈ブーツ脱ぎ器〉）テクニックにヒントをえたものであることを付記し、合わせて紙面を借り DR. Conrad A. Speece D.O.（DR. コンラッド A. スピース D.O.）・DR. William Thomas Crow D.O.（DR. ウィリアム・トマス・クロー D.O.）および DR. Steven L. Simmons D.O.（DR. スティブン L. サイモンズ D.O.）に深い敬意と謝意を表するものです。

〈踵骨に対する実践応用技法としての整復法Ⅱ〉（写真097・098）

1）選手背臥位にて、術者は足側に頭側を向いて坐し、外側の手で患側の舟状骨遠位の前足部を把握し、内側の手でその足底踵部を把握します。

2）次に術者は外側の手でその前足部を内旋させ、その足底踵部に圧を加え、その際その足底踵部もわずかにこれに近づけようとします（注☆）。

3）最後にその圧を維持しながら、前足部を緩徐に外旋させ、それに伴い足底踵部もわずかに外旋させ、足部全体として中間位に戻します。

（注☆）選手の足部内側に圧を加える結果、その足部外側では術者の両手で牽引を加えることになります。

注：1）1）で患側の舟状骨遠位の前足部を把握する外側の手は、術者坐位の場合には、母指術者側、術者立位の場合には、小指術者側（写真099）とします。

2）この技法は、DR. Andrew Taylor Still M.D.（DR. A.T. スティル M.D.）の Osteopathy Technique（オステオパシー・テクニック）にヒントをえたものであることを付記し、合わせて紙面を借り DR. Andrew Taylor Still M.D.（DR. A.T. スティル M.D.）

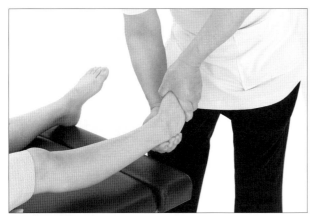
写真099 踵骨①'

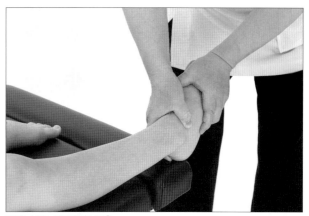
写真100 足関節捻挫①

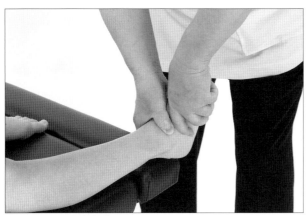
写真101 足関節捻挫②

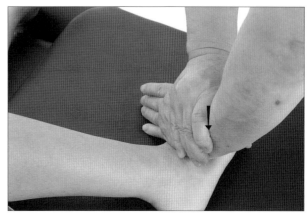
写真102

に深い敬意と謝意を表するものです。
〈足関節捻挫に対する実践応用技法としての整復法〉
（写真100・101）
1）選手背臥位にて、術者は足側に頭側を向いて立ち、内側の母指を患側の外果下、外側靱帯にあてがいます。
2）次に術者は内側の四指と外側の手でその足底踵部を把握し、足関節を回内・底屈し、その外側部にある程度の牽引を加えます。
3）次にその牽引を維持しながら、足関節を緩徐に回外・背屈させ、前足部はさらにやや回外させます。
4）最後に足関節を中間位に戻して終わります。
注：この技法は、DR. Richard L. Van Buskirk D.O.（DR. R. L. V. バスカーク DO.）の Osteopathy Technique（オステオパシー・テクニック）にヒントをえたものであることを付記し、合わせて紙面を借り DR. Richard L. Van Buskirk D.O.（DR. R. L. V. バスカーク DO.）に深い敬意と謝意を表するものです。

（重度整復法）
（膝関節アライメントの整復法Ⅰ）
　前述の 第Ⅲ章 その競技に特有で、その競技の名称を冠した外傷・障害（下肢編）第3節 平泳ぎ膝（Breast stroker's knee）第5項 整復 3．膝内障に対する整復法（膝内障〈内・外側半月板のハイパーモビリティーと前・後十字靱帯および内・外側々副靱帯の捻転など〉に対する膝関節の整復法〈内・外側半月板の嵌屯〔頓〕症状を除く〉）（写真085）と同様です。

（膝関節アライメントの整復法Ⅱ）
　前述の 第Ⅲ章 その競技に特有で、その競技の名称を冠した外傷・障害（下肢編）第3節 平泳ぎ膝（Breast stroker's knee）第5項 整復 3．膝内障に対する整復法（膝内障〈内・外側々副靱帯の捻転など〉に対する膝関節の整復法）（写真086）と同様です。

（足関節のアライメントの整復Ⅰ）
〈舟状骨および各中足骨底の上外側不全脱臼〔亜脱臼〕に対する入門実技としての整復法〉（写真102）
1）選手患側の膝を立て背臥位にて、術者は患側の足側に頭側を向いて立ち、平らな台の上に選手の患側の足関節を外がえしにしてその足底を乗せます。
2）術者は、舟状骨および第1～5中足骨底の順に、まず内側の中指々先をおいていきます。

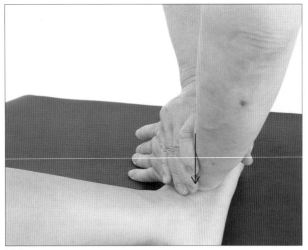
写真103

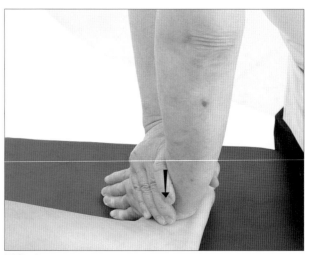
写真104

3）次に術者は、舟状骨および第1～5中足骨底の順に、内側の中指々先と入れかえに外側の豆状骨小指球寄りを乗せていきます。
4）術者は、さらに外側の手のスナッフボックスに内側の豆状骨小指球寄りを重ねていきます。
5）最後に術者は、その舟状骨および第1～5中足骨底に、順に後下内方45°方向すなわち舟状骨内端の舟状骨粗面の方向に緩徐に押圧を加えていきます。

〈舟状骨および各中足骨底の上外側不全脱臼〔亜脱臼〕に対する実践応用技法としての整復法〉（写真103・104）
1）選手患側の膝を立て背臥位にて、術者は患側の足側に頭側を向いて立ち、平らな台の上に選手の患側の足関節を外がえしをしてその足底を乗せます。
2）術者は、舟状骨および第1～5中足骨底の順に、まず内側の中指々先をおいていきます。
3）次に術者は、舟状骨および第1～5中足骨底の順に、内側の中指々先と入れかえに外側の豆状骨小指球寄りを乗せていきます。
4）術者は、さらに外側の手のスナッフボックスに内側の豆状骨小指球寄りを重ねていきます。
5）最後に術者は、舟状骨および第1～5中足骨底の順に、後下内方45°の方向すなわち舟状骨内端の舟状骨粗面の方向に瞬間的に両肘を伸ばし押圧を加え、素早く反動で両肘を返し整復していきます。
注：上記2つの技法は、DR. Joseph Janse D.C.（DR. ジョセフ・ジェンシー D.C.）の楔状骨および舟状骨直圧法にヒントをえたものであることを付記し、合わせて紙面を借り DR. Joseph Janse D.C.（DR. ジョセフ・ジェンシー D.C.）に深い敬意と謝意を表するものです。

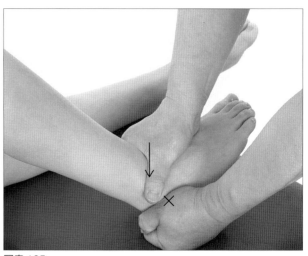
写真105

（足関節アライメントの整復Ⅱ）
〈遠位脛腓関節離開の有無およびその程度を確認するための安達のテスト〉（写真105）
1）選手背臥位にて、患部が右足なら右足を平らな台の上に膝を曲げて乗せます。
2）術者は足側に頭側を向いて立ち外側の手で患側の踵部を把握し、内側の手の母・示指間にその内・外果をはさみ、後下方45°の方向に緩徐に押してみます。
注：1）選手が足関節すなわち距腿関節前部あるいはアキレス腱の踵骨付着部などに鈍痛を覚える場合には、内・外果間すなわち遠位脛腓間に離開があると考えられます。
2）またその際、内・外果間すなわち遠位脛腓間が後方へ押されるようであれば、それらに前方への不全脱臼（亜脱臼）すなわち遊びがあると考えられます。その場合、実践応用技法としては、同部をそのまま後方へ押し込む方法もあります。

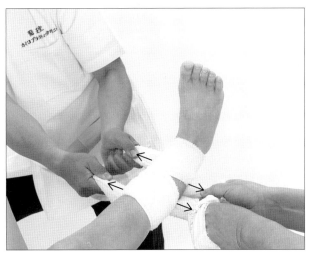
写真106

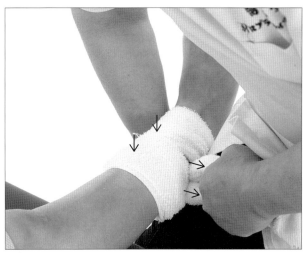
写真107

〈遠位脛腓関節離開に対する安達の整復法—術者と助手の2人による方法—〉（写真106）
1）選手背臥位にて、患側の足関節をテーブルからはみ出させます。
2）選手の患側の下腿を内外旋0°、足関節を底背屈0°に保たせて患側の下肢全体を挙上させ、健側の膝を立てさせます。
3）術者は患側足側に頭側を向いて立ち、2本の短冊状に折られたタオルを、その内・外果の近・遠位に平行に巻き、健側足側に頭側を向いて立った助手とともにそれら2本のタオルを水平・平行に左右から絞り合います。
4）術者はこの際、自分の足の側面を助手の反対側の足の側面と合わせ、左右その足をかえて、それぞれ5回ずつ計10回、間欠的に踏ん張りながら体重をタオルに乗せリズミカルに引き合います。

〈遠位脛腓関節離開に対する安達の整復法—術者1人による方法—〉（写真107）
1）選手背臥位にて、患側の足関節をテーブルからはみ出させます。
2）選手の患側の下腿を内外旋0°、足関節を底背屈0°に保たせて患側の下肢全体を若干挙上させ、健側の膝を立てさせます。
3）術者は患側足側に頭側を向いて立ち、中腰中膝になって内側の大腿に患側の足を乗せます。
4）術者は、2本の短冊状に折られたタオルを、その内・外果の近・遠位に平行に巻きます。
5）術者は2本のタオルの両外端を外側の手で斜め上方へ引き上げ支持し（支持手）、両内端を内側の手で斜め下方へ体重を乗せて引き下げます（整復手）。
注：術後再び上記の〈遠位脛腓関節離開の有無およびその程度を確認するための安達のテスト〉を試み、遠位脛腓関節離開が整復されたかどうかを確認すべきです。内・外果間がせばめられ整復されていれば、テストの際の疼痛は消退しています。

（実践機能テープ）
1）選手はテーブルの上に立位にて、患側の膝関節を軽度屈曲し、踵部下に小さなヒールアップになる台（補高）をかい下腿三頭筋を弛緩させ、術者は幅3.8 cmのホワイト・テープを用い内側下腿部と外側下腿部にそれぞれ縦のアンカーを貼付します（内側下腿部および外側下腿部の縦アンカー）。
2）次に幅3.8 cmのホワイト・テープを用い内側のアンカーから外側のアンカーへ、次いで外側のアンカーから内側のアンカーへ、下腿三頭筋およびその上の皮膚を均等に圧迫するため、それぞれ1/2～1/3重ねながら下腿後面中央で交差させ、やや斜め上方へ向け軽く引っ張りながら貼付していきます（下腿三頭筋均等圧迫交差サポート）。
3）次に幅3.8 cmのホワイト・テープを用い内側のアンカーから外側のアンカーへ、次いで外側のアンカーから内側のアンカーへ、下腿三頭筋およびその上の皮膚を均等により強く圧迫するため、それぞれ1/2～1/3重ねながら下腿後面を上方へ向け平行に貼付していきます（下腿三頭筋均等圧迫横行サポート）。
4）次に1）同様内側下腿部および外側下腿部にそれぞれ縦のアンカーを貼付します（内側下腿部および外側下腿部の縦アンカー）。
注：1）この際、予め患部に平らなパッドをあてがっておいてもよい。筋線維は、平らなパッドの下でより早期に本来の形状に還元・復元される傾向があるからです。

2）上記のテーピングを再発防止に用いる場合には、（平らなパッドをあてがうのであれば、あてがった上から）最初にアンダーラップを巻き、幅 3.8 cm のホワイト・テープのかわりに幅 5.2 cm のエラスティック・テープを用い、最後に伸縮包帯を巻きダーミセルでとめラッピングします。

（その後のリハビリテーション）
1）最初は膝関節屈曲位での足関節背屈運動から開始します。
2）次に膝関節伸展位での足関節背屈運動を行います。
3）次に膝関節伸展位での足関節背屈・底屈運動を行います。
4）最後に上記 第4項 予防における下腿三頭筋のストレッチング・筋力トレーニングにつなげます（3〜4週）。
注：最初はお風呂の中などで、よく温めながら開始します。

（その後のスポーツ復帰）
1）軽症の場合で受傷後 10〜14 日でジョギング開始
2）中症の場合で受傷後 3〜4 週でジョギング開始
注：基本的に上記の（その後のリハビリテーション）の4）の下腿三頭筋のストレッチング・筋力トレーニングにおいて、健側と同じ状態同じ角度になっていることを、確認できることがスポーツ復帰への必須条件です。

4．受傷断裂の程度が重度の場合の整復

3）重症：筋肉に損傷を受け、筋線維に完全断裂が生じ、場合によっては観血的治療すなわち手術的縫合を要します。その場合競技復帰までに 12 週以上を要します（注☆）。

（注☆）まれに posterior compartment syndrome に至ったケースも報告されています。そもそも下腿は、脛骨・腓骨・その間の下腿骨間膜および前下腿筋群・後下腿筋群・外側下腿筋群を包む筋膜によって3つの compartment（前方・後方・外側 compartment）に区分されています。そのうち後方の区画は、後方の下腿筋膜が浅葉と深葉の2葉になっていて、それぞれ浅層の下腿三頭筋と深層のその他の深部の屈筋群とを包んでいます（浅後方・深後方 compartment）。浅層には、脛骨神経・後脛骨動・静脈が走り、深層には、深腓骨神経・前脛骨動・静脈が走っていて、その内、浅層（浅後方 compartment）に内出血の血液および炎症による滲出液が貯留し、内圧が上昇し compartment 内の筋肉・神経が圧迫され疼痛の生じたものを posterior compartment syndrome と呼びます。

その程度・症候に応じ、上記3．受傷断裂の程度が軽度・中度の場合の整復の（整復）を加減・選択して用います。

（実践機能テープ）
その程度・症候に応じ、上記 3．受傷断裂の程度が軽度・中度の場合の整復の（実践機能テープ）を実施後、シーネあるいは（ヒール付き）キャストシャーレ等を用いて膝関節近位 1/3 から足部下 1/3 までを膝関節屈曲位・足関節底屈位にて2週間程度固定し、松葉杖にて歩行させます。

（その後のリハビリテーション）
その治癒過程における回復の程度・残存する症候に応じ、上記 3．受傷断裂の程度が軽度・中度の場合の整復の（その後のリハビリテーション）を加減・選択して用います。

（その後のスポーツ復帰）
受傷後 5〜6 週でジョギング開始
注：基本的に受傷後 5〜6 週で上記第4項予防における下腿三頭筋のストレッチング・筋力トレーニングにおいて、健側と同じ状態同じ角度になっていることを、確認できることがスポーツ復帰への必須条件です。

第5節　フットボール足（footballer's ankle）

第1項　発生機序

フットボール足（footballer's ankle）という言葉は、1950年 Journal of Bone Joint Surgery 32-B 誌上の pp68〜70 "Footballer's ankle" において T. P. McMurray によって最初に用いられました。同誌上において彼は、フットボール選手がボールをキックする際にみられる足関節前面の疼痛の原因について、その底屈強制時において反復されるボールによる足関節前面における靱帯への衝撃によるとしました（注1）。

その後 1957 年同じ Journal of Bone Joint Surgery 39-A 誌上の pp835〜852 "Impingement exostosis of the talus and tibia" において D. H. O'Donoghue は、衝突性外骨腫（impingement exostosis）について記述しました。同誌上において彼は、スポーツ活動において足関節の底屈・背屈を過度に反復すると脛骨と距骨が互いに衝突し合い骨・軟骨損傷をきたし、そしてそれがさらに骨の増殖性変化につながり、そうした脛骨と距骨前方の

exostosisすなわちこの場合骨棘が、特に足関節背屈時においてimpingeすなわちこの場合衝突し、その前面に疼痛特に運動痛および圧痛、さらには可動域制限特に背屈制限を生じさせるとしたのです（注2）。そのためその後は、同種のスポーツ外傷・障害に対し、主にこのimpingement exostosisという言葉が用いられるようになりました。

そしてさらにその後1987年整形外科38誌上のpp569〜575「足関節のimpingement exostosisに対する臨床・X線学的検討」において梅ケ枝健一らは、骨棘の発生が競技年数の長い選手に多く、また足関節の不安定性の高い群に多いことから、足関節捻挫による脛骨前下端部と距骨頸部背側の衝突による骨軟骨損傷の修復機転と、足関節不安定性による関節包の牽引および軟骨変性の結果として骨棘が生じるとしました（注3）。

たださらにその後1992年同じ整形外科43誌上のpp802〜806「足関節捻挫と変形性関節症—X線学的検討」において吉田仁朗らは、断層撮影・CT所見などから脛骨と距骨の骨棘は、それぞれが衝突し合う位置関係になく、また関節包に牽引力が働くはずの付着部に位置しないことなどから、足関節内反捻挫を反復することにより足関節が不安定性を来たすと、距骨にも異常運動が生じることにより同部に異常荷重が加わると、足関節内反捻挫と同時に骨・軟骨損傷が発生し、その修復機転において骨棘が発生すると考えました。

　（図026）骨軟骨損傷のステージ
　（図027）骨軟骨損傷（外側）発生のメカニズムとステージ

また現在では、それらの骨棘は経時的に増殖し折れて遊離体となることもあり、そうした足関節鼠からさらに変形性足関節症へと進行するケースさえみられるとされています。

（注1）　T. P. McMurrayは、この"Footballer's ankle"において保存療法は無効で手術が確実であると述べ、底屈原因説について述べています。

（注2）　D. H. O'Donoghueは、この"Impingement exostosis of the talus and tibia"においてexostosisとmarginal osteophyteとは区別すべきであるとし、背屈原因説について述べています。

（注3）　梅ケ枝健一らは、「足関節のimpingement exostosisに

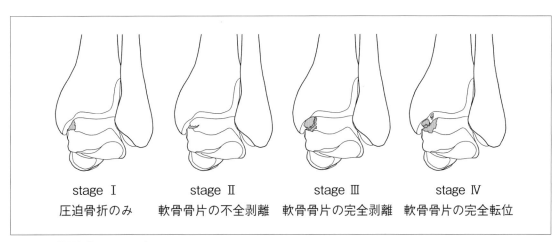

図026　骨軟骨損傷のステージ

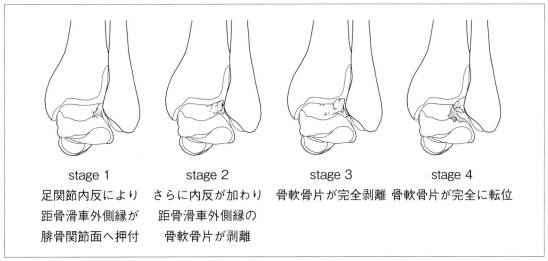

図027　骨軟骨損傷（外側）発生のメカニズムとステージ

対する臨床・X線学的検討」において脛骨前下端部と距骨頸部背側の衝突と関節包の牽引によるとして底背屈原因説について述べています。しかしながらこれに対し、事実骨棘は、脛骨前下端部と距骨頸部背側に多数存在するものの、1983年東日本スポーツ医学研究会会誌5誌上のpp247-258「大学生の跳躍競技選手に見られる足関節X線像の変化について」において上牧裕・田淵健らは、「X線上骨棘を認めても、約半数にしか症状がない」ともしています。

第2項　症状

1）足関節背屈時における軽度背屈制限
2）足関節前内側部における異物感・疼痛
3）足関節前内側部触圧時における骨様突出触感・圧痛
4）足関節の慢性的不安定性に起因する不安定感
5）足関節鼠による疼痛
6）足関節鼠による嵌頓症状
などがみられます。

第3項　徒手検査

Ligamentous Instability Test（靱帯不安定テスト）

（1）Drawer's Foot Sign（引き出し徴候）

　選手背臥位にて、術者は足側に頭側を向いて立ち、内側の手で患側下腿遠位後面を把握し、外側の手でその前足部を把握し、まず内側の手で患側下腿遠位後面を引き上げ、次に術者の手の位置を入れかえ、内側の手で患側下腿遠位前面を把握し、外側の手でその踵部を把握し、内側の手で患側下腿遠位前面を押し下げます。引き上げた際に弛緩があれば、後距腓靱帯の損傷を、押し下げた際に弛緩があれば、前距腓靱帯の損傷（注☆）を、それぞれ示唆します。

（注☆）　前距腓靱帯損傷による前方不安定性が関与し、足関節の背屈時に疼痛があり足関節前外側部に圧痛のある足関節捻挫の後遺症に前遠位脛腓靱帯による距骨とのインピンジメント（talar impingement by the anteroinferior tibiofibular ligament）があります。これは、前遠位脛腓靱帯のさらに遠位に独立して存在する遠位線維束（解剖所見上90％の足関節にみられるとされるデータがあります）が足関節の背屈時に距骨とimpingeすなわちこの場合衝突するものです。したがって当然この疾患とフットボール足（footballer's ankle）すなわち衝突性外骨腫（impingement exostosis）との鑑別が必要になります。

（2）Lateral Stability Test（外側安定性テスト）

　選手背臥位にて、術者は足側に頭側を向いて立ち、内側の手で患側踵部を把握し、外側の手でその前足部を把握し、外側の手でその足関節に内がえしを強制し弛緩があれば、前距腓靱帯・踵腓靱帯両方あるいは一方の損傷が疑われます。

（3）Medial Stability Test（内側安定性テスト）

　選手背臥位にて、術者は足側に頭側を向いて立ち、外側の手で患側踵部を把握し、内側の手でその前足部を把握し、内側の手でその足関節に外がえしを強制し弛緩があれば、三角靱帯の損傷が疑われます。

　注：上記のテストは、いずれも健側と比較することで、その靱帯の損傷の程度を知ることができます。

第4項　予防

1．足関節捻挫の予防あるいはその後遺症に対する処置と同じであり、①練習後のRICE処置などのアフターケア②慢性期の温熱療法とストレッチング③運動痛時の関節可動域制限特に背屈制限を含む足関節不整合性に対するテーピングおよびサポーターあるいはアンクルブレースなどの装具およびハイカットシューズなどによるアライメントのニュートラルポジションへの矯正が予防の基本です。

2．練習後のRICE処置は、①背臥位などによる休息（Rest）②氷嚢などによるクールダウン（Icing）③弾性包帯などによる圧迫（Compression）④枕などにより患部を心臓より高い位置に上げること（Elevation）であり、受傷時にはこれらの後、整復・テーピングなどの処置に移ります。

3．ストレッチングは、足関節の関節可動域（ROM）の確保およびある程度の筋力強化を目的に実施しますが、特に後者は腓骨筋すなわち足関節を底屈そして外がえしする長腓骨筋（起始：脛骨外側顆および腓骨頭―付着：第1楔状骨外側および第1中足骨底）・短腓骨筋（起始：脛骨腓骨外側下2/3―付着：第5中足骨底外側）および足関節を背屈そして外がえしする第三腓骨筋（起始：腓骨下前面―付着：第5中足骨底背側）の自動運動特に等尺性収縮運動（isometric contraction exercise）を含みます（注☆）。

（注☆）　足関節の関節可動性においては、上記とともにあるいは上記のように主に背屈―前脛骨筋・底屈―下腿三頭筋・内がえし―後脛骨筋・外がえし―腓骨筋が関与し、それぞれ収縮運動を伴います。

（足関節周囲のセルフストレッチング）

①選手テーブル上に両下肢を投げ出し坐位にて、長いタオルを両足底にかけ、その両端を両手で引き、両膝関節を伸展し足関節を背屈し膝窩および大腿後面

のハムストリングに緊張を感じたらやめ、そのまま30〜60秒維持します。
注：背筋を伸ばして実施します。

②選手テーブル上に一方の下肢を投げ出し他方の膝関節を軽く屈曲し坐位にて、長いタオルを一方の足底にかけ、その両端を両手で引き、一方の膝関節を伸展し足関節を背屈し膝窩および大腿後面のハムストリングおよび下腿後面の下腿三頭筋に緊張を感じたらやめ、そのまま30〜60秒維持します。
注：1）背筋を伸ばして実施します。
　2）手が届かなければ、タオルを趾（指）先にかけてもよい。
　3）他方についても下肢の肢位を入れかえ同様に行います。

③選手テーブル上に両足底を合わせ坐位にて、その両膝関節を屈曲し両趾（指）先を両手で握り引き寄せ、足関節を背屈し大腿内転筋に緊張を感じたらやめ、そのまま30〜60秒維持します。また両趾（指）先を両手で握り引き寄せたら、左右それぞれの手で左右それぞれの膝関節を下方へ押し下げたり、両手で一方の膝関節を下方へ押し下げたりして大腿内転筋のみならず鼠径部もストレッチします。
注：1）背筋を伸ばして実施します。
　2）前方を見るようにします。

④選手テーブル上に一方の下肢を投げ出し他方の膝関節を屈曲し、その下腿を一方の大腿の上に乗せ坐位にて、一方の大腿の上に乗せた他方の下腿の趾（指）先を一方の手で把握し引き寄せ、安定を図るため他方の手をその踵部に添え背屈し、そのまま30〜60秒維持し、次いで趾（指）先を一方の手で把握し押し出し、安定を図るため他方の手をその踵部に添え底屈し、そのまま30〜60秒維持します。

⑤選手は両足を肩幅に開き立位にて、趾（指）先を少し外側へ開いて深いスクワット姿勢をとり、両手を股間に下ろし床に着き、それらの両手を少しずつ前方へ出しつつも両踵部が床から離れない程度の両足関節背屈位で、そのまま30〜60秒維持し、次いでそれらの両手をさらに前方へ出し両踵部を床から離し両足関節底屈位になったら、そのまま30〜60秒維持します。

⑥選手前方の低い台すなわち他方の膝関節が軽度屈曲位を維持できる程度の高さの台の上に一方の足底を乗せ立位にて、両手で他方の膝を押さえ伸展させ、大腿後面のハムストリングに緊張を感じたらやめ、そのまま30〜60秒維持します。

⑦選手後方の低い台すなわち他方の膝関節が軽度屈曲位を維持できる程度の高さの台の上に一方の足底を乗せ立位にて、両手で他方の膝を押さえ伸展させて大腿前面を伸張させ緊張を感じたらやめ、そのまま30〜60秒維持します。

⑧選手側方の低い台すなわち他方の膝関節が軽度屈曲位を維持できる程度の高さの台の上に一方の足底を乗せ立位にて、両手で他方の膝を押さえ伸展させて大腿後内側のハムストリングを伸張させ緊張を感じたらやめ、そのまま30〜60秒維持します。次いで一方の下肢を台上で回旋させその膝関節を前方へ向け、両手で他方の膝を押さえ伸展させて大腿内転筋を伸張させ緊張を感じたらやめ、そのまま30〜60秒維持します。
注：1）背筋を伸ばして実施します。
　2）高過ぎる台を用いないようにしましょう。
　3）両趾（指）先は⑧の前者以外ほぼ前方を向けます。

第5項　整復

1．予防的整復

上記 第4項 予防の 3．におけるストレッチング（等尺性収縮〈isometric contraction exercise〉）を、足関節の関節可動域（ROM）の確保および腓骨筋すなわち長腓骨筋・短腓骨筋および第三腓骨筋のある程度の筋力強化を目的に実施します。

特に後者は、選手テーブル上に両下肢を投げ出し両膝関節を伸展し坐位にて、足関節を底屈および外がえしし長腓骨筋・短腓骨筋の、足関節を背屈および外がえしし第三腓骨筋の、それぞれ自動運動特に等尺性収縮運動（isometric contraction exercise）を実施し、膝窩および大腿後面のハムストリングおよび下腿後面の下腿三頭筋に緊張を感じたらやめ、そのまま30〜60秒維持します。

（長腓骨筋の緊張に対する実践応用技法としての整復法）（写真108・109）

1）選手背臥位にて、術者は健側に相対して立ち、頭側の手の四指で患側の腓骨上前外側にある長腓骨筋の起始部を把握します。

2）次に術者は、足側の手でその足底部を把握し、そ

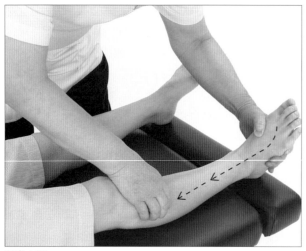
写真108

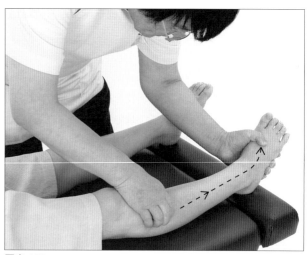
写真109

の足関節を背屈そして外がえしし長腓骨筋の起始部に向かって圧迫を加えます。

3) 最後にその圧迫を維持しながら、足側の手でその足関節を底屈そして内がえしします。

注：上記の技法は、DR. Andrew Taylor Still M.D.（DR. A.T. スティル M.D.）の Osteopathy Technique（オステオパシー・テクニック）にヒントをえたものであることを付記し、合わせて紙面を借り DR. Andrew Taylor Still M.D.（DR. A.T. スティル M.D.）に深い敬意と謝意を表するものです。

（距骨の底屈に対する実践応用技法としての整復法Ⅰ）
（写真110）

1) 選手患側の踵をテーブルの足側外に出させ背臥位にて、術者は、患側足方に頭側を向いて立ち、内側の手でその脛骨遠位部を下から支持します（注☆）。

2) 次に術者は、外側の手でその距骨前面を把持し、身を乗り出すようにして距骨の前方から後方に緩徐な直圧を加えます。

(注☆) この際、患側の足関節が安定しなければ、術者の外側の膝から大腿を患側の足底に当て安定を図ってもよい。

〈あるいは脛骨遠位に対し距骨が微妙な棚上に前方へ偏位していて、両者の位置関係を微調整しなければならない場合〉（写真111）

1) 選手患側の踵部をテーブルの上にのせ背臥位にて、術者は、患側に相対して立ち、足側の手で下腿遠位を把握し、その上に頭側の手を重ね、下腿2骨に対し真直ぐテーブルに向かって極めて緩徐な圧を維持します。

2) 次に術者は、マキシマムで再び緩徐に圧を抜き反動で脛骨遠位が前方へ移動するのを待ちます。

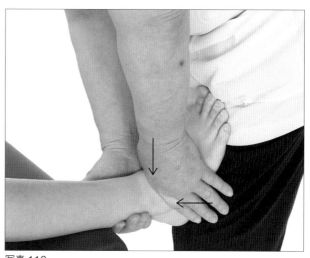
写真110

（距骨の背屈に対する実践応用技法としての整復法Ⅰ）
（写真112）

1) 選手患側の踵をテーブルの足側外に出させ腹臥位にて、術者は、患側足方に頭側を向いて立ち、内側の手でその脛骨遠位部を下から支持します（注☆）。

2) 次に術者は、外側の手でその距骨後面を把持し、身を乗り出すようにして距骨の後方から前方に緩徐な直圧を加えます。

(注☆) この際、患側の足関節が安定しなければ、術者の外側の膝から大腿を患側の足底に当て安定を図ってもよい。

〈あるいは距骨に対し脛骨遠位が微妙な棚上に前方へ偏位していて、両者の位置関係を微調整しなければならない場合〉（写真113・114）

1) 選手患側の足をテーブルの外に出させ背臥位にて、術者は、足側に頭側を向いて立ち、左右両手でその左右前足部を包み込み、一旦僅かに底屈方向に引きます。

2) 次に術者は、両母指でその足背をしっかり把持し、

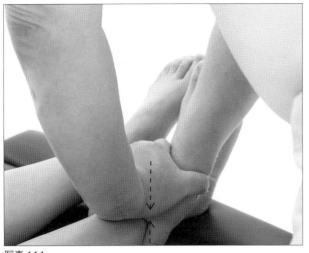

写真 111

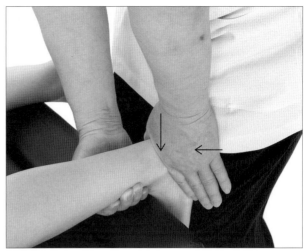

写真 112

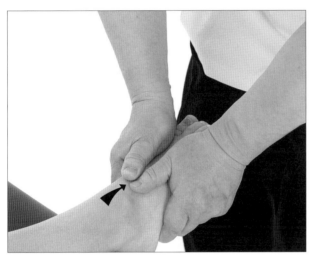

写真 113

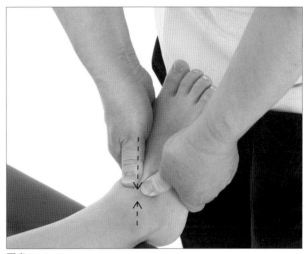

写真 114

　身を乗り出すようにして床方向に極めて緩徐な圧を維持しつつマキシマムで再び緩徐に圧を抜き反動で距骨が前方へ移動するのを待ちます。

注：上記2つの技法のうち前者は、DR. David H. Peterson D.C.（DR. デヴィッド H. ピーターソン D.C.）・DR. Thomas F. Bergmann D.C.（DR. トマス F. バーグマン D.C.）の脛距関節の整復にヒントをえたものであり、後者は、DR. Conrad A. Speece D.O.（DR. コンラッド A. スピース D.O.）・DR. William Thomas Crow D.O.（DR. ウィリアム・トマス・クロー D.O.）および DR. Steven L. Simmons D.O.（DR. スティブン L. サイモンズ D.O.）の靱帯性関節ストレイン（Ligamentous Articular Strain）にヒントをえたものであることを付記し、合わせて紙面を借り DR. David H. Peterson D.C.（DR. デイビッド H. ピーターソン D.C.）・DR. Thomas F. Bergmann D.C.（DR. トマス F. バーグマン D.C.）および DR. Conrad A. Speece D.O.（DR. コンラッド A. スピース D.O.）・DR. William Thomas Crow D.O.（DR. ウィリアム・トマス・クロー D.O.）・DR. Steven L. Simmons D.O.（DR. スティブン L. サイモンズ D.O.）に深い敬意と謝意を表するものです。

（距骨の底屈に対する実践応用技法としての整復法Ⅱ）
（写真 115・116）

1）選手背臥位にて、術者は健側足方に相対して立ちます。

2）術者は、足側の手で患側の足底前足部を把握し、頭側の手の四指でその足関節後方を把握し母指をその距骨前方にあてがいます。

3）術者は、その足底前足部を把握した足側の手で一旦底屈（屈曲）を強制しつつ距骨に向けて圧迫を加え、頭側の手の母指で距骨を前方から後方へ押し、次いで足側の手で背屈（伸展）を強制しつつ頭側の手の母指で距骨を前方から後方へ一層押し込むことを数回繰り返します。

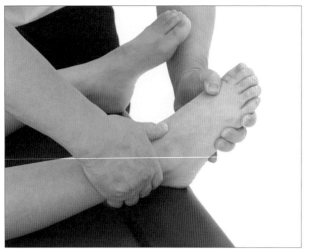

写真115

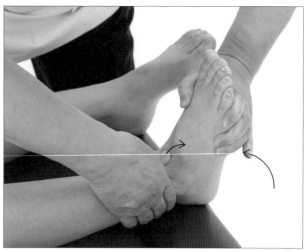

写真116

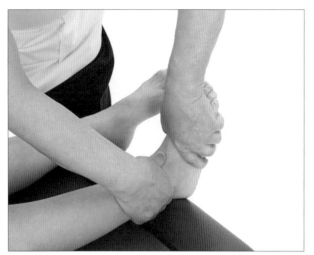

写真117

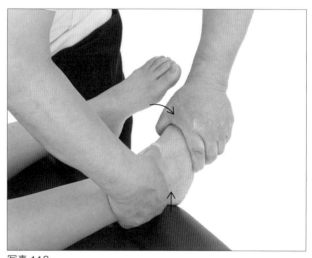

写真118

（距骨の背屈に対する実践応用技法としての整復法Ⅱ）
（写真117・118）

1）選手背臥位にて、術者は健側足方に相対して立ちます。

2）術者は、足側の手で患側の足背前足部を把握し、頭側の手の四指でその足関節後方を把握し母指をその距骨前方にあてがいます。

3）術者は、その足背前足部を把握した足側の手で一旦背屈（伸展）を強制しつつ距骨に向けて圧迫を加え、頭側の手の示指で距骨を後方から前方へ押し、次いで足側の手で底屈（屈曲）を強制しつつ頭側の手の示指で距骨を後方から前方へ一層押し出すことを数回繰り返します。

注：上記の２つの技法は、DR. Andrew Taylor Still M.D.（DR. A.T. スティル M.D.）の Osteopathy Technique（オステオパシー・テクニック）にヒントをえたものであることを付記し、合わせて紙面を借り DR. Andrew Taylor Still M.D.（DR. A.T. スティル M.D.）に深い敬意と謝意を表するものです。

（腓骨頭の偏位に伴う足関節すなわち距腿関節における tenon〈枘〔ほぞ〕〉-and-mortise〈嵌接〔はめつぎ〕〉joint 構造すなわち枘〈ほぞ〉－枘穴〈ほぞあな〉関節構造（注☆）の不整合に対する整復法）（写真119）

1）選手背臥位にて、術者はその患側足方に相対して坐し、選手の股関節を外旋・外転させ、股・膝両関節をそれぞれ90°屈曲させ、術者はテーブル（診療台）に肘を着いた頭側の手でその下腿近位を、同じくテーブル（診療台）に肘を着いた足側の手でその足底踵部遠位を、それぞれ把握・支持します。

2）次に術者は、頭側の手の母指々腹で患側腓骨頭上部後面を足関節すなわち距腿関節外果に向かって押圧し、足側の手でその足底踵部遠位を内がえししや内転することで腓骨遠位骨端である距腿関節外果を遠位方向へ引っ張ります。

3）最後に術者は、患側の腓骨頭が脛骨の前下方にあ

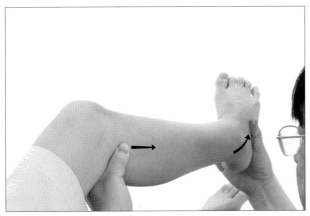

写真119

る腓骨頭関節面に還納されるまで2）の状態を保ちつづけます。

(注☆) そもそも足関節すなわち距腿関節は、tenon（柄〈ほぞ〉）-and-mortise（嵌接〈はめつぎ〉）joint すなわち柄（ほぞ）-柄穴（ほぞあな）関節であり、陥凹した柄穴に対して突出した柄が嵌接される構造になっています。そしてこの場合、距骨が柄であり、下腿二骨すなわち脛骨・腓骨が柄穴であり、両者は硬く適合した柄柄穴構造になっています。

注：1) この技法は、DR. Conrad A. Speece D.O.（DR. コンラッド A. スピース D.O.）・DR. William Thomas Crow D.O.（DR. ウィリアム・トーマス・クロー D.O.）および DR. Steven L. Simmons D.O.（DR. スティブン L. サイモンズ D.O.）の靱帯性関節ストレイン（Ligamentous Articular Strain）に対するオステオパシー・マニプレーション（Osteopathic Manipulative Techniques）にヒントをえたものであることを付記し、合わせて紙面を借り DR. Conrad A. Speece D.O.（DR. コンラッド A. スピース D.O.）・DR. William Thomas Crow D.O.（DR. ウィリアム・トーマス・クロー D.O.）および DR. Steven L. Simmons D.O.（DR. スティブン L. サイモンズ D.O.）に深い敬意と謝意を表するものです。

2) 腓骨頭が前方偏位している場合は、2）で患側腓骨頭上部後面を押圧するところ上部前面を押圧し、その足底踵部遠位を内がえしやや内転するところ、外がえしやや外転することになります。

〈足関節捻挫に対する実践応用技法としての整復法〉

前述の 第Ⅲ章 その競技に特有で、その競技の名称を冠した外傷・障害（下肢編）第4節 テニス脚（Tennis leg）第5項 整復（予防のための基本的整復法Ⅱ）〈足関節捻挫に対する実践応用技法としての整復法〉（写真100・101）と同様です。

（予防的実践機能テープ）

〈予防のための機能補助として〉

1) 選手患側の足を下肢台の上に乗せ坐位にて、術者は患側の下腿を内外旋0°、足関節を底背屈0°に保たせた上で、土踏まず前部から下腿下1/4までアンダーラップを巻き、幅3.8cmのホワイト・テープを用いその土踏まず前部に1本と下腿下1/4に1/3ほどずらして2本それぞれアンカーをかけます。

2) 次に術者は、上のアンカー内側からその踵部そして足底を経て同アンカー外側まで縦の守りのスターアップ（stirrup：鐙〈あぶみ〉の意）を内から外へ引っぱりをきかせながら内・外果の保護のため前方へ1/2～1/3ずらしながら3本かけます。

3) 次に術者は、下のアンカー内側から踵部を経て、同アンカー外側まで横の守りのホースシュー（horseshoe：馬蹄の意）を、そこから上へ前面にオープンスペースをとりつつ1/2～1/3ずらしながらつづけてかけていきます。その際内・外果の上から上のアンカーまでは、練習中離れないように前面のオープンスペースはとらないようにします。

4) 次に術者は、もう一度1）同様アンカーをかけます。

5) 最後に術者は、足背から内側を通り足底の土踏まずをまわって再び足背にもどり、なおまた足関節の内側から外側をまわって再び足背に出るフィギア8（figure 8）をかけます。

2．受傷直後の処置

（RICE処置）

1) 背臥位などによる休息（Rest）
2) 氷嚢などによるクールダウン（Icing）
3) 弾性包帯などによる圧迫（Compression）
4) 枕などにより患部を心臓より高い位置に上げる（Elevation）

（足関節捻挫に対する実践応用技法としての整復法）

前述の 第Ⅲ章 その競技に特有で、その競技の名称を冠した外傷・障害（下肢編）第4節 テニス脚（Tennis leg）第5項 整復（予防のための基本的整復法Ⅱ）〈足関節捻挫に対する実践応用技法としての整復法〉（写真100・101）と同様です。

（足関節のアライメント整復Ⅰ）

前述の 第Ⅲ章 その競技に特有で、その競技の名称を冠した外傷・障害（下肢編）第4節 テニス脚（Tennis leg）第5項 整復 3．受傷断裂の程度が軽度・中度の場

合の整復（整復）（足関節のアライメントの整復Ⅰ）〈舟状骨および各中足骨底の上外側不全脱臼〔亜脱臼〕に対する入門実技としての整復法〉（写真102）と同様です。

（足関節アライメント整復Ⅱ）

前述の 第Ⅲ章 その競技に特有で、その競技の名称を冠した外傷・障害（下肢編）第4節 テニス脚（Tennis leg）第5項 整復 3．受傷断裂の程度が軽度・中度の場合の整復（整復）（足関節アライメントの整復Ⅱ）〈遠位脛腓関節離開の有無およびその程度を確認するための安達のテスト〉〈遠位脛腓関節離開に対する安達の整復法—術者1人による方法—〉（写真107）と同様です。

（実践機能テープ）

〈受傷直後のテーピングとして〉

1）選手坐位にて、患側の足を下肢台の上に乗せさせ、術者は、その下腿を内外旋0°、足関節を底背屈0°に保たせた上で、外果下に瓢箪型パッドをあて（注1）、前足部から下腿下1/4までアンダーラップを巻き、幅3.8 cmのホワイト・テープを用いその前足部に1本と下腿下1/4に1/3ほどずらして2本、前面を2〜3cm開けて（注2）それぞれアンカーをかけます。

2）上のアンカー内側からその踵部そして足底を経て同アンカー外側まで縦の守りのスターアップ（stirrup：鐙〈あぶみ〉の意）を内から外へ引っぱりをきかせながら内・外果の保護のため前方へ1/2〜1/3ずらしながら3本かけます。

3）次に下のアンカー内側から踵部を経て、同アンカー外側まで横の守りのホースシュー（horseshoe：馬蹄の意）をかけ、そこから上へ1/2〜1/3ずらしてホースシューを3本かけます（注3）。この際前面を開けオープンスペースをとるようにします。

4）最後にもう一度今度は前面を開けずに1）同様の位置にそれぞれアンカーをかけます。

5）クライム包帯でラップしダーミセルでとめます（注4）。

（注1）パッドなどによる軽い圧迫下では損傷した前距腓靱帯・踵腓靱帯等の線維が平行に並び、血・水腫の吸収も促進され回復が早められます。

（注2）腫脹が固定内にこもり、血管・神経が圧迫され動脈血は行けず、静脈血・リンパ液は戻れず、神経が圧迫され麻痺が起こるフォルクマン阻血性拘縮などを避けるため、ぐるり1周巻ききらないようにします。

（注3）スターアップとホースシューを交互に繰り返すバスケット・ウィーブ（basket weave）すなわちバスケット編み、特にこの場合は前面を開けオープンスペースを

とり、オープン・バスケット・ウィーブ（open basket weave）にする方法もあります。

（注4）腫脹が中にこもり拘縮を起こす恐れがあるので緩徐にラップすべきです。

3．足関節内反捻挫の整復

上記のように吉田仁朗らは、足関節内反捻挫を反復することにより足関節が不安定性を来たし、距骨にも異常運動が生じることにより同部に異常荷重が加わり、足関節内反捻挫と同時に骨・軟骨損傷が発生し、その修復機転において骨棘が発生すると考えました。

また現在では、それらの骨棘は経時的に増殖し折れて遊離体となることもあり、そうした足関節鼠からさらに変形性足関節症へと進行するケースさえみられるとされています。そこでここでは、骨・軟骨損傷・骨棘さらには足関節鼠・変形性足関節症の基因となる可能性の高い足関節内反捻挫の整復について述べることにします。

（足関節捻挫に対する実践応用技法としての整復法（写真100・101））

前述の 第Ⅲ章 その競技に特有で、その競技の名称を冠した外傷・障害（下肢編）第4節 テニス脚（Tennis leg）第5項 整復（予防のための基本的整復法Ⅱ）〈足関節捻挫に対する実践応用技法としての整復法〉と同様です。

（足関節のアライメントの整復Ⅰ）（写真103・104）

前述の 第Ⅲ章 その競技に特有で、その競技の名称を冠した外傷・障害（下肢編）第4節 テニス脚（Tennis leg）第5項 整復 3．受傷断裂の程度が軽度・中度の場合の整復（整復）（足関節アライメントの整復Ⅰ）〈舟状骨および各中足骨底の上外側不全脱臼〔亜脱臼〕に対する実践応用技法としての整復法〉と同様です。

（足関節アライメントの整復Ⅱ）（写真106）

前述の 第Ⅲ章 その競技に特有で、その競技の名称を冠した外傷・障害（下肢編）第4節 テニス脚（Tennis leg）第5項 整復 3．受傷断裂の程度が軽度・中度の場合の整復（整復）（足関節アライメントの整復Ⅱ）〈遠位脛腓関節離開の有無およびその程度を確認するための安達のテスト〉〈遠位脛腓関節離開に対する安達の整復法—術者と助手の2人による方法—〉と同様です。

（実践機能テープ）

1）選手坐位にて、患側の足を下肢台の上に乗せさせ、術者は、その下腿を内外旋0°、足関節を底背屈0°

に保たせた上で、外果下に瓢箪型パッドをあて（注1）、前足部から下腿下1/4までアンダーラップを巻き、幅3.8 cmのホワイト・テープを用いその前足部に1本と下腿下1/4に1/3ほどずらして2本それぞれアンカーをかけます。

2）上のアンカー内側からその踵部および足底を経て同アンカー外側まで縦の守りのスターアップ（stirrup：鐙〈あぶみ〉の意）を内から外へ引っぱりをきかせながら内・外果の保護のため前方へ1/2〜1/3ずらしながら3本かけます。

3）上のアンカー外側から足底を経て同アンカー内側まで縦の守りの4番目のスターアップ（stirrup：鐙〈あぶみ〉の意）を足背で交差させ外から内へかけます。

4）次に下のアンカー内側から踵部を経て、同アンカー外側まで横の守りのホースシュー（horseshoe：馬蹄の意）をかけ、そこから上へ1/2〜1/3ずらしてホースシューを3本かけます（注2）。この際前面をあけオープンスペースをとるようにします（注3）。

5）次に内果の下からその踵部および足底を経て上のアンカー外側までハーフ・スターアップ（half stirrup）を内から外へ引っぱりをきかせながら、やや斜めに前方へ1/2〜1/3ずらしながら3本かけます。

6）次にもう一度1）同様上のアンカーをかけます。

7）次に4）のホースシューから上のアンカーまで1/2〜1/3ずらしてホースシューをかけます。

8）次にもう一度1）同様下のアンカーをかけます。

9）次に外果の上からアキレス腱の後方を回り斜めに踵内側を下りて足底を上がって足背外側へ戻る内側ヒールロック（heel-lock）をかけ、内果の上からアキレス腱の後方を回り斜めに踵外側を下りて足底を上がって足背内側へ戻る外側ヒールロック（heel-lock）をかけます。

10）最後に伸縮包帯でラップしダーミセルでとめます。

（注1）パッドなどによる軽い圧迫下では損傷した前距腓靱帯・踵腓靱帯等の線維が平行に並び、血・水腫の吸収も促進され回復が早められます。

（注2）スターアップとホースシューを交互に繰り返すバスケット・ウィーブ（basket weave）すなわちバスケット編み、特にこの場合は前面を開けオープンスペースをとり、オープン・バスケット・ウィーブ（open basket weave）にする方法もあります。

（注3）腫脹が固定内にこもり、血管・神経が圧迫され動脈血は行けず、静脈血・リンパ液は戻れず、神経が圧迫され麻痺が起こるフォルクマン阻血性拘縮などを避けるため、ぐるり1周巻ききらないようにします。

注：前距腓靱帯・踵腓靱帯部分断裂で3週間、完全断裂で6週間の安静固定を要します。

第Ⅳ章
その競技に特有の外傷・障害への予防と整復

第1節　陸上

　陸上競技の走行（running）における足底接地は、その速度によって接地点が変化します。短距離においては、足底球の外縁すなわち小趾（指）球から接地し、長距離になるにしたがって踵部が低く下がり足底全体で接地するようになり、特にマラソンでは、まず地面に踵部外側が足関節背屈・内がえしの状態で着地する踵接地（heel strike, heel contact）にはじまり、次いで重心がその踵部外側から母趾（指）球内側へ移動する間（足底接地〈foot flat〉→立脚中期〈mid-stance〉→踵離地〈heel off〉間）、足部内転・脛骨内旋・足関節軽度底屈・外がえしへ、次に足部外転・脛骨外旋させることで膝関節を完全伸展させる膝関節のスクリュー・ホーム（screw form）運動へ、最後に足の趾（指）で地面を足趾（指）（尖）離地（toe off）あるいは爪先離地（push off）することで地上における立脚相（stance phase）が完了し、そこから空中における遊脚相（swing phase）が始まります。

　ただ走行（running）には、歩行（walking）に比し大きな相違が2つあります。一つは、両足とも地面から離れ、身体が空中を跳ぶ時期があることであり、二つ目は、両足とも地面に接している時期がないことです。したがって歩行における立脚相（stance phase）は、走行（running）においては、支持相（support phase）とも呼ばれ、その機能面から駆動相（driving phase）とも呼ばれます。また歩行（walking）における遊脚相（swing phase）は、走行（running）においては、特にその両足とも地面から離れる時期は非支持相（nonsupport phase）と呼ばれ、飛翔（ひしょう）期（flight period, sailing—through—the-air period）とも呼ばれます。

　陸上競技の長距離特にマラソンにおいては、このうち地上における立脚相（stance phase）すなわち支持相（support phase）・駆動相（driving phase）においてランニング障害を受けることがよくあります。そのため特に leg—heel アライメントおよび足アーチ高などについて、十分な注意が払われねばなりません。

　まず前者の leg—heel アライメントとは、下腿下1/3と踵骨のなす角度のことであり、これについて、その臥位における角度に対し、体重負荷の加わった立位における角度との差は、通常5～13°までに保たれるべきであるとされ、これが距骨下関節の動きにおける評価基準の一つとして広く用いられています。

　それは、距骨下関節すなわち距骨と踵骨の間の関節において、上記の外がえしの動きが大き過ぎたりすると、アキレス腱内側部が引っ張られ、踵骨・アキレス腱移行部さらにはアキレス腱・腓腹筋移行部に炎症を生じたりすることがあるからです。

　次に後者の足アーチ高は、足底弓蓋すなわち足部のアーチである1）縦のアーチと2）横のアーチのそれぞれの高さのことであり、1）はさらに、①内側（縦）アーチと②外側（縦）アーチに分かれ、2）は1）の①と②の間にあって、さらに1．前部のアーチ2．中央のアーチそして3．後部のアーチの3つに分かれます。

　これらの足アーチ高特に①が高過ぎたりあるいは低く過ぎたりすると、踵骨底部前方から基節骨に至る足底腱膜およびその周囲の足底筋膜による地面に対する足趾（指）（尖）離地（toe off）あるいは爪先離地（push off）が効率よくできなくなることがあります。つまり足の趾（指）で地面を足趾（指）（尖）離地（toe off）あるいは爪先離地（push off）する瞬間には、足の趾（指）を背屈させる必要があり、そのときこの足底腱膜およびその周囲の足底筋膜も巻き上げられます。通常この巻上げ効果によって足アーチ高は、その高さが保たれ、地面に対する効率よい足趾（指）（尖）離地（toe off）あるいは爪先離地（push off）が可能になるのですが、その足底腱膜およびその周囲の足底筋膜による巻き上げがうまくできなくなることがあるのです。

（図028）足底腱膜炎の発生：着地による足底腱膜の伸張と足関節の背屈

　また同時に足アーチ高が低く過ぎたりすると、脛骨後

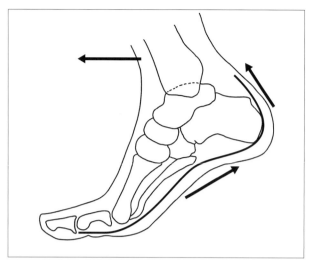

図028 足底腱膜炎の発生
着地による足底腱膜の伸張と足関節の背屈

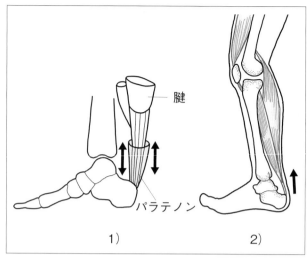

図029 アキレス腱周囲炎、アキレス腱炎の発生機序
1) アキレス腱周囲炎：アキレス腱と腱周囲のパラテノンとの間の摩擦によって生じる一種の腱鞘炎である
2) アキレス腱炎：腱線維が損傷されて発生。下腿三頭筋への強い伸張性負荷によって発生

面外側・腓骨内側面上部2/3および骨間膜後面を起始とし足関節内果後方を通過し舟状骨粗面・全楔状骨底面・第1・2・3・4中足骨底々面・立方骨および踵骨の載距突起に付着する後脛骨筋が引っ張られ後脛骨筋腱炎を生じます。さらに上記の外がえしの動きが大き過ぎるいわゆる過外がえしによりこの後脛骨筋起始部が引っ張られると、そこでシンスプリントすなわち脛骨過労性骨膜炎が生ずるとする学説もあります。ただこれについては、そのいわゆる過外がえしによって下腿三頭筋の一つであるヒラメ筋の起始部が引っ張られることによって生ずるとする学説もありこちらの方が有力視されつつあります。

しかしながら足アーチ高が低く過ぎたりすると、それによって後脛骨筋の付着部のひとつである第1中足骨底々面が下方へ落ち込み、その起始部が引っ張られ、脛骨外側顆・脛骨外側上部2/3・骨間膜に起始し第1楔状骨内側・底面および第1中足骨に付着する前脛骨筋の付着部もまた下方へ落ち込み、その起始部もまた引っ張られることも事実です。

第1項　アキレス腱周囲炎・アキレス腱炎

1．発生機序

まずアキレス腱周囲炎とは、アキレス腱の周囲をおおう薄い膜であるパラテノン（Paratenon）とアキレス腱との間に生じる摩擦によるパラテノンの炎症であり、パラテノン自体が肥厚したりアキレス腱と癒着したりするものであり、一種の腱鞘炎と考えることができるのに対し、次のアキレス腱炎とは、アキレス腱の線維自体の損傷による炎症であり、急性型アキレス腱炎は下腿三頭筋に加えられた強い牽引力すなわち伸張性負荷による腱線維の微細断裂により生じるものであり、慢性型アキレス腱炎はアキレス腱周囲炎が慢性化しパラテノンが硬化することにより、腱線維への血流が乏しくなり組織の修復が不十分になって生じるものであり、またアキレス腱周囲炎とアキレス腱炎とを合併することもあります。

（図029）　アキレス腱周囲炎、アキレス腱炎の発生機序

2．症状・徒手検査

（症状）

1) 運動時におけるアキレス腱の疼痛（初期においては温まると徐々に薄らぎ消失することもあります）・腫脹
2) アキレス腱踵骨付着部より2〜6cm近位における圧痛
3) 足関節底・背屈時における異物感・疼痛およびギシギシした握雪感あるいは軋轢音（注☆）

（注☆）　ギシギシした音は、通常アキレス腱とパラテノンとの摩擦によるcrepitationすなわち軋轢音によることがほとんどです。

（徒手検査）

1) 初期において腫脹が軟性であればアキレス腱周囲炎の可能性が大きく、硬性であればアキレス腱炎の可能性が大きいといえます。
2) 足関節底・背屈時において腫脹が移動しなければアキレス腱周囲炎の可能性が大きく、移動すればアキレス腱炎の可能性が大きいといえます。

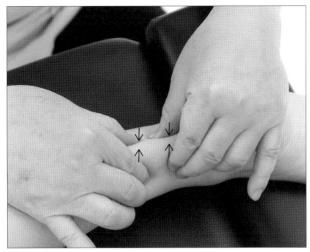

写真120

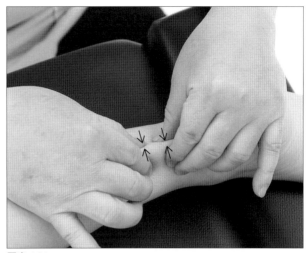

写真121

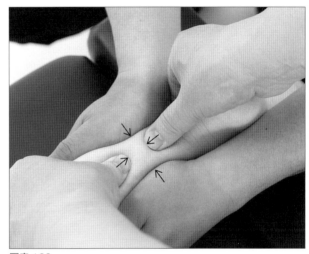

写真122

3．予防
（下腿三頭筋の疲労による筋肉の短縮・柔軟性の低下に対するセルフストレッチング〈下腿三頭筋によるショックアブゾーブ能力強化のため〉）

1）前述の 第Ⅲ章 その競技に特有で、その競技の名称を冠した外傷・障害（下肢編）第4節 テニス脚（Tennis leg）第4項 予防 1．練習前の十分なウォーミングアップおよび練習後のクーリングダウン・入念なストレッチングによる筋肉の疲労回復・柔軟性保持に努めるようにします。—における下腿三頭筋のストレッチング（等尺性収縮〈isometric contraction exercise〉・等張性収縮〈isotonic contraction exercise〉）を実施します。

2）前述の 第Ⅲ章 その競技に特有で、その競技の名称を冠した外傷・障害（下肢編）第4節 テニス脚（Tennis leg）第4項 予防 2．日常は筋力を高め・持久力を増し・筋肉の柔軟性を保つようなトレーニングを行うようにします。—における下腿三頭筋の筋力トレーニング①遠心性収縮（centrifugal〈efferent・eccentric〉contraction exercise）・②求心性収縮（centripetal〈afferent〉contraction exercise）を実施します。すなわち手すりと健側の足（一段上に置く）で安定を図りつつ、患側の趾（指）先を階段に掛け、爪先立ちして足関節を底背屈します。ヒラメ筋（膝関節屈曲位）・腓腹筋（膝関節伸展位）の両方に対して行います。

（アキレス腱の短縮・柔軟性の低下に対する他動的可動域改善手技〈アキレス腱によるショックアブゾーブ能力強化のため〉）
（アキレス腱周囲炎の傾向に対する手技）

1）前述の 第Ⅲ章 その競技に特有で、その競技の名称を冠した外傷・障害（下肢編）第4節 テニス脚（Tennis leg）第5項 整復 2．受傷直後の処置（整復）（軽度整復法）〈腓腹筋とヒラメ筋に対する実践応用技法としての整復法〉（写真094・095）を実施します。

2）選手腹臥位にて、術者は患側に相対して立ち、左右両母・示指でそのアキレス腱の上下を把握し（注☆）、術者の手前・向こう側に引き・押し他動的に動かします。

(注☆) 左右両母・示指で、アキレス腱全体を大きく把持したり（写真120）、表面を小さく摘み上げたり（写真121）して実施します。

（アキレス腱炎の傾向に対する手技）（写真122）

3）選手腹臥位にて、術者は患側に相対して立ち、助手が左右両母指球でそのアキレス腱の左右を圧迫（注☆）する間、術者は左右両母指でそのアキレス腱の上下を硬性の腫脹部すなわ硬結部に向けて腱線維

第1節 陸上　101

を引き合わせます。

　（注☆）　助手は、この圧迫によって同部の左右を山なりに盛り上げるようにすべきです。

　長距離特にマラソンにおける地上の立脚相（stance phase）すなわち支持相（support phase）すなわち駆動相（driving phase）の立脚中期（mid-stance）から最後に足の趾（指）で地面を足趾（指）（尖）離地（toe off）あるいは爪先離地（push off）するまでの推進期（注☆）における過外がえしを予防するため、踵部内側にパッドを挿入し補高することによりアキレス腱への負担を軽減します。

　（注☆）　立脚相（stance phase）は、立脚中期（mid-stance）を中心に抑制期と推進期の大きく2つに分かれ、前者は遊脚相（swing phase）において失われた体幹のバランスを取り戻すまでの時期、後者は足趾（指）（尖）が地面をけって推進力をえるまでの時期を意味します。また後者において踵離地（heel off）から足趾（指）（尖）離地（toe off）あるいは爪先離地（push off）までの時期は、特に踏み切り期あるいは蹴り出し期とも呼ばれます。

（予防的実践機能テープ）

〈予防のための機能補助として〉

1）選手患肢尖足位で腹臥位にて、術者は幅5cmのキネシオ・テープを用い足部下1/3・下腿近位にそれぞれアンカーを巻きます。（足部下1/3および下腿近位アンカー）。

2）次に幅5cmのキネシオ・テープを用い下のアンカーから上のアンカーへ、踵部を通り縦サポートを1本貼付し、アキレス腱部で交差するように下のアンカー内側から上のアンカー外側および下のアンカー外側から上のアンカー内側へ、それぞれ縦サポートを1本ずつ貼付します。（足関節背屈制限・アキレス腱サポート）。

3）1）同様足部下1/3および下腿近位にそれぞれ1/2ずつずらしながら2本ずつアンカーをかけます（足部下1/3および下腿近位アンカー）。

4）最後に選手坐位にて、患側の下腿を下肢台の上に乗せさせ、その下腿を内外旋0°、足関節を底背屈0°に保たせた上で、アキレス腱の収縮をおさえるため、幅5cmのキネシオ・テープを用いその足関節に緩徐なフィギア8をかけます（足関節フィギア8）。

注：1）キネシオ・テープを用いることで運動時における必要以上の圧迫感を避け、回旋・伸張によるストレスを軽減させます。

2）回旋ストレスによるマルアライメントの修正および伸張ストレスに対するアキレス腱の保護・補強のため、特に競技中のテーピングとして有効です。

3）そのほか選手にとって①心理的安心感②患部への注意喚起③皮膚を通し腱器官（腱紡錘）・筋紡錘への適度な刺激・賦活として作用します。

4．整復

　前述の 第Ⅲ章 その競技に特有で、その競技の名称を冠した外傷・障害（下肢編）第3節 平泳ぎ膝（Breast stroker's knee）第5項 整復 3．膝内障に対する整復法（膝内障〈内・外側半月板のハイパーモビリティーと前・後十字靱帯および内・外側々副靱帯の捻転など〉に対する膝関節の整復法〈内・外側半月板の嵌屯〔頓〕症状を除く〉）（写真085）（膝内障〈内・外側々副靱帯の捻転など〉に対する膝関節の整復法）（写真086）および前述の 第Ⅲ章 その競技に特有で、その競技の名称を冠した外傷・障害（下肢編）第4節 テニス脚（Tennis leg）第5項 整復 3．受傷断裂の程度が軽度・中度の場合の整復（整復）（足関節アライメントの整復Ⅰ）〈舟状骨および各中足骨底の上外側不全脱臼〔亜脱臼〕に対する実践応用技法としての整復法〉（写真103・104）（足関節アライメントの整復Ⅱ）〈遠位脛腓関節離開の有無およびその程度を確認するための安達のテスト〉（写真105）〈遠位脛腓関節離開に対する安達の整復法―術者と助手の2人による方法―〉（写真106）をそれぞれ実施します。

（実践機能テープ）

1）選手患肢尖足位で背臥位にて、術者は患側の足底下1/3から下腿近位までアンダーラップを巻き、術者は幅3.8cmのホワイト・テープを用い足部下1/3・下腿近位にそれぞれアンカーを巻きます（足部下1/3および下腿近位アンカー）。

2）次に選手腹臥位にて、幅5.2cmのエラスティック・テープを用い下のアンカーから上のアンカーへ、踵部を通り縦サポートを1本貼付し、アキレス腱部で交差するように下のアンカー内側から上のアンカー外側および下のアンカー外側から上のアンカー内側へ、それぞれ縦サポートを1本ずつ貼付します（足関節背屈制限・アキレス腱サポート）。

3）次に1）同様足部下1/3および下腿近位にそれぞれ1/2ずつずらしながら2本ずつアンカーをかけます（足部下1/3および下腿近位アンカー）。

4）次に選手坐位にて、患側の下腿を下肢台の上に乗せさせ、患側の下腿を内外旋0°、足関節を底背屈0°に保たせた上で、アキレス腱の収縮をおさえるため、術者は幅3.8cmのホワイト・テープを用い

その足関節に緩徐なフィギア8をかけます（足関節フィギア8）。

5）最後に幅3.8 cmのホワイト・テープを用い両面テープをつくり、その下腿の下から上へ螺旋状に滑り止めを巻き、その上に伸縮包帯を巻きダーミセルでとめます（下肢ラッピング）。

注：1）回旋ストレスによるマルアライメントの修正および伸張ストレスに対するアキレス腱の保護・補強にとって有効です。

2）基本的に急性期で2週間、慢性期で6週間の休養が必要です。

第2項 足底腱膜炎・足底筋膜炎

1．発生機序

陸上競技の長距離特にマラソンにおいては、地上の立脚相（stance phase）すなわち支持相（support phase）・駆動相（driving phase）の立脚中期（mid-stance）から最後に足の趾（指）で地面を足趾（指）（尖）離地（toe off）あるいは爪先離地（push off）するまでの推進期における過外がえしにより、なかでも踵離地（heel off）から足趾（指）（尖）離地（toe off）あるいは爪先離地（push off）までの踏み切り期あるいは蹴り出し期において、踵骨隆起から中節骨に至り足底の縦のアーチを形成する厚い腱性の足底腱膜およびその周囲の足底筋膜に加わる強い伸張性負荷々重によって、それら足底腱膜およびその周囲の足底筋膜の特に踵骨隆起の起始部および内側縦アーチ中央などに炎症を来たし疼痛が生じるのです。踵骨が異常に外側へ傾く過外がえし足すなわち過回内足の傾向・足関節背屈可動域の減少・足底の縦のアーチが異常に高く硬いハイアーチすなわち凹足の傾向・足底の縦のアーチが荷重により異常に低下する扁平足の傾向などが発症しやすい傾向として挙げられます。

2．症状・徒手検査

（症状）
1）運動時における足底踵部内側の疼痛・腫脹
2）足底腱膜踵骨隆起々始部外側突起（結節）にもみられ、特に内側突起（結節）より数cm遠位においてみられる圧痛（近位型）
3）まれに足底腱膜内側縦アーチ中央においてみられる圧痛（遠位型）

（徒手検査）
1）足底踵部内側における腫脹の確認
2）足底腱膜踵骨隆起々始部特に内側突起（結節）より数cm遠位における圧痛の確認
3）足底腱膜内側縦アーチ中央における圧痛の確認

注：1）腫脹の確認においては、特に3）の遠位型の場合、境界明瞭で弾力に富む良性の腫瘤である足底線維腫に触れることもあります。

2）足底腱膜は、ジャンプの着地の際などの衝撃で部分的に、あるいは完全に断裂することもあります。その場合は、その突然の衝撃により患部に強烈な激痛が走ります。

3．予防

1）凹足・扁平足の傾向に対しアーチサポートとして適当な高さのインソールあるいは足底板を用い、内側縦アーチを下から支えることで足底腱膜にかかる負担を軽減します。

2）過外がえし足すなわち過回内足の傾向に対し踵部内側に補高のため適当な高さのパッドを挿入し、leg—heelアライメントを矯正します。

3）下腿三頭筋の柔軟性が低下していると、尖足位において足底腱膜に過度な緊張が加わり足底腱膜炎・足底筋膜炎の誘因になるので、前述の 第Ⅲ章 その競技に特有で、その競技の名称を冠した外傷・障害（下肢編）第4節 テニス脚（Tennis leg）第4項 予防 1．練習前の十分なウォーミングアップおよび練習後のクーリングダウン・入念なストレッチングによる筋肉の疲労回復・柔軟性保持に努めるようにします。―における下腿三頭筋のストレッチング（等尺性収縮〈isometric contraction exercise〉・等張性収縮〈isotonic contraction exercise〉）および2．日常は筋力を高め・持久力を増し・筋肉の柔軟性を保つようなトレーニングを行うようにします。―における下腿三頭筋の筋力トレーニング①遠心性収縮（centrifugal〈efferent・eccentric〉contraction exercise）・②求心性収縮（centripetal〈afferent〉contraction exercise）を実施します。

4）足関節底・背屈・母趾（指）および他四趾（指）交互屈曲・伸展セルフストレッチングおよび前述の第Ⅲ章 その競技に特有で、その競技の名称を冠した外傷・障害（下肢編）第4節 テニス脚（Tennis leg）第4項 予防 2．日常は筋力を高め・持久力を増し・筋肉の柔軟性を保つようなトレーニングを行うようにします。―における下腿三頭筋の筋力トレーニング ③等尺性収縮（isometric contraction exercise〈タオルギャザー〔towell gathering〕〉）④等張性収縮（isotonic contraction exercise〈タオルギャザー〔towell gathering〕〉）を実施します。

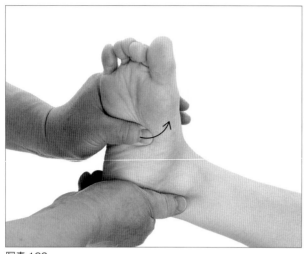
写真123

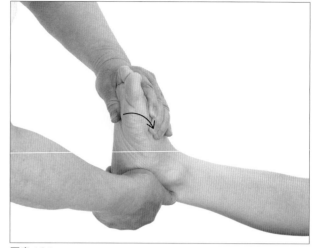
写真124

4．整復
（足底腱膜炎・足底筋膜炎の要因となる凹足の整復）

前述の 第Ⅲ章 その競技に特有で、その競技の名称を冠した外傷・障害（下肢編）第4節 テニス脚（Tennis leg）第5項 整復 3．受傷断裂の程度が軽度・中度の場合の整復における（足関節のアライメントの整復Ⅰ）〈舟状骨および各中足骨底の上外側不全脱臼〔亜脱臼〕に対する入門実技としての整復法〉（写真102）（足関節アライメントの整復Ⅱ）〈舟状骨および各中足骨底の上外側不全脱臼〔亜脱臼〕に対する実践応用技法としての整復法〉（写真103・104）を実施します。

（足底腱膜炎・足底筋膜炎の要因となる扁平足〈過外がえし足すなわち過回内足を含む〉・開張〈拝〉足の整復（注☆））

（注☆）術者は、これらの手技を実施する際、両手にプラスチック手袋を装着してもよい。

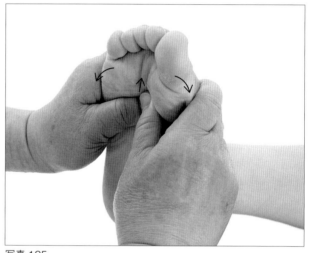
写真125

天児民和（M.D., PhD.）両先生が踵部を外反矯正後体重負荷により水平位にとらえているのに対し、筆者が前足部を扁平整復後体重負荷により水平位にとらえていることによるものであって手技的に決して矛盾するものではありません。したがって前者を実施して後、後者（写真124）を実施することも考えられます。

〈扁平足に対する安達の整復法〉（写真123）

術者は選手の患部が右足なら右足踵部を右手で支持し（支持手）、これを下方へ牽引しつつ外がえしに矯正し、左手でその前足部を把握し（整復手）、これを底屈・内がえししつつ足底中央の突出部を右手母指で押し上げる運動を繰り返します。

注：この場合、神中正一（M.D., PhD.）・天児民和（M.D., PhD.）両先生の外反扁平足の徒手矯正法では、患部が右足なら右足踵部を右手で支持し（支持手）、これをできるだけ内がえしに圧迫し、左手でその前足部を把握し（整復手）、これを底屈・外がえしする運動を繰り返します（注☆）。

（注☆）これは一見、上記の（扁平足に対する安達の整復法）と矛盾しているようですが、神中正一（M.D., PhD.）・

〈開張〔拝〕足の整復法〉（写真125）

1）選手背臥位にて、術者はテーブルの足側に頭側を向いて立ちます。
2）次に術者は、左右両母・示指間で同前足部左右をはさみます。
3）術者は、その中足骨頭のラインの中央を、足底より左右両母指にて押し上げます。
4）最後に術者は、同時に足背の両側を3）のラインの中央の方向へ左右両四指で押し下げることを繰り返します。

注：上記一連の技法は、神中正一（M.D., PhD.）・天児民和（M.D., PhD.）両先生の外反扁平足の徒手矯正法および開張足の徒手矯正法にヒントをえたもの

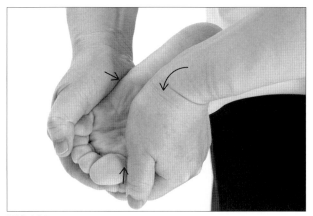

写真126

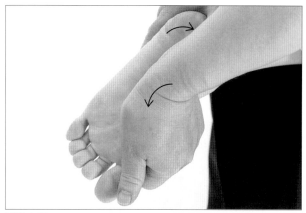

写真127

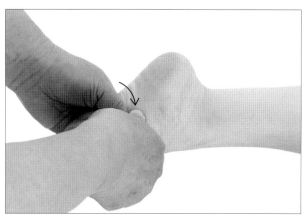

写真128

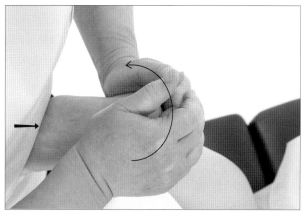

写真129

であることを付記し、合わせて紙面を借り神中正一（M.D., PhD.）・天児民和（M.D., PhD.）両先生に深い敬意と謝意を表するものです。

〈扁平足に対する実践応用技法としての整復法〉
〔第1段階：安達の整復〕（写真126）
1）選手腹臥位にて、患側の膝から下をテーブルの足側の端からはみ出させ、術者は足側を向いてその下肢をまたぎます。
2）次に術者は、その膝をほぼ直角に曲げさせ、左右大腿間でしっかりとはさみ込みます。
3）術者は、外側の手でその前足部を把握し、豆状骨小指球寄りでその第5中足骨基底部を内側へ押します。
4）次に術者は、内側の手の豆状骨小指球寄りを足底からその舟状骨にあてがい四指をその前足部へまわし、3）の手と手を組みます。
5）最後に術者は、外側の手の豆状骨小指球寄りを中心に組まれた左右四指で足背を持ち上げると同時に、今度は内側の手の豆状骨小指球寄りを中心に術者の上体の重みを乗せ、足底からその舟状骨を半ば直圧的に押圧矯正します。

〔第2段階：安達の整復〕（写真127）
〈第1段階〉の1）・2）をそのままに、術者は、内側の手の豆状骨小指球寄りを足底から舟状骨にあてがい四指を前足部へまわしたまま（整復手）、次に外側の手の母指と四指間で患側踵部を支持し（支持手）、できるだけ外がえししつつ圧迫し、内側の手の豆状骨小指球寄りを中心に術者の上体の重みを乗せ、足底からその舟状骨に半ば直圧的に押圧・矯正運動を繰り返します。

〔第3段階【その1】【その2】：微細整復〕
【その1】（写真128）

選手腹臥位にて、術者は足側に頭側を向いて立ち、患側の膝をやや屈曲させ、その足底を触診し、舟状骨および全楔状骨中で足底方向へ偏位している骨を確認し、そこに一方の手の母指を接触させ、これに他方の手の母指を重ね、両四指で足背を包み込み、術者のそれらの両母指で足背方向に振りながらしゃくるように押し込みます。

【その2】（写真129）

選手腹臥位にて、術者は足側に頭側を向いて立ち、患側の足底前足部を術者の下腹にその前足部が背屈するようにそしてその膝がやや屈曲するようにあてがい、両手

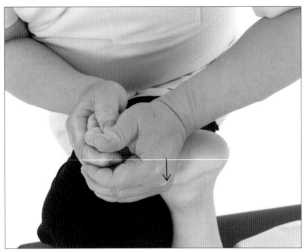
写真130

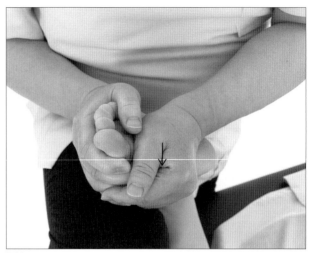
写真131

の指を組んで患側踵部をしっかりと把握しつつ外がえしの矯正運動を繰り返します。

　注：1）〔第3段階【その1】【その2】：微細整復〕における【その1】と【その2】の技法は、DR. Joseph Janse D.C.（DR. ジョセフ・ジェンシー D.C.）の足根骨に対する黒蛇鞭法と踵骨回転法および DR. Thomas F. Bergmann D.C.（DR. トマス F. バーグマ D.C.）の底側から背側へのすべり—楔状骨・舟状骨・立方骨と距骨下関節すべりにヒントをえたものであることを付記し、合わせて紙面を借り DR. Joseph Janse D.C.（DR. ジョセフ・ジェンシー D.C.）および DR. Thomas F. Bergmann D.C.（DR. トマス F. バーグマ D.C.）に深い敬意と謝意を表するものです。また【その1】の整復の要領として前者は絨毯を振るように、後者は短く弾くようなと表現しています。

　2）なお DR. Joseph Janse D.C.（DR. ジョセフ・ジェンシー D.C.）および DR. Thomas F. Bergmann D.C.（DR. トマス F. バーグマ D.C.）は、足底豆状骨接触法および足底から背側へのすべり—舟状骨・立方骨として、同法以外に腹臥位で患側の膝を90°に曲げた選手に対して、前者 DR. Joseph Janse D.C.（DR. ジョセフ・ジェンシー D.C.）は、第1〜2楔状骨の場合、術者はその外側に相対し、頭側の豆状骨をその第1〜2楔状骨にあてがい、足側の手および中川貴雄（D.C.）先生の場合頭側（筆者の場合足側）の大腿でも足背をハンモックのように持ち上げ、上体の重みを乗せ素早く底側から背側へ半直圧的に局部的押圧を加え（写真130・131）、第3楔状骨および立方骨の場合、術者はその内側に相対し、頭側の豆状骨をその第3楔状骨あるいは立方骨にあてがい、足側の手および中川貴雄（D.C.）先生

の場合頭側（筆者の場合足側）の大腿でも足背をハンモックのように持ち上げ、上体の重みを乗せ素早く底側から背側へ半直圧的に局部的押圧を加えます（写真132・133）。後者 DR. Thomas F. Bergmann D.C.（DR. トマス F. バーグマ D.C.）は、舟状骨の場合、術者はその外側に相対し、頭側の豆状骨をその舟状骨にあてがい、足側の手で足背を支持し手と手を組み底側から背側へ押圧を加え（写真134）、立方骨の場合、術者はその内側に相対し、頭側の豆状骨をその立方骨にあてがい足側の手で足背を支持し手と手を組み底側から背側へ押圧を加えます（写真135）。

〈楔状骨の底側偏位に対する整復法〉
〔第1段階〕（写真136）
　1）選手腹臥位にて、術者は選手の患側の下腿の内側に相対して立ちます。
　2）次に術者は、患側の膝を曲げその足背を術者の足側の大腿の上に乗せ、頭側の手で中足部を把握し、足側の手で前足部を把握します。
　3）術者は、足底のその楔状骨に対し、両手の母指を重ねて押し下げる間、両手の四指で中足部および前足部を引き上げます。

　注：1）ここでは術者は、楔状骨に対する整復ではありますが、頭側の手で中足部、足側の手で前足部を把握しなければならないため、選手の内側に相対して立ちます。
　2）この技法は、Craig Liebenson（クライグ・リーベンソン）および George DeFranca（ジョージ・デフランカ）両先生の足根関節マニピュレーションにヒントをえたものであることを付記し、合わせて紙面を借り Craig Liebenson（クライグ・リーベンソ

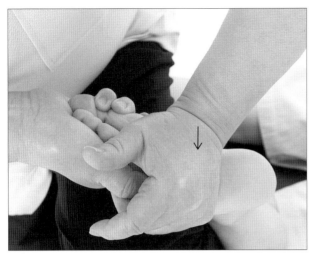

写真 132

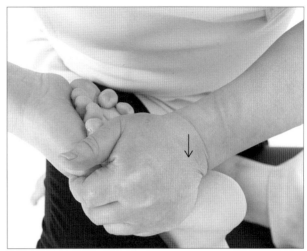

写真 133

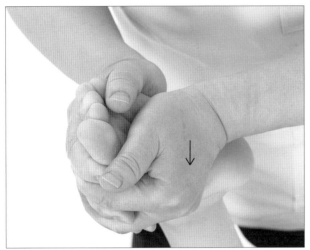

写真 134

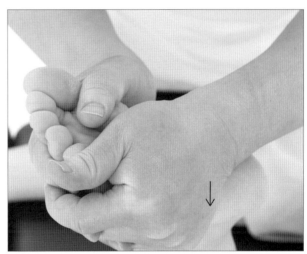

写真 135

ン）および George DeFranca（ジョージ・デフランカ）両先生に深い敬意と謝意を表するものです。

〔第 2 段階〕（写真 137・138）
1）選手背臥位にて、術者は患側足方に相対して立ち、頭側の手の母指をその楔状骨の背側にあて示指を底側にあてがいます（支持手）。
2）次に術者は、足側の手でその遠位の中足骨を把握し（整復手）、一旦その中足骨を背屈（伸展）し、その楔状骨の下方偏位を一層強調します。
3）最後に術者は、支持手の示指でその楔状骨を上方へ支持する間、整復手でその中足骨を牽引しその楔状骨の方向へ圧迫しつつ底屈（屈曲）します。

注：1）楔状骨の下方偏位は、特に内側楔状骨に発生しやすく、前脛骨筋および長腓骨筋あるいは両筋肉に運動制限を生じさせ、足底腱膜炎・足底筋膜炎を伴わせます。
2）この技法は、DR. Andrew Taylor Still M.D.（DR.

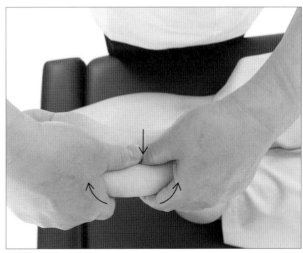

写真 136 外側楔状骨

A.T. スティル M.D.）の Osteopathy Technique（オステオパシー・テクニック）にヒントをえたものであることを付記し、合わせて紙面を借り DR. Andrew Taylor Still M.D.（DR. A.T. スティル M.D.）に深い敬意と謝意を表するものです。

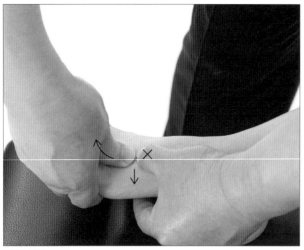
写真137

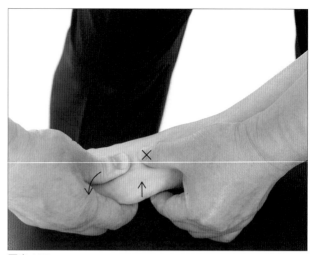
写真138

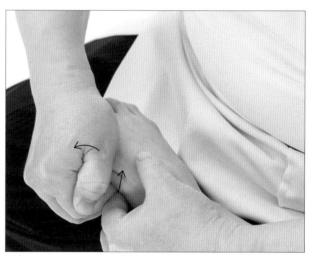
写真139

3) なおこの技法の応用変法として、①まず選手背臥位にて、術者は、その足方外側に相対して坐し、患側の下腿を術者の頭側の大腿の上に乗せます。②次に術者は、頭側の手の母示指間でその楔状骨を挟むようにし、足側の手の母示指間でその中足骨底を挟むようにします。③最後に頭側の手の母示指間でその楔状骨を背側に押し上げ、足側の手の母示指間でもその中足骨底を背側に押し上げる間、足側の手の豆状骨でその中足骨頭を底側に押し下げます（写真139）。―といった方法もあります。

4) 上記注：3) の技法は、DR. Joseph Janse D.C.（DR. ジョセフ・ジェンシー D.C.）が Canada Ontario 州（カナダ オンタリオ州）の DR. Malone Locke D.C.（DR. マーロン・ロック D.C.）の"ロック式分離法"として紹介している技法にヒントをえたものであることを付記し、合わせて紙面を借り DR. Joseph Janse D.C.（DR. ジョセフ・ジェンシー D.C.）・DR. Malone Locke D.C.（DR. マーロン・ロック D.C.）に深い敬意と謝意を表するものです。

〈立方骨の底側偏位に対する整復法〉
〔第1段階〕

1) 選手腹臥位にて、術者は選手の患側の下腿の内側に相対して立ちます。

2) 次に術者は、患側の膝を曲げその足背を術者の足側の大腿の上に乗せ、頭側の手で足底の立方骨を把握し（整復手）、足側の手で足背を把握・支持し（支持手）、その足背で両手を組みます。

3) 術者は、足底のその立方骨に、整復手の豆状骨小指球寄りを重ねて押し下げる間、支持手でその中足部および前足部を引き上げます。

注：1) この技法は、DR. Thomas F. Bergmann D.C.（DR. トマス F. バーグマン D.C.）の底側から背側へのすべり―立方骨および Craig Liebenson（クライグ・リーベンソン）・George DeFranca（ジョージ・デフランカ）両先生の踵立方関節マニピュレーションにヒントをえたものであることを付記し、合わせて紙面を借り DR. Thomas F. Bergmann D.C.（DR. トマス F. バーグマン D.C.）および Craig Liebenson（クライグ・リーベンソン）・George DeFranca（ジョージ・デフランカ）両先生に深い敬意と謝意をするものです。

2) なおこの際、両手の組み方として、前者 DR. Thomas F. Bergmann D.C.（DR. トマス F. バーグマン D.C.）は、両手の四指をそれぞれ組むのに対し、後者 Craig Liebenson（クライグ・リーベンソン）・George DeFranca（ジョージ・デフランカ）両先生は、頭側の小指に足側の母指を引掛けます。前者ではより重い、後者ではより軽い整復力が得られます。またそのまま組めば、それらの中間の整復力が得ら

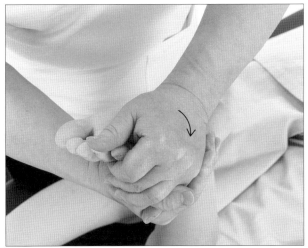

写真 140

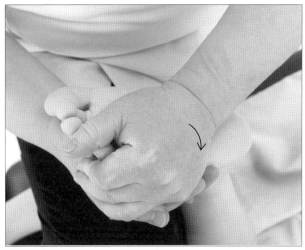

写真 141

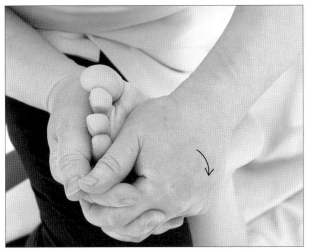

写真 142

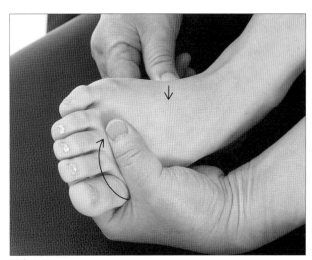

写真 143

れます（写真 140・141・142）。

〔第2段階〕（写真 143・144）

1）選手背臥位にて、術者は患側足方に相対して立ち、足側の手の母指をその立方骨の背側にあて示指を底側にあてがいます（支持手）。

2）次に術者は、頭側の手で足側の手の上を越えその前足部足背・足底を内側から包み込むように把握し（整復手）、一旦その第4・第5中足骨をすくい上げるように背屈（伸展）し、その立方骨の下方偏位を一層強調します。

3）最後に術者は、支持手の示指でその立方骨を上方へ支持する間、整復手でその第4・第5中足骨を牽引し立方骨の方向へ圧迫するように底屈（屈曲）します。

注：1）この技法は、DR. Andrew Taylor Still M.D.（DR. A.T. スティル M.D.）の Osteopathy Technique（オステオパシー・テクニック）にヒン

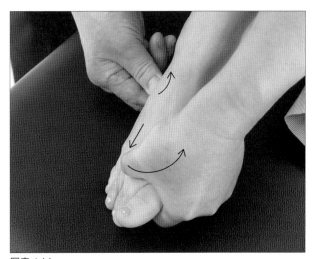

写真 144

トをえたものであることを付記し、合わせて紙面を借り DR. Andrew Taylor Still M.D.（DR. A.T. スティル M.D.）に深い敬意と謝意を表するものです。

2）なおこの技法の応用変法として、①まず選手背臥位にて、術者は、その足方内側に相対して坐し、患

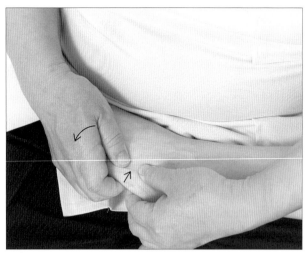
写真 145

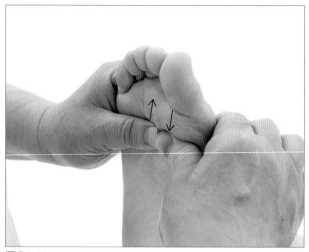
写真 146

側の下腿を術者の頭側の大腿の上に乗せます。②次に術者は、頭側の手の母・示中指間でその立方骨を挟むようにし、足側の手の母・示中指間でその第4・5中足骨底を挟むようにします。③最後に頭側の手の母・示中指間でその立方骨を背側に押し上げ、足側の手の母・示中指間でもその中足骨底を背側に押し上げる間、足側の手の豆状骨周囲でその第4・5中足骨頭を底側に押し下げつつ、足側の手全体で外返しを矯正します（写真145）。

3）上記注：2）の技法は、DR. Joseph Janse D.C.（DR. ジョセフ・ジェンシー D.C.）が Canada Ontario 州（カナダ オンタリオ州）の DR. Malone Locke D.C.（DR. マーロン・ロック D.C.）の"ロック式分離法"として紹介している技法にヒントをえたものであることを付記し、合わせて紙面を借り DR. Joseph Janse D.C.（DR. ジョセフ・ジェンシー D.C.）・DR. Malone Locke D.C.（DR. マーロン・ロック D.C.）に深い敬意と謝意を表するものです。

〈踵骨痛に対する緩和法〉

前述の 第Ⅲ章 その競技に特有で、その競技の名称を冠した外傷・障害（下肢編）第4節 テニス脚（Tennis leg）第5項 整復 2．受傷直後の処置（整復）（中度整復法）〈踵骨に対する実践応用技法としての整復法Ⅰ〉（写真096）〈踵骨に対する実践応用技法としての整復法Ⅱ〉（写真097・098）を実施します。

〈開張〔拝〕足に対する実践応用技法としての整復法—固着・癒着の傾向が強い場合—〉
〔第1段階：剪断運動〕（写真146）
1）選手は背臥位にて、術者は足側に頭側を向いて立ちます。

2）術者は内側の手の母指と示指で選手の患側の第1中足骨のそれぞれ足底と足背をはさみ、外側の手の母指と示指でその第2中足骨のそれぞれ足底と足背をはさみます。
3）術者はその第1中足骨を持ち上げ、第2中足骨を押し下げ、次いで第1中足骨を押し下げ、第2中足骨を持ち上げます。
4）次にこれを第2と第3、第3と第4、第4と第5そしてさらに第5と第4、第4と第3、第3と第2、第2と第1というように、組み合わせを変えながら数回繰り返すことを往復します。
注：またこのとき、第1中足骨と第2中足骨間は特に念入りに行うようにします。

〔第2段階：応用剪断運動〕（写真147）
1）選手は背臥位にて、術者は足側に頭側を向いて立ちます。
2）術者は内側の手で患側の前足部内側あるいは踵部を把握し、外側の手の四指でその足底を把握し、豆状骨をその第5中足骨基底部にあてがいます。
3）術者は外側の手の四指でその足底を持ち上げつつ、豆状骨でその第5中足骨基底部を押し下げます。
4）次いで術者は外側の手の四指でその足底を持ち上げつつ、豆状骨でその第5中足骨中央部を押し下げます。
5）最後に術者は外側の手の四指でその足底を持ち上げつつ、豆状骨でその第5中足骨頭を押し下げます。
6）第4・第3中足骨についても同様の手技を行い、次いで手をかえ外側の手で前足部外側あるいは踵部を把握し内側の手で第2・第1中足骨についても同様の手技を行います。

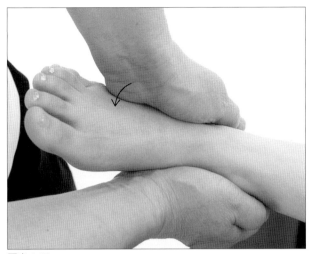
写真147

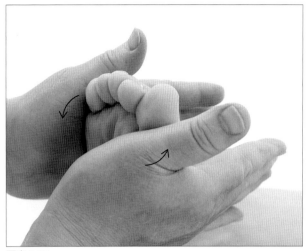
写真148

〔第3段階:往復運動〕(写真148)
 1) 選手は背臥位にて、術者は足側に頭側を向いて立ちます。
 2) 術者は左右両手掌の間に選手の患側の前足部の内・外両側面をはさみます。
 3) 術者はその前足部の内側を前下方へ引き、外側を後上方へ押し、次いで内側を後上方へ押し、外側を前下方へ引きます。
 4) 最初は緩徐に漸次急速にこれを繰り返しながら、その前足部の内・外両側に前後・上下の動揺を加えます。
 4) 最後に術者は左右両手掌でその前足部の内・外両側面を数回圧迫し、その前足部の中足骨頭すなわち前部に横のアーチをつくるようにします。

〔第4段階〕
 上記の(足底腱膜炎・足底筋膜炎の要因となる凹足の整復)(足底腱膜炎・足底筋膜炎の要因となる扁平足〈過外がえし足すなわち過回内足を含む〉・開張〈拝〉足の整復)〈扁平足に対する安達の整復法〉(写真123)(写真124)〈開張〔拝〕足の整復法〉(写真125)を実施します。
 注:1) 固着・癒着の傾向が特に強い場合には、第3段階の往復運動を先に行い、次に第1段階の剪断運動そして第2段階の応用剪断運動を行い、再び第3段階の往復運動そして最後に第4段階の順序で実施してもよい。
  2) これらのうち第1・2・3段階の技法については、DR. Joseph Janse D.C.(DR. ジョセフ・ジェンシー D.C.)の剪断運動法・応用剪断運動法・往復運動法に、それぞれヒントをえたものであることを付記し、合わせて紙面を借り DR. Joseph Janse D.C.(DR. ジョセフ・ジェンシー D.C.)に深い敬意と謝意を表するものです。

(足底腱膜炎・足底筋膜炎の整復)(注☆)

 (注☆) 術者は、これらの手技を実施する際、両手にプラスチック手袋を装着してもよい。

〈足底腱膜炎・足底筋膜炎に対する緩和法〉(写真149・150・151)
 1) 選手背臥位にて、術者は患側足側に頭側を向いて坐し、交差させた左右両母指々腹をその足底足根中足関節にあてがい、他の左右両四指をその左右足背に添えます。
 2) 次に術者は、それら交差させた左右両母指々尖の方向へ、それら左右両母指々腹を滑らせるように押圧していきます。
 3) 術者は、選手にアクセルを踏むように趾(指)尖を屈曲させ、2) 同様に押圧していきます。
 4) 最後に術者は、選手に選手自身の頭部に向かって持ち上げるように趾(指)尖を伸展させ、2) 同様に押圧して終わります。
 注:この技法は、DR. Conrad A. Speece D.O.(DR. コンラッド A. スピース D.O.)・DR. William Thomas Crow D.O.(DR. ウィリアム・トマス・クロー D.O.)および DR. Steven L. Simmons D.O.(DR. スティブン L. サイモンズ D.O.)の靱帯性関節ストレイン(Ligamentous Articular Strain)にヒントをえたものであることを付記し、合わせて紙面を借り DR. Conrad A. Speece D.O.(DR. コンラッド A. スピース D.O.)・DR. William Thomas Crow D.O.(DR. ウィリアム・トマス・クロー D.O.)および DR. Steven L. Simmons D.O.(DR. スティブン L. サイモ

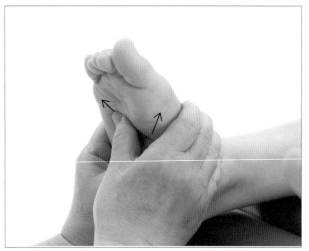
写真149

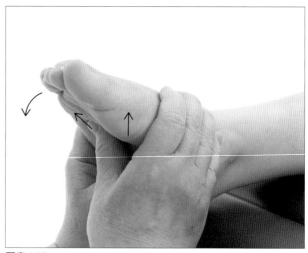
写真150

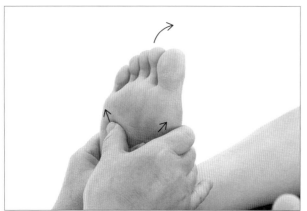
写真151

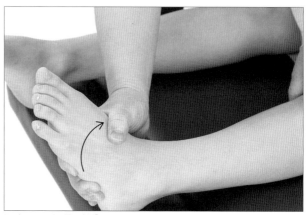
写真152 前脛骨筋①

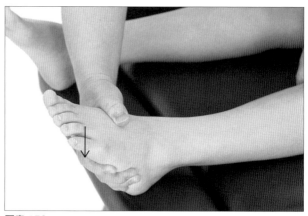
写真153

ンズ D.O.）に深い敬意と謝意を表するものです。

〈足底筋膜炎・シンスプリント等における前脛骨筋に対する整復法〉（写真152・153）
1）選手背臥位にて、術者は健側足方に相対して立ち、足側の手で患側足底を把握し、頭側の手の四指を脛骨外側上2/3にある前脛骨筋の起始部にあてがい母指を下腿近位内端に添えます。
2）次に術者は、足側の手で患側前足部を内がえし・背屈し、前足部からその前脛骨筋の起始部に向けて圧迫を加えます。
3）最後に術者は、その圧迫をある程度保ちながら、足側の手で患側前足部を外がえし・底屈します。

〈足底筋膜炎・シンスプリント等における長腓骨筋に対する整復法〉（写真154・155）
1）選手背臥位にて、術者は健側足方に相対して立ち、足側の手で患側前足部を把握し、頭側の手の四指を腓骨上前外側にある長腓骨筋の起始部にあてがい母指を下腿近位内端に添えます。
2）次に術者は、足側の手で患側前足部を外がえし・背屈し、前足部からその長腓骨筋の起始部に向けて圧迫を加えます。
3）最後に術者は、その圧迫をある程度保ちながら、足側の手で患側前足部を内がえし底屈します。

注：上記2つの技法は、DR. Andrew Taylor Still M.D.（DR. A.T. スティル M.D.）の Osteopathy Technique（オステオパシー・テクニック）にヒン

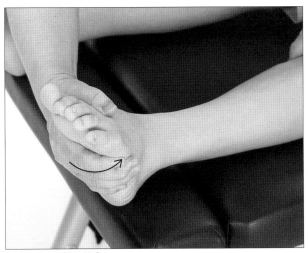
写真154 長腓骨筋①

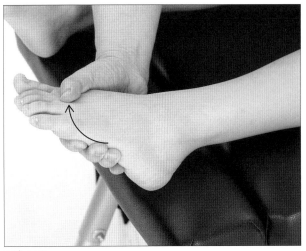
写真155

トをえたものであることを付記し、合わせて紙面を借り DR. Andrew Taylor Still M.D.（DR. A.T. スティル M.D.）に深い敬意と謝意を表するものです。

（足底アーチ保護のためのテーピング）

1) 選手背臥位にて、患側の示・中・環（薬）三趾（指）に長い包帯をかけ、その両端を選手自身に把握させ、その下腿を内外旋0°、足関節を底背屈0°に保たせ、足底のテーピングの範囲に adherent spray（糊スプレー）をかけドライヤーで乾かします。

2) 次に幅3.8 cmのホワイト・テープを用い患側の足底MP関節に沿って内側から外側へ緩徐にアンカーをかけます（足底アンカー）。

3) 次に幅3.8 cmのホワイト・テープを用いアンカー中央から踵部内側・踵部外側を経て、アンカー外端まで、スタートポイントをアンカー中央から内側へ、扇の先のように少しずつずらしながら内側の縦のアーチを3本かけます（内側縦アーチ）。

4) 次に幅3.8 cmのホワイト・テープを用いアンカー中央から踵部外側・踵部内側を経て、アンカー内端まで、スタートポイントをアンカー中央から外側へ、扇の先のように少しずつずらしながら外側の縦のアーチを3本かけます（外側縦アーチ）。

5) 次に幅3.8 cmのホワイト・テープを用い踵部と土踏まずの間の中央からアンカーまで1/2ずつずらしながら横のアーチを数本かけます（足底横アーチ）。

6) 次に幅3.8 cmのホワイト・テープを用い足背の足根寄りおよび足趾（指）寄りに、それぞれ体重負荷の状態で緩徐にアンカーをかけます（足背アンカー）。

7) 次にそれらの足底横アーチおよび足背アンカーの内・外端に対して、内・外側縦アーチの内・外端のラインに沿って、内・外側足縁に縦のアンカーをそれぞれかけます（内・外側足縁縦アンカー）。

8) 最後に土踏まずを中心に足底を熱ごてでしっかりと押さえつけます。

注：6)の足背アンカーは、体重負荷によって、テープがめくれないようにするためです。

【トピック】
〈外反母趾〈指〉に対する予防的整復法について〉

足底の縦のアーチが荷重によって異常に低下する扁平足の傾向は、結果的に横のアーチの低下をも招き、やがては示趾（指）の下を母趾（指）が潜る外反母趾（指）の傾向につながります。そこでその予防のため先ず上記4．整復の（足底腱膜炎・足底筋膜炎の要因となる凹足の整復）（足底腱膜炎・足底筋膜炎の要因となる扁平足〈過外がえし足すなわち過回内足を含む〉・開張〈拝〉足の整復）〈扁平足に対する実践応用技法としての整復法〉〔第1段階：安達の整復〕〔第2段階：安達の整復〕〔第3段階【その1】【その2】：微細整復〕（写真126）（写真127）（写真128）（写真129）および〈開張〔拝〕足の整復法〉（写真125）を実施すべきことはいうまでもないことですが、ここでは特に、そうした外反母趾（指）の傾向そのものを予防するため次に実施すべき外反母趾（指）に対する予防的整復法についても3つの段階に分けて説明しておこうと思います。

〈外反母趾〔指〕に対する安達の整復法〉
—第1段階—（写真156）

1) 術者は、選手の患側の母趾（指）をその外側の母・示指で縦にはさみ、外反の程度に応じ無理のない範囲で、やや内反の方向、やや上方へ牽引をかけ

第1節 陸上 113

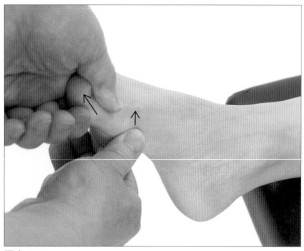
写真156

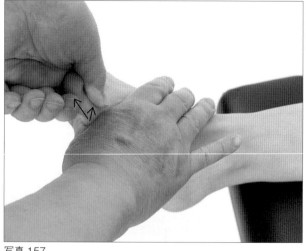
写真157

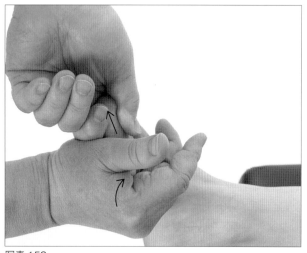
写真158

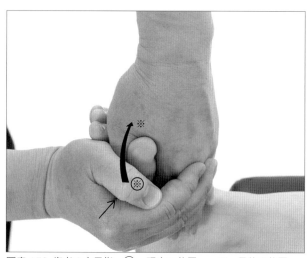
写真159　術者の右母指　㊎→現在の位置　※→最終の位置

　　ます。
　2）同時に術者は、内側の手の母指で選手のその第1
　　中足趾（指）節関節に対し外側への押圧を加えます。
―第2段階（注1）―（写真158）
　3）次に術者は、外側の手によるやや内反の方向、やや上方への牽引をそのままに、内側の手の四指でその足背を押し下げつつ、豆状骨でその第1中足趾（指）節関節底側を押し上げます。
―第3段階（注2）―（写真159）
　4）最後に術者は、外側の手の母・示指の上下を入れ替え、その間を選手の母・示趾（指）間に挿入し、母指をその第1中足趾（指）節関節底側に添え、その下に内側の手の豆状骨を乗せ、外側の手の四指とその上に乗せられた内側の手の四指の両方でその足背を押し下げる間、外側の手の母指とその下に乗せられた内側の手の豆状骨の両方でその第1中足趾（指）節関節底側を押し上げます。

（注1）　次にまず内側の手の母指を下に、示指を上にし、その間で選手のその第1中足趾（指）節関節に対し外側への押圧を加えてから（写真157）、この―第2段階―の操作に移ってもよい。

（注2）　筆者は、母指と内側の豆状骨の両方で押し上げるところから、ハンドルネームすなわち呼称として"撞木（しゅもく）あるいは才槌（さいづち）返し"と名付けました。

注：1）その後、外反母趾（指）用サポーターを装着するか、あるいは数週間程度下記のテーピングをしてその矯正位を保ちます。

2）なお DR. Andrew Taylor Still M.D.（DR. A.T. スティル M.D.）の中足指節関節に対する Osteopathy Technique（オステオパシー・テクニック）を反対方向に応用し下記の技法を用いることも考えられますが、その場合は、その後において必ず上記注：1）を実施するようにすべきです。

　（①選手は背臥位にて、術者は患側に相対して立ち、頭側の手の母・示指間で第1中足骨骨頭を把持

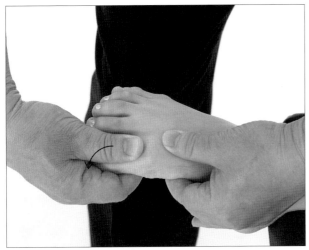
写真160

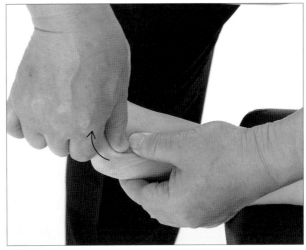
写真161

し支持手とし、足側の手の母・示指間で第1基節骨底を縦に把持し整復手とします。②支持手の示指で第1中足骨々頭底側を支持する間、整復手で一旦第1基節骨底を底屈させその偏位を強調して後、先ず牽引しつつ次いで圧迫しながら背屈を強制し、第1中足骨々頭が底屈したことを感触して後、中間位に戻します（写真160・161）。

〈外反母趾〔指〕に対するテーピング法〉

この場合、幅2.5cmのキネシオ・テープを用います。
1）先ず貼付面が表になるよう裏返しに数回丸められた芯を、その母・示趾（指）間に縦に挟みます。
2）次にその上をカバーするように、その足背から足底にかけて貼付します。
3）最後にその第1中足骨骨頭内側より踵骨外側にかけての内足縁を、外反の程度に応じやや内反する方向に牽引をかけ貼付します。

注：上記のテーピング法は、加瀬健三（D.C.）先生のキネシオ・テーピング法にヒントをえたものであることを付記し、合わせて紙面を借り加瀬健三（D.C.）先生に深い敬意と謝意を表するものです。

第3項　後脛骨筋腱炎・舟状骨外脛骨

1．発生機序

足アーチ高が高過ぎたり低過ぎたりすると、脛骨外側後面および腓骨内面上2/3を起始とし足関節内果後方を通過し舟状骨粗面・全楔状骨底面・第1・2・3・4中足骨底々面・立方骨および踵骨の載距突起に付着する後脛骨筋が引っ張られます。

さらに外がえしの動きが大き過ぎる過外がえしによる過回内足の場合も、この後脛骨筋が引っ張られます。そしてそれが長時間反復されると、その刺激によって後脛骨筋腱付着部に炎症が生じます。つまり足関節を内がえしすなわち回外しても、足アーチ高を適度に保つため足関節を内側から引っ張り上げている後脛骨筋の付着部におけるそうした炎症が後脛骨筋腱炎なのです。

しかしながら単なる扁平足においては、内側の縦のアーチが減少するだけなのに対し、踵部が外がえしすなわち回内し内・外側の縦のアーチが平低となる外反扁平足においては、ときとして外脛骨（Os tibiale externum〈ラテン語〉）がみられることがあります。これは、舟状骨の内側にある後脛骨筋腱内にある種子骨であり、欧州では男性の15%ほど女性の8%ほどにみられるものです。

後脛骨筋は、その足底展開部において足底靭帯群と混合し第1・2・3・4中足骨にまで作用をおよぼします。したがってこの筋の腱中に、この種子骨を持つ者は、舟状骨内側が正常より突出し、その外脛骨と舟状骨間における異常可動性によって後脛骨筋腱が舟状骨後方で強く緊張し舟状骨内縁に疼痛・圧痛を生じます。つまり後脛骨筋による反復牽引力およびその進行による盛り上がりに対する接触によって脛骨と舟状骨間に炎症が生じ疼痛・圧痛の強く生じたものが舟状骨外脛骨による有痛性外脛骨なのです。

2．症状・徒手検査

（症状）
1）運動時の足関節内果前方における疼痛
2）舟状骨内縁における圧痛
3）舟状骨内側にある後脛骨筋腱付着部における異常な突出

（徒手検査）
1）後脛骨筋腱の舟状骨後方における強い緊張の確認

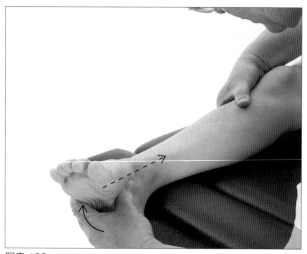
写真162

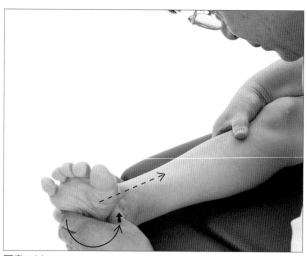
写真163

2）舟状骨内縁における圧痛の確認
3）舟状骨内側にある後脛骨筋腱付着部における異常な突出の確認

3．予防
1）凹足・扁平足の傾向に対しアーチサポートとして適当な高さのインソールあるいは足底板を用い、内・外側縦アーチを下から支えることで後脛骨筋にかかる負担を軽減します。
2）過回内足の傾向に対し踵部内側に補高のため適当な高さのパッドを挿入し、leg—heel アライメントを矯正します。
3）舟状骨内側にある後脛骨筋腱付着部における増悪によって異常に盛り上がった部分すなわち進行した突出部分があたらないようパッドを用います。

〈後脛骨筋腱炎・舟状骨外脛骨における後脛骨筋に対する安達の予防的応用変法〉（写真162・163）
1）選手背臥位にて、術者は健側足方に相対して立ち、足側の手で患側足底を把握し、その母指を後脛骨筋付着部である舟状骨粗面に添え、頭側の手の四指を脛骨後面外側にある後脛骨筋の起始部にあてがいます。
2）次に術者は、足側の手で患側前足部を外がえし・底屈し、前足部からその後脛骨筋の起始部に向けて圧迫を加えます。
3）最後に術者は、その圧迫をある程度保ちながら、足側の手で患側前足部を内がえし・背屈しつつ、足側の手の母指でその舟状骨粗面を押し込みます。
注：上記の技法は、DR. Andrew Taylor Still M.D.（DR. A.T. スティル M.D.）の Osteopathy Technique（オステオパシー・テクニック）にヒントをえ安達が応用したものであることを付記し、合わせて紙面を借り DR. Andrew Taylor Still M.D.（DR. A.T. スティル M.D.）に深い敬意と謝意を表するものです。

4．整復
（後脛骨筋腱炎・舟状骨外脛骨の要因となる凹足の整復）
前述の 第Ⅲ章 その競技に特有で、その競技の名称を冠した外傷・障害（下肢編）第4節 テニス脚（Tennis leg）第5項 整復 3．受傷断裂の程度が軽度・中度の場合の整復（整復）における（足関節のアライメントの整復Ⅰ）〈舟状骨および各中足骨底の上外側不全脱臼〔亜脱臼〕に対する入門実技としての整復法〉（写真102）（足関節のアライメントの整復Ⅱ）〈舟状骨および各中足骨底の上外側不全脱臼〔亜脱臼〕に対する実践応用技法としての整復法〉（写真103・104）を実施します。

（後脛骨筋腱炎・舟状骨外脛骨の要因となる扁平足〈過回内足を含む〉の整復）
上記の 第2項 足底腱膜炎・足底筋膜炎 4．整復（足底腱膜炎・足底筋膜炎の要因となる扁平足〈過回内足を含む〉・開張〈拝〉足の整復）〈扁平足に対する安達の整復法〉（写真123）（写真124）〈開張〔拝〕足の整復法〉（写真125）〈扁平足に対する実践応用技法としての整復法〉〔第1段階：安達の整復〕〔第2段階：安達の整復〕〔第3段階【その1】【その2】：微細整復〕（写真126）（写真127）（写真128）（写真129）〈踵骨痛に対する緩和法〉すなわち 前述の 第Ⅲ章 その競技に特有で、その競技の名称を冠した外傷・障害（下肢編）第4節 テニス脚（Tennis leg）第5項 整復 2．受傷直後の処置（整復）（中度整復法）〈踵骨に対する実践応用技法としての整復法Ⅰ〉（写真096）〈踵骨に対する実践応用技法としての整復法Ⅱ〉（写真097・098）を実施します。

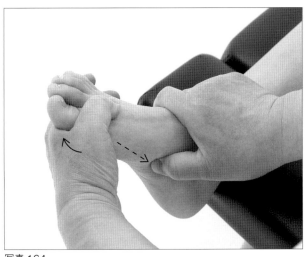
写真164

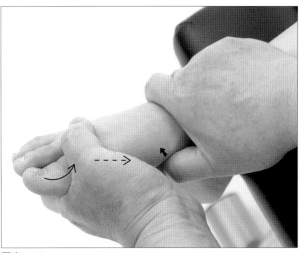
写真165

（足底アーチ保護のためのテーピング）

上記の 第2項 足底腱膜炎・足底筋膜炎 4．整復（足底アーチ保護のためのテーピング）を実施します。

（足底筋膜炎・外脛骨等における舟状骨に対する整復法（注☆））（写真164・165）

1）選手背臥位にて、術者はその健側足方に相対して立ち、足側の手で患側足底を把握し、頭側の手の母指を舟状骨内側の舟状骨粗面にあてがいます。

2）次に術者は、足側の手で患側前足部を外がえし・底屈し、その舟状骨粗面周囲の軟部組織を弛緩させ、前足部からその舟状骨粗面に向けて軸圧を加えます。

3）最後に術者は、その軸圧をある程度保ちながら、患側足底を内がえし・背屈する間、頭側の手の母指でその舟状骨粗面を押し込みます。

（注☆）術者は、これらの手技を実施する際、両手にプラスチック手袋を装着してもよい。

注：1）2）における外がえしすなわち外反とは、回内のことで、母趾（指）を下方へ向けることであり、3）における内がえしすなわち内反とは、回外のことで、母趾（指）を上方へ向けることです。

2）この技法は、DR. Andrew Taylor Still M.D.（DR. A.T. スティル M.D.）の Osteopathy Technique（オステオパシー・テクニック）にヒントをえたものであることを付記し、合わせて紙面を借り DR. Andrew Taylor Still M.D.（DR. A.T. スティル M.D.）に深い敬意と謝意を表するものです。

（外脛骨〈Os tibiale externum〉による圧痛に対する安達のテーピング法）

1）選手坐位にて、患側の足を下肢台の上に乗せ、術者は同部にドーナツ型パッドをあてます。

2）次に幅2.5cmのホワイト・テープを用い第1中足骨頭背部より内側へ牽引しつつ、足底を斜めに通って外側に出て、足背も斜めに通って斜め上方の内果まで貼付します（1本：前足部の外がえし位サポート）。

3）次に幅2.5cmのホワイト・テープを用い後足背外端および中足背外端からそれぞれ1本ずつ各々外側から内側へ牽引しつつ、足底を斜めに通って内側に出て、同部をおおって足背も斜めに通って外果の上下まで貼付します（少しずつずらして2本：後足背および中足背の内がえし位サポート）。

4）最後に幅2.5cmのホワイト・テープを用い後足背外端および中足背外端を含めて1本、次いで幅3.8cmのホワイト・テープを用い外果の上下および内果を含めて1本アキレス腱部を開放して、それぞれアンカーを巻きます（小・大1本ずつ：後足背外端・中足背外端および外果上下・内果アンカー）。

注：第1中足骨頭背部のアンカーについては、2）で母趾（指）を含めることにより巻かないものとします。

第2節　水泳

水泳競技特に競泳のスイミングは、水中という非荷重環境すなわち浮力の中にあってなお体幹のバランスをとらねばならない競技であり、特に平泳ぎ・バタフライにおいては、呼吸の際、腰部を強く反り込むことで運動の基軸となるべき腰部に持続的な伸展型の負荷をかけますが、そうした腰椎の過伸展の反復による腰部障害の発生が全障害の中にあって最も多いといいます。そして平泳ぎ・バタフライのみならず背泳・クロールの競泳選手にもみられるそうした腰部障害は、大きく3つに分ける

ことができます。その第1は、筋々膜性腰痛および椎間関節症候群すなわち腰背部周囲の軟部組織に蓄積した疲労性の腰痛およびその際、椎間関節に加えられたストレスによる偏位に基づく椎間関節性の腰痛であり、第2は、腰椎分離症すなわち椎間関節障害などに基づく後方負荷性の腰痛であり、そして第3は、椎間板ヘルニアすなわち椎間板障害などに基づく椎間板性の腰痛です。

第1項　筋々膜性腰痛および椎間関節症候群

1．発生機序

腰背部に加えられた持続的な負荷の蓄積による疲労性の腰痛およびそれらの負荷がその腰背部を支える椎間関節にまでおよんだことによる椎間関節性の腰痛であり、特に腰背部に加えられた反復性の牽引力に基づく腸骨稜における筋々膜付着部炎および特に腰背部に加えられたストレスによる偏位に基づく椎間関節症候群により、それらの部位に疼痛特に鈍痛および圧痛が生じます。

（椎間関節症候群〈facet syndrome〉についての医学上の詳しい説明）

椎間関節の構成要素には、下関節突起および上関節突起間の関節腔・各関節軟骨・各軟骨下骨・関節包の滑膜ヒダ・関節包中間層（血管化部分）・関節包外層（線維化部分）などがあります。このうち滑膜ヒダは、関節包から関節腔内に伸び関節軟骨をおおっている伸縮性の組織で、①結合組織性・②脂肪組織性・③線維脂肪性半月の3つのタイプがあります。さらにこのうち特に③のタイプでは、その半月が関節内まで入り込みます。

また椎間関節の神経支配は、知覚神経である脊髄神経の後枝が内側枝と外側枝に分かれ、このうち内側枝の上行枝が同じレベルの椎間関節に分布し、下行枝がその1つ下の椎間関節に分布します。そしてそれらは自由神経終末となって上記の滑液ヒダに分布し疼痛の受容器としての役割を果たします。

だから関節包と上・下関節突起の間に上記の滑膜ヒダがはさみ込まれたり、関節腔の深部にまで上記の③のタイプの半月が嵌入したりすると当然疼痛を感じることになります。椎間関節症候群すなわちファセット・シンドローム（facet syndrome）と呼ばれるそのようなケースに対し、1972年 J. Kos および J. Wolf もまた、脊柱のマニプレーションが椎間関節面に間隙をつくり滑膜ヒダへの圧迫を除去し、滑膜ヒダが付着する関節包を牽引し、そうした嵌入状態を改善するとしています（J. Kos, J. Wolf ; Les menisques intervertebraux et le role possible dans les blocages vertebraux (translation) J Orthop Sports Phys Ther 1 8-9 1972 参照）。

（図030）　椎間関節滑膜ヒダ
（図031）　椎間関節から出た脊髄神経の走行

2．症状・徒手検査

（症状）
1）運動時における腰背部の疼痛特に鈍痛
2）腸骨稜起始部および腰椎々間関節における筋々膜性および椎間関節性の疼痛および圧痛

（徒手検査）
触診によって疼痛特に圧痛部位を確認します。

3．予防

（股関節周囲筋で特に伸展制限の強い場合には、①腸腰筋②大腿四頭筋③股関節内転筋群④〈特に内側〉ハムストリング〈半腱様筋・半膜様筋・薄筋・縫工筋〉⑤脊柱起立筋などの疲労による短縮・柔軟性の低下に対するパ

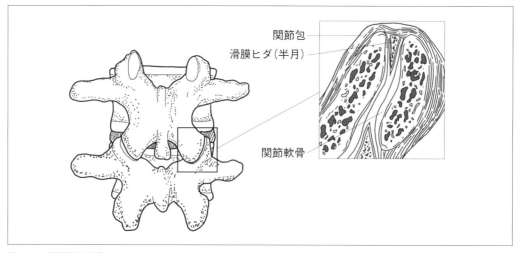

図030 椎間関節滑膜ヒダ

ートナーストレッチング。膝伸展位で股関節屈曲制限の強い場合には、①ハムストリング②大殿筋③中殿筋④腓腹筋などの疲労による短縮・柔軟性の低下に対するパートナーストレッチング。体幹筋および上肢帯に続く筋肉の伸展制限の強い場合には、①広背筋②大胸筋③体幹側面④腰方形筋⑤大腿筋膜張筋などの疲労による短縮・柔軟性の低下に対するパートナーストレッチング）

（パートナーストレッチング（注☆））

（注☆） このパートナーストレッチングに関連する内容つきましては、第Ⅲ章 その競技に特有で、その競技の名称を冠した外傷・障害 第3節 平泳ぎ膝（Breast stroker's knee）第4項 予防（パートナーストレッチング）でも前述した通りです。そこでそのあとの筋力強化・筋機能改善のためのトレーニングの実施などとともにご確認いただければ幸いです。またこのパートナーストレッチングにおける等尺性収縮運動（isometric contraction exercise）につきましては、PNFを応用したものであることを再度付記しておきます。

〈股関節周囲筋で特に伸展制限の強い場合〉
①腸腰筋：

前述の 第Ⅲ章 その競技に特有で、その競技の名称を冠した外傷・障害 第3節 平泳ぎ膝（Breast stroker's knee）第4項 予防（パートナーストレッチング）⑤腸腰筋を実施します。

②大腿四頭筋（特に大腿直筋）：
1） 選手腹臥位にて、健側の下肢をテーブルから下ろさせ、患側の膝関節を屈曲させます。
2） 術者は、患側に相対して立ち頭側の手でそのPSISを支持し、足側の手で患側の足関節を把握し、その股関節を伸展させ、その膝関節を屈曲させます。

注：1） 患側の大腿遠位に枕を挿入することによって、その股関節をより伸展させることができます。
2） 健側の股関節・膝関節を屈曲させることによって、患側の大腿四頭筋（特に大腿直筋）をよりストレッチすることができます。
3） 選手が大腿四頭筋（特に大腿直筋）にストレッチを感じ始めた角度を保ち、術者が足側を向き、両手で患側の足関節を把握し抵抗を与える間、選手は患側股関節を屈曲させつつ、その膝関節を伸展させようとすることで等尺性収縮運動（isometric contraction exercise）を行ってもよい。
4） 選手が大腿四頭筋（特に大腿直筋）にストレッチを感じ始めた角度を保ち、術者が頭側を向き、両手でテーブルの左右を把握し、内側の肩で選手の患側の足関節に抵抗を与える間、選手は患側股関節を屈曲させつつ、その膝関節を伸展させようとすることでより強い等尺性収縮運動（isometric contraction exercise）を行ってもよい。

③大腿内転筋群：

選手背臥位にて、術者は患側足方に頭側を向いて立ち、健側の手で健側のASISを支持する間、患側の前腕を選手の患側下腿の外側から回し込むことで、その下腿を患側腋窩にしっかりと挟み込むようにし、患側の手で患側膝窩遠位を把持しその膝関節を屈曲させ股関節も屈曲させ、さらに患側の手掌を返し患側膝窩近位を把持し外転・外旋させます。

注：1） 患側股関節の屈曲を順に浅くすることによってストレッチされる筋の付着部が変わり、短内転筋・長内転筋・大内転筋の順にストレッチされます。
2） 選手が大腿内転筋群にストレッチを感じ始めた角度を保ち、術者が腹部で患側足底を支持し、患側の

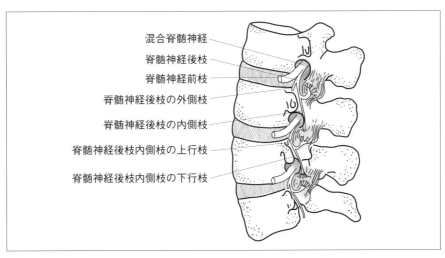

図031 椎間関節から出た脊髄神経の走行

手で選手の患側膝窩近位に抵抗を与える間、選手はその股関節を伸展・内転・内旋させつつ膝関節を伸展させようとすることで等尺性収縮運動（isometric contraction exercise）を行ってもよい（その間術者の患側の手は、選手の患側膝窩近位から離れ、その下腿を患側腋窩にしっかりと挟み込みつつ、下腿後面を把持することになります）。

④（特に内側）ハムストリング（半腱様筋・半膜様筋・薄筋・縫工筋）：

　前述の 第Ⅲ章 その競技に特有で、その競技の名称を冠した外傷・障害 第3節 平泳ぎ膝（Breast stroker's knee）第4項 予防（パートナーストレッチング）③（特に内側）ハムストリング（特に半腱様筋・半膜様筋・薄筋・縫工筋）を実施します。

⑤脊柱起立筋：
1) 選手背臥位にて、術者は側方に足側を向いて選手側へ斜めに立ちます。
2) 術者は、選手の両下腿近位を両手で把握しその両膝関節を屈曲させ徐々に体重を乗せ、次いで内側の手をその内側の上前腸骨棘におき、腹で両膝関節を圧すことによってさらにその腰を丸めます。
3) 術者は、外側の手の指先をその仙骨底にあて、仙骨全体を引き上げるようにして、内側の手と腹および外側の手で押圧し引き上げることによってさらに一層その腰を丸め、マキシマム（限度）でその位置を数秒保ちます。
注：選手の呼吸に合わせ息を吐かせながら行います。

〈膝伸展位で股関節屈曲制限の強い場合〉
①ハムストリング（大腿二頭筋・半腱様筋・半膜様筋・薄筋・縫工筋）：
1) 選手背臥位にて、患側の股関節を最大屈曲させ、その膝関節も屈曲させます。
2) 術者は、患側に頭側を向いて立ち、術者の内側の下腿をテーブルの上に乗せ大腿・下腿間に選手の健側の下腿をはさむことでその大腿を伸展位で支持し、外側の手で患側の膝窩を把握し、内側の手でその足関節後側を把握し、その膝関節を緩徐に伸展させます。
注：1) 外側の手で患側の膝窩を把握するかわりに、その母指で大腿の筋硬結のある部位に直圧を加えてもよい。
2) 選手がハムストリング（大腿二頭筋・半腱様筋・半膜様筋・薄筋・縫工筋）にストレッチを感じ始

た角度を保ち、術者が内側の手で抵抗を与える間、選手は緩徐に患側踵部をテーブルに接近させつつ、その膝関節を屈曲させようとすることで等尺性収縮運動（isometric contraction exercise）を行ってもよい。

②大殿筋：

　選手背臥位にて、術者は足側に頭側を向いてテーブル上に正座してから患側片膝を立て、選手の健側の下腿を術者の健側の肩に乗せ、選手の患側の膝関節を屈曲させ、股関節も屈曲さらに外旋させ、選手の患側の足関節をその健側大腿遠位にあてがい、術者は健側の手でその健側下腿外側から患側の足関節を把握し健側の肩で健側の下腿を押しつつ、患側の手で患側の大腿遠位部も押し、患側の股関節を一層屈曲・外旋させます。

③中殿筋：

　前述の 第Ⅲ章 その競技に特有で、その競技の名称を冠した外傷・障害 第3節 平泳ぎ膝（Breast stroker's knee）第4項 予防（パートナーストレッチング）⑥中殿筋を実施します。

④腓腹筋：

　前述の 第Ⅲ章 その競技に特有で、その競技の名称を冠した外傷・障害 第3節 平泳ぎ膝（Breast stroker's knee）第4項 予防（パートナーストレッチング）④腓腹筋を実施します。

〈体幹筋および上肢帯に続く筋肉の伸展制限の強い場合〉
①広背筋：

　選手両股関節・膝関節軽度屈曲位で背臥位にて、術者は患側に相対して立ち、患側下肢を健側下肢の上にに乗せさせ、頭側の手で患側上腕を把持・挙上させ支持し、足側の手で患側ASISを健側へ押し軽度回旋させます。

②大胸筋：

　選手健側膝関節伸展位・患側膝関節屈曲位で背臥位にて、術者は患側に相対して立ち、患側下肢で健側下肢をまたがせ、両肩関節を外転・外旋させ、頭側の手で患側肩関節を把持・支持し、足側の手で患側ASISを健側へ押し回旋させます。

③体幹側面：

　選手腰部下に枕を挿入し側臥位にて、術者は腹側に相対して立ち、術者は頭側の手で上側の腋窩を把持・支持し、足側の手で上側のASISを把握し、まず上側下肢を

テーブルの前方へ下ろさせ、そのASISを前方へ引き回旋させ、次に上側下肢をテーブルの後方へ下ろさせ、そのASISを後方へ押し回旋させます。

④腰方形筋：

選手腰部下に大きな枕を挿入し側臥位にて、術者は腹側に相対して立ち、術者は頭側の手で上側の胸郭を把握・下方へ圧しつつ支持し、両下肢をテーブルの前方へ下ろさせ、足側の手で上側のASISを把握し、そのASISを下方へ圧しつつ側屈させます。

⑤大腿筋膜張筋：

前述の 第Ⅲ章 その競技に特有で、その競技の名称を冠した外傷・障害 第3節 平泳ぎ膝（Breast stroker's knee）第4項 予防（パートナーストレッチング）⑦大腿筋膜張筋を実施します。

(オステオパシーとストレッチの複合について〈安達による〉)（写真166・167）

たとえば、第Ⅲ章 その競技に特有で、その競技の名称を冠した外傷・障害（下肢編）第2節 ランナー膝（Runner's knee）第5項 整復 2．大腿四頭筋・大腿筋膜張筋の硬結（腸脛靭帯を含む大腿筋膜張筋の緊張に対する実践応用技法としての整復法）（写真067・068）で前述した大腿筋膜張筋のオステオパシーと上記のように第Ⅲ章 その競技に特有で、その競技の名称を冠した外傷・障害（下肢編）第3節 平泳ぎ膝（Breast stroker's knee）第4項 予防（パートナーストレッチング）⑦大腿筋膜張筋 で前述した大腿筋膜張筋のストレッチを複合させ、下記のような操作を試みたとしよう。

1）選手背臥位にて、術者は患側に相対して立ち、頭側の手あるいは母指を患側の大腿筋膜張筋の起始すなわち腸骨稜外唇前縁にあてがいます。

2）次に術者は、足側の手で患側の足関節後側を把握し、頭側の手あるいは母指下の圧痛が80％減少するまでその股関節を外転させます。

3）最後に術者は、足側の手で患側の大腿筋膜張筋の起始すなわち腸骨稜外唇前縁に向けて圧迫を加えつつ、その股関節を内転させ選手に健側の下肢を挙上させ、その健側膝下を潜（くぐ）らせ、膝関節を伸展させたまま、その股関節を内転・外旋させます。

注：1）ストレッチの場合、最後に術者は、上記3）の際、選手の健側の寛骨が向こう側へ回旋しないようにするため、術者は足側の膝をテーブルの上に載せ、選手に健側の下肢で患側の下肢をまたがせた、その健側の前足部を術者の足側の膝で支持しつつ、頭側の手で健側の膝を術者の手前に引きよせるようにしますが、これは、オステオパシーとストレッチの複合なので、術者の頭側の手あるいは母指は、飽く迄患側の大腿筋膜張筋の起始すなわち腸骨稜外唇前縁にあてがったままとします（写真168）。

2）そしてこの場合注意すべきは、本来オステオパシーは、筋紡錘・腱器官（腱紡錘）の作用を配慮したテクニックであるのに対し、ストレッチは、限界まで筋線維・腱線維を伸展させるテクニックであり、単に前者を一般向き、後者を選手向きと捉えるのではなく、近年過度のストレッチがアスリートにとって大切な、ここ一番の瞬発力を削減しているのではないかとする批判にも謙虚に耳を傾け、たとえば対象個所が完全に健全な状態にあるのか、いまだ不健全な状態にあるのか、あるいはさらに病的な状態にあるのかなどを考慮した上での取捨選択と加減とが重要です。ちなみに上記の複合法なども、選手の状況に応じ加減して用いるのであれば病的な状態から

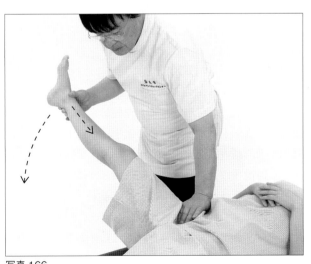

写真166

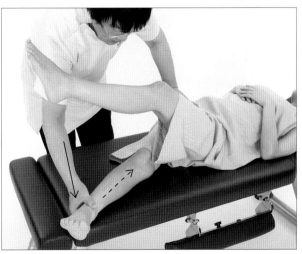

写真167

第2節 水泳　121

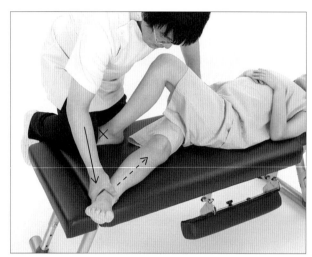
写真168

　健全な状態に向かう過渡的段階のテクニックとしてなら大いに有効であるということができます。

（①脊柱起立筋などの伸筋群の筋力強化・筋機能改善のためのトレーニング。②腹斜筋③腸腰筋などの屈筋群の筋力強化・筋機能改善のためのトレーニング。④殿筋⑤ハムストリング⑥広背筋など骨盤に付着する屈筋群の筋力強化・筋機能改善のためのトレーニング）

〈伸筋群の筋力強化・筋機能改善のためのトレーニング〉
①脊柱起立筋：ベント・オーバー・ウィズ・ウェイト＝
　選手脚を肩幅に開き立位にて、股・膝を軽度屈曲し、背筋を伸ばし上体を前傾させ両肩にバーベルを乗せ、両手を肩幅より開いてそのバーを握り、上体が水平になるまで前方へ倒し、視線は斜め前をみて、殿部を後方へ突き出し、緩徐にもとに戻します。

〈屈筋群の筋力強化・筋機能改善のためのトレーニング〉
②腹斜筋：アブドミナル・ローリング・ツイスト＝
　選手背臥位にて、股・膝を屈曲し、両手を頭の下で組み両肘を立て、腰殿部を丸めて浮かせ一方の肘を反対側の膝につけようとしながら小刻みに収縮させます。反対側の膝でも同様に行います。

③腸腰筋：ヒップ・アブドミナル・ローリング＝
　選手背臥位にて、股・膝を屈曲し、両手を頭の下で組み両肘を立て、腰殿部を丸めて浮かせ両肘をそれぞれ同側の両膝につけようとしながら小刻みに収縮させます。

〈骨盤に付着する屈筋群の筋力強化・筋機能改善のためのトレーニング〉
④殿筋：スクワット・ウィズ・ウェイト＝
　選手脚を肩幅に開き立位にて、両肩にバーベルを乗せ、両手を肩幅より開いてそのバーを握り、大腿部が床と平行になるまで腰を下ろし、視線は水平線をみて、殿部を後方へ突き出し、緩徐にもとに戻します。

⑤ハムストリング：フロント（レッグ）・ランジ・ウィズ・ウェイト＝
　選手脚を肩幅に開き立位にて、両肩にバーベルを乗せ、両手を肩幅より開いてそのバーを握り、一方の膝を前方へ出し、その大腿部が床と平行になるまで膝を曲げ、視線は水平線をみて、常に背筋を伸ばし、緩徐にもとに戻します。左右足をかえ同様に行います。

⑥広背筋：ベント・アーム・プルオーバー・ウィズ・ウェイト＝
　選手ベンチに両膝を立て背臥位にて、両上腕を挙上し、両肘を屈曲し平行にバーベルのバーを握り、両肩のラインまで持って来ては、緩徐にもとに戻します。

（予防的実践機能テープ）
〈予防のための機能補助として〉
〔回旋補助として〕
　選手立位にて、術者は幅2.5cmのキネシオ・テープを用い、まず肩甲骨の肩峰突起からはじめ、次いで選手に同側の上肢を挙上させ、その上体をやや前屈させ同側のL4L5間まで脊柱に沿って下方へ外側への丸みをつけながら下り、L4L5間で反対側へ移り最後に選手に反対側の殿部を斜め後方へ突き出させ、その殿筋に沿ってそれまでと反対向きの外側へのカーブをつけながら反対側の大転子で終わります。反対側にも同様にL4L5間で交差させ貼付します。

〔腸骨稜筋々膜付着部補助として〕
　選手上体をやや前屈させ立位にて、術者は幅5cmのキネシオ・テープを用い、まず脊柱起立筋の胸腰移行部周囲の圧痛部上端から、次いで選手にその上体をさらに前屈させ同側の殿部中央まで貼付し、反対側にも同様に添付し、最後に選手立位にて、腰仙移行部に沿って左右仙腸関節圧痛部を含め水平に貼付します。
　　注：上記2つの技法は、加瀬建造（D.C.）先生の腰部テープおよび胸腰筋膜テープにヒントをえたものであることを付記し、合わせて紙面を借り加瀬建造（D.C.）先生に深い敬意と謝意を表するものです。

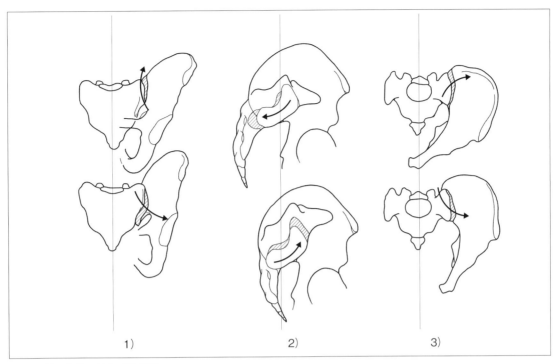

図 032 仙腸関節の動き（腸骨側）

4．整復
（寛骨特に仙腸関節の偏位に対する整復）

（図 032）　仙腸関節の動き（腸骨側）

〈ディアフィールド・チェック〉（写真 169）

1) 選手腹臥位にて、術者は足側に頭側を向いて立ちます。
2) 術者は両手で選手の両足関節を背屈させて両膝関節を屈曲させ、その屈曲が 90°を超えたところで両内果の位置が揃えば解剖学的短足ではなく、仙腸関節の偏位から来ている差とみてほぼ間違えありません。

注：それは、寛骨臼蓋と大腿骨頭との、ちょうど機関車の動輪と連結棒との関係のような位置関係から、長い方の上前腸骨棘（PSIS〈Posterior Superior Iliac Spine〉）が AS（Anterior Superior：前上方）へ、短い方の上後腸骨棘（PSIS〈Posterior Superior Iliac Spine〉）が PI（Posterior Inferior：後下方）へ偏位しているためと思われます。ただし筆者は、PIについては、選手の鼠径部を頭側から足側へ順に押圧してみて痛みや突っ張り感を訴える場合には、両側とも AS すなわち W—AS とみなします（注☆）。

（注☆）　W—AS とみなした場合、下肢長の差は AS の程度の差によるものとみなします。

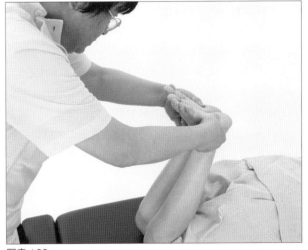

写真 169

〈AS の整復法（注 1）〉（写真 170）

1) 選手患側すなわち整復しようとする側の仙腸関節を上に側臥位にて、術者は腹側に相対して立ち、下

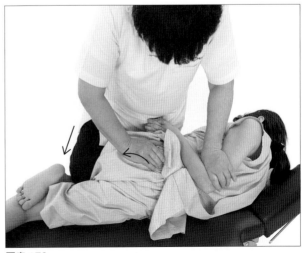

写真 170

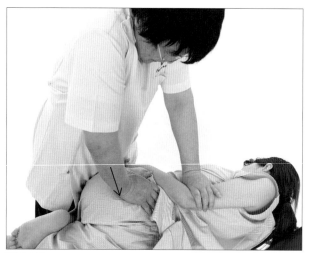
写真171

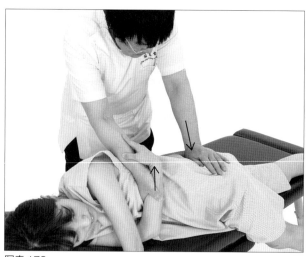
写真172

　　側の下腿を足側へ真直ぐに伸ばします。
2）次に術者は、上側の下腿を術者の足側の大腿で押すことによって、その膝関節をできるだけ屈曲させます。
3）術者は、体幹が捻転しないように下側の肩を選手の背後に引かせ両手を組ませ、頭側の手で上側の上腕を支持し、術者の足側の下腿を選手の上側の大腿後面にぴったりつけます。
4）術者は、足側の手の小指側のMP関節を中心に、その上後腸骨棘（PSIS〈Posterior Superior Iliac Spine〉）から仙腸関節の腸骨側に沿って添え、選手の前下方へ整復します。この際、選手の大腿にぴったりつけられた下腿を、術者の足先の方へ軽く引き下げます（注2）。

（注1）　筆者は、軽く引き下げることから、ハンドルネームすなわち呼称として"つるべ落とし"と名付けました。
（注2）　この操作は、キックと呼ばれます。

注："Pull Move"と呼ばれます。

〈PIの整復法（注☆）〉（写真171）
1）選手患側すなわち整復しようとする側の仙腸関節を上に側臥位にて、術者は腹側に相対して立ち下側の下腿を足側へ真直ぐに伸ばします。
2）次に術者は、上側の下腿を術者の足側の大腿で押すことによって、その膝関節をできるだけ屈曲させます。
3）術者は、体幹が捻転しないように下側の肩を選手の背後に引かせ両手を組ませ、頭側の手で上側の上腕を支持し、足側の手の小指側のMP関節を中心に、上後腸骨棘（PSIS〈Posterior Superior Iliac Spine〉）から仙腸関節の腸骨側に沿って添えます。
4）術者は、選手の下体にローリングを加え同時に足側の肘を素早く伸ばして、その上後腸骨棘（PSIS〈Posterior Superior Iliac Spine〉）から仙腸関節の腸骨側に沿って選手の前上方へ押し込みます。

（注☆）　筆者は、ローリングすなわち手前にかい込んでから押し込むことから、ハンドルネームすなわち呼称として"つるべ返し"と名付けました。

注：1）"Push Move"と呼ばれます。
　　2）PI側は整復しないか、余程偏位が大きく、その必要がある場合に限り、上記あるいは下記の技法で整復します。

〈PIの整復の変法（注☆）〉（写真172）

術者は上記の側臥位の選手の背後に回り込み、選手に組んでいる手をはずさせ、術者の頭側の前腕手掌側上1/3付近を選手の下側の手で握らせ、術者もその前腕手掌側上1/3付近を頭側の手で握ります。術者の足側の手掌手根部を、選手の上後腸骨棘（PSIS〈Posterior Superior Iliac Spine〉）から仙腸関節の腸骨側に沿って添え、肘を伸ばしてそのPSISを選手の前上方へ押し込みます。

（注☆）　筆者は、背後に回り込んでから押し込むことから、やはりハンドルネームすなわち呼称として"つるべ返し変法"と名付けました。

注："Push Move"と呼ばれます。

（実践応用技法としての腰方形筋腱炎に対する腰方形筋の整復法（注☆））（写真173・174・175・176）
1）選手坐位にて、術者は健側々方に立ち、後方の示・中・環（薬）三指々尖を患側の腸骨稜背部にあるその腰方形筋の起始にあてがい、健側の手を選手の患側の肩の上におきます。
2）術者は、健側の手で患側の肩を下方へ圧しつつ、

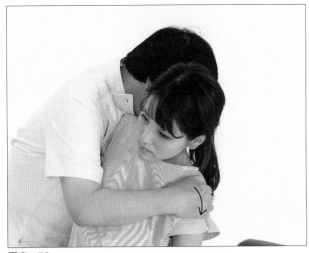
写真173

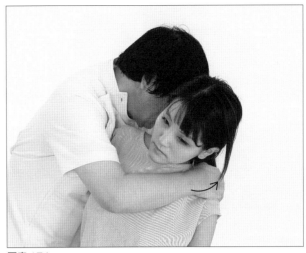
写真174

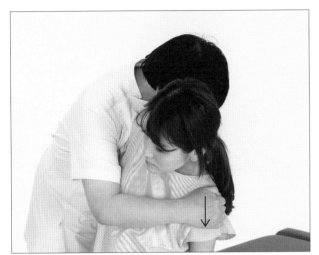
写真175

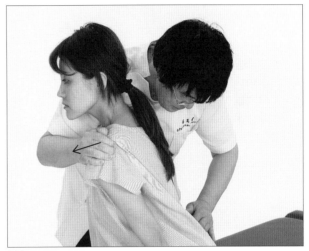
写真176

やや前方へ側屈させ患側の腰方形筋の弛緩を図ります。

3）次に術者は、患側の肩からその腰方形筋の起始部に向けた圧迫をそのままに、健側の手で患側の肩をその背後へ押し後方へ伸展・回旋させつつ、その結果健側へやや側屈させます。

4）術者は、ここで選手の上体を再び中間位に戻し、健側の手で患側の肩を下方へ圧し今度は患側へ真横に側屈させ、その腰方形筋の起始部に向けて再び圧迫を加えます。

5）次に術者は、その腰方形筋の起始部に向けた圧迫をそのままに、健側の手で患側の肩をやや前方へ引き起こし、その結果健側の肩をやや後方へ押し出し、最終的に健側へやや側屈、健側の肩をやや後方へ回旋せます。

（注☆）筆者は、上から見ると8の字に形が似ていて、しかも微妙に軌跡を変えながら2度くりかえすことから、ハンドルネームすなわち呼称として"メビウスの帯"と名付けました。

注：1）上位4個の腰椎横突起への付着部等における剝離骨折あるいは腎臓結石および腎炎等との鑑別を忘れてはいけません。

2）この技法は、DR. Richard L. Van Buskirk D.O.（DR. リチャード・L. ヴァン・バスカーク D.O.）のOsteopathy Technique（オステオパシー・テクニック）にヒントをえたものであることを付記し、合わせて紙面を借り DR. Richard L. Van Buskirk D.O.（DR. リチャード・L. ヴァン・バスカーク D.O.）に深い敬意と謝意を表するものです。

【トピック】
〔最近の水泳競技における高齢愛好者の増大に伴う手技的操作における対策について〕

（高齢競技者における胸椎・腰椎の偏位に対する整復）

1）選手坐位にて、術者はその健側々方に立ち、前方の手を患側の肩に回し、後方の手の母指をその胸

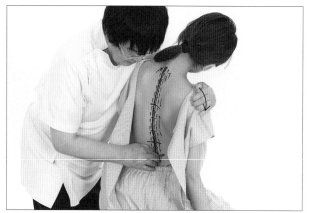

写真 177

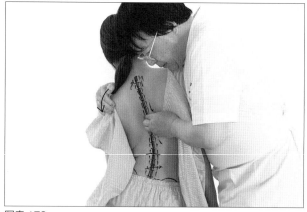

写真 178

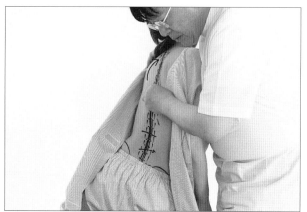

写真 179

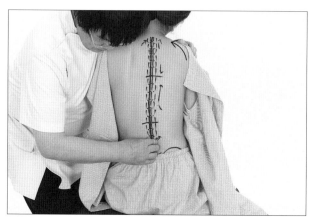

写真 180

　　椎・腰椎患側にあてがいます。
2）次に術者は、患側の肩に回した前方の手を整復手とし、その胸椎・腰椎患側にあてがわれた後方の手の母指を中心として、一旦その胸椎・腰椎の偏位の方向に側屈・回旋します。
3）最後に術者は、整復手でその胸椎・腰椎に圧をかけ、その偏位の方向と反対の方向に側屈・回旋します。
注：1）代償性の二弓性側弯などで胸椎・腰椎両方に偏位のある場合には、腰椎において上記1）・2）を実施し、次に胸椎において上記1）・2）・3）を実施し、最後に腰椎において上記3）を実施します（写真177・178・179・180）。
2）その場合患側とは側弯の凹み側のことであり、凹みの頂点に術者の後方の手の母指が来ることによって、その偏位の方向に側屈・回旋することで偏位を強調し、筋腱等周囲の軟部組織を弛緩・収縮し緊張・伸長することで偏位を整復することをねらいとしています。
3）上記の技法は、DR. Andrew Taylor Still M.D.（DR. A.T. スティル M.D.）・DR. George Laughlin D.O.（DR. G. ラフリン D.O.）および DR. Richard L. Van Buskirk D.O.（DR. リチャード・L. ヴァン・バスカーク D.O.）の Osteopathy Technique（オステオパシー・テクニック）におけるスティル–ラフリン・テクニック（Still–Laughlin Technique）の DR. ヴァン・バスカーク バージョン（DR. Van Buskirk Version）にヒントをえたものであることを付記し、合わせて紙面を借り DR. Andrew Taylor Still M.D.（DR. A.T. スティル M.D.）・DR. George Laughlin D.O.（DR. G. ラフリン D.O.）および DR. Richard L. Van Buskirk D.O.（DR. R. L. V. バスカーク D.O.）に深い敬意と謝意を表するものです。

（高齢競技者における寛骨特に仙腸関節の偏位に対する整復）
〈その1：仙腸関節の減圧法〉（写真181・182–a, b）
1）先ず選手両膝を立て両足底を30 cm離し背臥位にて、術者は、その足側術者の利き手側に頭側を向いて立ちます。
2）次に選手に左右殿部を持ち上げさせ、術者は、その左右から左右両手を挿入し、それぞれ四指々尖を、それぞれ左右仙腸関節裂隙にあてがいます。
3）最後に選手の殿部重量を術者は左右両四指々尖で

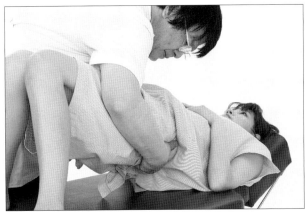
写真181

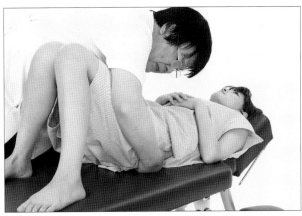
写真182-a

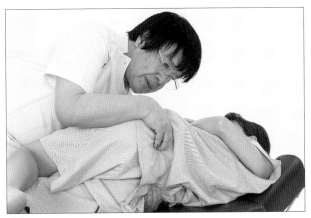
写真182-b

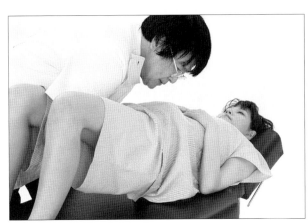
写真183

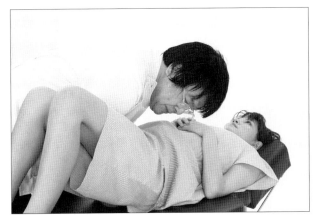
写真184-a

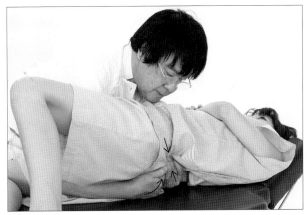
写真184-b

受けつつ、それら四指々尖をそれぞれその外下方へ、その左右母指球をそれぞれその内上方へ回旋させることで、仙骨から左右両腸骨を切り離すようにします。

〈その2：仙骨の微調整法〉（写真183・184-a, b）

1）先ず選手両膝を立て両足底を30cm離し背臥位にて、術者は、その足側術者の利き手側に頭側を向いて立ちます。
2）次に選手に左右殿部を持ち上げさせ、術者は、先ず利き手を挿入し、その四指々尖を仙骨底、手掌を尾骨にあてがい、次に対側の手を挿入し、その四指々尖を対側の上後腸骨棘に、母指球を同側の上後腸骨棘にあてがいます。
3）最後に術者は、左右両上後腸骨棘を後方にしぼりながら頭側へ引く間、仙骨を足側に引くことで全体として正しい位置でバランスされたところで、しばらくその位置を保持します。

第2節　水泳　127

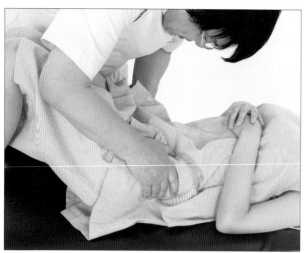
写真185

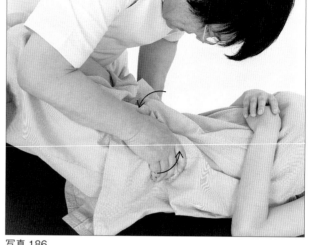
写真186

〈その3：寛骨の微調整〉（写真185・186）
1) 先ず選手両膝を立て両足底を30 cm離し背臥位にて、術者は、その足側術者の利き手側に頭側を向いて立ちます。
2) 次に術者は、左右両手で左右上前腸骨棘を手前にしぼりながら把握し、その捻転と反対の方向へ回旋し、その位置を保持します。

注：1)〈その2：仙骨の微調整法〉において、仙骨底の自由化によって正しい仙腸関節が嚙み合わせのみをねらうのであれば、その3）で、左右両上後腸骨棘をしぼりながら頭側へ引くところ、左右両上後腸骨棘を後方にしぼり仙腸関節の前面を自由化するのみにとどめ頭側へは引かず、仙骨も足側に引くところ、先ず前方へ押し次に上方へ押し、最後に左右両上後腸骨棘との間で正しく仙腸関節が嚙み合わされバランスされたところで、しばらくその位置を保持します。

2)〈その3：寛骨の微調整〉において、その2）で左右上前腸骨棘を手前にしぼるのは、恥骨結合の後面を自由化するためです。また固着・癒着が強いため左右仙腸関節の後面の自由化もねらいたいのであれば、その2）で、捻転と反対の方向へ回旋し、その位置を保持するところ、先ず術者は、左右上前腸骨棘を手前しぼりながら同側を前方へ対側を後方へ回旋させ、次に同側を後方へ対則を前方へ回旋させ、最後に選手が回旋するのに抵抗の少なかった方へ回旋し、その位置を保持します。選手自身で抵抗の少なかった方を選択できなければ、選手に両膝を立てさせ左右に倒させて術者が見極め倒しやすかった方へ回旋し、その位置を保持します。なおいずれにせよ術後は、しばらく（30秒以上）左右上前腸骨棘が自然に回旋するのにまかせておきましょう。

左右上前腸骨棘が正しい位置でバランスされたところで、それらの自然の回旋は自ずと止みます。止んだら、これまでを強調としてとらえ、最後にその2）を実施してもよい。その場合その方向は、選手に両膝を立てさせ左右に倒させて術者が見極め倒しにくかった方向であり、その捻転と反対の方向になります。

3) あるいは〈その1：仙腸関節の減圧法〉のあと、〈その2：仙骨の微調整法〉を飛ばし〈その3：寛骨の微調整〉を上記注：2）にしたがい実施してもよい。その場合〈その1：仙腸関節の減圧法〉に先立って、下記注：4）の坐位による仙腸関節の弛緩法を実施しておいてもよい。

4)（実践応用技法としての仙腸関節の違和感に対する仙腸関節の弛緩法（注☆））（写真187・188）
1) 選手坐位にて、術者は患側方々に立ち、後方の示・中・環（薬）三指指尖を患部にあてがい、前方の手を健側の肩に回します。
2) 術者は、健側の手で患側の肩を下方へ圧しつつ、健側の肩をやや前方へ回旋させ患側の仙腸関節の弛緩を図ります。
3) 次に術者は、健側の肩から患側の仙腸関節に向けた圧迫をそのままに、健側の手で健側の肩をその背後へ押し後方へ伸展・回旋させつつ、健側へやや側屈させます。
4) 術者は、これらを、脊柱をほとんど屈伸させることなく患部に対してのみ弛緩・緊張を数回繰り返します。

（注☆） 筆者は、"メビウスの帯"と名付けた前記の（実践応用技法としての腰方形筋腱炎に対する腰方形筋の整復法）の仙腸関節バージョンともいうべき技法なので、ハンドルネームすなわち呼称として"メビウスの帯仙

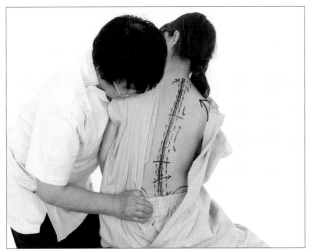

写真187

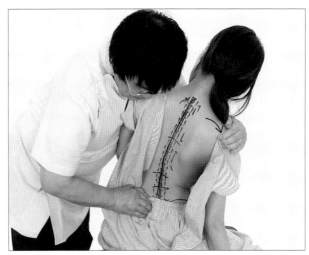

写真188

腸関節バージョン"と名付けました。

5）上記3つの技法および注：1）・2）は、DR. Conrad A.Speece D.O.（DR. コンラッド A. スピース D.O.）・DR. William Thomas Crow D.O.（DR. ウィリアム・トマス・クロー D.O.）および DR. Steven L. Simmons D.O.（DR. スティブン L. サイモンズ D.O.）の靭帯性関節ストレイン（Ligamentous Articular Strain）にヒントをえたものであり、上記注：3）の技法は、DR. Andrew Taylor Still M.D.（DR. A.T. スティル M.D.）の Osteopathy Technique（オステオパシー・テクニック）にヒントをえたものであることを付記し、合わせて紙面を借り DR. Conrad A. Speece D.O.（DR. コンラッド A. スピース D.O.）・DR. William Thomas Crow D.O.（DR. ウィリアム・トマス・クロー D.O.）・DR. Steven L.Simmons D.O.（DR. スティブン L. サイモンズ D.O.）および DR. Andrew Taylor Still M.D.（DR. A.T. スティル M.D.）に深い敬意と謝意を表するものです。

6）あるいは人々は日々の生活のなかで、立ち、物を持ち、移し、右利きと左利きとにかかわらず右利き優先社会のなかで、特にスポーツの場合、ゴルフの右打ちの follow-through と同じような動きや姿勢を強いられているということがあり特に高齢者の場合そこに固着・癒着が強く生じています。そうした場合であれば上記注：4）を左右両仙腸関節に対して実施後、下記注：7）を左寛骨に対して実施し、その後における上記の〈その1：仙腸関節の減圧法〉および〈その3：寛骨の微調整〉（注☆）において右寛骨を後上方へ左寛骨を内下方に調整すべきです。

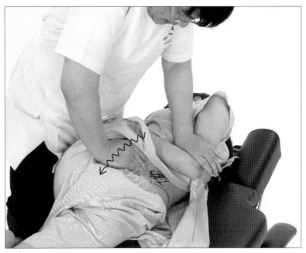

写真189

（注☆）これは、〈その2：仙骨の微調整法〉を飛ばす設定の場合です。

7）（仙腸関節〈上前腸骨棘〉外方偏位に対する実践応用技法としての安達の整復法〈Adachi's adjustment of External Sacro-iliac joint〔ASIS〕〉）（写真189）

1）選手は、患側すなわち整復しようとする仙腸関節（この場合 External〈以後 EX あるいは外方〉サイド）（注☆）を上に側臥位にて、術者は腹側に相対して立ち、選手の側臥位の下側の足を、その足側へまっすぐに伸ばします。

2）選手の側臥位の上側の下腿を、術者の足側の大腿で押すことによって、その膝をできるだけ屈曲させます。

3）次に、予め選手の下側の肩を選手の背後に引かせ、体幹捻転の角度をとらないようにします。

4）そして術者の頭側の手の前腕を回外し手掌を上に向けながら術者の母指と示指で、その下側の肘をはさみ足側へ引き寄せます。

第2節 水泳　129

5）術者は、選手に両手を組ませ、頭側の手で、その上側の上腕を握り支持します（この手は、あくまで支持手であり、選手の身体が動揺しないよう、肘をその腋窩にあてがい固定します）。
6）術者は、足側の下腿を、選手の上側の大腿の遠位側にぴったりつけます。
7）術者の足側の手の小指側のMP関節を中心に、その上後腸骨棘から仙腸関節の腸骨側に沿って添え、調整手と下肢のキックとで数10回程度の微妙な振動を与え、その仙腸関節の腸骨側を内側へ絞り込むようにします。

（注☆）ここでいうEXとは、DR. C.S. Gonstead D.C.（DR. C.S. ガンステッド D.C.）のいうInternal（IN）すなわち内方にあたります。その相違は、DR. C.S. ガンステッド D.C. の場合、フルスパインによるX線写真上のマーキングによるリスティングであるため、結果的に選手を背後からみることになり、その上後腸骨棘（PSIS）における偏位をいっていることになるのに対し、筆者の場合には選手を直接正面からみて、その上前腸骨棘（ASIS）における偏位をいっていることによります。

（高齢競技者における Hollow Back に対する Bow String の考え方に基づく整復法）
（実技の理論）

競技者の高齢化に伴い Hollow Back した背部への直接的整復法が、すでに困難な場合に対しても Bow String の考え方があります。すなわちそれは、背部の Bow（弓）に対する（注1）（注2）胸・腹部（注3）の String（弦）の考え方であり、背部脊柱の Bow（弓）がもうそれ以上弛緩しない場合にも、胸・腹部筋膜の String（弦）を弛緩させることによって、背部脊柱の Bow（弓）をも弛緩するよう誘導する間接的整復法のことです。先ずその整復法の主流を以下に漸次列記していきます。

（注1）先ず頭部のString（弦）を弛緩させることを考えるのであれば、この技法に先立って巻末の　付）第Ⅰ章 アスリートのための練習後のピンポイント整理操作 第2項 顎関節（側頭下顎関節）周囲の整理操作（顎関節痛における頬筋・咬筋および顎舌骨筋・顎二腹筋に対する弛緩法）（写真530）（写真531）を実施すべきです。
（注2）次に頸部のString（弦）を弛緩させることを考えるのであれば、この技法に先立って必ず後述する 第Ⅴ章 その他のスポーツ外傷・障害（上肢編）第1節 肩甲上神経障害【トピック】（胸郭出口症候群に対する整復法）〈狭義における鎖骨・第1肋骨・前斜角筋・〈中斜角筋〉などによる構成〈Ⅰ型〉に対する整復法〉（胸郭出口症候群Ⅰ型に対する整復法）〈前斜角筋：その1〉（写真394）〈中斜角筋：その1〉（写真395）（およびその注：3）を含めてもよい）を実施すべきです。
（注3）最後に下肢部のString（弦）を弛緩させることを考えるのであれば、この技法ののち　先ず 第Ⅲ章 その競技に特有で、その競技の名称を冠した外傷・障害（下肢編）第2節 ランナー膝（Runner's knee）第5項 整復 2．大腿四頭筋・大腿筋膜張筋の硬結（腸脛靱帯を含む大腿筋膜張筋に沿った疼痛に対する実践応用技法としての微整復法）【第二段階】（写真070）を実施し、次に 第Ⅲ章 その競技に特有で、その競技の名称を冠した外傷・障害（下肢編）第5節 フットボール足（footballer's ankle）第5項 整復（腓骨頭の偏位に伴う足関節すなわち距腿関節における tenon〈柄〔ほぞ〕〉—and-mortise〈嵌接〔はめつぎ〕〉joint 構造すなわち柄〈ほぞ〉—柄穴〈ほぞあな〉関節構造の不整合に対する整復法）（写真119）そして最後に 第Ⅳ章 その競技に特有の外傷・障害への予防と整復 第1節 陸上 第2項 足底腱膜炎・足底筋膜炎 4．整復（足底腱膜炎・足底筋膜炎の整復）〈足底腱膜炎・足底筋膜炎に対する緩和法〉（写真149・150・151）を実施すべきです。

（その1：胸骨の整復）（写真190）
1）選手背臥位にて、術者はその頭側に足側を向いて立ちます。
2）術者は、利き手手根部をその胸骨柄に、四指々腹をその胸骨剣結合にそれぞれあてがい、利き手対側の手をその上に乗せそれら両手でその胸骨体を一括把持し、胸骨柄を後下方に押し胸骨剣結合をこれに向けて引き寄せ、それらの収縮によって結果として胸骨角の屈曲を強めます。
3）次に胸骨剣状突起の左右の傾きを強調しそれを保持しつつ、さらに時計回り・反時計回りに回旋させてみて、抵抗の少ない方への回旋を保持します。
注：1）術後、胸骨は自然に正常な位置に還元され、正中線に向かって回旋・水平し、生理的位置に向かって屈伸します。
2）上記の技法は、前胸部痛の軽減等に対しても効能があります。

（その2：横隔膜の整復）（写真191）
1）選手背臥位にて、術者は術者の利き手側の骨盤付近に頭側を向いて立ちます。
2）術者は、利き手手根部を用い臍上方から下胸部にその内蔵を押し込み、横隔膜を押し上げることで、その本来のドーム型を形作ります。
3）術者は、横隔膜に弛緩が感じられるまで、その状態を保持します。
注：1）逆流性食道炎のある場合には、基本的に禁忌と考えるべきでしょう。

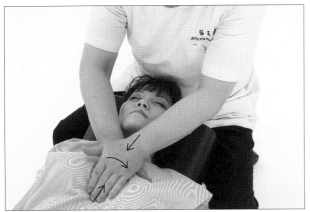

写真190

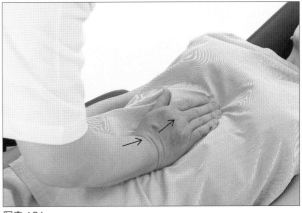

写真191

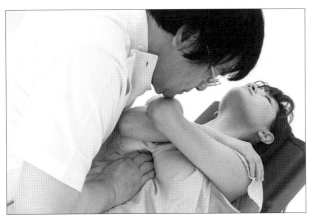

写真192

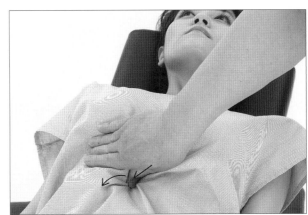

写真193

2）そうでなくとも2）で下胸部にその内蔵を押し込む際には、心臓・大動脈等循環器系を圧迫しないように十分注意すべきです（したがってそれらに何らかの問題のある場合にも、基本的に禁忌と考えるべきでしょう）。

3）なお若年競技者であれば、術者は利き手対側の手を用い、関連胸椎の棘突起下方偏位等を同時に整復することも可能です（写真192）。

4）上記の技法は、深呼吸のスムーズ化等に対しても効能があります。

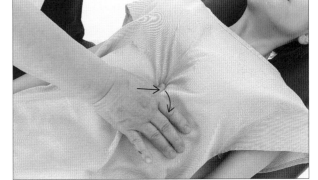

写真194

（その3：肝鎌状間膜（注1）の整復）（写真193）

1）選手背臥位にて、術者は術者の利き手対側の横隔膜付近に相対して立ちます。

2）術者は、利き手母指々腹を用い、その剣状突起右を右肋骨縁に沿って横様にあてがいます。

3）術者は、同部を後上方から外側方（注2）へかけて、その消失が感じられるまで一定の緊張を保持し続けます。

（注1）肝鎌状間膜（かんかまじょうかんまく）は、肝臓上面から横隔膜下面への移行部分における靱帯様の膜であり、正中線よりやや右に偏り2枚の腹膜が肝左葉側・肝右葉側から合わさってできた膜です。

（注2）「抵抗の少ない動きやすい方向へ」の意であり、その方向は内側方のこともありますが概して外側方のことが多いようです。

注：上記の技法は、右上腹部痛の軽減等に対しても効能があります。

（その4：肝冠状間膜（注1）の整復）（写真194）

1）選手背臥位にて、術者は術者の利き手側の横隔膜付近に相対して立ちます。

2）術者は、利き手母指々腹を用い、その剣状突起左

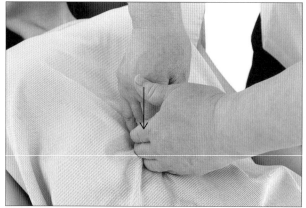
写真195

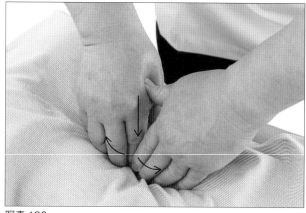
写真196

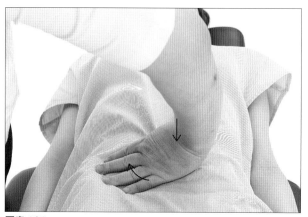
写真197

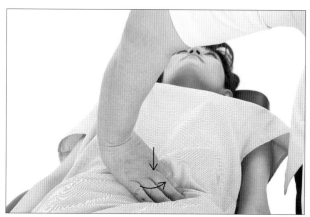
写真198

　　を左肋骨縁に沿って横様にあてがいます。
　3）術者は、同部を後外側方へ、その消失が感じられるまで一定の緊張（注2）を保持し続けます。

（注1）肝冠状間膜（かんかんじょうかんまく）は、肝臓の後部が広く横隔膜の下面に密着し、その付着部の腹膜が左三角間膜と右三角間膜の2葉に分かれ、それぞれ肝左葉・肝右葉をおおい、それら左右2枚の腹膜が後方で合わさってできた膜です。
（注2）この緊張は、解剖学上の位置的前後差のため肝鎌状間膜の時より重く4.5～9kgほどになります。したがって利き手母指々腹で若干えぐるような感触を伴います。
注：上記の技法は、左上腹部痛の軽減等に対しても効能があります。

（その5：白線（注☆）上部の整復）（写真195・196）
　1）選手背臥位にて、術者は術者の利き手対側の上腹部付近に相対して立ちます。
　2）術者は、左右両四指々尖をその剣状突起と臍の間の正中線に沿って立て、両示・中指々尖を重ね、抵抗が感じられるまで両四指々尖側面をその上腹部にそのまま真直ぐ押し込みます。
　3）術者は、その弛緩が感じられはじめるまで圧を保持し、次に両手根部を緩徐に接近させることで、回転するように両四指々尖側面を拡げ、両四指々尖側面が完全に乖離したことをもって終了します。

（注☆）前腹壁の腱膜の腱線維が正中線で合してできた線であり、剣状突起から起こり、臍を経て恥骨結合上縁に付きます。またこの白線上における拍動につきましては、第V章 その他のスポーツ外傷・障害（上肢編）第1節 肩甲上神経障害【トピック】胸郭出口症候群（thoracic outlet syndrome）【トピック内のトピック―その2―】（実践応用技法としての舌骨周囲の圧痛に対する調整法―その2―）注：4）（注1）（注2）で後述するように、それが加齢による動脈長軸方向における伸長・蛇行傾向等によるものなのか、あるいは腹部大動脈瘤等における拍動性腫瘤によるものなのか鑑別困難な場合には医療機関における精密検査の対象になります。
注：上記の技法は、上腹部痛・消化不良の軽減あるいは治癒過程を抑制してしまうような何らかのショックの影響の除去等に対しても効能があります。

（その6：臍の整復）（写真197・198）
　1）選手背臥位にて、術者はその腹部中央より足側付近に、母指回旋の方向が時計回りなら選手の右側に、反時計回りなら選手の左側に、相対して立ちます。
　2）術者は、先ず選手の右側に立ち、頭側母指々腹をその臍にあてがい充分深く押圧し、時計回りにぐる

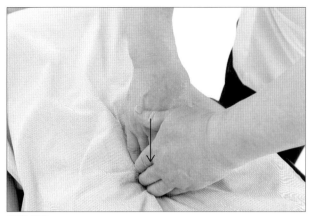
写真199

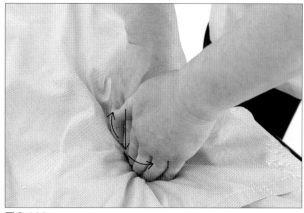
写真200

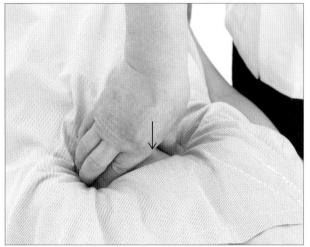
写真201

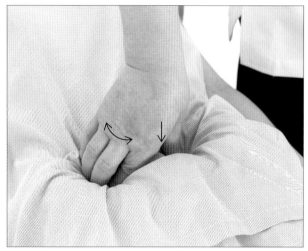
写真202

　り一周ほどまで回旋させ、次に選手の左側に立ち頭側母指々腹をその臍にあてがい充分深く押圧し、反時計回りにぐるり一周ほどまで回旋させ動きやすい方向を決定します。
　3）術者は、その方向が時計回りなら選手の右側に、反時計回りなら選手の左側に立ち、再び上記の1）2）を繰り返し、抵抗を感じるところまでその方向に回旋してのち、その位置で一定の圧を保持しつつ、そのように抵抗・圧迫を繰り返し最早抵抗が感じられなくなったら緩徐に母指々腹を離し臍周囲の皺（しわ）の消失をもって終了します。
　注：上記の技法は、腹痛あるいは消化器系の愁訴の軽減等に対しても効能があります。

（その7：白線下部の整復）（写真199・200）
　1）選手背臥位にて、術者は術者の利き手対側の下腹部付近に相対して立ちます。
　2）術者は、左右両四指々尖をその臍と恥骨結合の間の正中線に沿って立て、両示・中指々尖を重ね、抵抗が感じられるまで両四指々尖側面をその下腹部にそのまま真直ぐ押し込みます。

　3）術者は、その弛緩が感じられはじめるまで圧を保持し、次に両手根部を緩徐に接近させることで、回転するように両四指々尖側面を拡げ、両四指々尖側面が完全に乖離したことをもって終了します。
　注：上記の技法は、恥骨上部痛あるいは頻尿の軽減等に対しても効能があります。

（その8：仙骨前筋膜（注1）の整復）（写真201・202）
　1）選手背臥位にて、術者は術者の利き手対側の下腹部付近に相対して立ちます。
　2）術者は、利き手の母指と中指でU字形を作り、選手の左右恥骨のそれぞれ5cm上方、正中線のそれぞれ5cm左右にそれぞれの指腹をあてがいます。
　3）術者は、それぞれの指腹を後方やや下方へ押圧し、弛緩が感じられはじめるまで一定の緊張を保持し完全な弛緩が感じられ、その結果としてその頭側と足側への仙骨内面の弯曲に沿った回転運動が触知できたことをもって終了します（注2）。

（注1）　仙骨前筋膜は、椎前筋膜からの延長であり仙骨前面を覆い第2仙椎前面に付着します。術者は、ここでは母・中指々腹で左右深鼠径輪の位置を捉えることによって、

この仙骨前筋膜に付着する左右臍動脈索を通し、精巣の腫脹あるいは鼠径輪捻挫などの軽減に対してもある程度の効果が期待できます。
（注2） 術者は、確認のため仙骨内面の弯曲に沿って、利き手の母指と中指で頭足に回転運動させてみるようにするとよい。

注：上記の技法は、仙骨運動制限あるいは腰痛等の軽減に対しても効能があります。

（その9：骨盤隔膜（注☆）の整復）（写真203・204）
1）選手両膝を閉じて立て、左右両足間を30cm開き背臥位にて、術者は健側の骨盤付近に相対して立ちます。
2）術者は、頭側の手で患側の膝を把持する間、足側の母指々腹で患側の坐骨内側面中央を上外側方向に押圧していき、抵抗を感じてもその圧を保持しつつ弛緩するまで待ちます。
3）その上外側方向への押圧を再び続けていき、再び抵抗が感じたら再び弛緩するまで待ちます。

（注☆） 骨盤底を支える強力な筋および筋膜群のことで、主な筋肉には肛門挙筋があり、主な筋膜には外側から内側へ（上・下）骨盤隔膜・（上・下）尿生殖隔膜があります。したがって外層から内層へ2度の抵抗を感じることが多いようです。

注：1）上記の技法は、頻尿・直腸痛・痔核・前立腺炎・性交痛・卵巣痛（注1）の軽減等に対しても効能があります。
2）上記9つの技法は、DR. Conrad A. Speece D.O.（DR. コンラッド A. スピース D.O.）・DR. William Thomas Crow D.O.（DR. ウィリアム・トマス・クロー D.O.）および DR. Steven L. Simmons D.O.（DR. スティブン L. サイモンズ D.O.）の靱帯性関節ストレイン（Ligamentous Articular Strain）にヒントをえたものであることを付記し、合わせて紙面を借り DR. Conrad A.Speece D.O.（DR. コンラッド A. スピース D.O.）・DR. William Thomas Crow D.O.（DR. ウィリアム・トマス・クロー D.O.）および DR. Steven L. Simmons D.O.（DR. スティブン L. サイモンズ D.O.）に深い敬意と謝意を表するものです。
3）なお上記の技法ののち、下記の胸椎特に中・下部（位）胸椎の後弯過度に対する整復を加えてもよい。

（注1） 卵巣腫瘍の（25～）10％以下が悪性あるいは境界悪性（悪性と良性の中間の性質）、（75～）90％以上が良性です。そしてその良性で一番多いのが卵巣嚢腫（卵巣腫瘍の80～90％）であり、その25％が漿液性嚢胞（嚢胞内に黄色い透明なさらさらした液体が溜まる腫瘍）、その20％が粘液性嚢胞（嚢胞内にねばねばした粘り気のある粘液が溜まる腫瘍で、かなり大きくなることがあります）そしてその50％以上が皮様嚢腫（嚢胞内に卵母細胞〈卵子になる元の細胞〉が勝手に分裂し皮脂・毛髪・歯・脂肪・軟骨などができて溜まる腫瘍）です。皮様嚢腫は類皮嚢胞あるいは良性（成熟）嚢胞性奇形腫とも呼ばれ、若い年代に発症したものは良性のことが多いのですが、高齢の場合には悪性に転化していることがあり、その確率は35歳以上で約1％といわれます。基本的に卵巣嚢腫は2～3cmであれば定期的な検査で経過観察できますが、4～5cmになりますと卵巣茎捻転・卵巣破裂等の問題もあり手術を考えなければなりません。経過観察には内診のほか経膣超音波検査（膣の中に超音波プローブと呼ばれる細い管を挿入し卵巣に近いところから観察する検査方法）、腫瘍マーカー検査（癌細胞が産生・放出した物質を鋭敏に測定する血液検査であり、卵巣癌・子宮内膜癌の場合CA125などの腫瘍マーカー）などがあります。ただこれらはあくまでも推定診断であり、確定診断のためには手術で腫瘍を摘出し組織を採集し顕微鏡で検鏡する病理検査が必要になります。いずれにせよ担当医あるいはセカンドオピニオンを求めた婦人科医と納得でき

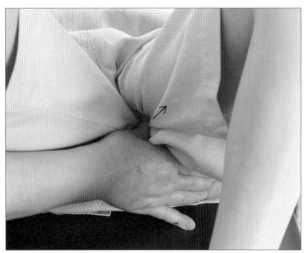

写真203

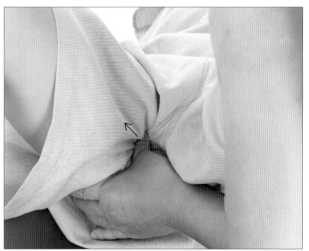

写真204

るまで話し合うことが何よりも大切なことです（注2）。
（注2）　なお2007年スペインのDR. J. Dalmauによる報告以来、進行すると記憶障害（健忘・失認など）・意識障害（幻覚〈幻視・幻聴〉など）・突然の痙攣・不随意（様）運動等の神経症状を呈する傍腫瘍性神経疾患（Paraneoplastic Neurological Disorder：PND）の一病変としての"傍腫瘍性辺縁系脳炎（Paraneoplastic Limbic Encephalitis：PLE）"について注目されはじめています。これは体内の腫瘍特に悪性腫瘍（肺癌・乳癌）のみならず良性腫瘍（卵巣嚢腫特に皮様嚢腫）に対して過剰に自己抗体ができてしまい、転移や浸潤によるのではなくそれに連動した遠隔効果によって抗神経抗体すなわち神経細胞の細胞膜抗原に対しても自己抗体ができてしまい辺縁系において脳炎を引き起こすものです。現在のところは、年間500（〜1500）人程度の発症が報告されている極めて稀な疾患ではありますが、ただ病識のないはずの統合失調症と診断されてしまっているケースなどもあったりし、実際にはこの数倍の患者が潜在しているものと推定されています。しかも早期に発見され（脳波・CT・MRI等に異常はなく髄液検査で抗体が発見され）早期に治療がなされれば（軽症なら1週間で抗体が自然に減少し75％の回復率であり、重症でも腫瘍摘除後〈卵巣に明らかな異常のみられるケースは全体の40％、ただし異常が発見されなくとも摘除後、組織を採集し顕微鏡で検鏡する病理検査で異常が発見されるケースなどもあり〉、二重濾過血漿交換〈人工透析と同様の方法〉・ステロイドパルス療法〈大量のステロイドを3日間点滴する療法で、この場合免疫システムの抑制が目的〉など早期に治療がなされた結果、後遺症もなく回復した症例なども報告されていて）、通常の脳炎のように神経細胞そのものがダメージを受けているわけではなく、正常な神経回路が遮断され誤った神経回路に接続された結果、上記のような異常な諸症状が発現しているだけなので予後は比較的良好であり、仮に長期の昏睡状態に陥っていたケースであったとしても回復し社会復帰した症例などもあり、今後腫瘍特に悪性腫瘍（肺癌・乳癌）のみならず良性腫瘍（卵巣嚢腫特に皮様嚢腫）との関連においても、我々の分野でもこうした疾患への注意が必要になってくるであろうことが喚起されます（飯塚高浩："抗NMDA〈※〉受容体脳炎"日本神経学会機関誌「臨床神経学」2008年〈※〉N-methyl–D-aspartate＝N—メチル–D-アスパラギン酸　等　参照）。

(中・下部（位）胸椎の後弯過度〈ハイパー・カイホーシス〔hyper-kyphosis〕〉に対する実践応用技法としての軽度の整復法〈坐位〉)（写真205・206）

1）選手坐位にて、術者は前方に相対して立ち、選手の頭部が術者の胸部に着くまでもたれさせ、術者は選手の両腋窩から両手を挿入し抱きかかえ、後方偏位している横突起（T9〜T12）に両示・中二指々尖をおきます。

2）次に術者は、それら両示・中二指々尖でその後方偏位している横突起（T9〜T12）と反対側の横突起を手前に引き寄せ一旦その方向に傾け・回し選手の頭部を介して術者の胸部で同部に圧迫を加えることで、その周囲の軟部組織の弛緩を図ってから、今度はそれら両示・中指々尖で後方偏位している横突起（T9〜T12）を手前に引き寄せつつ後方偏位している方向に傾け・回します。

注：1）この技法は、上部（位）の胸椎（T3〜T8）に用いることもできますが、上部（位）の胸椎（T3〜T8）には、下記の〈坐位変法〉を用いる方がより有効です。

2）この技法は、DR. Andrew Taylor Still M.D.（DR. A.T. スティル M.D.）のOsteopathy Technique（オステオパシー・テクニック）にヒントをえたものであることを付記し、合わせて紙面を借りDR.Andrew Taylor Still M.D.（DR. A.T. スティル M.D.）に深い敬意と謝意を表するものです。

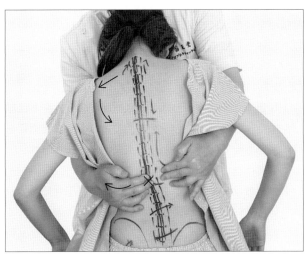

写真205

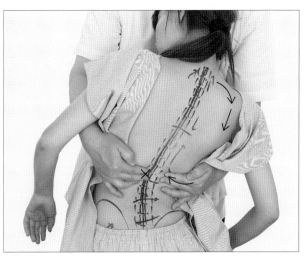

写真206

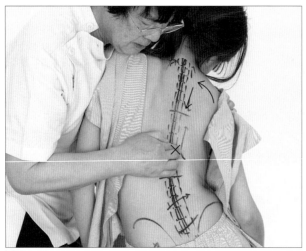
写真207

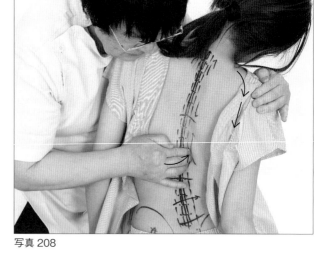
写真208

(中・下部(位)胸椎の後弯過度〈ハイパー・カイホーシス〔hyper-kyphosis〕〉に対する実践応用技法としての軽度の整復法〈坐位変法〉)(写真207・208)

1)選手坐位にて、術者は健側々方に相対して立ち、後方偏位している横突起(T9〜T12)に患側の示・中・環(薬)三指々尖をおき、健側の手を選手の健側の肩の上から患側の肩にまわします。

2)次に術者は、その患側の肩にまわした健側の手で一旦その後方偏位している横突起(T9〜T12)と反対側の横突起を後方へ押し出し一旦その方向に傾け・回し選手の患側の肩にまわした術者の健側の手で同部に圧迫を加えることで(その際選手の健側の肩の上の術者の健側の肩はストッパーとして作用します)、その周囲の軟部組織の弛緩を図ってから、今度はその示・中・環(薬)三指々尖で後方偏位している横突起(T9〜T12)を前方へ押しつつ後方偏位している方向に傾け・回します。

注:1)この技法は、上部(位)の胸椎(T3〜T8)に用いても有効です。

2)この技法は、DR. Andrew Taylor Still M.D.(DR. A.T. スティル M.D.)の Osteopathy Technique(オステオパシー・テクニック)にヒントをえたものであることを付記し、合わせて紙面を借り DR. Andrew Taylor Still M.D.(DR. A.T. スティル M.D.)に深い敬意と謝意を表するものです。

(高齢競技者における Hollow Back に対し Bow String もためらわれる場合の遠隔操作)
(実技の理論)

ただ背部の Bow(弓)に対する(胸)腹部の String(弦)の考え方すなわち Bow String の考え方といいましても、(胸)腹部の臓器に高齢者にありがちな何らかの

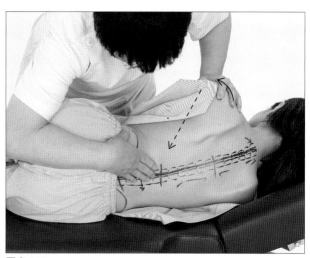
写真209

問題を抱える競技者に対しては、上記の間接的整復法を用いることもやはりためらわれます。そこでここで取り上げるのは、そうした場合にも実施可能な、老化に伴い Hollow Back した背部への、その患部に直接接触しないでなおかつ遠隔操作可能な方法(一部極めて限局的な直接接触を含む)についてです。次にその整復法について以下に順を追って列記していきます。

(その1:胸椎における屈曲の整復)(写真209・210)

1)選手に、胸椎における最屈曲個所の一方を上に側臥位にさせ、上側の手を頸部にまわさせ、膝関節を屈曲させ下側の下肢の上に上側の下肢を重ねさせ、術者はその腹側に相対して立ちます。

2)術者は、頭側の手を選手の上側の肩甲骨にあてがい、足側の手を胸椎における最屈曲個所の一方(この場合上側)の足側の横突起にあてがい、肘を上側の腸骨稜にあてがいます。

3)次に術者は、足側の手・肘を支持手・支持肢とし、

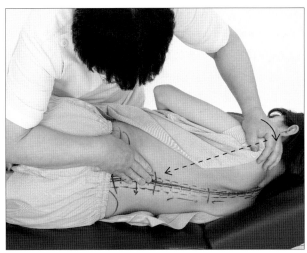

写真 210

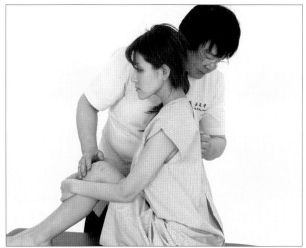

写真 211

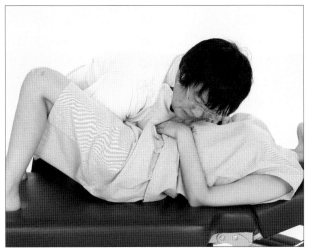

写真 212-a

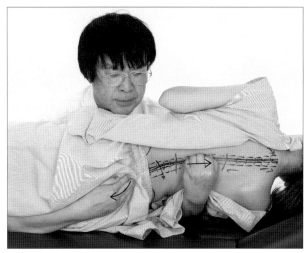

写真 212-b

　頭側の手を整復手として選手の上側の肩を一旦選手の前方へ引くことによって、その胸椎における最屈曲個所の一方（この場合上側）を強調しそこへ圧をかけます。

4）最後に術者は、足側の手・肘を支持手・支持肢とし、頭側の手を整復手としてその圧を維持しながら選手の上側の肩を選手の後方へ押すことによって、その胸椎における最屈曲個所の一方（この場合上側）を伸展させます。

5）選手に、胸椎における最屈曲個所の今度は他方を上に側臥位にさせ、上側の手を頸部にまわさせ、膝関節を屈曲させ下側の下肢の上に上側の下肢を重ねさせ、術者はその腹側に相対して立ちます。

6）そして再び上記2）～4）を胸椎における最屈曲個所の今度は他方に対して同様に実施していきます。

注：上記の技法は、DR. Andrew Taylor Still M.D.（DR. A.T. スティル M.D.）の Osteopathy Technique（オステオパシー・テクニック）における"胸椎における伸展の場合"にヒントをえ、それを"胸椎における屈曲の場合"に応用したものであることを付記し、合わせて紙面を借り DR. Andrew Taylor Still M. D.（DR. A.T. スティル M.D.）に深い敬意と謝意を表するものです。

（その2：胸椎における屈曲の整復）（写真 211・212-a, b）

1）選手先ず両下肢を投げ出し坐位にて、術者はその仙骨の術者の利き手側に頭側向いて立ちます。

2）術者は、利き手対側の手を胸椎における最屈曲個所の頭側、その脊柱にとって最もバランスをとりやすい胸椎（注1）の、母指球を同側の横突起、四指々尖を対側の横突起にあてがい、選手次いで両膝を立て背臥位にて、術者は利き手をその仙骨の、四指々尖を仙骨底、手根を尾骨にあてがいます。

3）次に術者は、利き手で仙骨を先ず前方へ押し次に頭側へ押し、しっかりと仙腸関節が噛み合うように

し、利き手対側の手で胸椎における最屈曲個所の頭側の胸椎左右横突起を一旦前足側へ押し、その胸椎における最屈曲個所を強調しそこへ圧をかけます。
4）最後に術者は、利き手で仙骨を足側へ引き（注2）、他方の手で胸椎における最屈曲個所の頭側の胸椎左右横突起を前頭側へ引くことによって、その胸椎における最屈曲個所を伸展させ弛緩が感じられるまでその位置を保持します。

（注1）　通常その間の脊柱にとって最もバランスのとりやすい胸椎は、その3つ頭側あたりの胸椎になります。
（注2）　上記3）で仙骨を先ず前方へ押し次に頭側へ押し、しっかりと仙腸関節が噛み合うようにしたままの方が、バランスが取りやすいようであれば、ことさらここで足側へ引く必要はありません。ただしこの技法の後、前記の（高齢競技者における寛骨特に仙腸関節の偏位に対する整復）〈その2：仙骨の微調整法〉の注：1）を実施するのであれば、ここでは足側へ引いておけばよいことになります。

注：1）この技法を仙骨には障害がなく、機能障害のある胸椎に対してのみ用いたい場合には、腰椎と胸椎間で同様に実施すればよい。
2）また機能障害のある胸椎が数か所に及ぶ場合には、その内最足側から実施し徐々に頭側へ進めていくようにすべきです。
3）なお術者は、患部の左右のバランスのため、左右立ち位置を換え利き手・非利き手を入れ替え再度同様の整復を行ってもよい。
4）選手が自身で胸椎における屈曲個所を矯正したいと望むのであれば、背臥位となり同部を含め強く背筋を伸ばすことです。ただ最初要領がつかめなけれ、1）選手坐位にて、術者は長い厚手のタオルをかたく巻き、選手にそれを第3および第4腰椎部に横向きにあたるように両手で持たせ、次に背臥位をとらせます。もし選手に腰痛があれば、さらに2）選手に腰殿部が平坦になるところまでをマキシマム（限度）として両膝を引かせます。術者が手助けするのであれば、3）術者は足側に頭側を向いて立ち、その左右両膝関節遠位にそれぞれ左右両手をおいて徐々に両膝を押し、腰殿部が平坦なままの状態をマキシマム（限度）としてその位置を数秒保ちます。この場合次の 第2項 脊椎々弓分離症 3．予防 4．整復と相違する点は、腰殿部が平坦なままの状態をマキシマム（限度）としてその位置を数秒保つところです。選手が自身で実施する場合もその腰殿部が平坦なままの位置を保たせ数回の繰り返しまでをマキシマム（限度）として実施させるようにすべきです（注☆）。充分留意してください（以上、安達によ

ります）。
5）さらに重い矯正を望むのであれば、1）先ず選手腹臥位にて顔の横に両肘をつき、両膝を腹部に引き寄せ選手の許容範囲内にて屈曲個所をそらします。2）次に選手腹臥位のまま両膝を伸ばし、片方ずつ挙上します。3）次に選手腹臥位のまま両膝を伸ばし、さらに両上腕も伸ばし選手の許容範囲内にて屈曲個所をそらします。4）さらに選手腹臥位のまま両膝を伸ばし、さらに両腕も立てようとし選手の許容範囲内にて屈曲個所をそらします。5）あるいは選手腹臥位のまま両膝を伸ばし、さらに両腕も両つま先もともに立て選手の許容範囲内にて屈曲個所をそらします。6）最後に選手腹臥位のまま両膝を伸ばし、両腕を背後にまわし選手の許容範囲内にて屈曲個所をそらし、術者はその背後にて選手の両大腿をまたいで正座し、背後にまわされた選手の両腕を両手で取って軽く牽引し、その位置を数秒保ちます（以上、椎体圧迫骨折に対するベーラー〈BÖhler〉体操より一部改変・応用、特に6）の技法は、DR. Anthony F. DePalma M.D.（DR. アンソニー F. デパルマ M.D.）の胸・腰椎の骨折に対する過伸展運動にヒントをえたものであることを付記し、合わせて紙面を借り DR. Anthony F. DePalma M.D.（DR. アンソニー F. デパルマ M.D.）に深い敬意と謝意を評するものです）。またこれらの技法は屈曲個所が原因で体重負荷を支えきれず腰椎々間板等に負担がかかることで起こる腰痛に対しても相当の効果を発揮します。ただし1）～6）と段階を経つつも、あくまで選手の許容段階の許容範囲内までにとどめるべきことは言うまでもありません（写真213・214・215・216・217・218）。

（注☆）　この際、選手の腰部に側弯があるため、その凹側に椎間孔の狭窄があり、それがその側への偏った腰痛を引き起こしているような場合には、その反対側の凸側の頂点に上記タオルを当てがい、腰臀部が平坦な側臥位をしばらく保たせることもよい。

（その3：胸椎における屈曲の整復）（写真219・220・221・222・223・224）

1）選手腹臥位にて、術者はその側方に頭側を向いて立ちます。
2）術者は、その胸椎における最屈曲個所に対し、その頭・足の胸椎も含め先ず内側の手の中・環（薬）指間でその棘突起を挟み、外側の手の小指側をそれらのDIPの上に乗せ軽度押圧します。
3）次に術者は、左右両母指で同様に軽度押圧し、さ

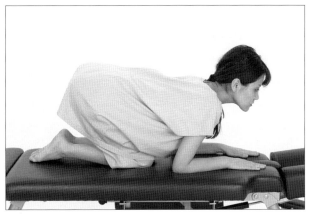
写真213

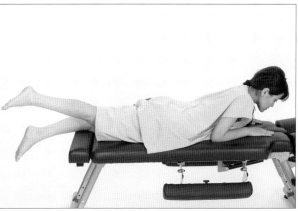
写真214

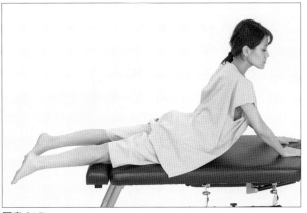
写真215

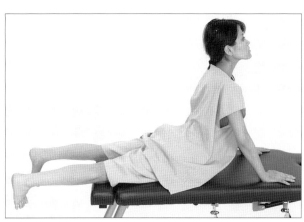
写真216

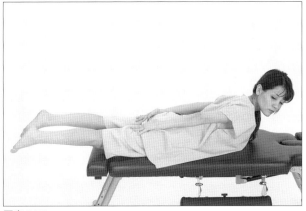
写真217

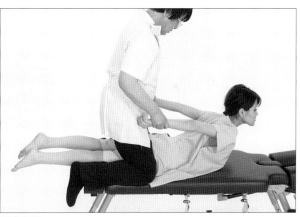
写真218

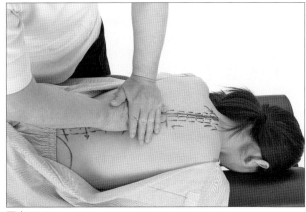
写真219

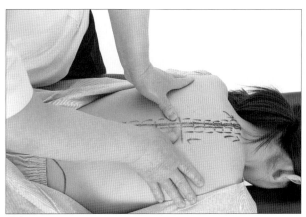
写真220

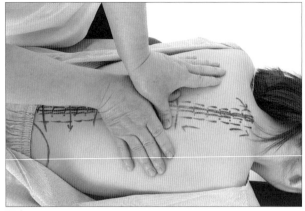

写真221

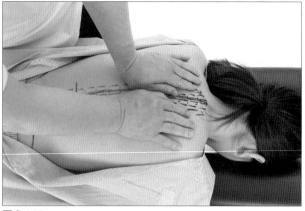

写真222

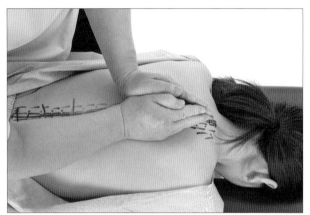

写真223

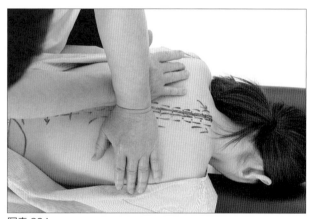

写真224

　らにそれらの母指を交差させ同様に押圧します。
４）最後に術者は、外側の足を前に出し内側の足を後ろに引いて、左右両母指球で同様に軽度押圧し、さらに左右両豆状骨で同様に押圧し、さらにそれら左右両豆状骨を交差させ同様に押圧します。

注：１）４）で術者が外側の足を前に出し内側の足を後ろに引くのは、選手に接近し選手の背部に上体を乗り出しながら身体のバランスを保つためです。
２）３）の母指の交差・４）の豆状骨の交差は、外側の母指・豆状骨を上にします。
３）術者は、患部の左右のバランスのため、左右立ち位置を換え再度同様の整復を行ってもよい。
４）この技法は、DR. Joseph Janse D.C.（DR. ジョセフ・ジェンシー D.C.）の胸椎の整復にヒントをえたものであることを付記し、合わせて紙面を借りDR. Joseph Janse D.C.（DR. ジョセフ・ジェンシー D.C.）に深い敬意と謝意を表するものです。

（その４：胸椎における屈曲の整復）（写真225・226）
１）選手先ず両下肢を投げ出し坐位にて、術者はその頭側に足側を向いて立ちます。
２）術者は、左右両手掌を選手の背部とテーブルの間に滑り込ませ、それぞれ左右示・中・環（薬）指々腹をその胸椎における最屈曲個所の左右肋骨角にあてがいます。
３）選手次いで背臥位にて、術者はそれら左右肋骨角を前方へ押し自由化し、次いでそれらを頭外側へ引き上げ、弛緩が感じられるまでその位置を保持します（注☆）。

（注☆）弛緩が感じられたら、それは、それら左右それぞれの肋骨頭が、左右それぞれの肋骨窩に還元されたことを意味します。

注：１）最屈曲個所の頭・足１～２の左右肋骨角に対しても同様に行ってもよい。
２）この技法は、前かがみになって仕事をする人の胸椎側方の疼痛に対しても抜群の効果を発揮します。
３）上記（その２：胸椎における屈曲の整復）・（その４：胸椎における屈曲の整復）の２つの技法は、DR. Conrad A. Speece D.O.（DR. コンラッド A. スピース D.O.）・DR. William Thomas Crow D.O.（DR. ウィリアム・トマス・クロー D.O.）および DR. Steven L. Simmons D.O.（DR. スティブン L. サイモンズ D.O.）の靱帯性関節ストレイン（Ligamentous Articular Strain）にヒントをえたものであることを

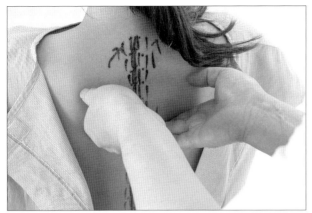
写真225

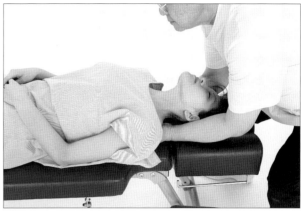
写真226

付記し、合わせて紙面を借り DR.Conrad A. Speece D.O.（DR. コンラッド A. スピース D.O.）・DR. William Thomas Crow D.O.（DR. ウィリアム・トマス・クロー D.O.）および DR. Steven L. Simmons D.O.（DR. スティブン L. サイモンズ D.O.）に深い敬意と謝意を表するものです。

〈椎間関節症候群〈facet syndrome〉すなわち腰椎特に椎間関節の偏位に対する整復〉

〈静的触診〉

選手腹臥位にて、全脊柱棘突起の稜線に沿ってマジックでマーキングします。そして左手（術者が右利きの場合）の母・示指間で胸腰椎棘突起の一つ一つの頭・足をはさみ、マジックでその輪郭を描きます。次に、それらの横突起の範囲も描いていきます。ただこの場合あくまでそれら棘突起・横突起のマーキングは、整復のためにその範囲を示した便宜上のしるしに過ぎません。

〈腰椎椎間関節症候群およびそれによるインピンジメント現象に対する整復法（注1）〉（写真227）

1）静的触診で判明した整復する方向を上に選手側臥位にて、術者は、その腹側に相対して立ちます。
2）術者は頭側の手の示・中指間に、整復しようとする腰椎棘突起の頭・足をはさみ、その棘突起が後方へ突出あるいは際立つように、足側の手で選手の下側の足関節を把握してその膝関節を屈曲させます。
3）さらに術者は、上側の足関節を把握して膝関節を屈曲させ、その足関節を下側の膝に引っかけます。
4）次に術者は、足側の手の示・中指間で、整復しようとする腰椎棘突起の頭・足をはさみ、頭側の手で選手の下側の肘を足側へ引きながら、その棘突起が後方へ突出あるいは際立つよう体幹捻転の中心になるようにします（つまり、その棘突起に隣接する頭・足の棘突起との間を足側・頭側の順にそれぞれ

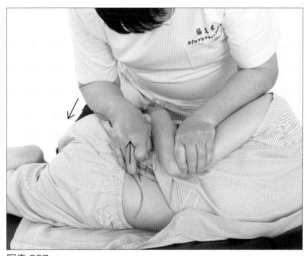
写真227

最も拡げます）。

5）術者は、選手に両手を組ませ頭側の手で選手の上側の上腕を支持し、足側の下腿を選手の上側の大腿後面にぴったりつけます。そして足側の手の環（薬）指々尖に中指々尖を重ね合わせ（安達の重ね指々先（注2）)、その指先を整復しようとする棘突起に引っかけ、その椎間関節の関節面に沿って、軽く瞬発的に引き上げます。この際選手の大腿にぴったりつけた下腿を、術者の足先の方へ軽く引き下げます。

(注1) 筆者は、引き上げて引き下げることから、ハンドルネームすなわち呼称として "つるべ落とし" と名付けました。

(注2) この際、（安達の重ね指々尖）とは、環（薬）指々尖に中指々尖を重ねることで幅は1横指ながら2倍の力強さで調整が可能な指尖のことです。

注：1）"Pull Move" と呼ばれます。
2）この要領で腰部全体の弯曲の左右の頂点を、それぞれ整復します。
3）この場合 DR. David H. Peterson D.C.（DR. ディ

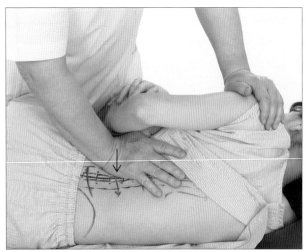
写真228

ビッド H. ピーターソン D.C.）などは、テーブルと選手の間に円筒形の大きな枕を挿入することで同部を持ち上げることがあります。

〈腰椎凸弯曲で頂点の横突起が後方偏位しているような特殊な場合の整復法（注☆）〉（写真228）
1）選手整復しようとする方向を下に側臥位にて、術者は、その腹側に相対して立ちます。
2）術者は頭側の手の示・中指間に、整復しようとする腰椎棘突起の頭・足をはさみ、その棘突起が後方へ突出あるいは際立つように、足側の手で選手の下側の足関節を把握して膝関節を屈曲させます。
3）さらに術者は、上側の足関節を把握して膝関節を屈曲させ、その足関節を下側の膝に引っかけます。
4）さらに術者は、足側の大腿で選手の上側の下腿を押し、その膝関節の屈曲された状態を保ちます。
5）次に術者は、足側の手の示・中指間に、整復しようとする腰椎棘突起の頭・足をはさみ、頭側の手で選手の下側の肘を足側へ引きながら、その棘突起が後方へ突出あるいは際立つよう体幹捻転の中心になるようにします（つまり、その棘突起に隣接する頭・足の棘突起との間を足側・頭側の順にそれぞれ最も拡げます）。
6）術者は、選手に両手を組ませ、整復しようとする腰椎乳頭突起に頭側の中指々尖をおき、足側の手の豆状骨小指球寄りを、その上をすべらせつつ中指々尖に重ね、入れかわりに頭側の中指々尖を抜き、抜いたその手で選手の上側の上腕を支持します。
7）術者は、選手の下体にローリングを加え同時に足側の肘を素早く伸ばし、その乳頭突起を腰椎の関節面に沿って押し込みます。

（注☆）筆者は、ローリングすなわち手前にかい込んでから押し込むことから、ハンドルネームすなわち呼称として"つるべ返し"と名付けました。

注："Push Move" と呼ばれます。

〈寛骨〈PSIS〉の AS 偏位に対する追加の整復〉（写真077）

〈寛骨〔PSIS〕の軽度 AS 偏位に対する〔大・小腰筋の弛緩を図る〕整復法〉

前述の 第Ⅲ章 その競技に特有で、その競技の名称を冠した外傷・障害（下肢編）第2節 ランナー膝（runner's knee）第5項 整復 における 3．膝蓋大腿関節・下肢アライメントの整復（下肢アライメントのための寛骨 AS 偏位に対する整復法）〈寛骨〔上前腸骨棘〕の前下方偏位に対する〔大・小腰筋の弛緩を図る〕整復法〉を実施します。

〈寛骨〔PSIS〕の中度 AS 偏位に対する整復操作〉（写真078）（写真079）

前述の 第Ⅲ章 その競技に特有で、その競技の名称を冠した外傷・障害（下肢編）第2節 ランナー膝（runner's knee）第5項 整復 における 3．膝蓋大腿関節・下肢アライメントの整復（下肢アライメントのための寛骨 AS 偏位に対する整復法）〈寛骨〔上前腸骨棘〕の前下方偏位に対する整復操作〉を実施します。

〈寛骨〔PSIS〕重度 AS 偏位に対する実践応用技法としての安達の整復法〔Adachi's adjustment of Pelvis〕〉（写真080）

前述の 第Ⅲ章 その競技に特有で、その競技の名称を冠した外傷・障害（下肢編）第2節 ランナー膝（runner's knee）第5項 整復 における 3．膝蓋大腿関節・下肢アライメントの整復（下肢アライメントのための寛骨 AS 偏位に対する整復法）〈寛骨〔上前腸骨棘〕の前下方偏位に対する実践応用技法としての安達の整復法〔Adachi's adjustment of Pelvis〕〉を実施します。

【トピック】

上記の技法は、寛骨 AS 偏位に対する整復法であると同時に、寛骨関節臼蓋と大腿骨頭間の関節裂隙における狭窄個所の開放手技でもあります。そこで術後のさらにしっくりとした関節咬合のための手技も合わせて以下に挙げておこうと思います。

（股関節咬合法—第1段階—）（写真229）
1）選手患側股・膝両関節 90°屈曲位で背臥位にて、

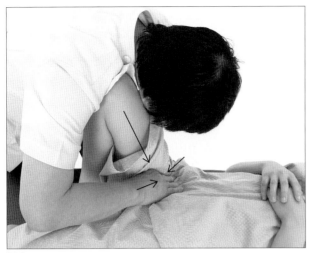

写真229

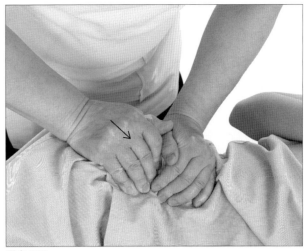

写真230

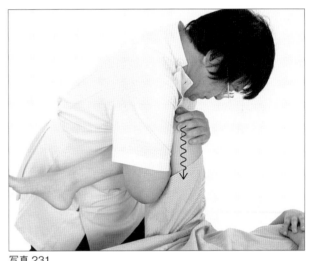

写真231

　術者は、患側に頭側を向いて立ち、外側の手掌を上にその大転子とテーブル（診療台）の間に挿入し、その膝を術者の内側のモーレンハイム窩にあてがい、内側の手の母・示中指間で鼠経下の大腿骨頭を把持します。

2）術者は、内側の肩を用いてその股関節の屈曲を増減しながら内・外旋もしてみて自然位・中間位をみつけたら、外側の手の母指球で前内側に、内側の手の母・示中指で後外側にそれぞれ圧し、術者の内側の肩（モーレンハイム窩）・外側の手・内側の手の3点でバランスされ周囲組織の弛緩がみられたところで終えます。

（股関節咬合法―第2段階―）（写真230）

1）選手患側を上に股・膝両関節90°屈曲位で側臥位にて、術者は、その後方に相対して立ち、頭側の手で寛骨を支持しつつ、足側の手で大腿骨頚部に沿って大転子を寛骨関節臼蓋の中心方向に押し込みます。

2）術者は、両手で大腿骨頭を内側わずかに上方へ圧し、周囲組織が弛緩するまで、その圧を保持します。

注：上記（股関節咬合法―第1段階―）・（股関節咬合法―第2段階―））の2つの技法は、DR. Conrad A. Speece D.O.（DR. コンラッド A. スピース D.O.）・DR. William Thomas Crow D.O.（DR. ウィリアム・トマス・クロー D.O.）および DR. Steven L. Simmons D.O.（DR. スティブン L. サイモンズ D.O.）の靱帯性関節ストレイン（Ligamentous Articular Strain）の股関節にヒントをえたものであることを付記し、合わせて紙面を借り DR. Conrad A. Speece D.O.（DR. コンラッド A. スピース D.O.）・DR. William Thomas Crow D.O.（DR. ウィリアム・トマス・クロー D.O.）および DR. Steven L. Simmons D.O.（DR. スティブン L. サイモンズ D.O.）に深い敬意と謝意を表するものです。

　ただそうした咬合法も股関節が固着・癒着を起こしていたのでは、その効果も半減してしまいます。そこでそうした場合に上記の寛骨 AS 偏位に対する整復法のみならず、これらの咬合法に先立って実施すべき股関節のモビライゼーション第1段階から第12段階までについても、この際以下に挙げておこうと思います。

（股関節における固着・癒着に対するモビライゼーション）

〈第1段階〉（写真231）

1）選手背臥位にて、術者は患側に頭側を向いて立ちます。

2）術者は、選手の患側の股・膝両関節をそれぞれ90°屈曲させ、内側の前腕をその膝窩の内側から挿入し、内側の手掌で術者の外側の上腕を把持し、外側の手掌で患側の膝関節を把持します。

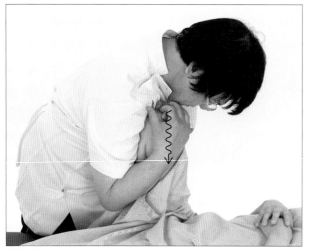
写真232

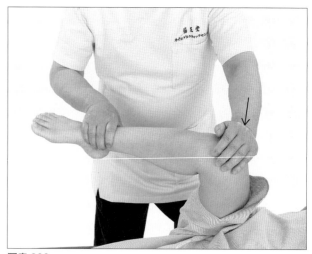
写真233

3）術者は、患側の膝関節に体重を乗せながら、その股関節に微妙な振動を加えます。
   1．この際、選手の患側の股関節に、より大きな圧迫を加えたい場合には、術者は、その膝関節を両手で把握し、術者の上体と内側の肘関節周囲とでその下腿をはさみ込むようにしてもよい（写真232）。
   2．上記1．の変法は、DR. Larry Gertler D.C.（DR. ラリー・ガートラー D.C.）の股関節の偏位に対するアジャストメントにヒントをえたものであることを付記し、合わせて紙面を借り DR. Larry Gertler D.C.（DR. ラリー・ガートラー D.C.）に深い敬意と謝意を表するものです。

〈第2段階〉（写真233・234）
1）選手背臥位にて、術者は患側に相対して立ちます。
2）術者は、選手の患側の股・膝両関節をそれぞれ90°屈曲させ、頭側の手掌でその膝関節を、足側の手掌でその足関節をそれぞれ把握します。
3）術者は、患側の膝関節を内側に押し次いで外側に引くことを数回繰り返し、その股関節により大きな動揺を加えます。
   1．この技法は、DR. Joseph Janse D.C.（DR. ジョセフ・ジェンシー D.C.）の大腿骨の整復大腿筋拘縮にヒントをえたものであることを付記し、合わせて紙面を借り DR. Joseph Janse D.C.（DR. ジョセフ・ジェンシー D.C.）に深い敬意と謝意を表するものです。
   2．股関節内・外旋の可動域を知りたいときは、頭側の手で股関節を把握・支持しながら、足側の肘関節で選手の足関節を外側から受け、足側の手掌をその膝関節内側にあて押圧することでその股

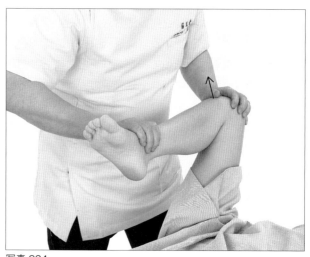
写真234

関節を外旋し、足側の肘関節で選手の足関節を内側から受け、足側の手背をその膝関節外側にあて押圧することでその股関節を内旋してみるとよい（写真235・236）。
   3．上記2．の方法は、JM研究所所長宇都宮初夫先生の股関節屈曲外旋・伸展内旋純粋な軸回旋にヒントをえたものであることを付記し、合わせて紙面を借り JM研究所所長宇都宮初夫先生に深い敬意と謝意を表するものです。

〈第3段階〉（写真237・238）
1）選手背臥位にて、術者は患側に相対して立ちます。
2）術者は、選手の患側の股・膝両関節をそれぞれ90°屈曲させ、頭側の手掌で健側の上前腸骨棘を、足側の手掌で患側の足関節をそれぞれ把握します。
3）術者は、患側の足関節を内側に押しその股関節を外旋させ、次に術者は健側の上前腸骨棘に体重を乗せて股関節を内旋させることを数回繰り返し、その股関節にさらに大きな内・外旋を加えます。

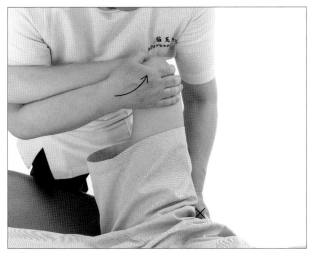

写真 235

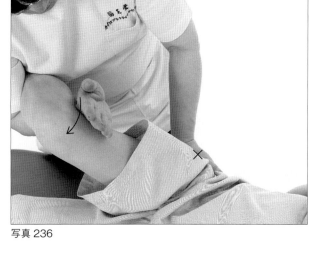

写真 236

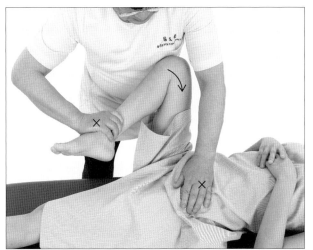

写真 237

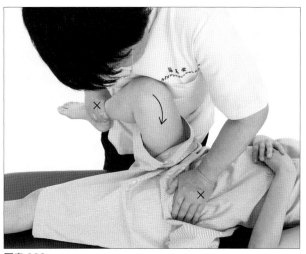

写真 238

　この技法は、DR. Joseph Janse D.C.（DR. ジョセフ・ジェンシー D.C.）の大腿骨の整復後方亜脱臼にヒントをえたものであることを付記し、合わせて紙面を借り DR. Joseph Janse D.C.（DR. ジョセフ・ジェンシー D.C.）に深い敬意と謝意を表するものです。

〈第4段階：股関節における固着・癒着に対する関節可動域回復のための整復法〉（写真 239）
　1）選手患側の膝を立て背臥位にて、術者は患側足側に頭側を向いて立ちます。
　2）術者は選手の患側の大腿・下腿の内外両側を術者の左右両前腕ではさみ込み、その大腿前面で両手を組むことでその大腿・下腿を抱え込みます。
　3）術者は組んだ両手で患側の大腿を足側に牽引しつつ、その下腿に術者の同側の肩を支点として上体を浴びせて体重をかけることでその股関節に屈曲を強制します。

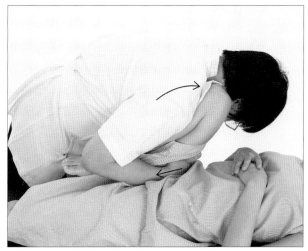

写真 239

〈第5段階：仙腸関節および股関節の整復法〉（写真 240）
　1）選手患側の膝を立て背臥位にて、術者は患側足側に頭側を向いて立ちます。
　2）術者は患側の上前腸骨棘を内側の手掌で、その坐

第2節　水泳　145

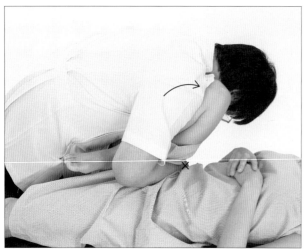
写真240

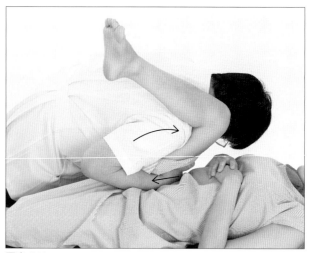
写真241

骨結節を外側の手掌でそれぞれ把握し、前者を斜め外下方へ後者を斜め内上方へその仙腸関節面に沿って押し引きつつ、患側の下腿に術者の同側の肩を支点として上体を浴びせて体重をかけることでその仙腸関節および股関節に屈曲を強制します。

1. 上記の〈第5段階：仙腸関節および股関節の整復法〉の技法は、DR. Ronald Gitelman D.C.（DR.ロナルド・ギトルマンD.C.）の Alternate techniques for sacroiliac joint mobilization の Technique in supine position for right lower joint mobilization にヒントをえたものであることを付記し、合わせて紙面を借り DR. Ronald Gitelman D.C.（DR.ロナルド・ギトルマンD.C.）に深い敬意と謝意を表するものです。

2. これら第1段階から第5段階までは、入門実技であり、この内第1段階から第3段階までが（股関節における固着・癒着に対するモビライゼーション）であり、第4段階が（股関節における癒着に対する関節可動域回復のための整復法）であり、第5段階が（仙腸関節および股関節の整復法）です。この後の第6段階から第11段階までは実践応用技法であり、以下に述べます。また第4・5段階については、鼠径部の下方に圧痛のある場合には、腰仙移行部のみを丸め、腰椎部が平坦となりテーブル（診療台）に密着したところでとどめ、鼠径部の上方に圧痛のある場合には、腰仙移行部のみならず、膝部が胸部に接近するまで腰椎部をも丸めます。そして股関節および仙腸関節の腸骨側において外方（EX）偏位があれば内旋方向に、内方（IN）偏位があれば外旋方向に整復すべきです。

3. 上記2．でいう EX とは、DR. C.S. Gonstead D.C.（DR. C.S. ガンステッドD.C.）のいう Internal（IN）すなわち内方にあたり、ここでいう IN とは、External（EX）すなわち外方にあたります。その相違は、DR. C.S. Gonstead D.C.（DR. C.S. ガンステッドD.C.）の場合、フルスパインにおけるX線写真上のマーキングによるリスティングであるため、結果的に選手を背後からみることになり、その上後腸骨（PSIS）における偏位を言っていることになるのに対し、筆者の場合には選手を直接正面からみて、その上前腸骨棘（ASIS）における偏位を言っていることによります。

4. なお膝関節に屈曲制限等のある場合は、第4・5段階は行わないものとします。

〈第6段階：股関節における挫傷・拘縮などに基づく炎症による固着・癒着に対する関節可動域回復のための実践応用技法としての整復法〉（写真241）

1）選手背臥位にて、術者は患側に頭側を向いて立ちます。

2）選手の患側の股・膝両関節をそれぞれ90°屈曲させ、術者はその下腿を内側の肩の上に乗せます。

3）術者はその大腿前面で左右両手を組み足側に牽引しつつ、その大腿に術者の体を浴びせて体重をかけることでその股関節に屈曲を強制します。

　この技法は、DR. Thomas F. Bergmann D.C.（DR.トマスF.バーグマンD.C.）の股関節内・外旋アジャストメントにヒントをえたものであることを付記し、合わせて紙面を借り DR. Thomas F. Bergmann D.C.（DR.トマスF.バーグマンD.C.）に深い敬意と謝意を表するものです。

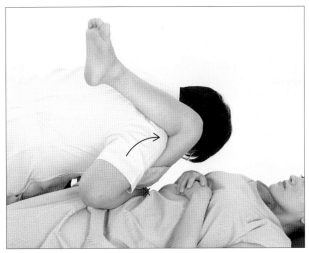

写真242

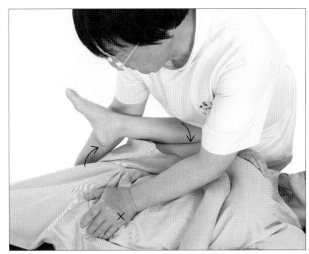

写真243

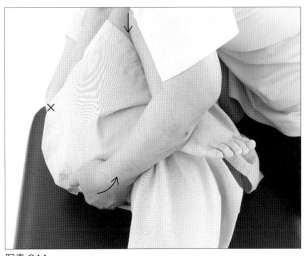

写真244

〈第7段階：仙腸関節および股関節の整復法〉（写真242）

 1）選手患側の膝を立てさせ背臥位にて、術者は足側に頭側を向いて立ちます。
 2）選手の患側の股・膝両関節をそれぞれ90°屈曲させ、術者はその下腿を内側の肩の上に乗せます。
 3）術者は患側の上前腸骨棘を内側の手掌で、その坐骨結節を外側の手掌でそれぞれ把握し、前者を斜め外下方へ後者を斜め内上方へ、仙腸関節に沿って押し引きつつ、その大腿に術者の体を浴びせて体重をかけることで、その仙腸関節および股関節に屈曲を強制します。

　　上記の技法は、DR. Ronald Gitelman D.C.（DR. ロナルド・ギトルマン D.C.）の Alternate techniques for sacroiliac joint mobilization の Technique in supine position for right lower joint mobilization および DR. Thomas F. Bergmann D.C.（DR. トマス F. バーグマン D.C.）の股関節内・外旋アジャストメントにヒントをえたものであることを付記し、合わせて紙面を借り DR. Ronald Gitelman D.C.（DR. ロナルド・ギトルマン D.C.）および DR. Thomas F. Bergmann D.C.（DR. トマス F. バーグマン D.C.）に深い敬意と謝意を表するものです。

〈第8段階〉（写真243）

 1）選手頭部をわずかに高くし背臥位にて、患側の膝関節を屈曲させ、その膝関節をできるだけ腹部へ接近させ、術者は患側に足側を向いて立ちます。
 2）術者はその患側の下腿を術者の腹部の下に抱え込み、内側の手で健側の大腿前面を把握し、外側の手で患側の坐骨結節を把握します。
 3）術者は内側の手で健側の大腿前面を支持し、外側の手で患側の坐骨結節を引き上げながら自らの腹部でその膝に術者の体を浴びせて体重をかけることでその股関節をさらに屈曲させます。

　　この技法は、DR. Joseph Janse D.C.（DR. ジョセフ・ジェンシー D.C.）の寛骨前方亜脱臼矯正法―患者仰臥および DR. Alfred States D.C.（DR. アルフレッド・ステーツ D.C.）の Ischio―Femoral―Knee Chest Drop（坐骨―大腿―胸膝落とし矯正法）にヒントをえたものであることを付記し、合わせて紙面を借り DR. Joseph Janse D.C.（DR. ジョセフ・ジェンシー D.C.）および DR. Alfred States D.C.（DR. アルフレッド・ステーツ D.C.）に深い敬意と謝意を表するものです。

〈第9段階：仙腸関節および股関節の整復法〉（写真244）

 1）選手頭部をわずかに高くし背臥位にて、患側の膝関節を屈曲させ、その膝関節をできるだけ腹部へ接

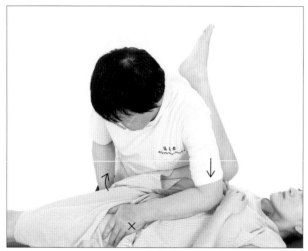
写真245

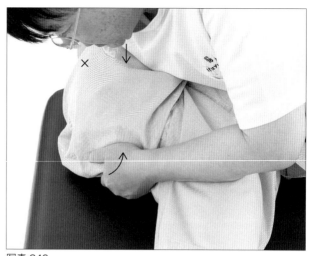
写真246

近させ、術者は健側に相対して立ちます。
2）術者は身を乗り出すようにして、その患側の下腿を術者の腹部の下に抱え込み、頭側の手掌で患側の上前腸骨棘を把握し、足側の手掌でその坐骨結節を把握します。
3）術者は患側の上前腸骨棘を斜め外下方へその坐骨結節を斜め外上方へ仙腸関節に沿って押し引きつつ、患側の下腿に術者の体を浴びせて体重をかけたまま数秒間維持することでその仙腸関節および股関節にさらなる屈曲を強制します。

　　この技法は、DR. David H. Peterson D.C.（DR.デイビッド H. ピーターソン D.C.）および DR. Thomas F. Bergmann D.C.（DR. トマス F. バーグマン D.C.）の恥骨下方変位アジャストメントにヒントをえたものであることを付記し、合わせて紙面を借り DR. David H. Peterson D.C.（DR. デイビッド H. ピーターソン D.C.）および DR. Thomas F. Bergmann D.C.（DR. トマス F. バーグマン D.C.）に深い敬意と謝意を表するものです。

〈第10段階〉（写真245）
1）選手頭部をわずかに高くし背臥位にて、患側の股・膝両関節をそれぞれ90°屈曲させ、術者は患側に足側を向いて立ちます。
2）術者はその下腿を内側の肩の上に乗せ、内側の手で健側の上前腸骨棘を把握し、外側の手で患側の坐骨結節を把握します。
3）術者は内側の手で健側の上前腸骨棘を支持し、外側の手で患側の坐骨結節を引き上げながら自らの背部でその膝に術者の体を浴びせて体重をかけることで患側の股関節にさらに一層の屈曲を強制します。

〈第11段階：仙腸関節および股関節の整復法〉（写真246）
1）選手頭部をわずかに高くし背臥位にて、患側の股・膝両関節をそれぞれ90°屈曲させ、術者は健側に相対して立ちます。
2）術者は身を乗り出すようにして、その患側の大腿を術者の腹部の下に抱え込み、頭側の手掌で患側の上前腸骨棘を把握し、足側の手掌でその坐骨結節を把握します。
3）術者は患側の上前腸骨棘を斜め外下方へその坐骨結節を斜め外上方へ仙腸関節に沿って押し引きつつ、患側の大腿に術者の体を浴びせて体重をかけたまま数秒間維持することでその仙腸関節および股関節に可及的限度の屈曲を強制します。

〈第12段階：股関節周囲筋群の整復法（注☆）〉（写真247・248・249）
1）先ず選手側臥位にて、術者はその背後に相対して立ち、両母指にてその腸骨稜と下部肋骨の間を内側下方へ押圧し、内・外腹斜筋および腰方形筋の抵抗の程度を確認します。
2）次に選手背臥位にて、術者は患側に相対して立ち、頭側の手を患側の上前腸骨棘にあてがい、足側の手で患側の膝を把握します。
3）術者は足側の手で選手の股・膝両関節を最大限に屈曲し、その大腿をその鼠径靭帯に持って行き、そこから内・外腹斜筋の付着している恥骨方向に圧をかけながら、そのうち外腹斜筋の線維の方向に沿って移動し、そこから再び鼠径靭帯に持って行きます。
4）これを数回繰り返し、最後に再び1）の状態で股関節周囲筋群の抵抗の程度を確認します。

　　この技法は、DR. Conrad A. Speece D.O.（DR.

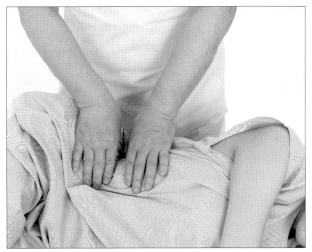
写真247

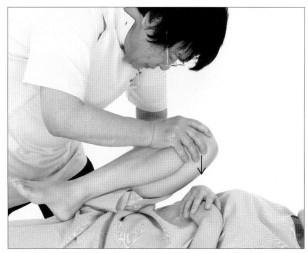
写真248

コンラッド A. スピース D.O.)・DR. William Thomas Crow D.O.（DR. ウィリアム・トマス・クロー D.O.）および DR. Steven L. Simmons D.O.（DR. スティブン L. サイモンズ D.O.）の靱帯性関節ストレイン（Ligamentous Articular Strain）に対するオステオパシー・マニプレーション（Osteopathic Manipulative Techniques）、特に"内腹斜筋と外腹斜筋"および DR. Andrew Taylor Still M.D.（DR. A.T. スティル M.D.）の Osteopathy Technique（オステオパシー・テクニック）、特に"外腹斜筋の治療"と"鼠径靱帯の治療"にヒントをえ、それらを筆者が複合したものであることを付記し、合わせて紙面を借り DR. Conrad A. Speece D.O.（DR. コンラッド A. スピース D.O.）・DR. William Thomas Crow D.O.（DR. ウィリアム・トマス・クロー D.O.）および DR. Steven L. Simmons D.O.（DR. スティブン L. サイモンズ D.O.）および DR. Andrew Taylor Still M.D.（DR. A.T. スティル M.D）に深い敬意と謝意を表するものです。

（注☆）筆者は、講道館柔道拾段三船久蔵先生が創案された"空気投（隅落し）"をさらに一歩進め横捨身技とした"球車（たまぐるま）"と「体裁き」と「腕裁き」の違いこそあれ、相手への旋回の呼吸と股関節への旋回の呼吸とがよく似ているところから、ハンドルネームすなわち呼称として"三船拾段の球車"と名付けました。

1．第1段階から第5段階までは、すでに入門実技として前述した通りです。そしてこれら第6段階から第12段階までがその先の実践応用技法であり、その内第6・8・10・12段階が股関節における固着・癒着に対する関節可動域回復のための整復法であり、第7・9・11段階が股関節および仙

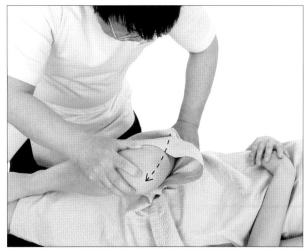
写真249

腸関節における固着・癒着に対する関節可動域回復のための整復法です。また第6・7段階については、股関節および仙腸関節に外方（EX）偏位があれば内旋位方向に、内方（IN）偏位があれば外旋位方向にそれぞれ整復すべきです。

2．なお膝関節に屈曲制限等のある場合、第4・5・8・9・12段階は行わないものとします（ただし第12段階については、股関節のみならず膝関節をもわずかに屈曲させることで、同関節の屈曲制限の回復につなげる場合があります）。

〈寛骨仙腸関節面および腰椎々間関節面の実践応用技法としての微調整法（注☆）〉（写真250）

1）選手は、腰椎棘突起が偏位している側を下に側臥位にて、術者は腹側に相対して立ちます。

2）術者は、頭側の手の示・中指間で、偏位している腰椎棘突起の頭・足をはさみます。

3）術者は、その腰椎棘突起が後方へ突出するように、

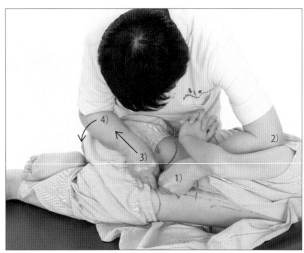
写真250

足側の手で下側の足関節を把握し膝関節を屈曲させます。

4）術者は、さらに上側の足関節を把握し膝関節を屈曲させ、下側の下肢の上にその上側の下肢を重ねます。

5）術者は、次に足側の手の示・中指間で、その棘突起の頭・足をはさみ、後方へさらに突出するように頭側の手で選手の下側の肘を把握し足側へ引きます（つまり、その棘突起に隣接する頭・足の棘突起との間を足側・頭側の順にそれぞれ最も拡げます）。

6）術者は、選手に両手を組ませ、その中へ頭側の手を通して支持手とし、整復手である足側の手の母指々尖と示指および「安達の重ね指々尖」とで、その棘突起（3）を把握し肘をその仙腸関節の腸骨側（4）に添えます。

7）術者は、支持手の母指々尖と示指および「安達の重ね指々尖」とで、その1つ頭側の棘突起（1）を把握して支持し、その肘で選手の腋窩（2）をも支持します。

8）術者は、整復手で、それぞれの関節面に沿ってグッグッと整復様操作を間欠的かつリズミカルに数回繰り返します。

（注☆）筆者は、(3)・(4)で整復し、(1)・(2)で支持するところから、ハンドルネームすなわち呼称として"四所攻め"と名付けました。

注：この技法は、博田節夫（M.D., PhD.）先生のAKA（Arthrokinematic Approach〈関節運動学的アプローチ〉）にヒントをえたものであることを付記し、合わせて紙面を借り博田節夫（M.D., PhD.）先生に深い敬意と謝意を表するものです。

（実践機能テープ）

1）選手上体をやや前屈させ立位にて、術者は幅5cmのキネシオ・テープを用いまず左右体側にそれぞれアンカーを貼付します。

2）一方のアンカーの下端から他方のアンカーまで斜め上方へ向かいスプリット・テープを腰部の回転運動の双曲線すなわちウエストのくぼみにおける筋々膜の動きに合わせ余裕を持たせるため途中にややふくらみを持たせながら貼付します。

3）反対側のアンカーの下端からそれと対称に同様に貼付します。

4）少しずつ上方へずらしながら、それらのアンカーの上端までそれぞれ交互にこれらを繰り返します。

5）最後に左右体側にそれぞれアンカーを再び貼付して終わります。

第2項　脊椎々弓分離症

1．発生機序

水泳競技特に競泳のスイミングでは、水中での競技としての流線型姿勢の保持だけでなく、特に平泳ぎ・バタフライでは、呼吸の際の腰部・仙部への強い反り込みという持続的な過伸展型負荷がみられ、そうした腰椎・腰仙移行部への運動負荷の反復による腰部障害特に椎間関節障害および仙腸関節障害に陥りやすいということがいえます。そして椎間関節特に上・下関節突起間の腰椎々弓に、そうした過伸展および回旋の反復外力が加わることによって、椎間関節障害および仙腸関節障害だけでなく上・下関節突起間の骨々膜炎さらには特に成長期の選手では上・下関節突起間に両側性あるいは稀に一側性に疲労性骨障害が発生し、それが脊椎々弓分離症にまで発展する頻度も高いのです。

（脊椎分離症・脊椎辷り症〈spondylolysis・spondylolisthesis〉についての医学上の詳しい説明）

不良姿勢特に脊柱中でも腰椎の前弯過度（hyperlordosis）、さらにいえば腰仙角異常およびそれらによる腸腰筋の過緊張などによって脊椎々弓間あるいは上・下関節突起間にストレスがかかり、同部に分離あるいは離断の生じたものが脊椎分離症（spondylolysis）です。

特に定型的なものでは、第5腰椎（この腰椎が全体の80％を占めます）の両側（ほとんどが両側性です）において発生し、次いで第4腰椎に多くみられ、稀には第3腰椎にもみられます（多椎分離も全体の10％ほどにはみられます）。その発生原因については、諸説があり未だ

明確にはなっていませんが、先天的素因が基礎にあって、そこに成長期におけるスポーツなどによる外力が加わって起こるとされ（注☆）、一種の疲労骨折（stress〈fatigue〉fracture）であるとする見解が有力です。そのため発生時期については、成長期ということができ、日本人全体の4～7%、平均しておよそ5.6%にみられます。

また脊椎辷り症（spondylolisthesis）への移行は、長期の経過を経てのちその内のおよそ数%～20%にみられ、そのほとんどが第5腰椎・仙椎間に発生します。診断については、X線斜位像における"neck of the puppy dog"の分離が決め手となります。この puppy すなわち子犬像は、別名スコッチテリア犬（scotch terrier）像あるいは"Scotty dog"像とも呼ばれ、その鼻口部が横突起、目が椎弓根、耳が上関節突起、足が下関節突起、尾が反対側の椎弓および上関節突起、後ろ足が棘突起および反対側の下関節突起そしてその頸が椎狭部をそれぞれあらわしています。

そして上・下関節突起間にはさまれたその頸である椎狭部すなわち椎弓部に分離あるいは離断が生じ、その前部が前下方へあるいは稀に後上方へ辷り込んだもの、もっといえば腰椎の椎体主として第5腰椎あるいは第4腰椎の椎体が、下位の椎体主として第1仙椎あるいは第5腰椎の上を前下方へ、あるいは稀に後上方へ滑り込んだものが脊椎辷り症（spondylolisthesis）であるということです。

またX線上における鑑別所見としては、上記の斜位における子犬像以外に、側面におけるウルマンサイン（Ulman's sign）すなわち仙椎前縁における接線が第5腰椎の椎体前縁に接すれば正常、その椎体を横切れば辷り症であるということもできます。さらにMyerding法を用い仙骨底を4等分して1/4以下の範囲で滑り込んだものが1度（stage1）の辷り症、2/4以下の範囲で滑り込んだものが2度（stage2）の辷り症、3/4以下の範囲で滑り込んだものが3度（stage3）の辷り症そして3/4以上の範囲で滑り込んだものが4度（stage4）の辷り症であるともいえます。いずれにせよ50%以上滑る症例は稀で、そのような場合には高度辷り例とされます。

診断については、それらのX線像および滑り込んだ腰椎棘突起の浮上にともなって、その上方に階段状変形すなわちdimple（くぼみ）がみられ、背筋を伸ばした浅い前屈によってそれが顕著になり背筋を丸めた深い前屈によってそれが消失することなどが決め手となります。なおその場合、椎間板の線維輪の線維は滑り込んだ方向へ斜めに走ることになり、脊柱起立筋特に胸最長筋など背部を支える筋肉が持続的にストレスを受けることにもなり、これが辷り症における腰部の鈍痛あるいは下肢への神経症状につながることもあるのです。

（注☆）　スポーツ選手の15%以上にみられ、特にわが国の一流スポーツ選手にも、18～28%ほどの高頻度で発見されています。競泳においても一流選手であれば、クロール・背泳でも腰椎は伸展型となり、それが結果的に脊椎分離症にまで発展する可能性があります。

2．症状・徒手検査

（症状）
1）水泳練習後に、腰部に違和感あるいは鈍痛を感じるようになります。
2）疼痛が進行すると、水泳練習および坐位などの持続が困難になります。
3）腰痛は、主として片側性に感じます。
4）腰部の後屈（伸展）動作によって、疼痛が増悪します。

（徒手検査）
（脊椎辷り症〈spondylolisthesis〉に対する階段状変形・両側背筋索状突出および進行時の体幹短縮および腰部横走皮膚溝（注1）のチェック）
1）辷り込んだ腰椎棘突起の浮上にともなって、その上方に階段状変形すなわちdimple（くぼみ）のみらることを確認します（注2）。
2）その階段状変形すなわちdimple（くぼみ）にともなって、左右両側の背筋も索状に突出し、背筋を伸ばした浅い前屈（屈曲）によってそれらが顕著になり、背筋を丸めた深い前屈（屈曲）によってそれらの消失がみられることを確認します。
3）さらに辷り込みが進行すると、腰椎が前下方へ落ち込むため体幹が短縮してみえ、腰部に横走する皮膚溝がみられるようになります。

（注1）　これは、皮膚皺襞（ヒフシュウヘキ）と呼ばれます。
（注2）　したがって実際に辷り込んでいるのは、くぼんでいる個所ではなく、その一つ下の棘突起の浮上している腰椎の前部すなわちその腰椎の椎体および上関節突起を含む部分だということです。

注：上記のチェックにおいて3）が陽性であれば、少なくも脊椎辷り症Myerding法2度（stage2）前後は超えるものとみなし大過ではないことは示唆されます。

【トピック】
下記の検査は、他の腰痛についても鑑別のため用いることのできるものですが、この場合不良姿勢特に腰仙角異常さらに腰椎の前弯過度（hyperlordosis）およびそれ

らによる腸腰筋の過緊張などによって脊椎々弓間あるいは上・下関節突起間にストレスがかかり、同部に椎間関節障害および仙腸関節障害だけでなく上・下関節突起間に骨々膜炎の発生するあるいは既に発生している可能性も高く、分離症・辷り症への移行・発展の有無にかかわらず、そうした傾向に対しては対処・予防されるべきものであることはいうまでもない場合です。

(予備群の鑑別)
(仙腸関節テスト〈Sacroiliac Joint Test〉)

脊椎々弓分離症（spondylolysis）においては、特に第4腰椎・第5腰椎間および第5腰椎・第1仙椎間の椎間関節が不安定になり、それに伴って仙腸関節にも負担がかかり仙腸関節も不安定になり、腰椎の不安定性のみならず仙腸関節周囲障害および仙腸関節障害がみられることがあり、また上記のように水泳競技特に平泳ぎ・バタフライにおいては、呼吸の際の腰部への強い反り込みという持続的な過伸展型負荷の反復により仙腸関節周囲障害および仙腸関節障害が単独でもみられることもあります。そうした仙腸関節捻挫（Sacroiliac Sprain）や仙腸関節障害（General Sacroiliac Joint Lesions）の際に用いられるのが下記に掲げるような様々な仙腸関節テスト（Sacroiliac Joint Test）です。

〈仙腸関節捻挫〔Sacroiliac Sprain〕〉
〔イヨーマン・テスト【Yeoman's Test】〕

選手腹臥位にて術者は患側の膝関節を屈曲させその大腿を持ち上げます。この際患側腰部における疼痛は、腰部障害を、患側仙腸関節深部における疼痛は、前仙腸靱帯捻挫をそれぞれ意味します。

〔仙腸関節ストレッチ・テスト【Sacroiliac Stretch Test】〕

選手背臥位にて術者は左右の手を交差させ選手の左右のASISにおき、それぞれ下側方へ押圧します。一方の仙腸関節深部における疼痛は、その側の前仙腸靱帯捻挫を意味します。

〔仙腸関節外転抵抗テスト【Sacroiliac Resisted Abduction Test】〕

選手下側の膝関節を屈曲し上側の膝を伸展し上方へ浮かせ側臥位にて、術者は背側に相対して立ち上側の下腿を下方へ圧し選手に抵抗させます。上側の仙腸関節における疼痛は、その側の仙腸靱帯捻挫を意味します。

〈仙腸関節障害〔General Sacroiliac Joint Lesions〕〉
〔ヒップ・テスト【Hibb's Test】〕

選手腹臥位にて術者は患側の膝関節を屈曲し外側へ押し、その股関節を内旋させます。その側の股関節における疼痛は、その側の股関節障害を、その側の仙腸関節における疼痛は、その側の仙腸関節障害をそれぞれ意味します。

〔骨盤不安定性テスト【Pelvic Rock Test】〕

選手側臥位にて術者は背側に相対して立ち上側の腸骨を下方へ圧します。上側の仙腸関節における疼痛は、その側の仙腸関節障害を意味します。

〔ルイン・ゲンスレン・テスト【Lewin—Gaenslen Test】〕

選手下側の膝関節を屈曲し上側の膝関節を伸展し側臥位にて術者は背側に相対して立ち、頭側の手で上側の仙腸関節を支持する間、足側の手で上側の膝関節を後方へ引きます。上側の仙腸関節における疼痛は、その側の仙腸関節周囲障害あるいは仙腸関節障害を意味します。

〔ゲンスレン・テスト【Gaenslen's Test】〕

選手背臥位にて患側の膝関節を伸展させその股関節を外転させテーブルの外へ出し、健側の膝を屈曲させ両手で支持させ、術者は患側足方に頭側を向いて立ち、内側の手で患側の下腿を下方へ支持する間、外側の手でその大腿をテーブルの角に押し付けその股関節を過伸展します。過伸展側の仙腸関節における疼痛は、その側の仙腸関節周囲障害あるいは仙腸関節障害を意味します。

〔ニュートン・テスト【Newton's Test】〕

1）選手背臥位にて、術者は左右母指をそれぞれ左右ASISに置き、後内方へ圧を加えます。
2）選手腹臥位にて、術者は左右母指をそれぞれ左右PSISに置き、前内方へ圧を加えます。
3）選手腹臥位にて、術者は左右両手を重ねその仙骨部に置き、後方より緩徐に圧を加えていき最後に体を浴びせます。
注：上記3つの内2つ以上で左右いずれか一方のあるいは両方の仙腸関節において疼痛があれば、その側あるいは両側の仙腸関節周囲障害あるいは仙腸関節障害を意味します。

(脊椎々弓分離症〈spondylolysis〉における腰椎可動範囲評価〈Dorso-Lumbar Range of Motion〉)

通常腰椎の可動域は加齢とともに減少しますが、脊

椎々弓分離症（spondylolysis）においては、その減少がより明白にみられます。また通常屈伸可動域は下位腰椎になるにしたがって大きくなり第4・第5腰椎間で最大に達しますが、脊椎々弓分離症（spondylolysis）においては、前屈（屈曲）後屈（伸展）ともに減少がみられ特に前屈（屈曲）にその減少がより明白にみられます（注☆）。

(注☆) 症状が発現しているときには、後屈（伸展）においてもその疼痛により可動域に明白な減少がみられます。

①腰部を前屈（屈曲）させます（正常可動範囲＝0～45°）。
②腰部を後屈（伸展）させます（正常可動範囲＝0～30°）。
③左右それぞれできるだけ体幹を側屈させます（正常可動範囲＝左右それぞれ0～50°）。
④左右それぞれできるだけ体幹を回旋させます（正常可動範囲＝左右それぞれ0～40°）。

注：1）腰部を中心とした体幹すなわち脊柱全体の可動範囲を評価します。
2）その際上記の動きは、すべて以下の基本軸・移動軸・軸心・測定法に従って測定し、その周囲の筋の短縮の状態および腰部を中心とした脊柱全体の可動範囲特に前屈（屈曲）の減少などについて評価します。

①基本軸＝仙骨背面における第5腰椎棘突起を通る垂線　移動軸＝第1胸椎棘突起と第5腰椎棘突起の結合線　軸心＝第5腰椎棘突起　測定法＝選手立位にて体幹側面より測定
②基本軸＝仙骨背面における第5腰椎棘突起を通る垂線　移動軸＝第1胸椎棘突起と第5腰椎棘突起の結合線　軸心＝第5腰椎棘突起　測定法＝選手立位にて体幹側面より測定
③基本軸＝Jacoby線（注☆）の中点に立てた垂線　移動軸＝第1胸椎棘突起と第5腰椎棘突起の結合線　軸心＝第5腰椎棘突起　測定法＝選手坐位あるいは立位にて体幹背面より測定
④基本軸＝左右PSIS結合線　移動軸＝左右肩峰突起結合線　軸心＝左右PSIS結合線と左右肩峰突起結合線の交点　測定法＝選手骨盤を固定し坐位にて体幹頭面より測定

(注☆) Jacoby（ヤコビー）線とは、両腸骨稜を結んだ結合線のことです。通常成人では、第4腰椎棘突起を通過します。

3．予防
（仙骨特に仙骨底前下方偏位に対する整復Ⅰ）
〈実技の理論〉

　仙腸関節は、単に寛骨（腸骨など）のみによって構成されているわけではなく、仙骨によっても構成されています。そのため、たとえば選手の一方の仙腸関節の偏位が、その側の仙骨上部の前下方偏位であり、同部に限局した疼痛さらにその殿部に筋虚弱およびその反対側の殿部に筋硬結がみられたり、第5腰神経の神経根部が刺激されたりはさみ込まれたりして（インピンジメント現象）、下肢に坐骨神経痛様の症状すなわち痛みや痺れが走ったりして、どうしても同部そのものを整復し、仙腸関節を合わせなければならない場合の技法です。

〈第1段階：安達の整復〉（写真251）
1）選手頭部をわずかに下げ臍下に円筒形の大きな枕を敷き腹臥位にて、術者は患側（仙骨底の左右で前下方へ偏位している側）に相対して立ち、術者は選手の顔を健側へ向けさせ、健側の股関節を外旋・膝関節を屈曲させた足関節を患側の膝窩に乗せます。
2）術者は、術者の足側の手掌を、選手の仙骨の健側梨状筋起始中央後面すなわち第2・第3後仙骨孔の間におき、頭側の手掌を、患側の腰仙移行部の腰椎側で、正中線と足側の手掌からの対角線の間に指先を術者側に向けておき反対側へ支持する間、足側の手掌でその梨状筋停止すな大腿骨大転子上縁方向に体重を乗せながら、肩の力を使って均等に伸長しつつ十分に牽引をかけます。

注：1）この際もう一つの技法として術者は、健側に足側を向いて立ち、内側の手を健側の梨状筋起始中央後面すなわち第2・第3後仙骨孔の間におき、その上に内側の大腿を乗せ、さらに外側の手をその下

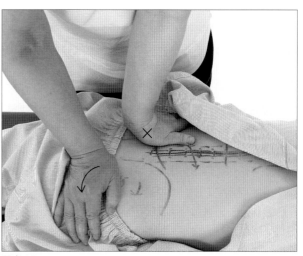

写真251

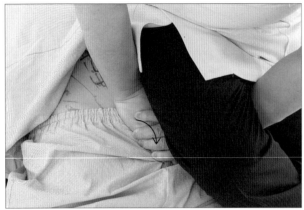
写真252

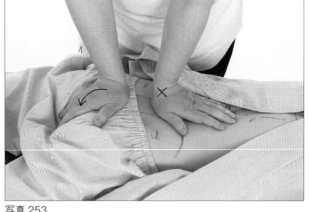
写真253

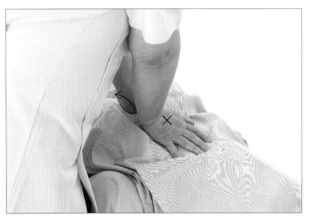
写真254

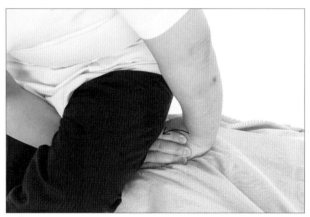
写真255

　に入れ、その手で内側の手関節を把握し、両手の上に内側大腿で坐し、梨状筋停止すなわち大腿骨大転子上縁方向に体重を乗せながら2〜5分間均等に伸長しつつ持続的に牽引力を下方へ加える方法も考えられます（写真252）。

2）上記1）で選手の顔を健側へ向けさせるところ、下を向かせたまま、健側の股関節を外旋・膝を屈曲させるところ、両股関節を外旋・両膝を屈曲させ、上記2）で術者の足側の手掌を、選手の仙骨の健側梨状筋起始中央後面すなわち第2・第3後仙骨孔の間におくところ、その手根部を選手の仙骨の仙骨底におき、頭側の手掌を、患側の腰仙移行部の腰椎側で、正中線と足側の手掌からの対角線の間に指先を術者側に向けておくところ、正中線に指先を頭側に向けておくことで、脊椎分離症・脊椎辷り症の予防に応用することもできます。また上記の注：1.で、術者健側に足側を向いて立つところ、足方中央に健側を向いて立ち、内側の手を健側の梨状筋起始中央後面すなわち第2・第3後仙骨孔の間におくところ、その手根部を選手の仙骨の仙骨底におくことで、脊椎分離症・脊椎辷り症の予防に応用することもできます。またそのように脊椎分離症・すべり症の予防に応用する場合には、両者とも左右立ち位置を換え同様に行うことで、確実に左右のバランスをとるようにしてもよい（写真253・254・255・256）。

〈第2段階〉（写真257）

1）選手腹臥位にて術者は選手の顔を健側へ向けさせ、臍下に円筒形の大きな枕を敷いたテーブルの端から下体を下させ、左右両膝関節を90°屈曲させ左右両足背を床につけさせます。

2）術者は、足方中央に健側を向いて立ち、足側の手で健側の足関節内側を把握し、術者の足側の膝をその膝窩におきます。

3）術者は、頭側の手の豆状骨小指球寄りを、健側の梨状筋起始中央後面、すなわち第2・第3後仙骨孔の間におき、足側の手で健側の足関節内側を一旦少し上方へ持ち上げておいて、その健側の梨状筋起始中央後面、すなわち第2・第3後仙骨孔を外下方（梨状筋停止すなわち大腿骨大転子上縁方向）へ押圧しつつ、その膝窩におかれた術者の膝を下方に引きます。

注：1）上記1）で選手の顔を健側へ向けさせるところ、下を向かせたまま、上記3）で術者は、頭側の手

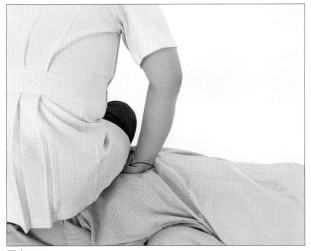

写真 256

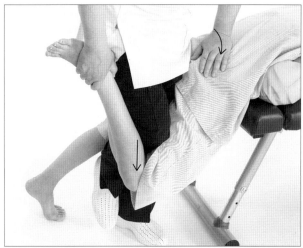

写真 257

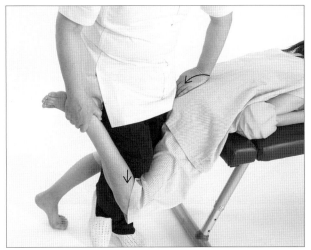

写真 258

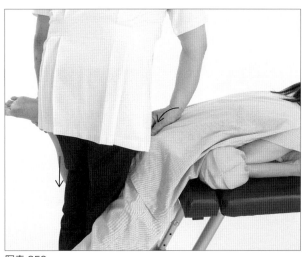

写真 259

　の豆状骨小指球寄りを、健側の梨状筋起始中央後面、すなわち第2・第3後仙骨孔の間におくところ、その手根部を選手の仙骨の仙骨底におくことで、脊椎分離症・脊椎辷り症の予防に応用することもできます。またそのように脊椎分離症・脊椎辷り症に応用する場合には、左右立ち位置を換え同様に行うことで、確実に左右のバランスをとるようにしてもよい（写真258・259）。

2）上記の技法の内、〈第1段階〉の注および〈第2段階〉およびその注の方法は、DR. Alfred States D.C.（DR. アルフレッド・ステーツ D.C.）の Unilateral Pisiform—Sitting（片側豆状骨〈坐位〉矯正法）および Sacral—Popli'teal—Talus（仙骨—膝窩—足部矯正法）にヒントをえたものであることを付記し、合わせて紙面を借り DR. Alfred States D.C.（DR. アルフレッド・ステーツ D.C.）に深い敬意と謝意を表するものです。

（特に腰椎における脊椎々弓分離症・脊椎辷り症に対する予防）

〈第1段階〉（写真260・261）

1）選手坐位にて、術者は長い厚手のタオルをかたく巻き、選手にそれをその第3および第4腰椎部に横向きにあたるように両手で持たせ、次ぎに背臥位をとらせ、術者は足側に頭側を向いて立ちます。

2）選手に腰を丸めさせ、術者はその左右両膝関節遠位にそれぞれ左右両手をおいて徐々に体重をかけ、さらにその腰を丸め、マキシマム（限度）でその位置を数秒保ちます。

注：この技法は、DR. Joseph Janse D.C.（DR. ジョセフ・ジェンシー D.C.）の第5腰椎前方転位矯正法にヒントをえたものであることを付記し、合わせて紙面を借り DR. Joseph Janse D.C.（DR. ジョセフ・ジェンシー D.C.）に深い敬意と謝意を表するものです。

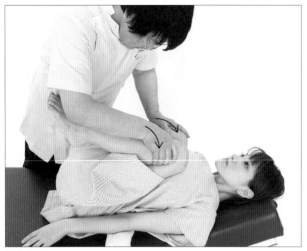
写真260

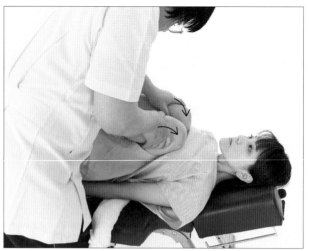
写真261

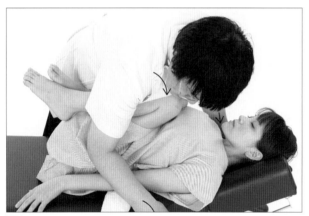
写真262

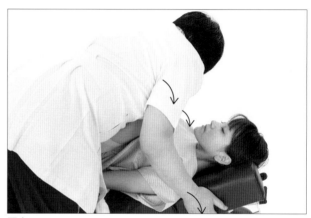
写真263

〈第2段階〉（写真262・263）
1）選手坐位にて、術者は長い厚手のタオルをかたく巻き、選手にそれをその第3および第4腰椎部に横向きにあたるように両手で持たせ、次ぎに背臥位をとらせ、術者は足側に頭側を向いて立ちます。
2）選手に腰を丸めさせ、術者はその左右両膝関節遠位にそれぞれ左右両手をおいて徐々に体重をかけ、次ぎに術者はテーブルの左右をそれぞれ左右両手で把握し肩と胸で圧すことでさらにその腰を丸め、マキシマム（限度）でその位置を数秒保ちます。

〈第3段階〉（写真264・265）
1）選手坐位にて、術者は長い厚手のタオルをかたく巻き、選手にその第3および第4腰椎部に横向きにあたるようにそれを両手で持たせ、次ぎに背臥位をとらせ、術者は側方に足側を向いて選手側へ斜めに立ちます。
2）術者は、選手の両下腿近位に両手をおいて徐々に体重を乗せ、次いで内側の手をその内側の上前腸骨棘におき、腹で圧すことによってさらにその腰を丸

めます。
3）術者は、外側の手の指先をその仙骨底にあて、仙骨全体を引き上げるようにして、内側の手と腹および外側の手で押圧し引き上げることによってさらに一層腰を丸め、マキシマム（限度）でその位置を数秒保ちます。

〈第4段階〉（写真266・267）
1）選手坐位にて、術者は長い厚手のタオルをかたく巻き、選手にその第3および第4腰椎部に横向きにあたるようにそれを両手で持たせ、次ぎに背臥位をとらせ、術者は側方に足側を向いて選手側へ斜めに立ちます。
2）術者は、選手の両下腿近位に両手をおいて徐々に体重を乗せ、次いで内側の手をそのままに、腹で圧すことによってさらにその腰を丸めます。
3）術者は、テーブルの左右を左右の手で把握し腹で圧すことによってさらにその腰を丸め、マキシマム（限度）でその位置を数秒保ちます（注☆）。

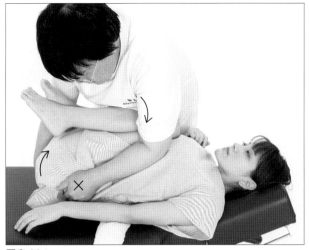
写真264

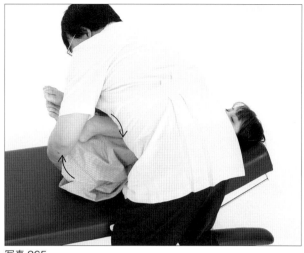
写真265

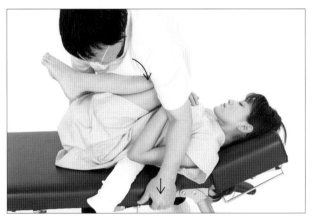
写真266

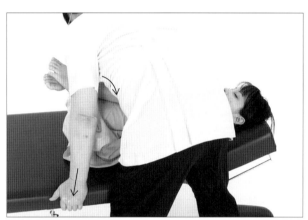
写真267

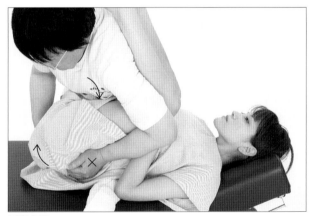
写真268

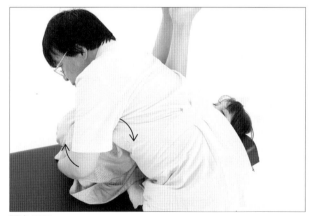
写真269

（注☆）肢位を決めるため一旦上記〈第3段階〉の2)・3)を実施して後、この〈第4段階〉の3)を実施してもよい。

〈第5段階〉（写真268・269）

1) 選手坐位にて、術者は長い厚手のタオルをかたく巻き、選手にその第3および第4腰椎部に横向きにあたるようにそれを両手で持たせ、次ぎに背臥位をとらせ、術者は側方に足側を向いて選手側へ斜めに立ちます。

2) 術者は、選手の両膝窩近位に両手をおいて徐々に体重を乗せ、次いで内側の手をその内側の上前腸骨棘におき、腹で圧すことによってさらにその腰を丸めます。

3) 術者は、外側の手の指先をその仙骨底にあて、仙骨全体を引き上げるようにして、内側の手と腹および外側の手で押圧し引き上げることによってさらに一層腰を丸め、マキシマム（限度）でその位置を数秒保ちます。

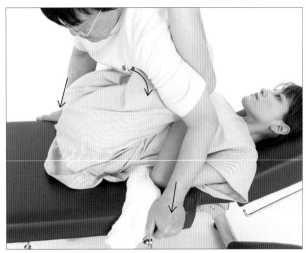
写真270

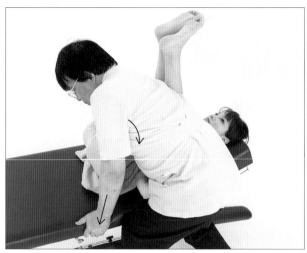
写真271

〈第6段階〉(写真270・271)
1) 選手坐位にて、術者は長い厚手のタオルをかたく巻き、選手にその第3および第4腰椎部に横向きにあたるようにそれを両手で持たせ、次ぎに背臥位をとらせ、術者は側方に足側を向いて選手側へ斜めに立ちます。
2) 術者は、選手の両膝窩近位に両手を置いて徐々に体重を乗せ、次いで内側の手をそのままに、腹で圧すことによってさらにその腰を丸めます。
3) 術者はテーブル(診療台)の左右を左右の手で把握し腹でさらに圧すことによってさらにその腰を丸め、マキシマム(限度)でその位置を数秒保ちます (注☆)。

(注☆ 肢位を決めるため一旦上記〈第5段階〉の2)・3) を実施して後、この〈第6段階〉の3) を実施してもよい。

注:1) 〈第1段階〉から〈第6段階〉までの全てについて、術者は、患部の左右のバランスのため、左右立ち位置を換え再度同様の整復を行ってもよい。
2) その際、常にタオルのラインを超えて腰を丸めるようにすべきです。
3) いずれにせよその選手の年齢・体格(身長・体重等)・柔軟性・骨密度等を考慮し、それらの条件に応じドーゼ(ドース)(匙加減〈程度〉)を加減して実施すべきことは言うまでもないことです。

(予防的実践機能テープ)
〈予防のための機能補助として〉
〔仙腸関節障害の予防として〕
1) 選手立位にて、術者は幅5cmのキネシオ・テープを用い、まず殿部の割れ目の上端からはじめ、次いで選手に上体を前屈〈屈曲〉させ腰椎に沿って伸ばしながら腰椎上端まで貼付します(縦サポート・テープ)。
2) 次に選手にもう一度上体を起こさせて、左右のPSISを結び疼痛部位に交点がくるように伸ばしながら貼付します(水平サポート・テープ)。
3) さらに選手に右屈させて、腰椎上端左側から脊柱起立筋に沿って内側にカーブさせながら上記の交点を通り、次いで選手に上体を前屈〈屈曲〉させ右殿部に沿って外側にカーブさせながら右殿部中央下端まで貼付します(左側S字状縦サポート・テープ)。
4) 最後に反対側にも同様にS字状に貼付します(右側S字状縦サポート・テープ)。

〔脊椎々弓分離症の予防として〕
1) 選手立位にて、術者は幅5cmのキネシオ・テープを用い、まず仙骨下端からスプリット・テープを選手に前屈〈屈曲〉させながら仙骨の左右のラインに沿って左右肩甲骨下角の下までそれぞれ貼付します(Y字状縦サポート・テープ)。
2) 次いで選手に右上肢を外転させ右股関節から選手に軽度前屈の上で左屈させて、伸ばしながら右肩甲骨下角の右下まで右側アンカーを貼付します(右側アンカー)。
3) 反対側にも同様に左側アンカーを貼付します(左側アンカー)。
4) さらに右側アンカー下端から仙骨下端のスプリット・テープの起始上部に交点がくるように左側アンカーまで斜め上方へ引っ張りながら貼付します(左側斜めサポート・テープ)。
5) 最後に反対側にも同様に上記交点に×印がくるように引っ張りながら貼付します(右側斜めサポート・テープ)。

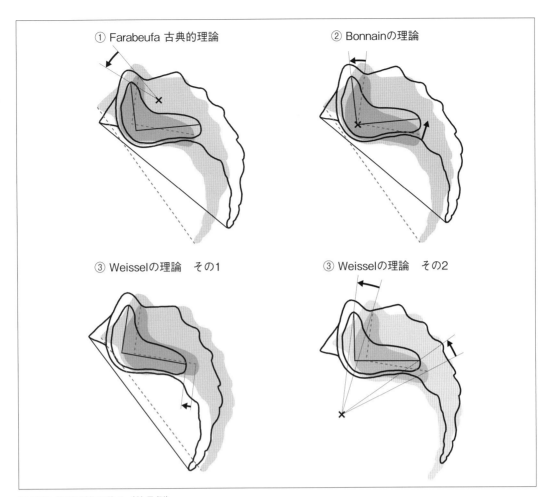

図033 仙腸関節の動き（仙骨側）

ト・テープの起始上部に交点がくるように左側アンカーまで斜め上方へ引っ張りながら貼付します（左側斜めサポート・テープ）。

5）最後に反対側にも同様に上記交点に×印がくるように引っ張りながら貼付します（右側斜めサポート・テープ）。

注：上記2つの技法は、加瀬建造（D.C.）先生の腰部スターテープおよび腰筋膜補強テープにヒントをえたものであることを付記し、合わせて紙面を借り加瀬建造（D.C.）先生に深い敬意と謝意を表するものです。

4．整復
（仙骨特に仙骨底前下方偏位に対する整復Ⅱ）

〈実技の理論〉

そもそも仙骨のnutation（うなずき運動）の中心に関しては諸説があります。以下それらを列記します。

① Farabeufの古典的理論

仙骨関節面外の後方、仙骨上の点を円の中心とする円弧に沿って前下方へ動く。

② Bonnairの理論

仙骨関節面内の頭側と尾側の分節の間に位置するBonnair結節を通る軸を中心に動く。

③ Weisselの理論

その1：直線偏位運動の理論

仙骨関節面内の尾側の線に沿って直線的にすべる。

その2：回転運動を基礎とする理論

仙骨関節面外の前下方、仙骨外の点を円の中心とする円弧に沿って動く。

そしてその点は、個人により運動の程度により変化する。

注：この内ここでは、臨床上の事由から① Farabeufの古典的理論を採用し、整復（Adjustment〈アジャストメント〉）の際のセグメンタル・コンタクト・ポイント（Segmental Contact Point）を、梨状筋起始中央後面、すなわち第2と第3後仙骨孔の間にとり、その方向を梨状筋停止、すなわち大腿骨大転子上縁方向にとっています。

（図033）仙腸関節の動き（仙骨側）

〈実践応用技法としての安達の仙骨底前下方偏位に対する整復法〔Adachi's adjustment of anterior inferior sacral

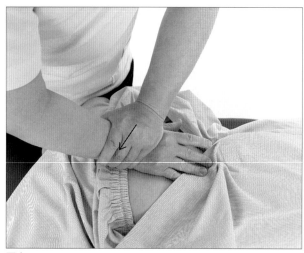
写真272

健側の下肢をテーブルから垂らさせ、その股関節および膝関節をできるだけ屈曲させます（これはニューテーション〈nutation〔うなずき運動〕〉を利用し健側の仙骨上部を選手の腹側へ凹ませておくためです）。

3）術者は、患側に立ち、患側の下肢を持ち上げ、その下肢を股間にはさみ（これはカウンター・ニューテーション〈counter-nutation〔起き上がり運動〕〉を利用し患側の仙骨上部を選手の背側へ持ち上げておくためです）、トンプソン・テーブルの同部を持ち上げます。

4）術者は、健側の梨状筋起始中央後面すなわち第2と第3後仙骨孔の間に、足側の手の豆状骨小指球寄りをコンタクトし、頭側の手の豆状骨小指球寄りをそのスナッフボックスに重ね、梨状筋停止すなわち大腿骨大転子上縁方向に向かってスラストし、素早く反動で両肘を返します（力を加えたと同時に抜きます）。

注：1）つまり梃桿の原理を応用して、同部を押し込むことにより反対側の前方へ偏位した部位を持ち上げるのです。

2）この整復（Adjustment〈アジャストメント〉）を数度まで試み、あとは「安達の両膝かい込みテスト」（選手背臥位にて、術者の両手でその両膝関節および両股関節を屈曲させて選手の胸部に近づけ、鼠径部・股関節・腰殿部の痛み・突っ張り感の有無を確認するテスト—拙著「手技療法の複合テクニック（エンタプライズ刊）」P.73 参照—あるいは、これを選手自身にやらせてみてもよい—）、「安達の両膝左右倒しテスト」（選手背臥位にて、その両膝を立てさせ、左右に倒しながら鼠径部・股関節・腰殿部の痛み・突っ張り感の有無を確認するテスト—拙著「手技療法の複合テクニック（エンタプライズ刊）」P.81 参照—あるいは、これを選手自身にやらせてみてもよい—）の結果を、その術前の状態と比較し症状の軽減を確認すべきです。

3）またたとえば左仙骨上部に前方偏位があり、右へ倒しづらかったとしても、術後は左右同様に倒れるはずです。

4）さらに術前に実施した前述の（舟状骨および各中足骨底の上外側不全脱臼〈亜脱臼〉に対する整復法）の入門実技あるいは実践応用技法（注☆）の際の痛みが、この偏位による坐骨神経痛によって強められていたのなら、この整復の後、再び（舟状骨および各中足骨底の上外側不全脱臼〈亜脱臼〉に対する整復法）の入門実技あるいは実践応用技法を試みてみると痛みが緩和されているため、選手にこの整復の効果を自覚させることができます。

（注☆）前述の 第Ⅲ章 その競技に特有で、その競技の名称を冠した外傷・障害（下肢編）第4節 テニス脚（Tennis leg）第5項 整復 3．受傷断裂の程度が軽度・中度の場合の整復（整復）（足関節アライメントの整復Ⅰ）〈舟状骨および各中足骨底の上外側不全脱臼〔亜脱臼〕に対する入門実技としての整復法〉（写真102）〈舟状骨および各中足骨底の上外側不全脱臼〔亜脱臼〕に対する実践応用技法としての整復法〉（写真103・104）参照。

（腰椎特に椎弓部における分離症に対する整復）
〈第7段階〉
〈安達の脊椎々弓分離症〔spondylolysis〕に対する横軸整復法（注☆）〉（写真273・274）

1）選手坐位にて、術者は長い厚手のタオルをかたく巻き、その第3および第4腰椎部に横向きにあたるように選手に両手で持たせ、次いで選手に背臥位をとらせ、術者は側方に足側を向いて選手側へ斜めに立ちます。

2）術者は、選手の内側の股関節を外旋させ膝関節を屈曲させ、その脛に外側の膝を掛けさせ、その脛の近・遠位を、外側の膝をはさんで両手で把握させます。

3）術者は、選手の内側の膝を内側の手で持ち上げ、術者の外側の四指のPIPおよびDIP関節をすべて最大屈曲し、それら屈曲された四指と母指球との間に患部の棘突起とその下の棘突起の間がくるようにあてがいます（このずらしは、次の4）で確実に患部の棘突起が後方へ押し出されるようにするためであり、整復の瞬間には確実に四指と母指球との間に患部の棘突起がくるようにします）。

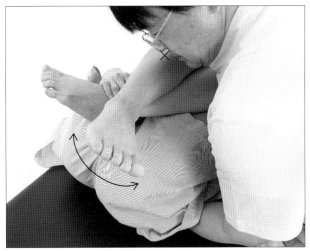
写真 273

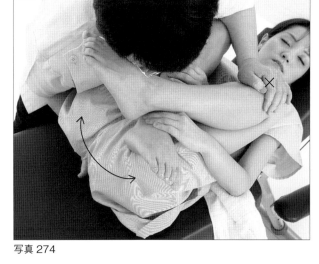
写真 274

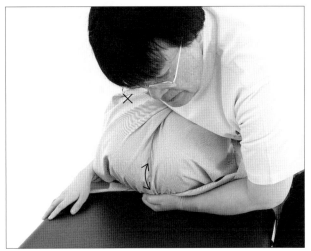
写真 275

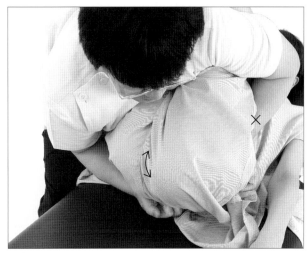
写真 276

4) 術者は、術者の内側の手で選手の外側の膝下の内側の脛近遠位間の脛下を持ち上げながら把握し、患部の棘突起が術者の外側の手掌上にくるよう後方へ押し出されるようにしつつ術者の方へ選手の体重を乗せながら横様に転がすようにします。

5) 術者は、左右立ち位置を換えて左右反対に同様のことを行います。

（注☆）筆者は、横様に転がすところから、ハンドルネームすなわち呼称として"横車"と名付けました。

注：1) 3) の術者の外側の手掌が4) で挿入できないようであれば、術者の外側の四指のPIPおよびDIP関節をすべて伸展し、それら伸展された四指と母指球との間に患部の棘突起とその下の棘突起の間がくるようにあてがってもよい。

2) 疼痛等により上記〈第7段階〉がしづらいようであれば、この段階を飛ばして次の〈第8段階〉に移ってもよいが、上記〈第7段階〉を実施することによって選手の腰部における横の動きに切れが出ます。

〈第8段階〉
〈安達の脊椎々弓分離症〔spondylolysis〕に対する縦軸整復法（注☆）〉（写真275・276）

1) 選手坐位にて、術者は長い厚手のタオルをかたく巻き、その第3および第4腰椎部に横向きにあたるように選手に両手で持たせ、次いで選手に背臥位をとらせ、術者は側方に足側を向いて選手側へ斜めに立ちます。

2) 術者は、選手の外側の膝に、その内側の膝を掛け、その外側の下腿後面近位を術者の内側の手で持ち上げ、術者の外側の四指のPIPおよびDIP関節をすべて最大屈曲し、それら屈曲された四指と母指球との間に患部の棘突起とその下の棘突起の間がくるようにあてがいます（このずらしは、次の3) で確実に患部の棘突起が後方へ押し出されるようにするためであり、整復の瞬間には確実に四指と母指球との間に患部の棘突起がくるようにします）。

3) 術者は、内側の手を選手の外側の下腿後面近位か

ら外側の上前腸骨棘（ASIS）に置き換え、術者の背後に体重を浴びせながら、患部の棘突起が術者の外側の手掌上にくるよう後方へ押し出されるようにしつつ術者の前方へ転がすようにします。

4）術者は、左右立ち位置を換えて左右反対に同様のことを行います。

（注☆）筆者は、棘突起を後方へ押し出しつつ縦ざまに転がそうとするところから、ハンドルネームすなわち呼称として"縦車"と名付けました。

注：1）脊椎々弓分離症（spondylolysis）が特に第5腰椎の両側において発生している場合には、上記（仙骨特に仙骨底前下方偏位に対する整復）との両方を行うことより相乗効果が期待できます。

2）これらについては、上記3．予防（特に腰椎における脊椎々弓分離症・脊椎辷り症に対する予防）の〈第1段階〉から〈第6段階〉までを導入部として実施して後行うことによって選手の患部により優しく確実な治療効果が期待できます。

3）これらについては、患部の腰椎のみならずその下の腰椎も整復してもよい。なぜならそれによって患部を中心とした全体のマルアライメント（malalignment）も修復されるからです。

4）これらについては、術者は、患部の左右のバランスのため、左右立ち位置を換え再度同様の整復を行わなければなりません。

5）これらについては、術者は、タオルのラインを超えて腰を丸めなければなりません。特に前者の横軸整復法すなわち"横車"においてタオルのラインを超えていないと、選手は患部に疼痛を訴えることがあります（逆に、そのことは患部に脊椎々弓分離症・脊椎辷り症〈spondylolysis・spondylolisthesis〉が潜んでいる可能性を強く示唆することでもあります）。

6）ただし脊椎辷り症（spondylolisthesis）にまで進行している症例に対して用いる場合、セグメンタル・コンタクト・ポイント（Segmental Contact Point）の位置がずれると、再び仙骨底などを前下方に偏位させてしまう恐れがありますので、その点充分留意しなければなりません。

7）なお血圧等他の健康状態にいかなる問題もないことを確認した上で、脊椎分離症・脊椎辷り症（spondylolysis・spondylolisthesis）の選手に対しオーソポッド（注☆）を用い選手自身の体重を利用し牽引しながら、深い角度で腰を丸めることも極めて有効です。

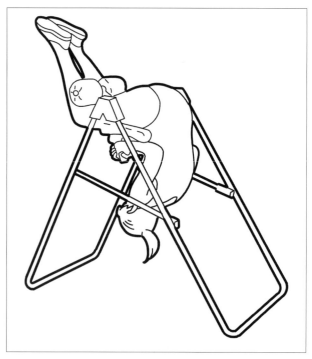

図034 オーソポッド

（注☆）オーソポッドとは、下肢特に膝関節・股関節をある程度を固定し逆さになり自重で腰椎を牽引しながら腰部を丸めるためのカイロプラクッティック独特の器具のことです（拙著「手技療法の家庭医学（エンタプライズ刊）」pp.67〜70参照）。

（図034）オーソポッド

（実践機能テープ）

1）選手立位にて、術者は幅3.8cmのホワイト・テープを用い左右体側にそれぞれアンカーを貼付します。その範囲は腸骨稜から第10肋骨までをマキシマム（限度）とし、疼痛部位に応じ調節します（左右体側アンカー）。

2）幅3.8cmのホワイト・テープを用い一方のアンカー下端から他方のアンカーへ、斜め上方へサポート・テープを貼付します。次いで他方のアンカー下端から一方のアンカーへ、それに交差させて斜め上方へサポート・テープを貼付します（左右斜めサポート・テープ）。

3）1/2ずつ重ね上方へずらしながら、交点が棘突起上にくるように左右アンカー上端まで貼付します。

4）その上から幅3.8cmのホワイト・テープ用い一方のアンカーから他方のアンカーへ水平に貼付し、1/2ずつ重ね上方へずらし左右交互に貼付の方向をかえながら左右アンカー上端まで貼付します（左右水平サポート・テープ）。

5）最後に両体側部にそれぞれアンカーを再び貼付して終わります（左右体側アンカー）。

注：1）さらにこの上にコルセットを巻きますが、コルセットは、お腹を持ち上げてお尻を下げ腰部に負担が掛からず、選手の動きに応じある程度動いてくれるようなものを選ぶべきです。

2）ただし1．発生機序（脊椎分離症・脊椎辷り症〈spondylolysis・spondylolisthesis〉についての医学上の詳しい説明）で上記したように、脊柱起立筋特に胸最長筋など背部を支える筋肉が持続的にストレスを受けることにもなり、これが分離症・辷り症における腰部の鈍痛あるいは下肢への神経症状につながることもあるので、整復後これらの固定に先立ち、第1項 筋々膜性腰痛および椎間関節症候群 2．整復 で前記した（実践応用技法としての腰方形筋腱炎に対する腰方形筋の整復法）（写真173・174・175・176）を実施しておくべきです。なぜならこの腰方形筋に対する整復法によっても、脊柱に影響を与えず筋・腱にのみ効果が及ぶよう正確に胸郭部に対してのみ実施するのであれば、脊柱起立筋特に胸最長筋におけるストレスに対しても有効に作用するからです。

3）また亀裂型の分離の場合には、スポーツ活動を中止した上で、上記の予防・整復およびこの（実践機能テープ）と注：1）との数ヶ月にわたる併用によって骨癒合も期待できます。

4）なお主訴が腰痛のみがであり、スポーツ活動によって悪化することがないという事実を踏まえさせた上であれば、定期的な上記の予防・整復およびこの（実践機能テープ）と注：1）との併用並びに日常生活の諸注意の励行を条件として、選手本人が可能であると判断すれば、スポーツ活動も基本的に中止の必要のない場合もあります。

【トピック】
（変形辷り症と脊柱管狭窄について）

変性辷り症は、かつては仮性辷り症（無分離辷り症）とも呼ばれていました。その頃の説明によりますと、脊椎辷り症において上関節突起が椎体とともに前方へ滑る際、上位椎体もその逸脱椎体に伴って前方へ移動するため、それら両椎間の関節面の相互関係は正常ですが、時として例えば脊椎分離のない第4腰椎がその下の椎間板スペースの狭い第5腰椎上を、より前方へ滑り出しているような脊椎辷り症が見つかり出したのです。

そこでJunghannsらがそのような脊椎分離を証明し得ないような脊椎逸出を仮性辷り症（Pseudospondylolisthesis）と呼ぶようになったというものです。ところがその後これは分離が治癒し関節突起間部が延長（Elongation）を起こしたものと解すべきものであって、特段の別名を与える必要のないものであるといわれるようになったというものでした。

ただ現在ではこの変性辷り症につきましては、単に椎弓に分離がなく、椎体の前方が滑っていて、それによって腰痛や下肢にさまざまな症状を呈している疾患とのみ定義づけられています。そして腰痛患者の1～6％が本疾患によるとされ、腰部脊柱管狭窄のdegenerative typeのうち馬尾障害を呈する症例の大多数が本疾患によるとされるようになってきているのです。

事実その中には、第4・第5腰椎間に高度な硬膜間の狭窄が認められ、それにより歩行可能時間がわずかに3分の馬尾性間欠跛行を呈するものなどもあるほどです。40歳以上の女性に多いこと・卵巣摘出術後に滑りがはじまりやすいことなどから、全身性関節弛緩・内分泌的要素など、さまざまな因子が発生に関与しているものと考えられています。いずれにせよこの変性辷り症も下肢に症状のある場合には、腰部脊柱管狭窄症として取り扱われています。

ところがこの腰部脊柱管狭窄につきましては、脊柱管狭窄それ自体の定義につきましてまだ完全には確立されておらず、未だ疫学的研究も少ないといいます。そのような中にあって腰部脊柱管狭窄の特徴の1つである神経根性間欠跛行の発生頻度につきましてはおよそ60％と推測されていて、下肢痛の有病率はおよそ20％とされています。またわが国では上記の変性辷り症を伴うものが多いともされています。

そしてまたこの間欠跛行ということにつきましては、血管性間欠跛行との鑑別を要します。なぜなら例えばバージャー病（Buerger disease）（閉塞性血栓血管炎）（注☆）などでも類似の症状を呈することがあるからです。鑑別で最も重要な点は、Postural factorすなわち姿勢因子の有無です。そこで最も簡便な鑑別方法は、自転車に乗った際の症状の軽減・消失の有無です。

つまり神経性間欠跛行では、自転車に乗って前傾姿勢をとれば、症状の軽減・消失が起こるのに対し、血管性間欠跛行では、自転車に乗って前傾姿勢をとっても、症状の軽減・消失は起こらないからです。逆にいえば神経性間欠跛行では、立ち止まっただけでは症状の軽減・消失は起こらないのに対し、血管性間欠跛行では、立ち止まっただけで症状の軽減・消失が起こるということもできます。

ところでネコの頸部の実験におきまして1週間に0.25mmずつ尖端の鈍な螺子を用い、脊髄の前方から後方へ緩徐に圧迫し、脊柱管全体の70％ある硬膜間が実験前の幅の70％まで押し付けられ、残り30％になっても ま

だ起き上がることができたのに対し、急激に圧迫し30%まで押し付けられ、残り70%でもう歩けなくなったことから、概して脊髄は慢性的な圧迫に対しては抵抗力を示すものの、急激な圧迫に対しては極めて脆弱であり、それは慢性的な圧迫に対しては、脊髄を栄養する毛細血管が残存しバイパスすなわち側副血行路の代償作用が働くのですが、急激な圧迫に対しては脊髄を栄養する毛細血管の多くが消滅するためと考えられます。

つまり脊柱管狭窄症は、解剖的には intraosseous segment（間骨区）には存在せず、articular segment（関節区）（Jacobson）（ヤコブソン）に存在しており、すなわち圧迫因子となり得る椎間関節・黄色靱帯（椎弓間靱帯）そして椎間板に存在しており、病理的にはその機械的圧迫が髄液の還流不全のみならず神経組織（神経根および馬尾）の血流障害をも引き起こし、その結果、神経組織の栄養不全が発生して症状が引き起こされていると考えられるのです。

そこで先ず変形辷り症においての治療方針としましては、選手の愁訴の内容および程度によって決定されるべきであって、画像での滑りの程度あるいは不安定性の存在によって決定されるべきではないということです。次に変形辷りとは単に画像所見であり、無症状のこともあり、逆に選手の愁訴の原因が隣接する椎間板での椎間板ヘルニアなどによることもあるということです。

ただ上記のように下肢に症状のある場合には、下記のように腰部脊柱管狭窄症として取り扱われるべきであり、逆に症状が腰痛のみの場合には、日常生活上の注意のみならず腰痛の持続および再発が増悪を意味しないことを十分説明し選手に安心感を与えるべきです。そして前屈すると症状が軽減・消失する Postural factor すなわち姿勢因子を呈するものがほとんどなので、姿勢に対する注意のみならず移動につきましては自転車などを利用するよう言っておきます。

次に腰部脊柱管狭窄症におきましては、その国際分類におきましても後天性狭窄の変形性に変性辷り症が、その複合性の中に後記する椎間板ヘルニアが、そして単独に前記の脊椎分離症・辷り症などが挙げられていて、先ずこれらの疾患を手順に従って治療すべきであり、次に慢性ではなく急性の場合には、いよいよ手術療法特に神経組織の除圧術の適応となるわけですが、神経根症状ではなく馬尾症状特に高度の麻痺あるいは足底のしびれ等は、名著 神中整形外科学 改訂22版 下巻 部位別疾患 杉岡洋一監修 岩本幸英編集 南山堂 の 第2章 脊椎と脊髄 Ⅰ変形性疾患 3腰椎【菊地臣一】【2】腰部脊柱管狭窄症1治療c）手術療法におきましても、手術実施後も必ずしも選手の満足が得られるほどに

は改善されないことが多いので、選手が手術に過度に期待を抱かないよう十分説明しておくことも大切であるとしています。

(注☆) バージャー病（Buerger disease）（閉塞性血栓血管炎）は、発見者であるオーストリア系のアメリカ人医師、Leo Buerger（Bürger）（1879～1943）の名に由来しています。

第3項　腰椎椎間板ヘルニア

1．発生機序

一流の競泳選手においては、椎間板特に髄核の変性が高頻度にみられ、これが腰椎々間板ヘルニアにつながります。特にL5・S1間の椎間板変性さらには椎間板ヘルニアが多く、そうしたことが呼吸の際の腰部への強い反り込みという持続的な過伸展型負荷とあいまって坐骨神経痛にまで発展し、競技力を低下させるケースも少なくありません。そこで腰椎々間板ヘルニアとは、そうした椎間板障害などに基づく椎間板性の腰痛および下肢神経痛を発生させる疾患であり、競技生命にもかかわる重要な疾患の一つであるということができるのです。

（腰椎椎間板ヘルニア〈lumbar disc herniation〉についての医学上の詳しい説明）

椎間板のヘルニアは、頚・胸・腰椎のどこでも起こりえますが、特に腰椎の下部2椎間に起こる腰椎々間板ヘルニアがその大部分を占めます。若年から老年まで幅広くみられ、腰痛と坐骨神経痛（注1）を主徴とします。

その診断は、ラセーグ徴候（Lasegue's sign）（注2）等により、下肢挙上等の痛みが、10°・15°・20°と、通常60°に達するまでに分かります。したがってその程度も、ほぼ定量的にチェックされます。ただ坐骨神経の緊張は、60°で最大に達し60°を超える同徴候の陽性はありえません。

椎間（円）板は上下に接する椎骨の椎体間にあってそれらを連結し、その厚さの合計は脊柱全体のおよそ1/4にもなります。またその椎間（円）板の1つ1つは、髄核（nucleus pulposus）・線維輪（annulus fibrosus）および軟骨性終板によって構成されています。まず髄核は幼児ではさらに大きいのですが、成人では椎間（円）板容積のおよそ35～50%であり、通常頚椎領域でその中央、腰椎領域でやや後方に位置し、運動時には下記の線維輪の中でわずかに移動します。髄核は半透明のゼラチン様物質であるため軸性荷重（圧力）を吸収し緩衝する働きがあり、その軸性荷重の実に3/4を受け、残りの1/3を下記の線維輪が受けます。そしてその含水率は出生時で88%であったものが、77歳で69%まで減少します

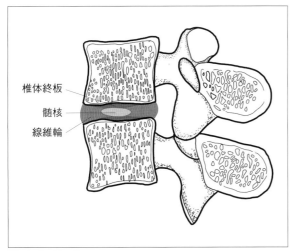

図035 椎間板の構成要素

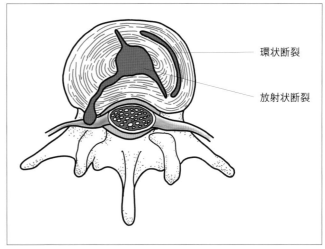

図036 椎間板の環状および放射状断裂

（平均70〜90％）。また髄核の水分以外の成分としてはタンパク質・ムコ多糖類・コンドロイチン硫酸そしてヒアルロン酸などがあります。

（図035）　椎間板の構成要素

これに対し次に線維輪は、その平面において上記の髄核の周囲を同心円状に取り囲む硬い線維軟骨（fibrocartilage）の層板の輪の連なりであり、その含水率は出生時で78％であったものが、30歳までにすでにおよそ70％にまで減少します（平均60〜70％）。そして線維輪には、その立面において交互に異なる方向に斜走する膠原繊維（コラーゲン線維：collagenous fiber＝髄核のコラーゲン線維がⅡ型〈関節軟骨に著明〉で小さな原線維の束に過ぎないのに対し、結合組織に分布し全コラーゲン線維の90％を占めるⅠ型〈腱に著明〉で、引張り応力に耐えます）が豊富なため、通常髄核の大きなプロテオグリカン（proteoglycan）分子（この場合大きなプロテオグリカン分子が、さらにヒアルロン酸と結合し凝集して、より大きなプロテオグリカン高分子になることもあります。分子内の主鎖が共有結合することで、分子量が1万程度以上にまでなった化合物のことを高分子化合物あるいは高分子物質〈high-molecular substance〉と呼び、そうして大きくなった分子のことを高分子あるいは巨大分子〈macromolecule〉と呼びます）は、損傷によりそこに断裂が生じない限り、その線維間を通過することができません。

（図036）　椎間板の環状および放射状断裂

最後に椎体の上・下面の軟骨性終板は、中心部の厚みがおよそ3mm、周辺部がおよそ1mmで、椎体側が硝子軟骨、椎間（円）板側が線維軟骨で組成されていて、非常に多孔性に富み浸透圧によって水分が上記の髄核および線維輪に移行するようになっています。逆に軸性荷重によって上記の髄核および線維輪において水分の出納現象が起こり、安静臥床後に対し立位後において脊柱全体でおよそ2cmの短縮がみられます。ところがその軟骨性終板においても20〜30歳の年齢層から次第に石灰化が始まり、その透過性も加齢とともに減少していきます。その結果椎間（円）板への水分・栄養分の供給および椎間（円）板からの老廃物の排出が遮断され椎間（円）板変性が進行していくものと考えられます。

椎間（円）板の髄核は、上下から圧迫されますと、さまざまな方向に流出します。もし線維輪が強ければシュモール結節（Schmorl nodes）（注3）といって、椎体の上・下面の軟骨性終板の一部が破壊され結節ができ、そこへ侵入することさえあります。そうでなければ通常は、線維輪の断裂部分を通って流出しますが、それも部分断裂とは限らず放射状断裂などもあります。ただ前方への流出はごく稀で、後線維輪からの流出がほとんどです。特に多いのが後外側への流出であり、これが神経根に触れ、上記の主徴が起こるのです。その流出には、㊀後線維輪から脱出するケース以外に、㊁後縦靱帯から脱出するケース（すなわち脊柱管内へ嵌入するケース）、㊂髄核の中心部から脱出部が離れて独立し、その間の後線維輪が閉じてしまうケースそして㊃脱出部分が、後縦靱帯下に入り込むケースなどがあります。㊃のケースでも脱出部が後縦靱帯の深部面を押し付け、その支配神経終末を刺激するときには腰痛を起こします。

（図037・038）　椎間板の環状および放射状断裂

(注1)　坐骨神経（sciatic nerve）は、人体中最も強大な神経であり、仙骨神経叢からの分枝です。仙骨神経叢は旧名を坐骨神経叢ともいいL4〜S3間の神経叢です。つまり上位3つの前仙骨孔を出た仙骨神経（S1〜S3 N）の前枝が梨状筋前面で第4腰神経（L4 N）からの分枝および第5腰神経（L5 N）と合流し梨状筋下孔を出て坐骨神経となるのです。またその前下部には、仙棘靱帯および仙結節靱帯があり、前者は仙骨下部および尾

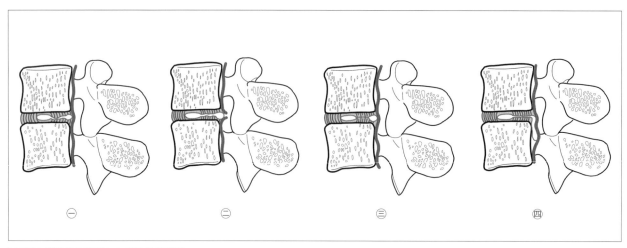

図037 椎間板の環状および放射状断裂

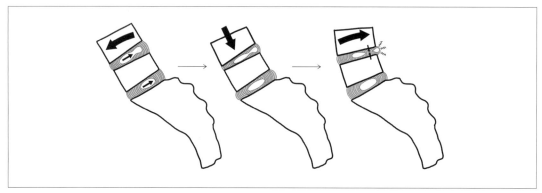

図038 椎間板の環状および放射状断裂

骨の外側縁と坐骨棘を結び、後者は仙骨および尾骨の外側縁と坐骨結節を結んでいて、それぞれ前者は大坐骨切痕部に大坐骨孔をつくり、後者は小坐骨切痕部に小坐骨孔をつくります。そしてその大坐骨孔を上記の梨状筋が上下に2分し、それぞれ上方が梨状筋上孔となり下方が梨状筋下孔となります。いずれにせよこの付近で第Ⅰ章 入門実技 第2節 下肢 第3項 股関節の（理論）で前述した梨状筋症候群が起こります。その後この坐骨神経は、膝窩の上方すなわち大腿の下方およそ1/3の高さで脛骨神経と総腓骨神経に分かれます。逆に上方へ遡ると、この仙骨神経叢（旧名坐骨神経叢）は、腰神経叢（T12〜L4）および陰部神経叢（S2〜S4）（陰部神経叢の前枝の大部分は、結合して陰部神経として会陰および外陰部に至り、その小枝この場合前枝から分枝した副交感神経前線維は骨盤内臓神経として骨盤の内臓壁の中などにある節前神経節に至ります。そしてそこでシナプスを形成した節後線維が骨盤内臓の平滑筋および腺に至ります）とともに腰仙骨神経叢という1つの強大な神経叢を形成し全体として体幹の最下部特に下肢を支配します。一方後仙骨孔を出た仙骨神経（S1〜S4）の後枝および第5仙椎と尾骨間を出た第5仙骨神経（S5 N）の後枝そして第1・第2尾椎間場合によっては第2・第3尾椎間を出た尾骨神経（Co 1〈2〉N）の後枝は、互いに交通し仙腸関節後面で神経叢をつくり内側枝と外側枝に分かれ特にS1〜S3 Nの後枝の外側枝は、中殿皮神経として

殿部中央の皮膚を支配します。

（注2） Ernest Charles Lasègue（1816〜1883）は、フランス人医師。神経根は椎間孔を自由に滑走して、第5腰椎のレベルでの移動距離は12 mmに達します。つまりラセーグ徴候（Lasegue's sign）は、これを利用し選手背臥位にて膝関節および股関節を屈曲させ、予め決められた角度で膝関節のみ伸展させます。伸展時に疼痛があれば、その角度において陽性とみなします。ただ椎間孔を自由に滑走するといっても下肢が60°を超えて垂直に近くなれば、ハムストリングに柔軟性のない人の場合では、大腿後面に伸張痛が走ることがあります。これは、ラセーグ徴候（Lasegue's sign）偽陽性とみなします。

（注3） Anthony F. DePalmaは、これを海綿体内髄核ヘルニア（interspondy nuclear herniations）としました。またX線所見では、椎体上下に不規則な斑点状の骨欠損とその周囲における石灰沈着による骨硬化像がみられます。

2．症状・徒手検査
（症状）
1）脊柱管狭窄がなければ、腰痛のみでおさまりますが、脊柱管にそうした十分な広さがなければ、下肢への放散痛・痺れなどの下肢における随伴症状（注☆）を呈します。

2）そうした下肢放散痛・痺れといった神経刺激症状を呈する場合、さらなる随伴症状として知覚低下・伸張反射低下などの麻痺症状を呈する場合もあります。

(注☆) 硬膜内の内圧が上昇すると、それに伴って増悪する諸症状。

(徒手検査)
(坐骨神経根緊張状態と椎間板ヘルニアとの鑑別〈Differential Diagnosis between Sciatic Radiculitis and Disc Herniation〉)
〈神経伸張検査〔nerve stretch test〕〉
〔ストレート・レッグ・ライジング・テスト Straight Leg Raising Test【SLR】〕
　選手背臥位にて術者は健側に相対して立ち、患側の膝関節を伸展させその下肢を持ち上げます。この際患側腰部における疼痛は、椎間板ヘルニアを、患側下肢における放散痛は、神経根の緊張状態をそれぞれ意味します。また大腿後面の鈍痛は、ハムストリングの緊張を意味します。

〔ブラガード・テスト【Bragard's Test】〕
　選手背臥位にて術者は健側に相対して立ち、患側の足関節をSLR testで陽性の角度を少し減じて背屈させ、坐骨神経が牽引されることで増悪する坐骨神経痛があれば、神経根の緊張状態を意味します。

〔シカード・テスト【Sicard's Test】〕
　選手背臥位にて術者は健側に相対して立ち、患側の母趾（指）をSLR testで陽性の角度を少し減じて背屈させ、坐骨神経が牽引されることで増悪する坐骨神経痛があれば、神経根の緊張状態を意味します。

〔チュリン・テスト【Turyn's Test】〕
　選手背臥位にて術者は足側に頭側を向いて立ち、患側の母趾（指）を背屈させ、坐骨神経が牽引されることで増悪する坐骨神経痛があれば、神経根の緊張状態を意味します。

〔ラセーグ徴候【Lasegue's sign】〕
　選手背臥位にて術者は健側に相対して立ち、患側の股・膝両関節を屈曲させ、その角度を保ったまま膝関節のみを伸展させます。股・膝両関節屈曲時に疼痛がなく、その角度を保ったまま膝関節のみ伸展時に疼痛があれば椎間板ヘルニアを意味します。したがってラセーグ徴候（Lasegue's sign）では、上記のように角度を10°・15°・20°というように60°までの範囲で予め決めておき膝関節を伸展させることで定量的検査が可能になります。

〔バックリング徴候【Buckling Sign】〕
　選手背臥位にて術者は患側に相対して立ち、患側の膝をそのままに下肢を持ち上げます。この際坐骨神経が牽引されることで増悪する坐骨神経痛があれば、神経根の緊張状態を緩和するため、その膝を曲げようとします。

〔ウェル・レッグ・ライジング・テスト【Well Leg Raising Test《WLR》】〕
　選手背臥位にて術者は健側に相対して立ち、健側の膝を伸展させその下肢を持ち上げます。SLR testが陽性であって、この際にも患側腰部に疼痛があれば、椎間板ヘルニアを、患側下肢に放散痛があれば、神経根の緊張状態をそれぞれ意味します。

〔フェジェルツタイン・テスト【Fajerszajn's Test】〕
　選手背臥位にて術者は足側に頭側を向いて立ち、健側の下肢を75°を限度として患側に疼痛が起こる位置まで挙上し、健側の足関節を背屈させ患側に放散痛が走れば椎間板ヘルニアを意味します（注☆）。

(注☆) DR. Joseph J. Cipriano D.C.（DR. ジョセフ J. シプリアーノ D.C.）は、ヘルニアが内側から神経根（管）を圧迫している場合、神経根（管）がヘルニアに押し付けられ患側の疼痛が増悪され、ヘルニアが外側から神経根（管）を圧迫している場合、神経根（管）がヘルニアから引き離され患側の疼痛が軽減されるとしています。

〔リンドナー徴候【Lindner's Sign】〕
　選手背臥位にて術者は頭側に足側を向いて立ち、その後頭部を持ち上げ、頸部を屈曲します。坐骨神経痛が誘発されれば、神経根の緊張状態を、その鋭い疼痛は、髄膜刺激症状をそれぞれ意味します（注☆）。

(注☆) ブルジンスキー・テスト（Brudzinski's Test）においては、その鋭い疼痛のみならず、不随意な股・膝関節の屈曲をもってしても髄膜刺激症状を意味するとしています。

〔ボウ・ストリング・テスト【Bow String Test】〕
　選手背臥位にて術者は患側足方に頭側を向いて坐し、SLR testにおいて疼痛発生時の角度を保ち、膝関節をおよそ20°屈曲させ、足部を術者の内側の肩の上に乗せて下肢痛が発生するまで挙上し再度疼痛が誘発されたら、その角度を少し減じて両母指で膝窩を圧迫し大腿後面か

第2節 水泳　167

ら殿部にかけて疼痛が誘発されれば、神経根の緊張状態を意味します。ちなみにBowは弓の意、Stringは弦の意です。

〔大腿神経伸張テスト【Femoral Nerve Stretch Test《FNS》】〕

　選手腹臥位にて、術者は患側に相対して立ち、頭側の手をその殿部にあてがい、足側の手で患側の足関節を把握し膝関節を90°屈曲しその足関節を上方へ持ち上げ股関節を過伸展します。大腿前面に疼痛が起これば、上位腰椎々間板ヘルニアによる上位神経根の伸展を意味します。ただし腸腰筋・大腿直筋に短縮などがあっても陽性になります。

〔ケンプテスト【Kemp's Test】〕

　選手立位にて、術者はその背後に立ち、その肩を把握し体幹を回旋させつつ背屈させ、坐骨神経の走行に沿った疼痛が誘発されるか否かを確認します。疼痛の誘発は、腰椎部における椎間板ヘルニアによる椎間孔圧迫を意味します。

〔ベヒテルー・テスト【Bechterew's Test】〕

　選手テーブルの上に坐位にて、片側ずつ股関節90°屈曲・膝関節を伸展させ疼痛が起こらない場合には、両側同時に股関節90°屈曲・膝関節伸展させます。疼痛のため膝を伸展できない場合あるいは後方に体幹をのけぞる場合には椎間板ヘルニアを意味します。

〔マイナー徴候【Minor's Sign】〕

　選手に坐位から立位になるよう指示し、患側下肢を屈曲したまま健側下肢だけで体を起こそうとすれば、その患側の下肢に神経根の緊張状態により坐骨神経が牽引されることで増悪する坐骨神経痛のあることを意味します。

（占拠性病変の検査〈Space-Occupying Lesions Test〉）

〈ミルグラム・テスト〔Milgram's Test〕〉

　選手背臥位にて、選手に両膝を伸展させ両下肢をテーブルから5～7cm浮かすよう指示します。この際脊柱管狭窄症・椎間板ヘルニアなど脊柱管に占拠性病変があれば疼痛が起こります。正常なら疼痛が起こらず、30秒以上の持続が可能です。

〈ナフツィンガー・テスト〔Naffziger's Test〕〉

　選手坐位にて、術者はその背後あるいは前方に立ち、甲状軟骨から左右2.5cmほど外側の位置にある左右頸静脈を左右示・中指にて、それぞれ1分間圧迫します。椎間板ヘルニアなどの占拠性病変があれば髄内圧上昇により腰部に限局性の疼痛が生じます。

〈バルサルバ操作〔Vaisalva's Maneuver〕〉

　選手坐位にて、排便時のように力ませます。この際限局性疼痛は椎間板ヘルニア・腫瘍・骨棘などの占拠性病変を意味します。

〈デジェリン三徴候〔Dejerine's Triad〕〉

　選手坐位にて、選手に上記の〈バルサルバ操作〔Vaisalva's Maneuver〕〉の排便時のような力み・くしゃみ・咳の3つを指示します。この際限局性疼痛は椎間板ヘルニア・腫瘍・骨棘など髄内圧上昇による占拠性病変を意味します。その際くしゃみが出づらければ〈ルーウィン・スナッフ・テスト〔Lewin Snuff Test〕〉（注☆）の要領でごく少量のコショウをかがせるようにします。

（注☆）"ルーインの鼻かぎテスト"と呼ばれるコショウの粉を吸い込ませるテスト。

（椎間板ヘルニアと仙腸関節損傷との鑑別〈Differential Diagnosis between Disc Herniation and Sacroiliac Joint Involvement〉）

〈ゴールドスウェース・テスト〔Goldthwaith's Test〕〉

　選手背臥位にて、術者は患側に相対して立ち、頭側の手を腰椎の下に挿入し、それぞれの指尖を腰椎間にあてがいます。次に術者は足側の手でその下腿を挙上し、疼痛の発生が腰椎間の開き始める前か後かを触知します。腰椎間の開き始める前なら仙腸関節損傷を、腰椎間の開き始めた後なら腰椎損傷を、その際放散痛があれば神経根の緊張状態をそれぞれ意味します。正確には、腰椎の棘突起の開く前の0～35°なら仙腸関節損傷などを、開く途中の35～70°なら腰仙部損傷などを、開いた後の70°以上なら腰椎椎間関節障害あるいは椎間板ヘルニアをそれぞれ意味します。

〈ナクラス・テスト〔Nachlas Test〕〉

　選手腹臥位にて、術者は患側の足方に頭側を向いて立ち、内側の手でその足関節を把握し踵部を殿部に近づけます。大腿前部の疼痛は大腿四頭筋短縮を、殿部の疼痛は仙腸関節損傷を、腰椎部の疼痛は腰椎椎間関節障害あるいは腰椎々間板ヘルニアをそれぞれ意味します。

〈サポーティッド・フォワード・ベンディング・テスト

〔Supported Forward Bending Test〕〉

　選手立位にて、術者はその背後に立ち、術者は両手で選手の左右 ASIS を把握し術者の一方の大腿にその骨盤を引き寄せ接し選手に前屈（屈曲）を指示し、次い術者は両手で選手の左右 ASIS を把握しその骨盤を術者から引き離し選手に前屈（屈曲）を指示します。両者とも疼痛が起これば腰椎障害あるいは椎間板ヘルニアを、後者のみ疼痛が起これば仙腸関節損傷をそれぞれ意味します。

3．予防
（腰椎特に腰椎椎間板ヘルニアに対する予防）
〈腰椎特に腰椎椎間板ヘルニアに対する予防として脊柱の生理的弯曲を保つための姿勢における注意〉

　腰椎特に腰椎椎間板ヘルニアに対する予防にとって、第一義的に大切なことは、脊柱の生理的弯曲を保ち、姿勢を正し背筋を伸ばすことですが、そのための姿勢における注意を理解しやすいように下記に個条書きにし具体的にまとめました。

1）椅子に腰掛けるとき、肘掛に両肘を掛ければ背筋が伸びます。
2）椅子から立ち上がろうとするとき、どちらかの足を後方へ引き背筋を伸ばして立つようにします。
3）寝て起きるとき、一旦うつ伏せてから四つ這いになり、どちらかの足を前方へ出し、背筋を伸ばしたまま立つべきです。
4）立ち仕事の場合は、どちらかの足を低めの台にちょっと乗せて置くと背筋が伸びます。
5）床の上のものを持ち上げるとき、腰を丸めて膝を伸ばして持ち上げてはいけません。なぜなら、腰に体重が掛かった状態で腰を丸めれば、ちょうど餡サンドを上から押さえ一方に傾けると反対側へ餡子が出てしまうのと同じように、腰の傾きと反対側へ椎間板が膨隆するからです。床の上のものを持ち上げるときは、どちらかの足を前方へ出し背筋を伸ばし、膝を曲げてしゃがみ込み、ものを体につけて立ち上がるようにすべきです。
6）腰に体重が掛かっているときに腰を丸めていけないというのは、車の運転をしているときも同じです。リクライニングをできるだけ立て、腰のちょっと上の背中の下の反り込んだ部分に当て物をあて、背筋を伸ばした姿勢で運転すべきです（腰を丸めてもいいのは、腰に体重が掛かっていないとき、すなわち背臥位〈仰向け〉のときだけです）。
7）ただ寝るときは、布団の下に柔らかいマットレスを敷いたり柔らかいベッドだったりすると、背臥位（仰向け）であっても頚部が落ち込み、腹部が突き出て殿部が落ち込み側面から見て W 字型となり、寝苦しいばかりでなく大切な生理的弯曲が寝てい

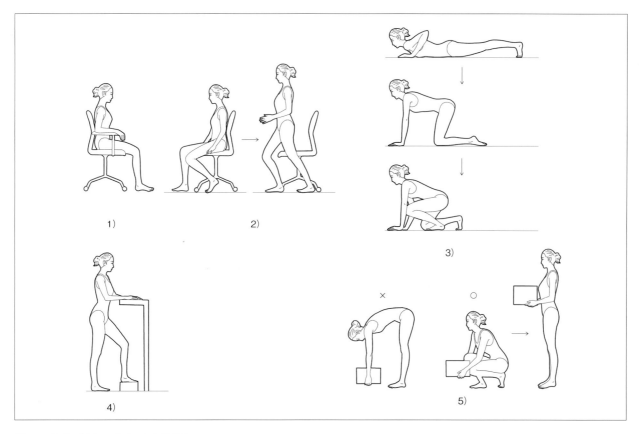

図 039　日常の動作のポイントと注意点

間に崩れてしまいます。畳に煎餅布団2枚程度の固さの、背臥位（仰向け）でも頚部が落ち込まず腹部が突き出て殿部が落ち込まないような敷寝具を用いるべきです。

8）なおコルセット類を用いる場合は、立位でコルセットを巻くことによって、お腹を持ち上げてお尻を下げ腰に負担が掛からず、選手の動きに応じある程度動いてくれるようなものを選ぶべきです。

注：さらに競泳練習においては、特にそのキック板の大きさおよび練習量などの調整への配慮も重要です。

（図039）日常の動作のポイントと注意点

〈腰椎特に腰椎々間板ヘルニアに対する予防的整復〉

（実技の理論）

　後縦靱帯は、C2の椎体の後面から脊柱管の前壁を下り仙骨管を経て第1尾椎の下縁付近まで達しています。頚部では胸・腰部に比べ前後の厚みが3～4倍もあります。また左右の幅もかなり広く下方へ行くほど狭くなります。したがって胸・腰部では椎体のところは狭くなりますが、椎間板のところでは逆に左右両側方へ漏斗状に広がり線維輪の後面に付着しています。つまり椎間板の後方への突出を防いでいるのです。

　ただ脊髄洞神経（反回硬膜神経）からの知覚神経支配を受けていますので、後縦靱帯は特に腰部で、痛みに対し非常に敏感に反応するものと思われます。

　またC2までは、蓋膜の下方への延長であり、蓋膜の上端は後頭骨の斜台から起こり、浅・深2層の蓋膜は、そこから浅層線維だけが後頭骨底上部より頭蓋骨硬膜と混合します。

　なお第1尾椎の下縁付近から下方は、深後仙尾靱帯がつづき尾骨尖に至ります。

（図040）腰椎部の後縦靱帯の付着

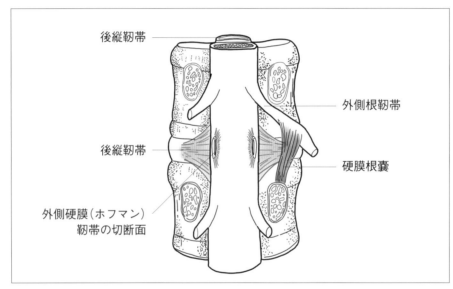

図040　腰椎部の後縦靱帯の付着

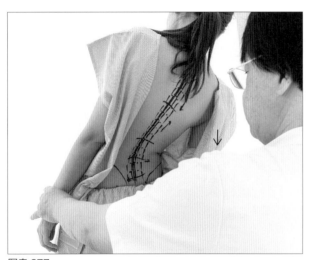

写真277

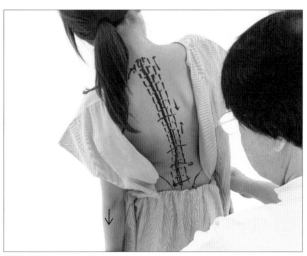

写真278

（腰椎椎間板ヘルニア〈軽度の場合〉に対する安達の体幹捻転法）

　まず、ヘルニアが内側から神経根（管）を圧迫しているか、外側から神経根（管）を圧迫しているか、術者は椅子に腰掛け、選手をその前方に後ろ向きに立たせ、左右の手関節をとり、左右に側屈させてみて、腰痛・坐骨神経痛のある側への倒しやすさを訴える場合は内側から、その反対側への倒しやすさを訴える場合は外側から、それぞれ神経根（管）が圧迫されているとみて大過ではありません（注1）（写真277・278）（拙著「手技療法の複合テクニック〈エンタプライズ刊〉」P151の図参照（注2））。

　（図041）　椎間板ヘルニアと疼痛部位

(注1)　これは、上記のケンプテスト（Kemp's test）における安達の変法であり、術者が立位のところ坐位をとることで選手の患部を目の当たりにでき、肩を把握するところ手関節を把握することで体幹を背屈・回旋させるのではなく、極力側屈させるようにするところが特徴です。またこのほか神経伸長検査（nerve stretch test）には、上記の1）SLR（straight leg raising）test　2）Bragard sign　3）Lasegue's sign　4）WLR（well leg raising）test　5）Bow string test などがあります。まず1）SLR（straight leg raising）test でも、膝関節を伸展させた上で疼痛発生時の角度を記録しておけば定量的検査になりえますが、3）Lasegue's sign なら、上記のように予め角度を決めて膝関節を伸展させることで定量的検査が可能になります。ただそれについて次の2）Bragard sign では、1）SLR（straight leg raising）test で疼痛発生時の角度を少し減じて足関節を伸展（背屈）させ再度の疼痛誘発を確認します。4）WLR（well leg raising）test では、それを健側の下肢で行い患側の下肢における疼痛誘発を確認します。そして5）Bow string test では、1）SLR（straight leg raising）test において疼痛発生時の角度を保ち、膝関節をおよそ20°屈曲させ、足部を術者の肩の上に乗せて下肢痛が発生するまで挙上し再度疼痛が誘発されたら、その角度を少し減じて両母指で膝窩を押圧し大腿後面から殿部にかけての疼痛誘発を確認します。つまり2）・4）・5）は、すべて1）SLR（straight leg raising）test 陽性あるいは偽陽性の際の確認のための検査手技といえるのです。

(注2)　胎生6個月では脊髄の尾側端は第1仙椎の高さに位置し、新生児では第2腰椎から第3腰椎の高さに位置し、そして成人では通常第1腰椎の下縁に位置します。脊髄の尾側端は脊髄円錐と呼ばれ、それより下の神経線維は全体として馬尾（cauda equina：ラテン語で馬の尻尾の意）と呼ばれます。ところで脳脊髄を包む髄膜は外側から順に硬膜・クモ膜・軟膜の3層からなっていますが、成人では硬膜嚢（クモ膜を含む）が脊髄円錐の下方第2仙椎のレベルまで伸長していて、軟膜は第1尾椎の背面の骨膜に付着し脊髄円錐からおよそ23cm延長して糸状になり終糸（filum terminale）を形成します。終糸は、第2仙椎までのおよそ15cmが内終糸、そこから硬膜・クモ膜へも押し入り、それら2層が加わって第1尾椎の背面までのおよそ8cmが、外終糸あるいは尾骨靱帯と呼ばれます。脊髄円錐から下の馬尾は腰部脊柱管のクモ膜下腔内を下行しますが、ここは腰部槽と呼ばれます。たとえばL4の馬尾神経はL3—4の椎間板の真下でこの腰部槽を出て硬膜嚢に

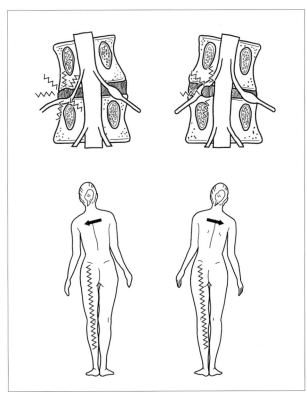

図041　椎間板ヘルニアと疼痛部位

入り下行・側行してL4—5の椎間孔から脊柱管外へ出ます。この際椎間孔まで硬膜嚢は硬膜根嚢となり、ちょうど上着の袖のように各馬尾神経を包みます。硬膜根嚢は椎間孔の外側端に達すると脊髄神経を包む神経上膜〈結合織〉と連続します。またクモ膜もその内側でおそらく神経周膜と融合します。そしてこれらの各馬尾神経は神経根管と呼ばれます。軟膜もこの神経根管にしたがって椎間孔内に入ります。なお上記の硬膜嚢は古くは硬膜鞘、神経上膜〈結合織〉および神経周膜は、結合組織鞘とも呼ばれていました。

1) 選手背臥位にて、SLR（Straight Leg Raising）Test を試み、患側で最も痛みや突っ張り感を感じる角度（これは、椎間後方が最も拡張し、椎間板のヘルニアが最も神経根〔管〕を圧迫する角度です）を保った上でその膝関節を屈曲し、椎間板のヘルニアが神経根〔管〕を外側から圧迫している場合にはその患側の膝関節を疼痛のある側の反対側へ角度を変えることなく腰殿部ごと捻転し、内側から圧迫している場合にはその角度を保ち、その反対側の健側の膝関節を同じ角度までもっていってから患側の膝関節を伸展し、その反対側の健側の膝関節を疼痛のある側へ角度を変えることなく腰殿部ごと捻転します。

2) この際、外側から圧迫している場合には、患側の肩を押し下げつつ、患側の膝関節を屈曲し角度を変えることなく腰殿部ごと捻転し疼痛のある側の反対側にできるだけ倒します。内側から圧迫している場合には、健側の肩を押し下げつつ、健側の膝関節を屈曲し角度を変えることなく腰殿部ごと捻転し疼痛のある側にできるだけ倒します（その結果、後縦靱帯の伸長により、椎間板のヘルニアを押し込むことになります〈上記の（実技の理論）で述べたように胸椎・腰椎部では頚椎部と異なり、後縦靱帯は椎体のところが狭くなっているものの、椎間板のところがかなり広くなっているので押し込むことができます〉）。

3) 角度がたとえば鋭角から鈍角に移ったような場合（この場合、膝関節を伸展していく際に、腰部に引っかかりを感じることが多いようです）にも、その角度で再び同体幹捻転法を行い、痛みや突っ張り感が消失するまで、徐々に角度を変えつつ繰り返し行うようにします。

注：1) 術後「安達の両膝左右倒しテスト」を試み、左右ともに倒しやすくなります。「安達の両膝左右倒しテスト」とは、選手背臥位にて両膝を立てさせ、それらを左右に倒させるものです。

2) また、この（腰椎々間板ヘルニア〈軽度の場合〉に対する安達の体幹捻転法）は、術者が手助けをして選手の肩を支持し、膝関節を押すことで選手はよりよく理解することができます。（写真279・280）

（予防的実践機能テープ）

〈予防のための機能補強として〉

1) 選手立位にて、術者は幅5cmのキネシオ・テープを用い左右体側にそれぞれアンカーを貼付します。その範囲は腸骨稜から第10肋骨までをマキシマム（限度）とし、疼痛部位に応じ調節します（左右体側アンカー）。

2) 幅5cmのキネシオ・テープを用い一方のアンカー下端から他方のアンカーへ、斜め上方へサポート・テープを貼付します。次いで他方のアンカー下端から一方のアンカーへ、それに交差させて斜め上方へサポート・テープを貼付します（左右斜めサポート・テープ）。

3) 1/2ずつ重ね上方へずらしながら、交点が棘突

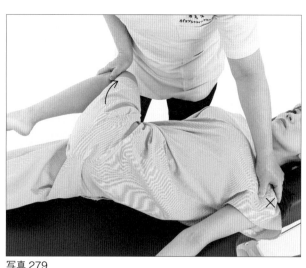

写真279

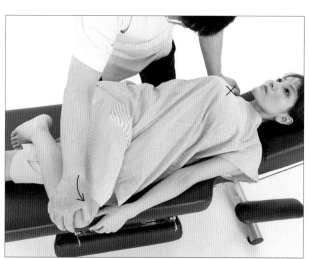

写真280

起上にくるように左右アンカー上端まで貼付します。
4）その上から幅 5 cm のキネシオ・テープ用い一方のアンカーから他方のアンカーへ水平に貼付し、1/2 ずつ重ね上方へずらし左右交互に貼付の方向をかえながら左右アンカー上端まで貼付します（左右水平サポート・テープ）。
5）最後に両体側部にそれぞれアンカーを再び貼付して終わります（左右体側アンカー）。
注：さらにこの上に腰部サポーターあるいは軟性コルセットを巻きますが、腰部サポーターあるいは軟性コルセットは、立位にてお腹を持ち上げてお尻を下げ腰に負担が掛からないように装着すべきです。

4．整復
（腰椎特に椎間板におけるヘルニア〈Lumbar disc herniation〉に対する整復）

〈椎間板ヘルニア〔重度の場合〕の実践応用技法としての整復法〉

まず上記の（腰椎椎間板ヘルニア〈軽度の場合〉に対する安達の体幹捻転法）で述べた要領で、予めヘルニアが神経根（管）を外側から圧迫しているか、内側から圧迫しているかを確認しておきます。

〈痛みのある側への同側々弯を伴う坐骨神経痛〔ヘルニアが内側から神経根【管】を圧迫している場合〕〉（写真 281・282）

1）選手にテーブルをまたがせ、両手を胸の前で×印に組ませ（1．高位の肩の側の手掌を低位の肩の上に乗せさせ、低位の手掌を高位の肩の上に乗せさせます 2．癒着など肩に問題のある場合にもこの組み方をさせます）、術者もその後方で同様にテーブルをまたぎます。

2）術者は、組まれた選手の一方の上腕をとって（支持手）腰を入れ、その側弯の方向（痛くない方向）へ一層回旋させ、腰部の最も痛みのある位置（ヘルニアのある位置―この位置は、通常第 4・5 腰椎間〈この場合、第 5 腰神経〔L5N〕の神経根〔管〕が圧迫され、大腿後面外側・膝・下腿外側・前面・足の甲すなわち足背から母趾〔指〕にかけての痛み・痺れを感じます〉、あるいは第 5 腰椎・第 1 仙椎間〈この場合、第 1 仙神経〔S1N〕の神経根〔管〕が圧迫され、大腿・膝・下腿の後面・踵そして足の外側から第 5 趾〔指〕にかけて痛み・痺れを感じます〉〈つまりヘルニアのある位置の 1 つ下の椎間孔から出る神経根〔管〕が圧迫されるのです。そしてこうした位置関係の差異は、そもそも脊髄の位置的変化〔positional change of the cord〕すなわち脊髄上昇（注☆）ということに基づきます〉）に、術者のもう一方の手の母指々腹または豆状骨小指球寄りをあて（整復手）、椎体の中心わずかに後方へ押し込みます。

（注☆）通常胎児齢 3 月までであれば、脊髄に対し、各々神経節は、左右その発生した領域に近い椎間孔を通って出、以後脊髄が脊椎に対し、その発育が遅れるに従い、脊髄上昇を示し、胎生 6 個月では脊髄の尾側端は第 1 仙椎の高さに位置し、新生児では第 2 腰椎から第 3 腰椎の高さに位置し、そして成人では通常第 1 腰椎の下縁に位置します。脊髄の尾側端は脊髄円錐と呼ばれ、それより下の神経線維は全体として馬尾（cauda equina：ラテン語で馬の尻尾の意）と呼ばれます。この胎生時の脊髄上昇について Moore は、その著「ムーア人体発生学」の中で、成人における脊髄の尾側端は、通常では第 1 腰椎の下縁に位置していますが、これは平均の位置であり、第 12 胸椎の高さに位置する場合や、第 3 腰椎の高さに位置する場合もあり、その結果、脊髄神経根のうち、腰神経根（管）と仙神経根（管）は、

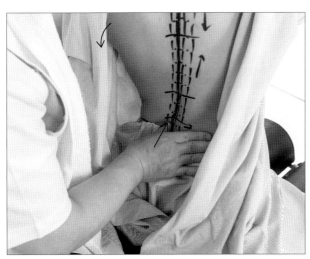

写真 281

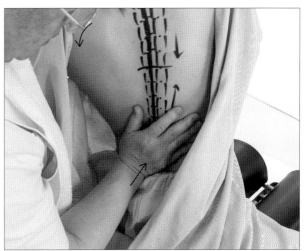

写真 282

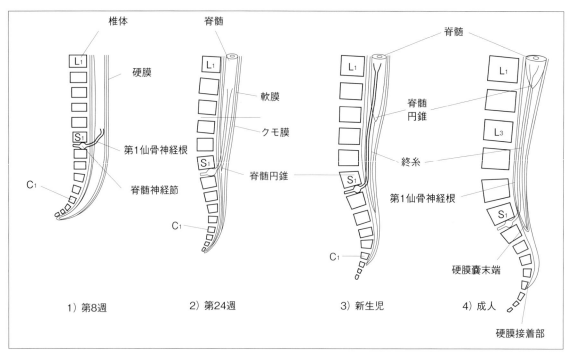

図042 脊髄上昇

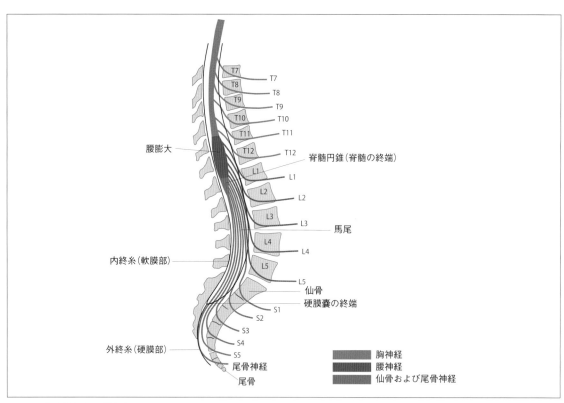

図043 脊髄神経根と椎間板

それぞれの脊髄神経が通過する脊柱の椎間孔の高さに向かって斜走しながら下降するとしています（原著者 Keith L. Moore・T.V.N. Persaud　監訳者　瀬口春道　訳者　瀬口春道・小林俊博・Eva Garcia del Saz：ムーア人体発生学第6版　医歯薬出版株式会社　1-611, 2001 参照）。

（図042）　脊髄上昇
（図043）　脊髄神経根と椎間板

注：1）母指々腹で圧しておいて、その後再び豆状骨小指球寄りで圧してもよい。

2）また、選手の体格が大きい場合には、むしろ支持手によって上体を整復手の方向へ引き寄せ、選手の体重を利用して押し込むようにすべきです。

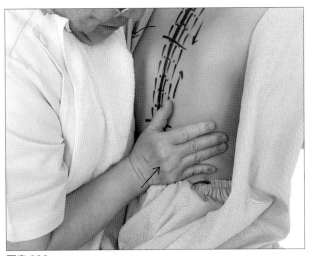
写真283

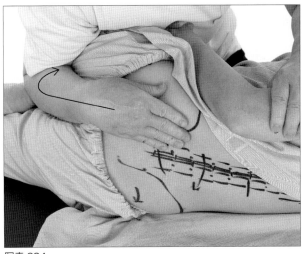
写真284

〈痛みのある側の反対側々弯を伴う坐骨神経痛〔ヘルニアが外側から神経根【管】を圧迫している場合〕〉（写真283）

1）選手にテーブルをまたがせ、両手を頭の後ろで組ませ、術者も選手の後方で同様にテーブルをまたぎます。

2）組まれた選手の一方の上腕をとって（支持手）、側弯の方向（痛くない方向）へ一層回旋させ、腰部の最も痛みのある位置（上記に同じ）に術者のもう一方の手の豆状骨小指球寄りをあて（整復手）、その椎体の中心わずかに後方へ押し込みます。

注：1）選手の体格が大きい場合には、術者は整復手とともに体重を浴びせ押しつけるようにすべきです。

2）上記のように癒着など肩に問題のある場合には、両手を胸の前で×印に組ませ（1．高位の肩の側の手掌を低位の肩の上に乗せさせ、低位の手掌を高位の肩の上に乗せさせ）、術者の健側の手で選手の患側の肘周囲を引くようにします。

3）選手が、テーブルをまたぐこともできないほど痛みを訴えている場合には、立位のまま同様の手技を用いて後、坐位をとるべきです。

（全体の注意）

1）上記の2通りの整復法は、いずれも術者の母指々腹または豆状骨小指球寄りと選手のヘルニアのある椎間板との間に神経根（管）をはさまない角度であり、術後は「安達の両膝左右倒しテスト」を試み、その術前の状態と比較し、症状の軽減を確認するようにすべきです。

2）逆に上記2通りの整復法で、選手が同部に消失しない強度の圧痛を感じる場合、ヘルニアが内側から神経根【管】を圧迫しているか外側から圧迫しているかの判断を誤っていることがあるかも知れないので、その場合内側と外側を逆に捉え直して再度整復してみるとよい。

3）腰椎々間板ヘルニアに対する上記の（軽度の場合）および（重度の場合）の技法の適応は、上記の㊀後線維輪から脱出するケースで、中心状ヘルニア（center hernia）や巨大ヘルニア（giant hernia）を除く全例のみであり、中心性ヘルニア（central hernia）を含む㊁後縦靱帯からの脱出すなわち脊柱管内へ嵌入するケースや㊂髄核の中心部から脱出部が離れて独立し、その間の後線維輪が閉じてしまうケースそして㊃脱出部分が、後縦靱帯の前方に入り込むケースなどは、いずれの場合も適応ではありません。

4）術前に実施した前述の（舟状骨および各中足骨底の上外側不全脱臼〈亜脱臼〉に対する整復法）の入門実技あるいは実践応用技法の際の痛みが、ヘルニアによる坐骨神経痛によって強められていたのなら、この整復の後、再び（舟状骨および各中足骨底の上外側不全脱臼〈亜脱臼〉に対する整復法）の入門実技あるいは実践応用技法を試みてみると痛みが緩和されているため、選手にこの整復の効果を自覚させることができます。

（実践応用技法としての坐骨神経痛緩和法）

〔第1段階（注☆）〕（写真284）

1）選手患側を上に側臥位にて、術者は腹側に相対して立ち、下側の下肢は足側へ真直ぐに伸ばし、上側の下肢は股・膝両関節をできるだけ屈曲します。

2）術者は、頭側の手で上側の肩をしっかりと支持し、患側の腰仙部および仙殿部を足側の手および前腕で、術者の上体を足側へ傾けながら回旋を加えることな

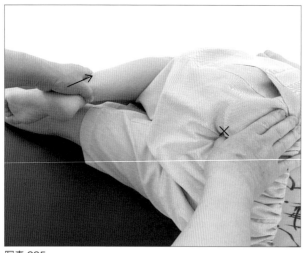

写真285

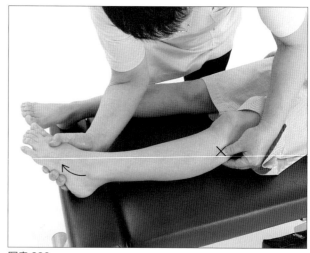

写真286

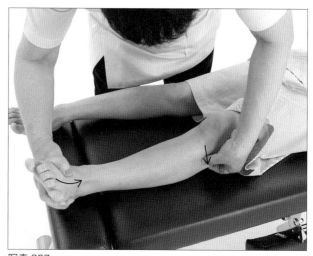

写真287

　　く真直ぐに足側および手前に後弯させ牽引します。

（注☆）筆者は、術者の上体を足側へ傾け真直ぐに牽引することで、ウサイン・ボルト（Usain Bolt）選手のレース後のパフォーマンスに形が似ていて、椎間孔の拡張を目的とするところから、ハンドルネームすなわち呼称として"ボルト選手の椎間孔拡張"と名付けました。

注：1）具体的には、患側において指尖が腰仙移行部に、豆状骨小指球寄りが仙骨尖の頭側に、手関節および肘関節をやや屈曲させ前腕が腰仙移行部をやや後弯させつつ仙殿部に、肘関節が坐骨結節にくる位置関係です。

2）また、1）において安定を図るため、下側の真直ぐに伸ばした下肢を助手に足側へ牽引させておいてもよい。

3）なお、2）において患側の腰仙部および仙殿部をを真直ぐに足側および手前に後弯させるためテーブル（診療台）の高さに応じ、術者の足側の大腿から膝関節までの範囲で選手の患側の膝関節遠位の下腿を頭側へ押してもよい。

〔第2段階〕（写真285）

1）選手患側を上に側臥位にて、両膝関節を軽度屈曲し、術者は、その背側に足方よりやや頭側を向いて立ちます。

2）術者は、頭側の手の母指々腹で患側の坐骨結節と大腿骨小転子間の溝を押圧し、足側の手で患側の足関節を把握します。

3）術者は、頭側の母指々腹でその坐骨結節と小転子間の溝を押圧する間、足側の手で把握したその足関節を頭・足に動かすことで患側の股・膝両関節を、深さを加減しながら屈伸します。

注：この技法は、DR. Joseph Janse D.C.（DR. ジョセ

フ・ジェンシー D.C.）の股関節屈伸法にヒントをえたものであることを付記し、合わせて紙面を借り DR. Joseph Janse D.C.（DR. ジョセフ・ジェンシー D.C.）に深い敬意と謝意を表するものです。

〔第3段階〕（写真286・287）

〈腓骨頭前方偏位の場合〉

1）選手背臥位にて、術者は健側に相対して立ち、頭側の手の母指でその腓骨頭を押さえ、他の四指でその下腿上後部を支持し、足側の手でその足底を把握します。

2）術者は、その足部を内返ししつつ、その足関節を底屈し、そこから腓骨頭に軸圧をかけます。

3）術者は、その軸圧をそのままに、頭側の手の母指でその腓骨頭を外側に押しつつ、足側の手でその足部を外返ししつつ、その足関節を背屈します。

注：この技法は、DR. Andrew Taylor Still M.D.（DR. A.T. スティル M.D.）の Osteopathy Technique（オ

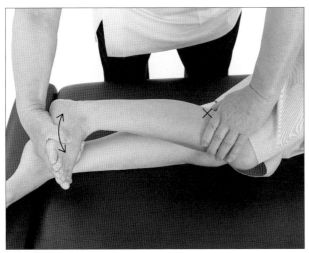
写真288

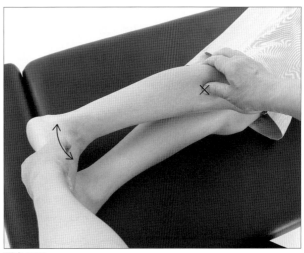
写真289

ステオパシー・テクニック）にヒントをえたものであることを付記し、合わせて紙面を借りDR. Andrew Taylor Still M.D.（DR. A.T. スティル M.D.）に深い敬意と謝意を表するものです。

〈腓骨頭上後方偏位の場合（注☆）〉

1）選手背臥位、その股関節90°屈曲やや外旋・膝関節90°屈曲にて、術者は頭側の肘関節をテーブルにつき、その手でその下腿上後部を支持し、母指でその腓骨頭上後部を下方へ押し、足側の手でその足底を把握します。

2）術者は、その下方への軸圧をそのままに、その足部を内返しします。

〈注☆〉この技法は、前述の 第Ⅲ章 その競技に特有で、その競技の名称を冠した外傷・障害（下肢編）第5節 フットボール足（footballer's ankle）第5項 整復（腓骨頭の偏位に伴う足関節すなわち距腿関節における tenon〈柄〔ほぞ〕〉—and-mortise〈嵌接〔はめつぎ〕〉joint 構造すなわち柄〈ほぞ〉—柄穴〈ほぞあな〉関節構造の不整合に対する整復法）と技法的に類似しているようですが、それがもっぱら足関節の嵌接（はめつぎ）関節構造の不整合に対する整復が目的であるのに対し、ここで紹介する技法は、もっぱら膝後外側の痛みの緩和が目的であることに留意して下さい。なおこの技法に関する写真については、類似技法の重複掲載を避けるため前者足関節の嵌接（はめつぎ）関節構造の不整合に対する整復を参照して下さい。

注：この技法は、DR. Conrad A. Speece D.O.（DR. コンラッド A. スピース D.O.）・DR. William Thomas Crow D.O.（DR. ウィリアム・トマス・クロー D.O.）および DR. Steven L. Simmons D.O.（DR. スティブン L. サイモンズ D.O.）の靱帯性関節ストレイン（Ligamentous Articular Strain）に対するオステオパシー・マニプレーション（Osteopathic Manipulative Techniques）にヒントをえたものであることを付記し、合わせて紙面を借り DR. Conrad A. Speece D.O.（DR. コンラッド A. スピース D.O.）・DR. William Thomas Crow D.O.（DR. ウィリアム・トマス・クロー D.O.）・DR. Steven L.Simmons D.O.（DR. スティブン L. サイモンズ D.O.）に深い敬意と謝意を表するものです。

〔第4段階：安達の緩和法〕（写真288・289）

1）選手患側を上に側臥位にて両膝関節を軽度屈曲し、先ず術者は、その背側に足方よりやや頭側を向いて立ちます。

2）術者は、頭側の手の母指々腹で患側の下腿後面近位端外側に位置する腓腹筋の運動点（Motor Point）（注1）の1つを押圧し、足側の手で患側の足底を把握します。

3）術者は、足側の手で把握したその足底を頭・足に動かすことで患側の足関節を、深さを加減しながら屈伸すなわち底背屈させます。

4）選手患側を上に側臥位にて両膝関節を軽度屈曲し、次に術者は、その腹側に足方よりやや頭側を向いて立ちます。

5）術者は、頭側の手の母指々腹で患側の脛骨外側顆下に位置する前脛骨筋の運動点（Motor Point）（注2）を押圧し、足側の手で患側の足底を把握します。

6）術者は、足側の手で把握したその足底を頭・足に動かすことで患側の足関節を、深さを加減しながら屈伸すなわち底背屈させます。

（注1）下腿後面近位端外側に位置する腓腹筋の運動点（Motor Point）の1つについては、経絡の経穴である膀胱経の合陽（外側および内側を含む）付近に相当し、脛骨神経の外側の神経筋接合部（neuromuscular junction）に

あたります。
(注2) 脛骨外側顆下に位置する前脛骨筋の運動点（Motor Point）については、経絡の経穴である胃経の足三里の下（巨虚上廉〈こきょじょうれん〉あるいは上巨虚〈じょうこきょ〉）付近に相当し、深腓骨神経の神経筋接合部（neuromuscular junction）にあたります。

注：1）上記の2）・3）に換えて前記の 第Ⅳ章 その競技に特有の外傷・障害への予防と整復 第1節 陸上 第3項 後脛骨筋腱炎・舟状骨外脛骨 4．整復の〈足底筋膜炎・外脛骨における舟状骨に対する整復法〉を応用した 3．予防の〈後脛骨筋腱炎・舟状骨外脛骨における後脛骨筋に対する安達の予防的変法〉（写真162・163）を用いるか、あるいは前述の 第Ⅲ章 その競技に特有で、その競技の名称を冠した外傷・障害（下肢編）第4節 テニス脚（Tennis leg）第5項 整復（予防のための基本的整復法Ⅱ）〈踵骨に対する実践応用技法としての整復法Ⅰ〉（写真096）を用いるか、あるいはそれら両法を用いることもでき、5）・6）に換えて前記の 第Ⅳ章 その競技に特有の外傷・障害への予防と整復 第1節 陸上 第2項 足底腱膜炎・足底筋膜炎 4．整復の〈足底筋膜炎・シンスプリント等における前脛骨筋に対する整復法〉（写真152・153）を用いるか、あるいは〈足底筋膜炎・シンスプリント等における長腓骨筋に対する整復法〉（写真154・155）を用いるか、あるいはそれら両法を用いることもできます。

2）下肢の筋肉における運動神経の解剖として、まず腰仙骨神経叢は、腰神経（T12〜L4N）・仙骨神経叢（坐骨神経叢）（L4〜S3N）そして陰部神経叢（S2〜S4N）の3神経叢に分かれ、腰神経叢（T12〜L4N）は大腰筋（L2〜L3N）および小腰筋（L1〜L2N）を支配し、仙骨神経叢（坐骨神経叢）（L4〜S3N）は脛骨神経と総腓骨神経に分枝し、さらに脛骨神経は内側足底神経と外側足底神経に分枝しそれぞれ大腿・下腿のすべての屈筋を支配し、総腓骨神経は浅腓骨神経と深腓骨神経に分枝しそれぞれ足背の皮膚と筋肉を支配しています。

（実技の理論）

そして今一つ坐骨神経痛の緩和にとって梨状筋症候群の緩和も最重要なものの一つです。これは、仙骨神経叢から出た坐骨神経（後面筋群支配）が、仙骨の前面における上位3つの前仙骨孔から起こり大転子の上縁に付着する梨状筋 の下縁すなわち梨状筋下孔を通る際、股関節の反復運動によってこの坐骨神経が摩擦されたり、特に梨状筋の緊張あるいは収縮によって圧迫されたり絞扼されたりして坐骨神経痛あるいはその不全麻痺などの坐

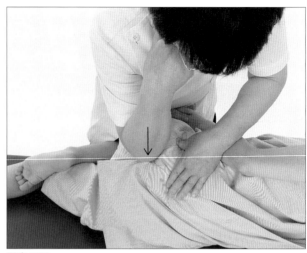

写真290

骨神経損傷を起こすものです。そこでここからはしばらくそうした梨状筋症候群に対する整復について述べることにします。

（整復）

（実践応用技法としての梨状筋症候群に対する梨状筋への単独虚血性圧迫法）（写真290）

1）選手患側を上に側臥位にて、下の膝を浅く屈曲させ、その膝窩にその上の足背が来るよう、上の膝を深く屈曲させます。
2）術者は相対して立ち、足側の手の母指々尖を患側梨状筋が付着する患側大腿骨大転子上縁に、他の四指々尖をそれが起始する患側前仙骨孔の後面後仙骨孔にあてがい、頭側の手の示指々尖をその中央におきます。
3）次に術者は、その頭側の示指々尖に換えて足側の肘頭をあてがい、頭側の手でその上方を支持する間、術者は上体を乗り出し、頬杖を突くようにして足側の肘頭でその梨状筋中央を圧迫します。

注：この技法は、DR. William C. Meeker D.C.（DR. ウィリアム C. ミーカー D.C.）の軟部組織テクニックにヒントをえたものであることを付記し、合わせて紙面を借り DR. DR. William C. Meeker D.C.（DR. ウィリアム C. ミーカー D.C.）に深い敬意と謝意を表するものです。

（実践応用技法としての梨状筋症候群に対する仙結節靱帯および仙棘靱帯の整復法（注☆））（写真291）

1）選手腹臥位にて、恥骨部に円筒形の大きな枕を敷き、予め殿部を持ち上げておき、両下肢をテーブル（診療台）から一旦垂らせ、その後その股・膝両関節をできるだけ曲げさせます。

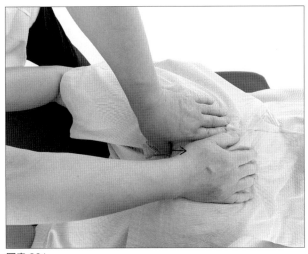

写真291

2）術者は、患側の足側に頭側を向いて立ち、内側の手の四指々尖を仙骨底付近におき安定を図り、外側の母指々先を尾骨と患側の坐骨結節の間にあて、その間の軟部組織を頭部と患側肩部の中間すなわち患側乳様突起の方向へ他の四指とともに断続的な振動を加えながら外側に回旋させつつ、次第に正中線方向へ角度を変えつつ、より深く挿入していき瞬間的に止めます。

（注☆）まず仙結節靱帯は、仙骨・尾骨の外側縁と坐骨結節を結び、次に仙棘靱帯は、仙骨・尾骨の外側縁と坐骨棘を結び、前者は後者との間に小坐骨孔をつくり、後者はその上方で腸骨との間に大坐骨孔をつくります。そしてその大坐骨孔を上下に2分するのが梨状筋であり、上方が梨状筋上孔、下方が梨状筋下孔とそれぞれ呼ばれます。坐骨神経は、その梨状筋の下を通り梨状筋下孔に出て仙棘靱帯・仙結節靱帯の上を通ります。つまりこの坐骨神経の梨状筋下孔における絞扼によるさまざまな症状を梨状筋症候群と呼ぶのです。

注：1）この技法は、DR. Joseph Janse D.C.（DR. ジョセフ・ジェンシー D.C.）の仙棘靱帯接触法・DR. Hugh B. Logan D.C.（DR. ヒュー B. ローガン D.C.）の Logan Basic Technique および DR. Alfred States D.C.（DR. アルフレド・ステーツ D.C.）の Apex Contact-Three Minutes（尖端接触操作法—3分間）にヒントをえたものであることを付記し、合わせて紙面を借り DR. Joseph Janse D.C.（DR. ジョセフ・ジェンシー D.C.）・DR. Hugh B. Logan D.C.（DR. ヒュー B. ローガン D.C.）および DR. Alfred States D.C.（DR. アルフレド・ステーツ D.C.）に深い敬意と謝意を表するものです。

2）このときの時間の程度について、DR. Alfred States D.C.（DR. アルフレド・ステーツ D.C.）は3分間持続するとしています。また押圧時は、弛緩を図るため選手に深呼吸をさせるとよいともしています。いずれにせよ、同部を弛緩させることが重要であり、弛緩時をもって終了と考えるべきでしょう。

3）このときの圧力の程度について、DR. Hugh B. Logan D.C.（DR. ヒュー B. ローガン D.C.）は眼球を圧迫されても耐えられる程度としています。定量的には50〜300g程度と考えられますが、いずれにせよその結果仙結節靱帯のみならず仙棘靱帯をも押圧することになります。

4）またこの神経学的効果について、DR. Joseph Janse D.C.（DR. ジョセフ・ジェンシー D.C.）は大坐骨孔・小坐骨孔を経てアルコック管（陰部神経管）から会陰および外性器に分布する陰部神経を緩徐に賦活し、特に振動を交えれば拘縮した梨状筋をはじめとする骨盤内筋肉群が弛緩・調整されるとしています（注☆）。

5）なお高齢競技者の場合には、前記の（高齢競技者における寛骨特に仙腸関節の偏位に対する整復）〈その1：仙腸関節の減圧法〉（写真181・182）〈その2：仙骨の微調整法〉（写真183・184）〈その3：寛骨の微調整〉（写真185・186）に先立ってこの技法を実施しておくとより有効です。

（注☆）このとき緩徐に賦活される陰部神経は、梨状筋下孔を坐骨神経とともに抜けるので、当然のことながら梨状筋症候群による坐骨神経痛等には極めて有効であるといえます。

（実践応用技法としての梨状筋症候群に対する梨状筋の整復法）（写真292・293）

1）選手背臥位にて、術者は患側に相対して立ち、足側の手で患側の膝関節を把握し、患側の股・膝両関節を屈曲、股関節を内転させつつ、頭側の手掌を患側の大坐骨孔にある梨状筋にあてがいます。

2）次に術者は、その膝関節を術者の頭側上腹部にあてがい、足側の手掌で足関節を持ち上げることでその股関節をさらに外旋させ梨状筋を弛緩させます。

3）次に術者は、頭側の手を抜きその膝関節に置き換え、そこから大坐骨孔へ向けて圧迫を加えつつ、そのままその足関節に健側の下肢を越えさせることでその股関節を内転させ、次いで頭側の手でその股関節を内旋させることでその膝関節をテーブルと平行になるほど下方へ押しつつ、再び足側の手でその足関節を術者の方へ引き戻すことでその股関節をさらに内旋させつつ、最後にそれら股・膝両関節を伸展させます。

注：1）この技法は、DR. Andrew Taylor Still M.

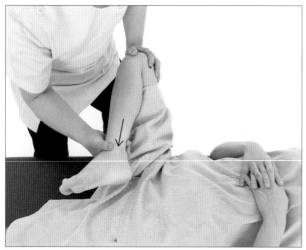

写真292

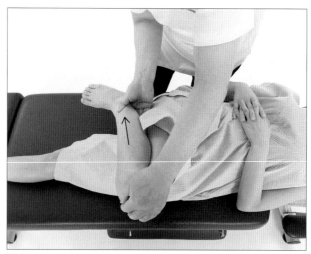

写真293

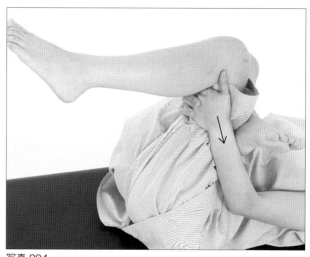

写真294

　D.（DR. A.T. スティル M.D.）の Osteopathy Technique（オステオパシー・テクニック）にヒントをえたものであることを付記し、合わせて紙面を借り DR. Andrew Taylor Still M.D.（DR. A.T. スティル M.D.）に深い敬意と謝意を表するものです。

　2）なおこの技法を膝関節障害のある選手に用いる場合には、膝関節の関節可動域を決して超えることなく、極めて緩徐に実施すべきことは言うまでもないことです。

（実践応用技法としての梨状筋症候群に対する運動療法）（写真294）

　選手背臥位にて、健側踵を患側膝近位にかけ患側大腿遠位後面を両手で抱え込みます。弛緩してはこれを数回繰り返します。

　注：1）患側と健側の位置関係を逆にすると、特に患側外側に坐骨神経痛があったり、仙腸関節にハイパーモビリティーがあったりする場合には、それらを刺激することになり、無理に周囲の筋肉を拡張することは、その筋紡錘および腱紡錘すなわちゴルジ腱器官（Golgi tendon organ）をも牽引することになり逆効果につながります（注☆）。

　（注☆）このとき患側の梨状筋が適度に引き伸ばされているにもかかわらず、選手が健側の梨状筋をより強く引き伸ばされているように感ずるのは、健側のハムストリングがより強く引き伸ばされていることからくる錯覚によるごく感覚的あるいは主観的な要因によるものです。

　2）この技法は、Craig Liebenson（クライグ・リーベンソン）の梨状筋ストレッチにヒントをえたものであることを付記し、合わせて紙面を借り Craig Liebenson（クライグ・リーベンソン）に深い敬意と謝意を表するものです。

（実技の理論）

　梨状筋の整復後において梨状筋そのものの緊張は軽減もしくは消失しているにもかかわらず、なお梨状筋症候群様の症状が消失しない場合、その坐骨神経痛が（上・下）双子筋・大腿方形筋あるいは内閉鎖筋（注☆）による絞扼に起因することがよくあります。そこで次にここからそれらの筋肉による絞扼に対する整復について述べることにします。

　（注☆）上双子筋―起始：坐骨棘　付着：大転子（下双子筋腱・内閉鎖筋腱とともに）・下双子筋―起始：坐骨結節　付着：大転子（上双子筋腱・内閉鎖筋腱とともに）・大腿方形筋―起始：坐骨結節　付着：大腿骨の大腿方形筋結節・内閉鎖筋―起始：閉鎖孔　付着：大転子（上双子筋腱・下双子筋腱とともに）機能＝すべて主に股の外旋（注☆）。

　（注☆）坐骨神経は、梨状筋の下を通ってから、これらの筋群の上を通ります。

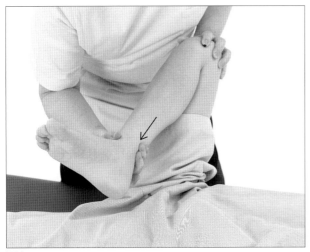
写真295

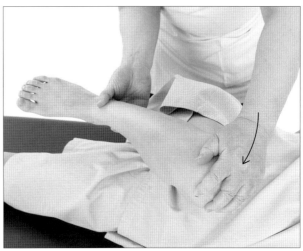
写真296

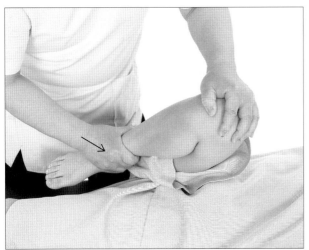
写真297

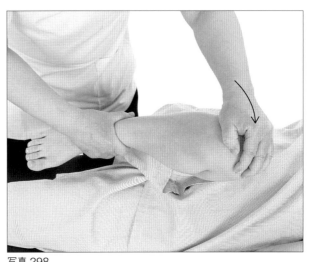
写真298

(〈上・下〉双子筋・大腿方形筋に対する実践応用技法としての整復法)(写真295・296)

1)選手背臥位にて、術者は患側に相対して立ちます。
2)術者の頭側の手を坐骨外側にあるそれらの筋の筋腹にあてがいます。
3)術者は、足側の手で選手の患側の下腿遠位を把握し、その股・膝両関節を屈曲させつつ、その股をさらに外旋させ、その下肢がテーブルとほぼ平行になるようにします。
4)術者は、それらの筋の筋腹にあてがわれていた手を抜き、その頭側の手で今度はその膝からそれらの筋の筋腹に向かって圧をかけつつ、その股をさらに屈曲させながら、その膝を内転させその下腿遠位が健側の下肢を越えることで、その膝が健側の腸骨稜周囲に来るようにさせます。

(内閉鎖筋に対する実践応用技法としての整復法)(写真297・298)

1)選手背臥位にて、術者は患側に相対して立ちます。
2)術者の頭側の手を坐骨内側にあるその筋の起始部にあてがいます。
3)術者は、足側の手で選手の患側の下腿遠位を把握し、その股・膝両関節を屈曲させ、その大腿がテーブルとほぼ垂直になるようにし、その筋の起始部にあてがわれていた手を抜き、その頭側の手で今度はその膝を把握し、さらにその股を内旋させます。
4)術者は、頭側の手でそこからその筋の起始部に対し圧をかけつつ、下腿遠位を内側へ回すことでその股を外旋さらにその股を屈曲させ、術者は、頭側の手でその膝に健側の腸骨稜を越えさせることで、その大腿をテーブルとほぼ平行にしながら、その膝が健側の膝の位置に来るまで下肢を伸展させます。

注:上記2つの技法は、DR. Andrew Taylor Still M.D.(DR. A.T. スティル M.D.)の Osteopathy

Technique（オステオパシー・テクニック）にヒントをえたものであることを付記し、合わせて紙面を借り DR. Andrew Taylor Still M.D.（DR. A.T. スティル M.D.）に深い敬意と謝意を表するものです。

(実践機能テープ)
〈腰椎々間板ヘルニアに対する実践機能テープ〉
　上記 第2項 腰椎分離症に対する（実践機能テープ）と同様です。

〈坐骨神経に対する実践機能テープ〉
　1）選手立位にて、術者は幅5cmのキネシオ・テープを用い、両上肢を挙上させ、患側第12肋の肋横突関節からはじめ、大・小腰筋および外腹斜筋の走行に沿ってS字状に大腿近位内側の大腿骨小転子まで貼付します（前腹壁・大腿前方筋膜テープ）。
　2）腸骨稜からはじめ、次いで選手にその下肢を前方に伸展させ（注☆）、その脛骨外側上顆まで貼付します。次いで股関節を屈曲させ、その腸骨稜から殿筋線に沿って弧を描くように大腿外側筋膜テープの中ほどまで貼付します（大腿外側筋・殿筋膜テープ）。
　3）幅5cmのキネシオ・テープを用い、まず腰痛部位からはじめ、次いで選手に上体を前屈させS1Nの走行に沿って大転子後方・外果後方を経て踵部・足底の外側（第5趾〈指〉）まで貼付します（S1Nテープ）。
　4）最後に患側脛骨外側からはじめ、次いで選手にその下肢を前方に伸展させ（注☆）、L5Nの走行に沿って下腿前面・足背を経て母趾（指）まで貼付します（L5Nテープ）。
　(注☆)　下肢を前方へ伸展させるとは、これらの場合股関節をやや屈曲させながらも、膝を伸展させた状態のことです。
　注：上記の技法は、加瀬建造（D.C.）先生の前腹壁・大腿前方筋膜テープ・殿筋・大腿外側筋膜テープ・坐骨神経テープおよび前脛骨筋テープにヒントをえたものであることを付記し、合わせて紙面を借り加瀬建造（D.C.）先生に深い敬意と謝意を表するものです。

第3節　柔道

　柔道の技は、大きく投げ技と固め技に分かれますが、前者は立ち技・捨て身技に分かれ、立ち技はさらに手技・腰技・足技に、捨て身技はさらに真捨て身技・横捨て身技に、それぞれ分かれます。後者は寝技とも呼ばれ、さらに抑え技すなわち抑え込み・絞め技・関節技に分かれます。柔道は、格技すなわち格闘技であるため、身体各部に外傷・障害を受けやすい競技ですが、特に技をかけたときよりも、かけられたとき自己の身体をコントロールしきれず無理な姿勢になり外傷・障害を受けることが多いようです。

　なかでも上半身の外傷・障害としては、特に投げられたとき受身を取りきれず肩から落ち肩関節脱臼・肩鎖関節脱臼・鎖骨骨折を受傷するようなケースが、特に片手で技をかけ手をついて防御するようなタイプの選手などに多くみられます。ただ外傷・障害があっても練習・競技を続行してしまい治療時期を逃したり、重症化させ後遺症を残したりするケースもあるので、そうした選手に対しては早期に処置しないと練習・競技への復帰が困難になり、競技生命にも関わることを銘記させるべきであることはいうまでもないことです。

第1項　肩関節脱臼（前方脱臼）

1．発生機序

　投げられ肘関節伸展位で手をついて防御した際、そのまま肩関節外転すなわち側方挙上し、さらに過度な水平伸展を強制され転倒した際などの介達外力により発生します。この際、上腕骨大結節が肩甲骨関節上結節あるいは肩峰突起などに衝突し、そこを槓杆の支点として前方脱臼特に烏口下脱臼（まれに鎖骨下脱臼）が発生します。反復性・習慣性脱臼などの場合では、肩関節への外転・外旋位の強制だけで簡単に発生することもあります。

　またこれは、二本背負い（襟背負い）の釣手の肢位と同様であるため、そうした場合には一本背負いなどに変更するのも一つの方法です。なお前方脱臼は肩関節脱臼のおよそ90％以上を占めますが、そのほかにも後方脱臼（肩峰下脱臼・棘下脱臼）・下方脱臼（腋窩脱臼・関節窩下脱臼〈直立脱臼あるいは挙上脱臼〉）および上方脱臼（烏口突起上脱臼）などがありますが、それらはきわめてまれな脱臼です。

　（図044）
　（図045）肩関節前方脱臼
　（図046）その他の肩関節脱臼

2．症状・徒手検査
(症状)
〈烏口下脱臼の場合〉
　1）肩関節をやや外転・内旋し、上腕は長く肘関節が屈曲し全体として屈折したようにみえます。
　2）肩峰突起は突出し、その下および三角筋部の膨隆

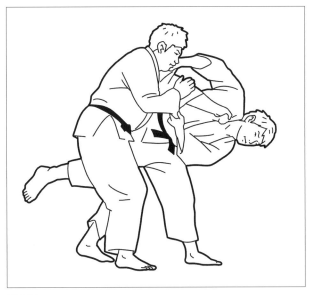

図044

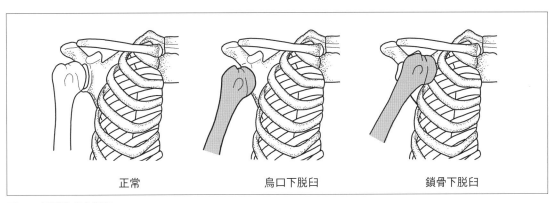

正常　　　　　烏口下脱臼　　　　鎖骨下脱臼

図045 肩関節前方脱臼

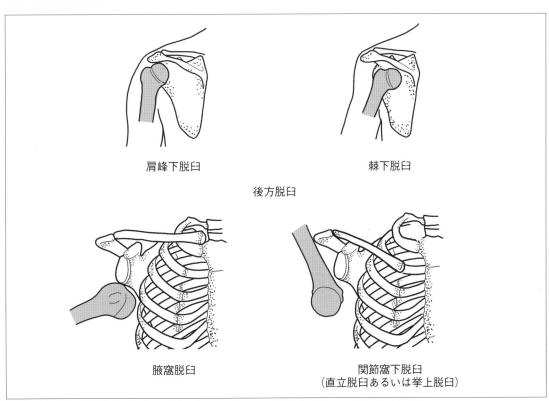

肩峰下脱臼　　　　　棘下脱臼

後方脱臼

腋窩脱臼　　　　関節窩下脱臼
　　　　　　　（直立脱臼あるいは挙上脱臼）

図046 その他の肩関節脱臼

は扁平化して丸みなくくぼんでみえます。
3）骨頭は内側に偏位し、烏口突起下に触れモーレンハイム窩は消失します（骨頭位置異常）。
4）疼痛により肩関節の可動範囲は制限されます。
5）やや外転している上腕を内転しても、手を放すとただちにもとに戻ります（弾発性固定）。
6）反復性・習慣性になると、下方動揺性がみられ、前下方へ牽引すると選手は不安感を感じます。

〈鎖骨下脱臼の場合〉
1）肩関節はさらに外転し、時として水平位を呈することもあり、上腕は短縮してみえます。
2）烏口突起下よりさらに内方の鎖骨下に骨頭を触れます（骨頭位置異常）。

(徒手検査)
(肩関節脱臼テスト〈Dislocation of the Shoulder Joint Test〉)
〈デューガス・テスト〔Dugas Test〕〉
選手坐位にて、患側の手で健側の肩に触れさせ、その肘を胸に当てるように指示します。疼痛のため、健側の肩に触れることができなければ、肩関節脱臼を意味します。

〈不安感テスト〔Apprehension Test〕〉
選手坐位にて、患側の肩関節を屈曲すなわち前方挙上90°、外転すなわち側方挙上90°、外旋90°を指示します。限局性の疼痛は、習慣性肩関節脱臼を意味します。またApprehensionとは、先行きに対する懸念・気遣い・心配を意味する言葉であり、選手が限局性疼痛および肩関節脱臼への不安感があるとき顔の表情を変化させるので、それらを注意深く観察すべきです。

〈カロウェー徴候〔Calloway's Sign〕〉
選手坐位にて、術者は両側の肩の付け根の周囲径をメジャーテープで測定します。患側の周囲径の方が健側のそれより長ければ、肩関節脱臼の徴候を意味します。

〈橈骨動脈々拍減退あるいは消失および神経麻痺チェック〉
選手坐位にて、術者は選手が脱臼していると思われる上腕骨頭により腋窩の動脈・神経が圧迫されていることで、橈骨動脈の脈拍が減退あるいは消失しているか否かを確認し、また健側と比較し患側の示・小指掌側および母・示指間背側の触覚が減弱あるいは消滅しているか否かを確認し、脈拍減退あるいは消失また神経麻痺（注☆）が確認されれば、整復に緊急を要する肩関節脱臼であることを意味します。

（注☆）この場合の神経麻痺は、腋窩神経・筋皮神経・橈骨神経の浅枝・尺骨神経などの麻痺を意味します。

(肩関節脱臼〈前方脱臼〔烏口下脱臼〕〉と上腕骨外科頸骨折〈外転型〉との鑑別)
〈肩関節脱臼〔前方脱臼【烏口下脱臼】〕〉
1）骨頭位置異常・肩峰突起下空虚
2）肩峰突起突出・三角筋扁平化（膨隆消失）
3）肩関節軽度（およそ30°）外転・弾発性固定

〈上腕骨外科頸骨折〔外転型〕〉
1）肩峰突起下骨頭触知・烏口突起下骨頭不触知
2）出血による三角筋部腫脹・三角筋付着部付近陥凹
3）肩関節運動限局性確保・骨折部異常可動性・骨折部周囲腫脹高度・軋轢音聴取
注：1）上記の症状については、健側と比較するようにすべきです。
2）肩関節脱臼は成人（注☆）に起こりますが、外科頸骨折は、高齢者に多く起こります。
（注☆）小児では、肩関節脱臼よりも鎖骨骨折になりやすいということもできます。

(肩関節脱臼〈前方脱臼〔烏口下脱臼〕〉に伴いやすい合併症に対する確定的検査)
〈肩関節脱臼〔前方脱臼【烏口下脱臼】〕に伴いやすい合併症〉
1）大結節・関節窩縁・外科頸骨折
2）関節窩縁およびその周囲を堤防のように縁取っている関節唇の損傷（Bankart病変）
3）前方をおおっている関節包・靱帯・回旋筋腱板などの損傷

〈合併症に対する確定的検査〉
1）大結節・関節窩縁・外科頸骨折に対してはX線検査
2）関節唇損傷に対しては関節内視鏡検査
3）関節包・靱帯・回旋筋腱板に対してはMRI—arthrography検査

3．予防
〈鉄亜鈴・チューブを用いた肩関節脱臼予防のための筋肉強化法〉

〈鉄亜鈴による内旋筋特に肩甲下筋強化法〉
1）選手背臥位にて、鉄亜鈴を把握した側の上腕を体幹に接し、その肘関節を選手の前方へ90°屈曲し、その肩関節を60°を限度に外旋します。
2）次に選手は、そのままその肩関節を80°内旋します。
注：1）これを連続で20回を限度とし、またそれに耐えられる程度の重量の鉄亜鈴を用いて行います。
2）1）で肩関節を60°以上外旋しないように、テーブルのその側に当て物をしておくとよい。

〈チューブによる内転・内旋筋特に大胸筋・広背筋強化法〉
1）選手、立位にて、チューブを把握した側の上腕を体幹に接し、その肩関節を垂直反対方向からの抵抗に抗して外転・外旋します。
2）次に選手は、その肩関節を水平反対方向からの抵抗に抗して内転・内旋します。

〈チューブによる内旋筋特に肩甲下筋強化法〉
1）選手、立位にて、チューブを把握した側の上腕を体幹に接し、その肘関節を垂直反対方向からの抵抗に抗して選手の前方へ90°屈曲し、その肩関節を60°を限度に外旋します。
2）次に選手は、その肩関節を水平反対方向からの抵抗に抗して80°内旋します。

〈チューブによる外転筋特に三角筋強化法〉
1）選手、立位にて、チューブを把握した側の上腕を体幹に接し、その肩関節を垂直反対方向からの抵抗に抗して90°を限度に外転します。
2）次に選手は、その肩関節を水平反対方向からの抵抗に抗して0°に内転します。
注：これらを連続で20回を限度とし、またそれに耐えられる程度の強度のチューブを用いて行います。

4．整復
〈肩関節脱臼〈前方脱臼〉に対する整復法〉
〈実技の理論〉

従来言うところの踵骨（こんこつ）法すなわちヒポクラテス（Hippocrates）法（踵骨法）ではなく、ゼロポジション（0°position）整復法とコッヘル（Kocher）法との複合法を用います。なぜなら前者は、肩関節屈曲（前方挙上〈forward flexion〉）・伸展（後方挙上〈backward flexion〉）のゼロポジション（0°position）において用いられ、術者の踵骨および足底部外縁で選手の上腕骨頭を圧迫するもので、腋窩の動脈・神経を強く挫滅させる恐れがあるため、日本柔道整復専門学校協会会長のちの全国柔整協会会長であった恩師医学博士米田一平（M.D.）先生も用いることを厳しく戒められたところだからです。

前斜角筋と中斜角筋の間の斜角筋隙を鎖骨下動脈が通過するとき、側頸部では上・中・下の3神経幹が形づくられ、それらが腕神経叢を構成し、その鎖骨下動脈の周囲を包み込みます。日本人における正常型（およそ75％）の場合で、第5・6頸神経が上神経幹、第7頸神経が中神経幹、そして第8頸神経・第1胸神経が下神経幹をなし、それら上・中・下神経幹がさらに鎖骨下から腋窩に至る間、それぞれ前後に分枝し腋窩動脈の周囲を取り囲むように後・外・内神経束をつくるのです。つまり上・中・下神経幹の後枝は合して後神経束となり橈骨神経に、上・中神経幹の前枝は合して外側神経束となり下神経幹の前枝は内側神経束となり、それらは、それぞれ2枝に分かれ、そのうち前者（外側神経束）の内側枝と後者（内側神経束）の外側枝が鋭角に合して正中神経に、そして後者（内側神経束）の内側枝がさらに3枝に分かれ、その内中央の1枝が尺骨神経となるのです。またその間、鎖骨下動脈も上記のように腋窩動脈となり、さらに上腕動脈となり、そして橈骨動脈および尺骨動脈に分かれるのです。つまり腋窩を中心としたそれらの動脈・神経を挫滅させる恐れがあるのです。

（図047）前、中、後斜角筋

だからこそ肩関節屈曲（前方挙上〈forward flexion〉）・伸展（後方挙上〈backward flexion〉）のゼロポジション（0°position）から屈曲（前方挙上〈forward flexion〉）180°にまで持っていくことによって、それらの動脈・神経がその左右にある程度分けられ上腕骨頭の一部が関節包下に露出してから、その露出した骨頭の一部だけを術者の左右両母指々頭で、関節窩の方向へ緩徐に押し込むべきなのです。そして最後に坐位では不安定なコッヘル（Kocher）法も、その背臥位のままの安定した状態で用いることによって、肩関節周囲の筋の起始・付着等を含む軟部組織の位置関係も正常に近づけることができるのです。

〈肩関節脱臼〔前方脱臼〕に対する整復法〉

前述の 第Ⅲ章 その競技に特有で、その競技の名称を冠した外傷・障害（上肢編）第1節 水泳肩 第4項 整復 第2期：水泳練習中特にプル初（キャッチ）期およびリ

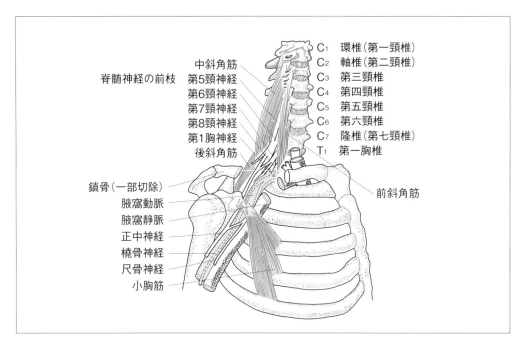

図047 前、中、後斜角筋

カバリー後期における肩関節屈曲・外転・内旋時の疼痛（肩関節整復法）〈水泳肩で肩関節不安定症〔ルーズショルダー【loose shoulder】〕にまで至っている場合〉〔肩関節【肩甲上腕関節】に対する整復法【ゼロポジション《zero position》整復法の応用】〕（写真007・008・009・010）と同様です。

注：1）整復時は、選手にできるだけ全身の力を抜かせ、リラクスさせることが大切です。
2）整復後、反復性あるいは習慣性脱臼などの場合、ウルトラサウンド療法をその腋窩に適応することは、それが腋窩における関節包下部の弛緩部の損傷による場合などでは著効を発揮します。ただその場合には、その照射超音波が腋窩の血管・神経を傷つけることがないよう、上記の脱臼整復時と同様、肩関節屈曲（前方挙上〈forward flexion〉）180°において、それらの血管・神経がその左右にある程度分けられ上腕骨頭の一部が関節包下に露出してから、その露出した骨頭の一部に対してのみ適応すべきです。

〈肩関節脱臼〔前方脱臼〕に対する微調整〉

前述の 第Ⅲ章 その競技に特有で、その競技の名称を冠した外傷・障害（上肢編）第1節 野球肩 第4項 整復（肩峰下滑液包炎に肩関節不安定症（ルーズショルダー〈loose shoulder〉）を伴う場合の整復法）〈肩関節〔肩甲上腕関節〕偏位に対する実践応用技法としての整復法〉および（肩関節整復法）〈上腕骨頭前方偏位に対する関節窩中心への実践応用技法としての整復法〉（写真022）と同様です。

（整復後のストッキネット・ヴェルポー）

1）ストッキネットの腋窩および手関節個所に穴を開け、選手の患側上肢を通します。
2）次に患側肩関節から頸部後方を通り健側前胸部を下降し、患側手関節に固定します。
3）最後に患側手関節から上体後方を回り、患側上腕遠位に固定します。

注：1）上記は反復性・習慣性脱臼への移行を防止するため肩関節前方の関節唇・靱帯・回旋筋腱板などを収縮させた状態に保つための固定ということができます。
2）固定期間は、30歳以下の場合、反復性・習慣性脱臼への移行を防止のため5～6週間、40歳以上の場合、関節拘縮への移行を防止のため3週間程度を適当とします。
3）固定期間中も肘・手・指関節の自動運動を積極的に実施するようにすべきです。

（大結節骨折の合併症がある場合の固定法）

1）転位が軽度であれば、上記と同様です。
2）転位が中度であれば、予めストッキネットおよび部分的にギプステクターを巻き（注1）次にクラメル副子を用い肩関節外転・軽度外旋位（注2）にて骨折面を接合させた上で、再びその範囲全体にギプステクターを巻きキャストで固定します。

注：1）大結節骨折は、肩関節脱臼の整復時にほとんどが同時に整復されます。
2）転位が重度（注3）で、整復不能の場合には、手

術療法の適応になります。

(注1) クラメル副子による褥創を防ぐための処置です。
(注2) この場合のクラメル副子は、体幹部と上肢部が一体化したものを用います。関節唇損傷（Bankart病変）を合併する場合にも、この肢位が剝脱部位を癒着させるのに有効です。
(注3) この場合腋窩神経麻痺に配慮すべきです。

〈固定期間後のリハビリテーション〈rehabilitation〉としてのエクササイズ・トレーニング〈exercise・training〉〉

〈固定後のリハビリテーション〔rehabilitation〕としてのコッドマン・エクササイズ〔Codman's exercise〕〉

①振子運動（肩関節屈曲・伸展運動）

選手、立位にて、テーブルの端前方へ健側の手をつかせ、上体を前かがみにさせ患側の上肢をだらりと下垂させ、その脱力させた肩で上肢全体（自由上肢骨）を前後に、できるだけ大きく振らせる振子運動（肩関節屈曲・伸展運動）を16呼間2回行わせます。

②回転（回旋）運動（肩関節内・外旋運動）

次にその同じ患肢で床面に向かって空中に円弧を描くように、その肩を中心に上肢全体（自由上肢骨）で、できるだけ大きく回転（回旋）運動を時計回り・反時計回りに、それぞれ16呼間それぞれ1回ずつ行わせます。

③尺取運動（wall crawling exercise）（肩関節外転運動）

最後に選手を患側の手掌が壁面につくように壁面に対して真横に立たせ、その手で尺取運動を行わせます。できるだけ上方に挙上（肩関節外転）させ、最大に挙上した段階で、その身体を壁面に対し、わずかに倒せ体重をかけさせます。これを2回行わせます。

〈固定期間後のリハビリテーション〔rehabilitation〕としてのウェイトトレーニング〔weight training〕〉

①三角筋・大胸筋・上腕三頭筋：フラット・ベンチ・プレス＝

選手ベンチに股・膝両関節を軽度屈曲し背臥位にて、両手を肩幅より開いてバーベルのバーをオーバーグリップで握り、両乳頭の位置まで下ろし、次いで肘関節が完全伸展するまでバーベルを押し上げます。

②三角筋・大胸筋・上腕三頭筋：インクライン・ベンチ・プレス＝

選手ベンチに両股関節を伸展し両膝下をベンチの端から下ろし背臥位にて、両手を肩幅より開いてバーベルのバーをオーバーグリップで握り、両乳頭の位置まで下ろし、次いで肘関節が完全伸展するまでバーベルを押し上げます。

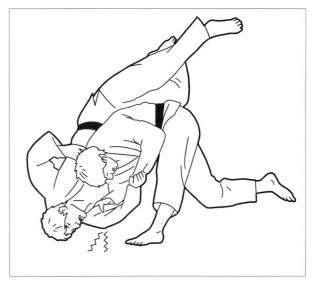

図048

注：上記の期間も再脱臼を予防するため、脱臼発生時の肢位である外転・外旋運動を制限し、本格的「乱取り」練習・競技への復帰は最低2個月後程度を適当とします。

第2項　肩鎖関節脱臼

1．発生機序

手を引かれ肩から落ち肩を強打した際などの直達外力によって発生しやすく、その際外力は肩鎖関節の上外方から下内方へ加わるため、鎖骨外端すなわち鎖骨肩峰端が下内方へ押し下げられ第一肋骨と接触することで反発力が生ずれば、ときとして烏口鎖骨靱帯まで損傷され脱臼すなわち完全脱臼に陥ることもあります。特に手あるいは肘をついた際などの介達外力によって、上腕骨を介し肩甲骨を上内方へ押し上げれば、脱臼すなわち完全脱臼に陥りやすいということもできます。

（図048）

DR. Anthony F. DePalma（M.D.）の分類（注☆）によれば、肩鎖関節（acrominoclavicular joint）の損傷は、加わる外力の強さに応じた損傷の程度により、第1度・第2度・第3度の3つに分けることができます。第1度は、関節包・肩鎖靱帯の部分的な線維の伸展・断裂がみられるものの、肩鎖関節そのものに弛緩性がなく、その安定性が良好で、烏口鎖骨靱帯（円錐靱帯・菱形靱帯）に至っては、全くの無傷で捻挫としてとらえることのできるものです。

第2度は、関節包・肩鎖靱帯に断裂がみられ、肩鎖関節そのものにも明らかな弛緩性があり不安定で、鎖骨肩峰端は肩峰突起に対し上方に転位し、通常その関節腔も鎖骨肩峰端の幅の1/2以下程度には離開するものの、

烏口鎖骨靱帯（円錐靱帯・菱形靱帯）および僧帽筋・三角筋の鎖骨への付着部・起始部は、無傷で亜脱臼すなわち不全脱臼としてとらえることのできるものです。なお僧帽筋は、鎖骨の外側1/3および肩甲骨の肩甲棘・肩峰突起に付着し、三角筋は、鎖骨の外側1/3および肩甲骨の肩甲棘・肩峰突起上面から入れ替わりに起始します。

第3度は、関節包・肩鎖靱帯・烏口鎖骨靱帯（円錐靱帯・菱形靱帯）に断裂がみられ、鎖骨肩峰端下面が肩甲骨の肩峰突起上面から完全に上方へ転位し、鎖骨と肩甲骨の烏口突起との間も大きく離開し、僧帽筋・三角筋の鎖骨への付着部・起始部の剥離がみられ脱臼すなわち完全脱臼としてとらえることのできるものです。

ただ以上は、直達外力による直接的損傷であり、これに対し介達外力による間接的損傷として、外力が上腕骨の骨幹に沿って伝わり肩甲骨を上内方へ無理に押し上げる場合には、その第1度で烏口鎖骨靱帯（円錐靱帯・菱形靱帯）が弛緩します。またその外力が持続する場合には、その第2度で烏口鎖骨靱帯（円錐靱帯・菱形靱帯）が弛緩し、関節包・肩鎖靱帯に断裂がみられ、肩鎖関節が不安定になり鎖骨が自由に動きます。そしてその第3度で烏口鎖骨靱帯（円錐靱帯・菱形靱帯）が断裂し、上記の直達外力による第3度の場合と同様の損傷状態になります。

（注☆）もう一つ広く用いられているものにTossyの分類があります。この分類によれば、単に第1度が関節包・肩鎖靱帯が部分的に損傷している場合（捻挫）、第2度が関節包・肩鎖靱帯が完全に断裂している場合（亜脱臼すなわち不全脱臼）、そして第3度が関節包・肩鎖靱帯・烏口鎖骨靱帯（円錐靱帯・菱形靱帯）が完全に断裂している場合（脱臼すなわち完全脱臼）ということになります。

（図049）肩鎖関節脱臼損傷（Tossy）の分類

2．症状・徒手検査

（症状）

立位あるいは坐位では鎖骨肩峰端に階段状の突出がみられ、その鎖骨肩峰端と肩甲骨の肩峰突起との間が深くくぼみ、健側と比較し肩幅は、より狭まってみえます。肩鎖関節には限局性の圧痛がみられ、肩関節の内外旋運動はまだ制限されていないものの、挙上運動特に側方挙上すなわち外転は著しく制限されます。

（徒手検査）

（肩鎖関節脱臼テスト〈Dislocation of the Acrominoclavicular Joint Test〉）

〈肩関節外転運動制限〉

第1度に著明にみられる症状として、立位あるいは坐位の選手の挙上運動特に側方挙上すなわち外転運動が著しく制限されていることが観察されます。

〈階段状変形触診〉

第2度・第3度に著明にみられる症状として、立位あるいは坐位の選手の鎖骨肩峰端の突出およびその鎖骨肩峰端と肩甲骨の肩峰突起との間の深いくぼみが触診されます。

〈ピアノ・キー・サイン〔Piano Kee Sign〕〉

第3度に著明にみられる反跳症状として、立位あるいは坐位の選手の鎖骨肩峰端の突出部を術者が上から押すと下がり、押さえを解くと元に戻る反跳現象が触知されます。

（肩鎖関節脱臼と鎖骨外端骨折との鑑別）

〈肩鎖関節脱臼〉

1）鎖骨肩峰端触知可能
2）階段状変形（階段状突出・深いくぼみ）著明

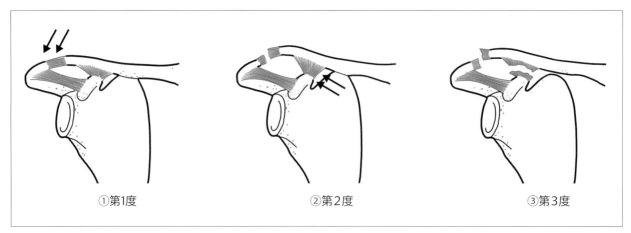

①第1度　　②第2度　　③第3度

図049 肩鎖関節脱臼損傷（Tossy）の分類

3）ピアノ・キー・サイン（Piano Kee Sign）陽性
4）限局性圧痛著明

〈鎖骨外端骨折〉
1）鎖骨々折端触知可能
2）出血による腫脹高度・階段状変形不明瞭
3）ピアノ・キー・サイン（Piano Kee Sign）類似軋轢音聴取および触知可能
4）経時的皮下出血斑陽性
5）疼痛著明

3．予防
（鉄亜鈴・チューブを用いた肩鎖関節脱臼予防のための筋肉強化法）

　予防のため肩鎖関節を取り巻く筋肉を十分強化するべく、上記 第1項 肩関節脱臼（前方脱臼）と同様の筋肉強化法を実施します。

（肩鎖関節脱臼予防のための筋肉強化後の鎖骨・肩甲骨のマルアライメントに対する整復法）
〈鎖骨のマルアライメントに対する整復法〉
〔鎖骨が選手の身体にのめり込んでいるため、胸鎖乳突筋を中心とした頚部の上下左右の動きが制限されている場合で、助手がいないため術者だけで行う場合〕

　前述の 第Ⅲ章 その競技に特有で、その競技の名称を冠した外傷・障害（上肢編）第1節 水泳肩 第4項 整復 第4期：水泳練習のみならず疼痛のため日常の生活にも支障を来たす（肩鎖関節整復法）〈入門実技としての鎖骨の整復法〉〔鎖骨が選手の身体にのめり込んでいるため、胸鎖乳突筋を中心とした頚部の上下左右の動きが制限されている場合で、助手がいないため術者1人で行う場合〕（写真011）と同様です。

〈肩甲骨のマルアライメントに対する整復法〉
〔安達の肩甲骨の整復法【坐位】〕

　前述の 第Ⅲ章 その競技に特有で、その競技の名称を冠した外傷・障害（上肢編）第1節 水泳肩 第4項 整復 第4期：水泳練習のみならず疼痛のため日常の生活にも支障を来たす（肩鎖関節整復法）〈安達の肩甲骨の整復法〔坐位〕〉（写真012）と同様です。

〔肩甲骨のマルアライメントに対する実践応用技法としての整復法〕

　前述の 第Ⅲ章 その競技に特有で、その競技の名称を冠した外傷・障害（上肢編）第1節 水泳肩 第4項 整復 第4期：水泳練習のみならず疼痛のため日常の生活にも支障を来たす（肩鎖関節整復法）〈肩甲骨の実践応用技法としての整復法〉（写真013）と同様です。

　注：肩鎖関節脱臼予防としては、まず上記の〈鎖骨の整復〉および〈肩甲骨の整復〉の〔安達の肩甲骨の整復法【坐位】〕を用いるか、後者にかえてこの〔肩甲骨のマルアライメントに対する実践応用技法としての整復法〕を用います。鎖骨および肩甲骨が本来あるべき位置に還元されることにより、肩鎖関節における関節包・肩鎖靱帯および烏口鎖骨靱帯（円錐靱帯・菱形靱帯）などの位置関係についても迅速かつ良好に修復されることが期待できます。

4．整復
（肩鎖関節脱臼に対する整復法）
（実技の理論）

　鎖骨は、内側半分は前方に、外側半分は後方にカーブし全体として軽いS字状をなしています。そしてその内側端は胸骨端、外側端は肩峰端と呼ばれます。肩峰端の肩峰関節面は、肩甲骨の肩峰関節面と肩鎖関節と呼ばれる平面関節を構成し、その間には関節円板が介在しています。そもそもこの関節円板は軟骨性であり、完全に丸く厚いものもありますが、丸くても薄いものがあったり、ドーナツ状のものがあったり、瘢痕程度のものなど様々な形のものがあり、なかには関節円板そのものが介在していない人もいます（注☆）。

　靱帯としては、関節包の上面に肩鎖靱帯、肩甲骨の烏口突起の後面と肩甲骨の肩峰の尖端との間を結び付けている烏口肩峰靱帯そして肩峰端下面には円錐靱帯結節があり円錐靱帯が付着し肩甲骨の烏口突起との間を縦に、また肩峰端下面には菱形靱帯線があり菱形靱帯が付着し肩甲骨の烏口突起との間を横にそれぞれ結び付けています。そしてこれら両者は、合わせて烏口鎖骨靱帯と呼ばれますが烏口鎖骨間は離開していて、この靱帯によってのみ連結され関節は構成していません。

　肩甲骨の後面は背側面と呼ばれ、軽いふくらみをなし、その上1/3には肩甲棘と呼ばれ棚状の骨隆起があり、その外側端が肩峰と呼ばれ横に扁平な骨突起をなし、上記のようにその肩峰関節面が鎖骨の肩峰端との間で肩鎖関節を構成し、肩鎖靱帯によって結び付いているのです。

　そもそも肩甲骨は、その形状において逆三角形をなし、3辺はそれぞれ上縁・内側縁・外側縁と呼ばれ、その内側に上角と下角そしてその外側に外側角を有し、特にその外側角には関節窩が存在しています。またその関節窩の基部は肩甲頚と呼ばれややくびれていて、そこから烏口突起が鉤状の骨突起を出し、上記のように烏口鎖骨靱帯（円錐靱帯・菱形靱帯）によって鎖骨と結び付いてい

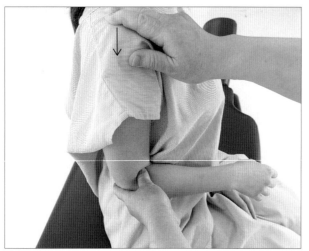
写真299

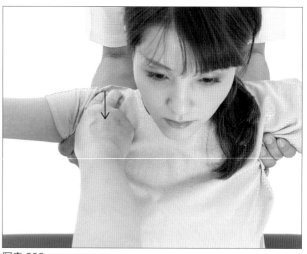
写真300

るのです。したがって肩甲骨の動きは、常に鎖骨の動きを伴うことになります。

これらに対しそれらの治療法としては、まず第1度の捻挫に対しては整復と安静のための固定、第2度の亜脱臼すなわち不全脱臼に対しては整復とKenny Howardの吊り装具等による装具固定、第3度の脱臼すなわち完全脱臼に対しては手術的整復による観血療法が一般的なガイドラインです。

（注☆）この関節円板の形状およびその損傷の程度によって、例えば完全に丸く厚い軟骨板が損傷された時などでは、肩鎖関節損傷第1度であっても、長期にわたり疼痛が持続することがあります。

（肩鎖関節脱臼に対する整復法）

〈デパルマによる整復法〉（写真299）

1）選手高いテーブルに坐位にて、術者は選手に相対して立ち、一方の手の示・中指でその鎖骨肩峰端を下方に圧迫し、その位置で支持します。
2）術者は他方の手でその肘付近の前腕を上方へ押し上げ、その位置を支持することで転位を矯正します。

注：1）この技法は、DR. Anthony F. DePalma M.D.（DR. A.F. デパルマ M.D.）の肩鎖靱帯損傷の治療・捻挫—第2度（亜脱臼）における整復にヒントをえたものであることを付記し、合わせて紙面を借り DR. Anthony F. DePalma M.D.（DR. A.F. デパルマ M.D.）に深い敬意と謝意を表するものです。
2）なおこの後の処置として、DR. Anthony F. DePalma M.D.（DR. A.F. デパルマ M.D.）は、図説骨折・脱臼の管理［Ⅰ］Anthony F. DePalma 著 阿部光俊・大野藤吾・原勇共訳 広川書店 P518下図において、Kenny Howard の吊り装具を着用させています。

〈一般的な整復法〉（写真300）

1）選手坐位にて、助手はその後方に立ち、選手の脊柱に膝頭をあてそれらの左右腋窩にそれぞれ左右の手を挿入し、左右の肩をそれぞれ後上方へ持ち上げ支持します。
2）術者は患側の側方に相対して立ち、後方（あるいは前方）の手でその上腕遠位を把握し、肩関節をおよそ40〜60°まで外転（側方挙上）させることで、その上肢帯ごと上方へ持ち上げ、前方（あるいは後方）の手の示・中指で鎖骨肩峰端を下方に圧迫し転位を矯正します。

注：上記の変法として術者は、肩関節をおよそ40〜60°まで外転（側方挙上）させ、術者の後方（あるいは前方）の肩・肘および下顎でその上腕遠位をはさみ込んで、その上肢帯ごと上方へ引き上げ、鎖骨の長軸方向へやや牽引をかける間、その手の示・中指と前方（あるいは後方）の手の示・中指を鎖骨肩峰端に乗せ両手の示・中指で下方に圧迫し転位を矯正してもよい（写真301）。

〈術者単独による一般的整復法〉（写真302）

1）選手坐位にて、術者はその後方に立ち、選手の脊柱に術者の内側の膝頭をあて選手をややもたれさせ、外側の手で患側の上腕遠位を把握し、その肩関節を90°外転（側方挙上）させます。
2）術者は、内側の手の四指でそのモーレンハイム窩を、母指でその背部を把握し、外側の手でその上腕遠位を鎖骨の長軸方向へ牽引し、肩関節を一層外転・水平過伸展させながら、内側の手の示指MP関節でその鎖骨肩峰端を下方に圧迫し転位を矯正します。

注：1）術者がテーブル上に立ち、内側の手の示指

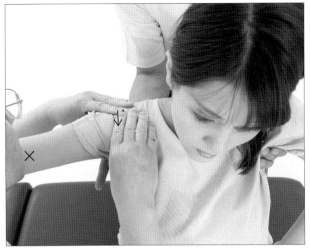
写真 301

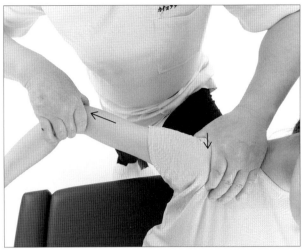
写真 302

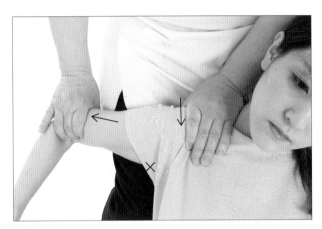
写真 303

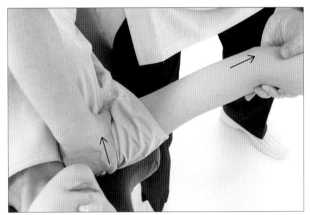
写真 304

MP関節でその鎖骨肩峰端を下方に圧迫し転位を矯正する間、外側の膝頭を選手の患側の腋窩に挿入し台にしてもよい（写真303）（安達による）。

2）この際、選手背臥位にてこの整復を行う場合には、鎖骨整復台を用いるか、選手の肩甲骨間部に枕などをあてるか、あるいは両肩の落ちたテーブルの両肩の落ちた側を頭側にし（注1）、術者はその側方に頭側を向いて立つようにすべきです（写真304）（注2）。

3）この〈術者単独による一般的整復法〉は、DR. Thomas F. Bergmann D.C.（DR. トマス F. バーグマ D.C.）の技法にヒントをえたものであることを付記し、合わせて紙面を借り DR. Thomas F. Bergmann D.C.（DR. トマス F. バーグマ D.C.）に深い敬意と謝意を表するものです。

（注1） なぜならその位置が鎖骨にとって身体に対し最も良い、換言すれば本来あるべき良好な肢位だからです。
（注2） この際術者の整復手は、四指がでその背部を、母指でそのモーレンハイム窩を把握します。

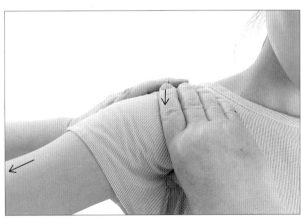
写真 305

（肩鎖関節脱臼に対する実践応用技法としての整復法）
〈第1段階〉（写真305）

1）選手肩幅に足を開き立位にて、患側の肩関節を90°屈曲・45°水平屈曲し、術者は患側の前方に肩幅に足を開いて相対し立ちます。

2）次に術者は、選手の患側のある程度屈曲された肘関節を術者の外側の肩の上に乗せ、外側の下顎でその上腕遠位を押え安定を図りつつ、術者の内側の手

第3節 柔道　191

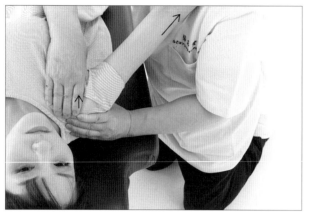

写真306

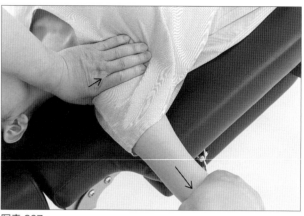

写真307

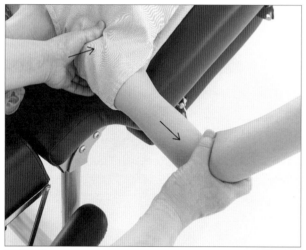

写真308

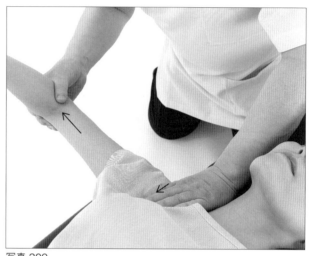

写真309

掌を中・環（薬）指がその肩の上の肩鎖関節にくるよう乗せ、さらにその上に外側の手掌も中・環（薬）指がその肩鎖関節にくるよう重ね、両母指をその腋窩近位内外に添えます。

3）術者は、外側の肩と下顎で患側の上腕遠位をはさみ込み、術者の上体そのものを後方に引きつつ一層遠位方向に牽引し、重ね合わされた両手の中・環（薬）指で患側の鎖骨肩峰端を下方へ押圧します。

注：1）選手が術者より背が高い場合には、選手にテーブルをまたがせ坐位をとらせ、術者は患側の前方に相対し一層足を開き、腰を落として立ちます。

2）またこの技法を背臥位にて行うことも考えられますが、その場合には選手は鎖骨整復台を用いるか、選手の肩甲骨間部に枕などをあてるかあるいは両肩の落ちたテーブルで両肩の落ちた側を頭側に背臥位になり、術者は選手の患側に頭側を向いて立ちます。その際術者は、テーブルが低ければ膝をついても構いません（写真306）。

3）この技法は、肩鎖関節脱臼に対してのみならず棘上筋腱炎・肩峰下滑液包（三角筋下包）炎および肩関節包癒着などに対しても有効に作用します。

〈第2段階〉（写真307）

1）選手背臥位にて、術者は選手の患側の頭側に足側を向いて立ちます。

2）術者は、外側の手で患側の上腕遠位を把握し、その肩を90°外転させ、内側の手の示指MP関節側面を患側の鎖骨肩峰端にあてます。

3）術者は、外側の手でその上腕を一層外転させ牽引しつつ、内側の手の示指MP関節側面でその鎖骨肩峰端を関節面に沿って足側へ押圧します（注☆）。

（注☆）この際術者の整復手は、母指が腹側に来る場合と背側に来る場合がありえますが、どちらも有効です（写真308）。

注：1）選手は鎖骨整復台を用いるか、選手の肩甲骨間部に枕などをあてるかあるいは両肩の落ちたテーブルで両肩の落ちた側を頭側に背臥位になります。その際術者は、テーブルが低ければ膝をついても構いません（写真309）。

2）3）で、内側の手の示指MP関節側面でその鎖

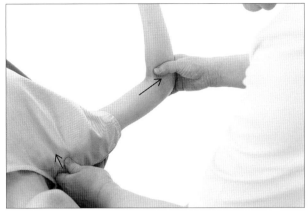
写真310

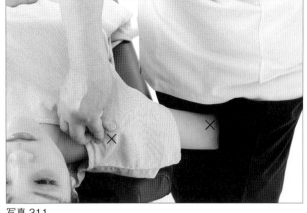
写真311

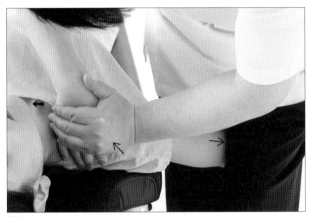
写真312

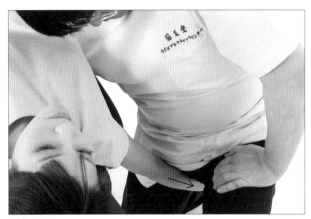
写真313

骨肩峰端を押圧したあと、必要に応じ母指およびその母指々尖に合わせ屈曲した示指々尖とで、再度微妙に押圧整復してもよい（写真310）。

3）この技法は、肩鎖関節脱臼に対してのみならず棘上筋腱炎・肩峰下滑液包（三角筋下包）炎および肩関節包癒着などに対しても有効に作用します。

〈第3段階〉（写真311・312）
1）選手背臥位にて、患側の肩関節を軽度外転させ、術者は、その患側に頭側を向いて立ちます。
2）次に術者は、その上腕骨の内・外側上顆を外側の足でまたいで両大腿間ではさみ、内側の手の母指をその鎖骨肩峰端関節面に乗せ、外側の手の豆状骨小指球寄りをその母指の爪上に重ねます。
3）術者は両膝でその上腕骨の内・外側上顆を遠位方向へ牽引する間、選手に反対方向に抵抗させます。
4）上記3）の状態を保ちつつ術者は、2）で重ね合わされた母指と豆状骨小指球寄りで鎖骨の長軸方向に素早く軽い押圧を加え、加えたと同時に力を抜きます。
注：1）選手は鎖骨整復台を用いるか、選手の肩甲骨間部に枕などをあてるかあるいは両肩の落ちたテー

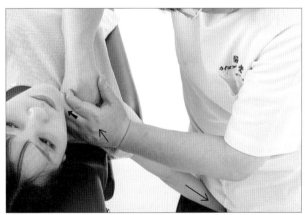
写真314

ブルで両肩の落ちた側を頭側に背臥位になります。その際術者は、テーブルが低ければ膝をついても構いません。なおその場合術者は、3）で正座に至る手前の片膝立ちのような形から両立膝になる間、背後に回した内側の手で患側の前腕を把持・牽引しつつ、両大腿でその上腕骨の内・外側上顆をはさむようにします（写真313・314）。

2）この技法は、肩鎖関節脱臼に対してのみならず棘上筋腱炎・肩峰下滑液包（三角筋下包）炎および肩関節包癒着などに対しても有効に作用します。

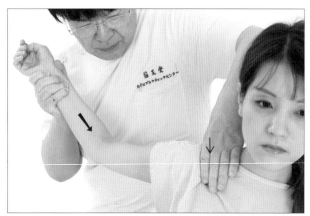

写真315

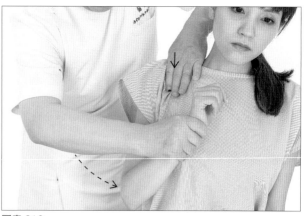

写真316

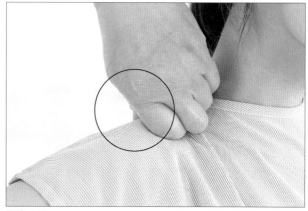

写真317

3）これらの技法の内、〈第1段階〉についてはDR. Larry Gertler D.C.（DR. ラリー・ガートラー D.C.）およびDR. Thomas F. Bergmann D.C.（DR. トマス F. バーグマン D.C.）の方法に、〈第2段階〉および〈第3段階〉についてはDR. Thomas F. Bergmann D.C.（DR. トマス F. バーグマン D.C.）の方法に、それぞれヒントをえたものであることを付記し、合わせて紙面を借りDR. Larry Gertler D.C.（DR. ラリー・ガートラー D.C.）およびDR. Thomas F. Bergmann D.C.（DR. トマス F. バーグマン D.C.）に深い敬意と謝意を表するものです。

〈第4段階〉（写真315・316）

1）選手坐位にて、術者はその患側後方に立ち、内側の手を、その肩鎖関節の上に乗せ、外側の手の手掌を前方に向け、その前腕遠位を把握します。

2）術者は、内側の手の示指MP関節側面あるいは母指およびその母指々尖に合わせ屈曲した示指々尖（写真317）とでその鎖骨肩峰端を押圧する間、外側の手でその肩関節を伸展および外旋しその肩鎖関節方向へ圧迫を加えてから、その肘関節を屈曲しつつ肩関節を内旋して肘関節を選手の患側々方へ出し、さらにその肘関節を剣状突起の高さまでもっていきその肩鎖関節方向への圧迫を終えます。

注：1）この技法は、DR. Andrew Taylor Still M.D.（DR. A.T. スティル M.D.）のOsteopathy Technique（オステオパシー・テクニック）にヒントをえたものであることを付記し、合わせて紙面を借りDR. Andrew Taylor Still M.D.（DR. A.T. スティル M.D.）に深い敬意と謝意を表するものです。

2）以上（肩鎖関節脱臼に対する実践応用技法としての整復法）における〈第1段階〉から〈第4段階〉までの技法の内の1つあるいは幾つかの段階を組み合わせ選手の損傷の程度および状況に応じ用いるようにします。

（胸鎖関節偏位を伴う場合に先行すべき整復）

なお肩鎖関節脱臼に胸鎖関節の偏位を伴う場合には、下記の偏位チェック・整復を試みてから上記の（肩鎖関節脱臼に対する整復法）あるいは（肩鎖関節脱臼に対する実践応用技法としての整復法）を実施すべきです。

〈胸鎖関節偏位チェック〉（写真318・319・320・321）

1）選手坐位にて、術者は患側の後方に立ち、内側の手を健則から回し母・示指々尖で鎖骨近位上・下面を挟むように把持し、外側の手で患側の肘を把握します。

2）術者は、母・示指々尖で下方・上方・後方・前方に押す間、患側の肘を外上方・内下方・前方・後方に動かし、鎖骨近位の滑り具合をみます。

—以下は、上記〈胸鎖関節偏位チェック〉において最も多くみられる下方偏位の場合の整復法の例です。—

〈第1段階〉（写真322）

1）選手坐位にて、術者は患側の後方に立ち、患側の鎖骨近位下面に外側の手の母指球をあて、その上に

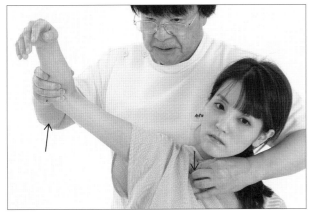
写真 318

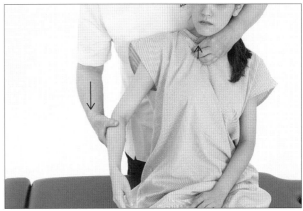
写真 319

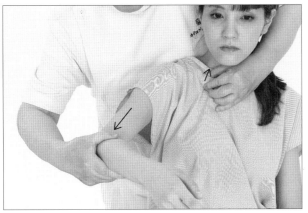
写真 320

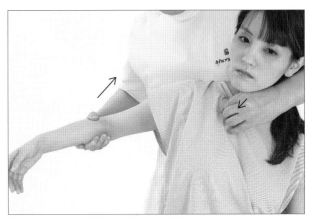
写真 321

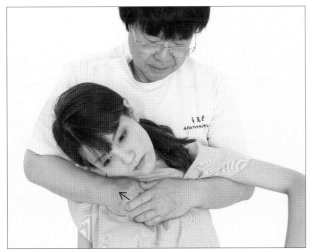
写真 322

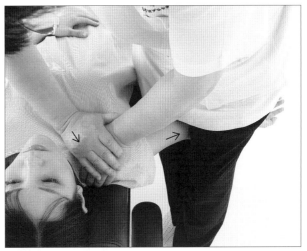
写真 323

　健側の腋窩から挿入した内側の手の手根部を重ねます。

2）術者は、選手の上体を術者のからだにもたれさせ安定を図りつつ、その胸鎖関節における鎖骨の胸骨端を、術者のそれら両手で内下方から外上方へ引き上げます。

〈第2段階〉（写真323）

1）選手背臥位にて、患側の肩関節（肩甲上腕関節）をやや外転させ、術者は患側に頭側を向いて立ち、患側の上腕遠位を両大腿にはさみ上肢遠位の方向に牽引します。

2）術者は、患側の鎖骨近位下面に外側の手の母指々腹をあて、その上に内側の手の豆状骨小指球寄りを重ねます。

第3節　柔道　195

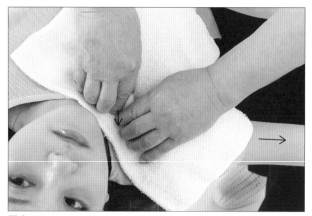

写真324

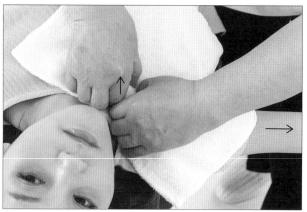

写真325

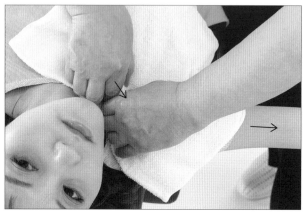

写真326

　3）術者は、両大腿にて患側の上腕遠位を上肢遠位の方向に一層牽引し関節の遊びをとりつつ、胸鎖関節における鎖骨の胸骨端を、術者のそれら母指々腹と豆状骨小指球寄りで内下方から外上方へ押し上げます。

〈第3段階〉（写真324・325・326）

　1）選手鎖骨整復台を用いるか、選手の左右の肩甲骨間部に枕などをあてるかあるいは両肩の落ちたテーブル（診療台）で両肩の落ちた側を頭側に背臥位にて、患側の肩関節（肩甲上腕関節）を鎖骨の長軸方向へ外転させ、助手がその上腕遠位を両手で把握し外下方へ一様の牽引を加えます。

　2）術者は、患側に頭側を向いて立ち、両手のそれぞれ四指を鎖骨の後上面、母指を下面にあて、鎖骨を把握し鎖骨の胸骨端を上方・前方・外側方へ移動します。

　注：1）〈第3段階〉を助手がいないため、術者1人で行なわなければならない場合には、術者は、内側の手の四指々尖を健側外方へ向け、母指球で健側の胸鎖関節の胸骨柄（鎖骨切痕）を、選手の左右の肩甲骨間部に敷かれた枕などを支点として健側外下方へ

落とす間、外側の手の豆状骨小指球寄りを、患側の鎖骨の長軸方向へ外転した肩関節（肩甲上腕関節）のモーレンハイム窩近位付近にあて、母指々腹を鎖骨の胸骨端にあてがい、豆状骨小指球寄りでそのモーレンハイム窩近位付近を患側外下方へ落としつつ母指々腹で、その鎖骨の胸骨端を上方・前方・外側方へをしゃくり出すようにします（写真327・328・329）。

　2）これらの技法の内〈胸鎖関節偏位チェック〉・〈第1段階〉・〈第2段階〉および上記注：1）の〈第3段階〉を助手がいないため、術者1人で行なわなければならない場合の〈第3段階〉の変法は、DR. Thomas F. Bergmann D.C.（DR. トマス F. バーグマン D.C.）の胸鎖関節評価・I─Sすべり─坐位・背臥位および胸鎖関節の伸延─背臥位に、また〔第3段階〕そのものは DR. Anthony F. DePalma M.D.（DR. アンソニー F. デパルマ M.D.）の後胸骨脱臼徒手整復法に、それぞれヒントをえたものであることを付記し、合わせて紙面を借り DR. Thomas F. Bergmann D.C.（DR. トマス F. バーグマン D.C.）および DR. Anthony F. DePalma M.D.（DR. アンソニー F. デパルマ M.D.）に深い敬意と謝意を評するものです。

〈第4段階〉（写真330・331）

　1）選手背臥位にて、術者は、患側に頭側を向いて立ち、内側の手の示・中指を鎖骨の上面、母指を鎖骨下筋（注☆）にあてがい、術者は、外側の手で患側肘遠位を把握します。

　2）次いでその肩関節を90°外転してから内旋し、そこからその鎖骨下筋に圧をかけ、その圧を保持しながら、その肩関節を外旋します。

　（注☆）つまりこの〈第4段階〉は、鎖骨下筋に緊張がある場合、次の〈第5段階〉に移る前に、その緊張を予め軽

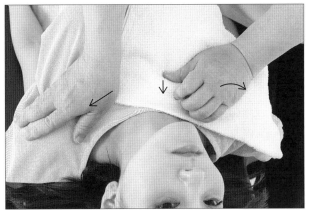

写真 327

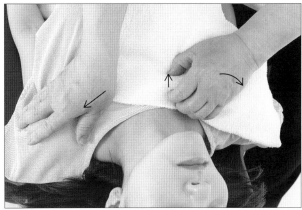

写真 328

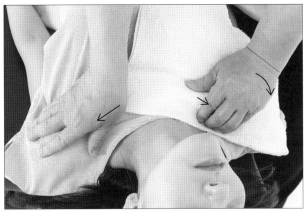

写真 329

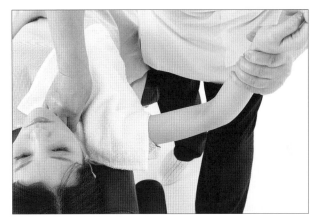

写真 330

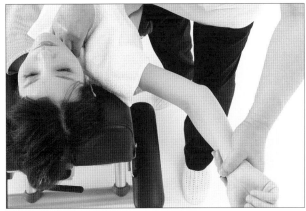

写真 331

　　　　　　　　減しておくための技法です。

〈第5段階〉（写真 332・333・334）

1）選手背臥位にて、術者は、患側に頭側を向いて立ち、内側の手の示・中指を鎖骨の後上面、母指を下面にあて胸鎖関節を把持する間、術者は、外側の手で患側の肘遠位を下から掬い上げるように把握し（注☆）一旦胸鎖関節ごと下方に牽引してから、その肩を屈曲すなわち前方挙上していきます。

2）さらにその選手の患側の手が胸鎖関節付近に来るまで屈曲すなわち前方挙上を続けつつ、次いでその肘関節が患側の耳元付近に来るまでその肩を内転しながら、最終的にその上腕が頭頂付近に来る間、鎖骨を把持した内側の手で鎖骨の胸骨端を上方・前方・外側方へ移動します。

（注☆）　この際術者は患側前腕背面を、次の動作に備え、"逆手"で把握しておくようにするということです。

注：1）上記2つの技法は、整復台を用いるか、選手の左右の肩甲骨間部に枕などをあてるかあるいは両肩の落ちたテーブル（診療台）で両肩の落ちた側を頭側に背臥位になります。

2）上記2つの技法は、DR. Andrew Taylor Still M. D.（DR. A.T. スティル M.D.）の Osteopathy Technique（オステオパシー・テクニック）にヒントをえたものであることを付記し、合わせて紙面を借り DR. Andrew Taylor Still M.D.（DR. A.T. スティル M.D.）に深い敬意と謝意を表するものです。

3）以上、上記（胸鎖関節偏位を伴う場合の先行すべき整復）における〈第1段階〉から〈第5段階〉までの技法の内の幾つかの段階を組み合わせ選手の偏位の程度および状況に応じ選択して用いるようにします。

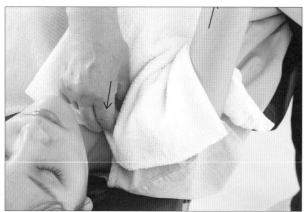

写真 332

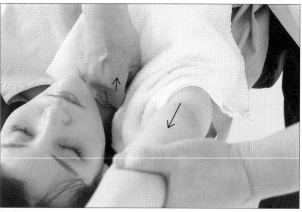

写真 333

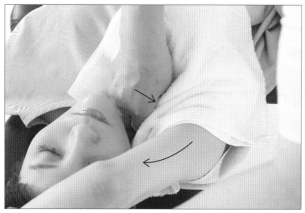

写真 334

（肩鎖関節・胸鎖関節を含む鎖骨全体の微調整）（写真335・336・337）

1）選手坐位にて、術者は患側の前方に坐り、患側の鎖骨近位下面に内側の手の母指々腹を、鎖骨遠位下面に外側の手の母指々腹を、それぞれあてがい、選手の患側の前腕を術者の外側の上腕に乗せさせます。

2）術者は、両母指々腹で選手の鎖骨近・遠位下面を外・上・後方へ押し、選手にも健側の肩を後方へ引かせ、鎖骨全体が外・上・後方へ固定され周囲が弛緩するまで、その圧を保持します。

注：1）この技法は、上記の肩鎖関節・胸鎖関節の整復後の微調整として用いて効能があります。

2）この技法は、DR. Conrad A. Speece D.O.（DR. コンラッド A. スピース D.O.）・DR. William Thomas Crow D.O.（DR. ウィリアム・トマス・クロー D.O.）および DR. Steven L. Simmons D.O.（DR. スティブン L. サイモンズ D.O.）の靱帯性関節ストレイン（Ligamentous Articular Strain）に対するオステオパシー・マニプレーション（Osteopathic Manipulative Techniques）にヒントをえたものであることを付記し、合わせて紙面を借り DR. Conrad A. Speece D.O.（DR. コンラッド A. スピース D.O.）・DR. William Thomas Crow D.O.（DR. ウィリアム・トマス・クロー D.O.）・DR. Steven L. Simmons D.O.（DR. スティブン L. サイモンズ D.O.）に深い敬意と謝意を表するものです。

（肩鎖関節損傷第1度の捻挫に対する整復後の安静のための固定法）

1）患側の肩鎖関節およびモーレンハイム窩にそれぞれスポンジなどの柔らかい小枕子（小さな当て物）をあて、息を吐かせた瞬間にそれら小枕子の上を通り幅3.8cmのホワイト・テープを用い、肩鎖関節で交叉させ2本、胸部は乳頭より下の正中線付近から背部は肩甲骨下角より下の正中線付近まで貼付し、さらにそれらとほぼ平行して少し重ね2本貼付します。

2）次に患側腋窩にベビーパウダーなどを塗布後、綿花ガーゼ（紙おむつなどで代用してもよい）などの適当な固さの大枕子（大きな当て物）をはさみ、やはり息を吐かせた瞬間にその下から幅5.3cmのエラスティック・テープを用い、その大枕子を包み込むようにし、それを1）の小枕子を通り、肩鎖関節で交叉させ行き過ぎたところでとめ、さらにそれとほぼ平行して少し重ねもう1本貼付し2～3週間経過を観察します。

注：固定期間終了後の柔道の練習も、上肢を引かれるたびに疼痛が発生するようであれば、初期には「乱取り」は行わず患部に影響のない「打ち込み」程度にとどめた方が安全です。

（肩鎖関節損傷第2度の亜脱臼すなわち不全脱臼に対する整復後のKenny Howardの吊り装具等による装具固定法）

1）患側の肩鎖関節にフェルトをあて、その上に肩帯をあて、これが同部を下方へ牽引するように同側の

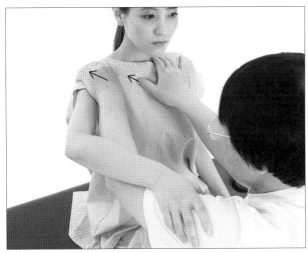
写真335

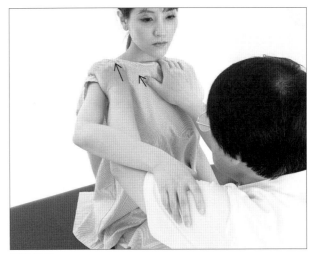
写真336

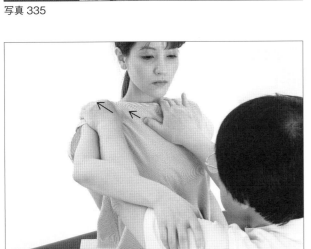
写真337

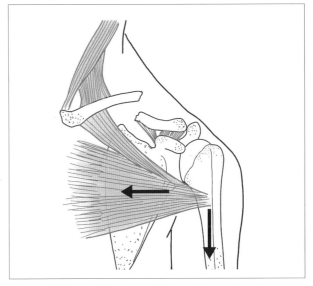
図050 鎖骨骨折（中外1/3境界部）

　前腕と吊り装具で連結します。
 2）次に健側の腋窩に回した胸帯で1）の肩帯および前腕吊り装具を内側に引きつつ背側で1）の肩帯および前腕吊り装具と連結し3〜4週間経過を観察します。
注：肩鎖関節損傷第3度の脱臼すなわち完全脱臼に対しては、上述のように手術的整復による観血療法が一般的なガイドラインです。

第3項　鎖骨々折

1．発生機序

　柔道の場合は、肩から落ち肩をついて転倒したとき、あるいは肘関節伸展位で手をついて転倒したとき、その衝撃が肩を通じ、あるいは上腕を通じ鎖骨の長軸方向に働き、その外側からの介達外力によって中外1/3境界部すなわち弯曲により力学的に最も脆弱で、また筋肉および靱帯など軟部組織による保護の最も希薄な部位に屈曲力および剪断力すなわち捻転力として作用し発生することが多く、直達外力によることはまれです。

　たまに直達外力による場合には外力の集中する個所により、鎖骨遠位あるいは鎖骨外1/3などに発生することもありますが、ときとして上記の肩鎖関節脱臼になることもあります。また直達外力による場合で、鎖骨が第1肋骨に押し付けられ、鎖骨中1/3の個所に外力が集中すれば、同部の捻転骨折が発生することもあります。

（図050）鎖骨骨折（中外1/3境界部）
（図051）鎖骨外端骨折の程度

2．症状・徒手検査
（症状）
〈所見〉
　選手は胸鎖乳突筋を弛緩させ疼痛を緩和させるため頭部を患側に傾け、患側の肩を健側の肩より低くし、そのまま前下方へ下げつつ正中線に近づけ、患側上肢の下垂する重量を支えるため健側の手でその肘を保持したりし

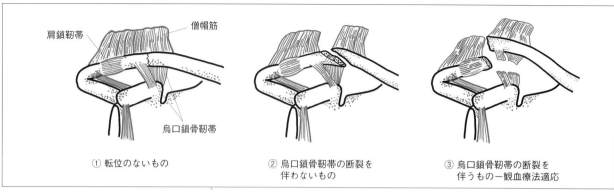

図051 鎖骨外端骨折の程度

① 転位のないもの
② 烏口鎖骨靭帯の断裂を伴わないもの
③ 烏口鎖骨靭帯の断裂を伴うもの―観血療法適応

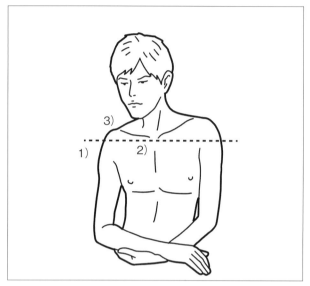

図052 鎖骨の完全骨折所見
1) 患側の肩を健側の方より低くする
2) 肩は下前方に下がり、健側の肩より正中線に近づく
3) 鎖骨骨折部が腫脹する

ます。つまりこれらは、鎖骨の内側が胸鎖乳突筋の牽引により上方へ転位し、鎖骨の外側が上肢の重量により下方へ転位することを防ぐための一種の防御姿勢ということができます。

（図052）鎖骨の完全骨折所見

さらに鎖骨の長さすなわち肩鎖関節から胸鎖関節までの距離も短縮するため、患側の肩幅が狭くみえます。また鎖骨は皮下に接しているため、突出した近位骨折端の上方凸変形に触れたり、その周囲に限局性の圧痛があったり、血腫により骨折部に腫脹あるいは出血斑がみられたり、介達痛により上肢の運動特に外転運動が制限されたり、あるいはそうした体動時に異常可動性および軋轢音が見られたり聞かれたりもします。

〈特徴〉
1) 柔道においては、小・中学生に最も多い外傷です。
2) 小・中学生の場合には、両腋窩を持って抱き上げると疼痛を訴えます。
3) そうした場合には偽性麻痺を訴えることもあります。
4) 大学生・社会人では成長期を過ぎるため、同じ発生機序においても上記の肩鎖関節損傷などになり、鎖骨々折になる頻度は激減します。
5) またそうした大学生・社会人における鎖骨々折の場合には、第三骨片を有するものが比較的多いといえます。
6) そうした場合、その後の処置によって変形治癒を残しやすいということができますが、偽（仮）関節になることはまれです。

（徒手検査）

（鎖骨々折テスト〈Fracture of the Clavicle Test〉）
〈肩関節外転運動の不能〉

著明にみられる症状として、立位あるいは坐位の選手の上肢運動特に肩関節外転運動の不能が確認されます。

〈鎖骨々折における定型的骨片転位〉

近位骨片は胸鎖乳突筋の牽引作用により上方軽度後方へ転位します。遠位骨片は上肢の下垂重量により下方軽度前方へ転位します。全体として大・小胸筋の緊張により短縮転位します。

（鎖骨々折に伴う合併症に対する検査）

鎖骨々折に伴う合併症はまれです。

〈鎖骨々折に伴う合併症および徒手検査〉
1) 鎖骨下動脈損傷では、橈骨動脈の脈拍（および爪の色）を検査します。
   また静脈に関しては手の腫脹をみます。
2) 腕神経叢損傷では、上肢の知覚異常（触った感じなど）を検査します。
   また運動異常に関しては手指の動きをみます。
3) 肩鎖関節・胸鎖関節・肩板損傷などを鑑別します。

時間経過に伴い肩鎖関節・胸鎖関節に限局した疼痛およびドロップ・アーム・サイン（テスト）(Drop Arm Sign〈Test〉)（注1）・コドッマン徴候（Codman's Sign）（注2）を確認します。

4）肋骨々折（注3）の合併による肺臓への損傷たとえば胸膜・肺尖の損傷による血痰・気胸・血胸における諸症状に注意を払います。

(注1) ドロップ・アーム・サイン（テスト）(Drop Arm Sign〈Test〉)
　　前述の 第Ⅲ章 その競技に特有で、その競技の名称を冠した外傷・障害（上肢編）第2節 野球肩 第3項 徒手検査法（肩板関節面不全断裂）1．Drop Arm Sign（Test）と同様です。

(注2) コドッマン徴候（Codman's Sign）
　　前述の 第Ⅲ章 その競技に特有で、その競技の名称を冠した外傷・障害（上肢編）第2節 野球肩 第3項 徒手検査法（肩板関節面不全断裂）2．Codman's Sign と同様です。

(注3) 第1肋骨々折との鑑別
　　第1肋骨々折では、咳・くしゃみなどで疼痛が増悪します。

〈合併症に対するＸ線検査〉

　正面像すなわち前後像のみならず斜位像についても上方30°および下方30°から撮影し骨折の部位・型・転位の程度のみならず合併症についてその有無を判断し、必要に応じ他の検査を加えて確認します。

3．予防
―解剖的実践予防―

　鎖骨々折に対する鎖骨周囲における一般的（第一義的）な直接の予防です。

1）まず転倒の際の衝撃をやわらげるため、予め肩および鎖骨周囲の筋力を強化しておくことです。

(鉄亜鈴・チューブを用いた鎖骨々折予防のための筋肉強化法)

　まず予防のため肩および鎖骨周囲の筋肉を十分強化するべく、上記 第1項 肩関節脱臼（前方脱臼）と同様の筋肉強化法を実施します。

(鎖骨々折予防のための筋肉強化後の鎖骨・肩甲骨のマルアライメントに対する整復法)

　次に鎖骨々折予防のための筋肉強化後、上記の 第2項 肩鎖関節脱臼 と同様に〈鎖骨のマルアライメントに対する整復法（注1）〉および〈肩甲骨のマルアライメントに対する整復法〉を実施すべきであり、後者については、〔安達の肩甲骨の整復法【坐位】（注2）〕を用いるか、〔肩甲骨のマルアライメントに対する実践応用技法としての整復法（注3）〕のいずれかを用います。

(注1) 前述の 第Ⅲ章 その競技に特有で、その競技の名称を冠した外傷・障害（上肢編）第1節 水泳肩 第4項 整復 第4期：水泳練習のみならず疼痛のため日常の生活にも支障を来たす（肩鎖関節整復法）〈入門実技としての鎖骨の整復法〉〔鎖骨が選手の身体にのめり込んでいるため、胸鎖乳突筋を中心とした頚部の上下左右の動きが制限されている場合で、助手がいないため術者1人で行う場合〕（写真011）と同様です。

(注2) 前述の 第Ⅲ章 その競技に特有で、その競技の名称を冠した外傷・障害（上肢編）第1節 水泳肩 第4項 整復 第4期：水泳練習のみならず疼痛のため日常の生活にも支障を来たす（肩鎖関節整復法）〈安達の肩甲骨の整復法〔坐位〕〉（写真012）と同様です。

(注3) 前述の 第Ⅲ章 その競技に特有で、その競技の名称を冠した外傷・障害（上肢編）第1節 水泳肩 第4項 整復 第4期：水泳練習のみならず疼痛のため日常の生活にも支障を来たす（肩鎖関節整復法）〈肩甲骨の実践応用技法としての整復法〉（写真013）と同様です。

注：ここで、（注1）の（肩鎖関節整復法）〈入門実技としての鎖骨の整復法〉〔鎖骨が選手の身体にのめり込んでいるため、胸鎖乳突筋を中心とした頚部の上下左右の動きが制限されている場合で、助手がいないため術者1人で行う場合〕（写真011）に換えて〔鎖骨が選手の身体にのめり込んでいるため、胸鎖乳突筋を中心とした頚部の上下左右の動きが制限されている場合で、助手2名と術者1人で行う場合〕（写真338・339・340）を用いてもよい。その場合（注☆）、

1）選手坐位にて、術者と助手は、その左右から、手掌を交互に出し、選手の頭部・背部にあてます。
2）選手の上体を倒しながら、術者と助手は下から順番に手を抜きます。
3）選手の上体を、脊柱を中心に、鎖骨整復台に背臥させます。
4）第1の助手が、整復しようとする鎖骨の側の上肢を、その鎖骨の延長線上、すなわち頭側斜め外方へ、第2の助手が、選手の胸近くにバスタオルを巻き、第1の助手に相対して、足側斜め外方へ持続対牽引します。
5）術者は、整復しようとする鎖骨の上に、小さなタオルをかけ、両手の母指および四指で鎖骨を軽く把握し、胸鎖関節から肩鎖関節に至るまでを天井側へ順繰りに引き上げます。

(注☆) 1）この際、2名の助手は、大・小胸筋の緊張に対して持続対牽引し、術者は、両手で内側では胸鎖乳突筋の牽引作用に対して下方軽度前方へ、外側では上肢の下垂重量に対して上方軽度後方へ軽度整復します（中

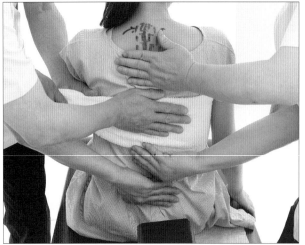
写真 338

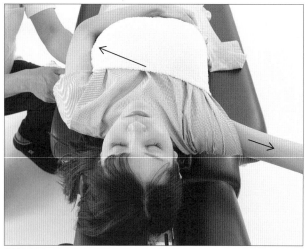
写真 339

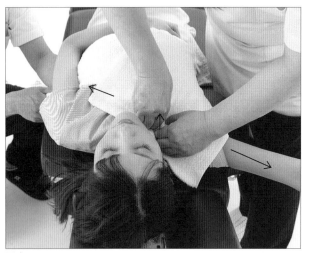
写真 340

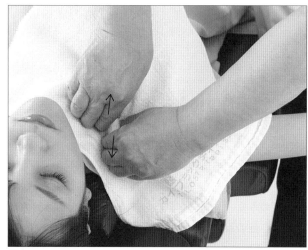
写真 341

央部では、内側の手で下方軽度前方へ、外側の手で上方軽度後方へ、またその剪断作用に対しては、軽度捻転整復してもよい）（写真341）。

2）この際、右鎖骨を整復すれば左へ向きやすくなり、左鎖骨を整復すれば右へ向きやすくなり、両鎖骨を整復すれば、上下向きやすくなります。なぜなら胸鎖乳突筋・胸骨舌骨筋・胸骨甲状筋を弛緩させることになるからです。

3）またこの際、頸動脈を圧迫しないよう、充分留意すべきです。

4）この技法は、DR. Anthony F. DePalma M.D.（DR. アンソニー F. デパルマ M.D.）の胸鎖関節の靱帯損傷の整復にヒントをえたものであることを付記し、合わせて紙面を借り DR. Anthony F. DePalma M.D.（DR. アンソニー F. デパルマ M.D.）に深い敬意と謝意を表するものです。

5）なおこれを、助手1名と術者1名で行う場合、4. 整復（鎖骨整復台を利用した背臥位による整復法）4）で後記するように選手に両肩関節を外転・内旋・伸展させ両手掌を下腹部に置かせ、助手が健側に頭側あるいは足側を向いて立ち前方より左右モーレンハイム窩を選手のそれぞれ後外方へ圧する間、術者は患側に頭

側を向いて立ち外側の手で患側肘関節を把握し、その肩関節を外旋・内転し肩甲骨とともに上方へ持ち上げ、内側の手で鎖骨近位（胸鎖乳突筋の牽引作用下）を下方軽度前方へ、鎖骨遠位（上肢の下垂重量下）を上方軽度後方へ整復します（また中央部では、内側の手の四指で内側を下方軽度前方へ、内側の手の母指で外側を上方軽度後方へ、その剪断作用に対して軽度捻転整復してもよい）（写真342・343・344）。

2）次に転倒の際の衝撃をやわらげるため、予め受身の技術・柔軟性の向上等身のこなしの改善を図っておきます。

―機能的複合予防―

　鎖骨々折に対する鎖骨周囲における特異的（第二義的）な間接の予防です。

―胸鎖乳突筋の牽引作用に対して―

＝胸鎖乳突筋による頸部の屈曲・伸展に対して＝

〈頸部が屈曲し患側への側屈・健側へ回旋すると軽減する場合に対する実践応用技法としての整復法〉（写真

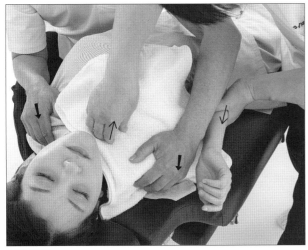
写真342

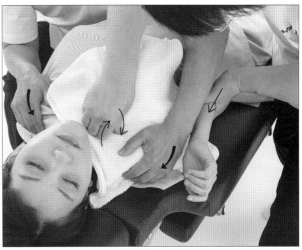
写真343

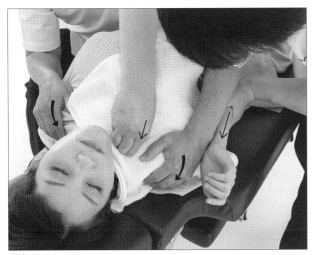
写真344

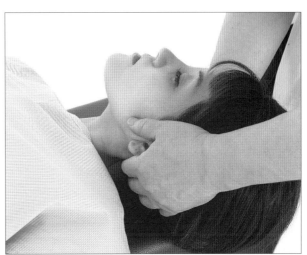
写真345　胸鎖乳突筋　①屈曲から

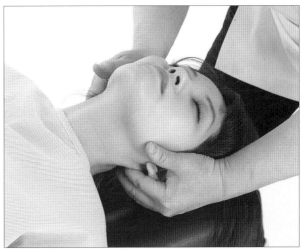
写真346　胸鎖乳突筋　②伸展へ

345・346）
1）選手背臥位にて、術者は頭側に足側を向いて立ちます。
2）術者は、乳様突起周囲に緊張のある側の手の示指々先を同部にあてがい、母指と他の三指およびその手掌で同側の頸部外側を包み込むように支持します。
3）術者は、健側の手掌をその側の頭部背側にあてがいます。
4）術者は、健側の手掌でその頭頸部を屈曲し、患側へ側屈・健側へ回旋させ、その患部に対し圧をかけます。
5）術者は、その圧を維持しながら、その頭頸部を患側へ側屈・回旋し、伸展させます。

〈頸部が伸展し患側への側屈・回旋すると軽減する場合に対する実践応用技法としての整復法〉（写真347・348）
1）選手背臥位にて、術者は頭側に足側を向いて立ちます。
2）術者は、乳様突起周囲に緊張のある側の手の示指々先を同部にあてがい、母指と他の三指およびその手掌で同側の頸部外側を包み込むように支持します。

第3節　柔道　203

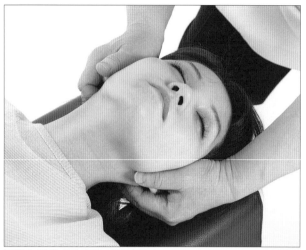
写真347 胸鎖乳突筋 ①伸展から

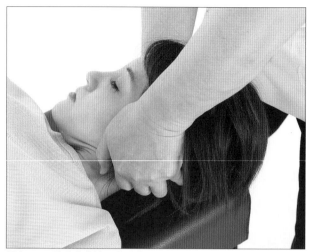
写真348 胸鎖乳突筋 ②屈曲へ

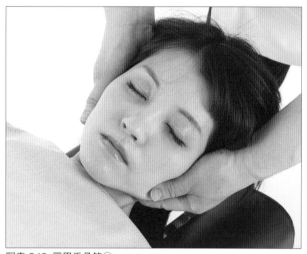
写真349 肩甲舌骨筋①

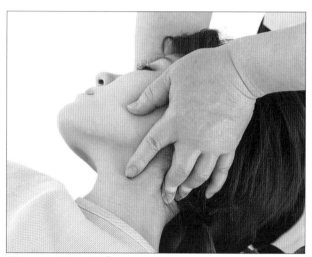
写真350 肩甲舌骨筋②

 3）術者は、健側の手掌をその側の頭部背側にあてがいます。
 4）術者は、健側の手掌でその頭頸部を伸展し、患側へ側屈・回旋させ、その患部に対し牽引をかけます。
 5）術者は、その牽引を維持しながら、その頭頸部を患側へ側屈・健側へ回旋し、屈曲させます。

＝胸鎖乳突筋下の関連諸筋群（肩甲舌骨筋・肩甲挙筋）に対して＝
〈肩甲舌骨筋〉（写真349・350）
 1）選手背臥位にて、術者は頭側に足側を向いて立ちます。
 2）術者は、舌骨周囲に緊張のある側の手の示指々先を同部にあてがい、母指と他の三指およびその手掌で同側の顔面および頸部外側を包み込むように支持します。
 3）術者は、健側の手掌をその側の頭部背側にあてがいます。
 4）術者は、健側の手掌でその頭頸部を屈曲し、患側へ側屈・回旋させ、その患部に対し圧をかけます。
 5）術者は、その圧を維持しながら、その頭頸部を伸展し、健側へ回旋・側屈させます。

注：1）この技法は、本来、肩甲舌骨筋に対するものなので、舌骨周囲の圧痛のみならず、肩甲骨外側上縁周囲の圧痛に対しても用いることができます。
 2）ただその場合、上記4）で圧をかけるのは、舌骨周囲次いで肩甲骨の肩甲切痕周囲でなければなりません。
 3）上記2つの技法は、DR. Andrew Taylor Still M.D.（DR. A.T. スティル M.D.）の Osteopathy Technique（オステオパシー・テクニック）にヒントをえたものであることを付記し、合わせて紙面を借り DR. Andrew Taylor Still M.D.（DR. A.T. スティル M.D.）に深い敬意と謝意を表するものです。

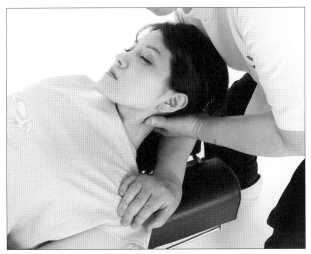

写真 351

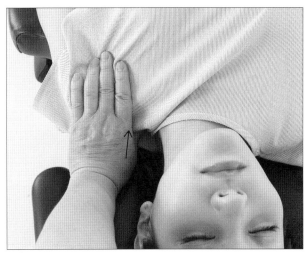

写真 352

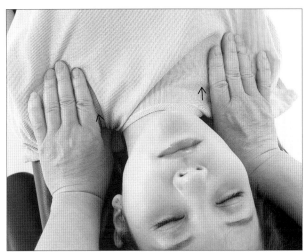

写真 353

〈肩甲挙筋〉

(肩甲挙筋の疼痛・攣縮に対する等尺性抵抗運動療法)
(写真 351)

1）選手背臥位にて、術者はその頭側に足側を向いて立ちます。
2）術者は、健側の手で患側の肩を押さえ、患側の手で患側頭部を把持します。
3）術者は、健側の手を支持手とし、患側の手を調整手として、選手にその頭部を健側に側屈・やや前屈・やや回旋させます。
4）術者は、次に選手にその頭部を術者に抵抗して、その反対方向すなわち患側に側屈・やや後屈・やや回旋するようにし指示し、1回を7～10秒間とし数回繰り返します。
注：この技法は、DR. William C. Meeker D.C.（DR. ウィリアム C. ミーカー D.C.）の活動的筋弛緩テクニックの後等尺性弛緩（post-isometric relaxation）テクニックにヒントをえたものであることを付記し、合わせて紙面を借り DR. William C. Meeker D.C.（DR. ウィリアム C. ミーカー D.C.）に深い敬意と謝意を表するものです。

(肩甲挙筋付着部である肩甲骨上角への押圧保持)（写真 352）

1）選手背臥位にて、術者は頭側に足側を向いて立ちます。
2）次に術者は、患側の母指々頭を選手の患側の肩甲挙筋付着部である肩甲骨上角にあてがいます。
3）最後に術者は、その母指々頭を内側下方わずかに前方へ押し、硬結の消失を待ちます。
注：1）上記の技法は、両側が患部の場合、両側同時に行ってもよい（写真 353）。

2）上記の技法は、DR. Conrad A. Speece D.O.（DR. コンラッド A. スピース D.O.）・DR. William Thomas Crow D.O.（DR. ウィリアム・トマス・クロー D.O.）および DR. Steven L. Simmons D.O.（DR. スティブン L. サイモンズ D.O.）の靱帯性関節ストレイン（Ligamentous Articular Strain）に対するオステオパシー・マニプレーション（Osteopathic Manipulative Techniques）の肩甲挙筋にヒントを、えたものであることを付記し、合わせて紙面を借り DR. Conrad A. Speece D.O.（DR. コンラッド A. スピース D.O.）・DR. William Thomas Crow D.O.（DR. ウィリアム・トマス・クロー D.O.）および DR. Steven L. Simmons D.O.（DR. スティブン L. サイモンズ D.O.）に深い敬意と謝意を表するものです。

(肩甲挙筋腱炎〈頸肩腕部痛〉に対する実践応用技法としての整復法)（写真 354・355）

1）選手背臥位にて、術者は頭側に足側を向いて立ち

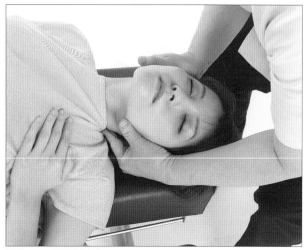

写真 354 肩甲挙筋①

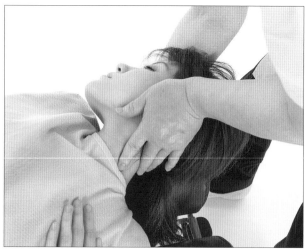

写真 355 肩甲挙筋②

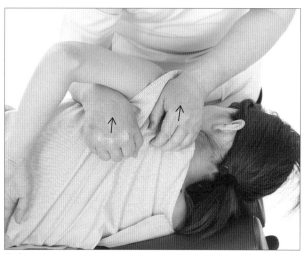

写真 356

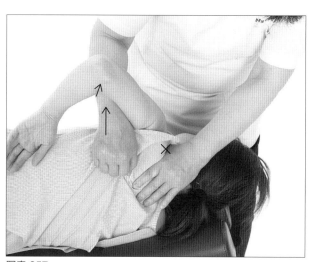

写真 357

ます。
2）術者は、選手に患側の肩関節を 90°外転させ、肘関節を最大屈曲させます。
3）次に術者は、患側の示指をその肩甲骨上角の肩甲挙筋付着部にあてがい、安定を図るため他の中・環（薬）・小指をその患側肩部周囲にあてがいます。
4）術者は、健側の手掌で後頭骨を包み込むように支持します。
5）次に術者は、その健側の手掌で上部頸椎（環・軸・第3・第4頸椎）横突起の肩甲挙筋起始部が肩甲骨上角の肩甲挙筋付着部に近づくよう、頭頸部を患側へ側屈・健側へ回旋そして伸展させます（注☆）。
6）最後に術者は、健側の手掌で肩甲骨上角の肩甲挙筋付着部へ圧をかけつつ、その頭頸部を屈曲させ、健側へ側屈・患側へ回旋させます。

（注☆）この際、起始部である上部頸椎側の疼痛が増悪していれば健側へ回旋・伸展そして患側へ側屈させてもよい。

注：1）この技法は、2）で選手に患側の肩関節を 90°外転させ、肘関節を最大屈曲させることにより、次の上肢の重量による下垂に対しても同側の頸肩腕部痛に対しても有効に作用します。
2）上記の技法は、DR. Andrew Taylor Still M.D.（DR. A.T. スティル M.D.）の Osteopathy Technique（オステオパシー・テクニック）にヒントをえたものであることを付記し、合わせて紙面を借り DR. Andrew Taylor Still M.D.（DR. A.T. スティル M.D.）に深い敬意と謝意を表するものです。

―上肢の重量による下垂に対して―
＝肩甲骨の内転による上肢の下垂に対して＝
〈術者腹側から　第1段階〉（写真 356・357・358）
1）選手患側を上に、その上肢をやや背側に回し側臥位にて術者は腹側に相対して立ちます。
2）術者は、患側の肩に上体を接し、足側の手をその腋窩に挿入し、頭側の手をその肩越しに背側に回し、それぞれの手の四指々先をその肩甲骨の内側縁と肋

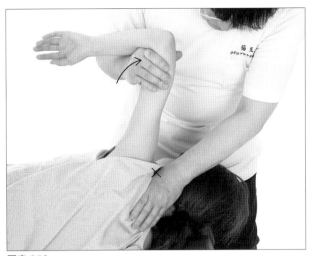
写真358

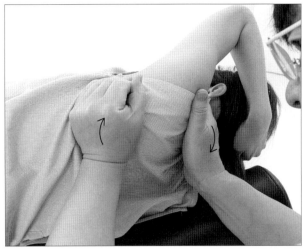
写真359

骨の間に挿入します。

3）術者は、その肩甲骨下角を外転させるため、先ず足側の手のみを引き上げ、その肩関節（肩甲上腕関節）およびその肩甲骨下角を持ち上げます。

4）次に術者は、頭側の手をその肩甲骨の上角および肩におきかえ、足側の手および前腕を使って、さらにその肩関節（肩甲上腕関節）およびその肩甲骨下角を持ち上げます。

5）最後に術者は、頭側の手をその肘に持ちかえ、足側の手で、その肩関節（肩甲上腕関節）およびその肩甲骨下角を一層持ち上げます。

注：この技法は、豊中渡辺病院リハビリテーション科主任中江徳彦先生・豊中渡辺病院リハビリテーション科木村佳記先生・大阪電気通信大学医療福祉工学部理学療法学科教授小柳磨毅先生の肩甲骨の上方回旋および大阪府立大学大学院総合リハビリテーション学研究科准教授淵岡聡先生・大阪府立急性期・総合医療センターリハビリテーション科林好子先生の肩周囲のストレッチングおよび首都大学東京健康福祉学部理学療法学科准教授竹井仁先生の機能的マッサージ棘下筋にヒントをえたものであることを付記し、合わせて紙面を借り豊中渡辺病院リハビリテーション科主任中江徳彦先生・豊中渡辺病院リハビリテーション科木村佳記先生・大阪電気通信大学医療福祉工学部理学療法学科教授小柳磨毅先生および大阪府立大学大学院総合リハビリテーション学研究科准教授淵岡聡先生・大阪府立急性期・総合医療センターリハビリテーション科林好子先生・首都大学東京健康福祉学部理学療法学科准教授竹井仁先生に深い敬意と謝意を評するものです。

〈術者背側から　第2段階〉（写真359）

1）選手患側を上に側臥位にて、患側の肩関節（肩甲上腕関節）を外転させ、肘関節を屈曲させることでその手を後頭部へ廻させます。

2）術者は、選手の後方に相対して立ち、それぞれ頭側の手でその肩甲骨の肩甲棘および肩峰付近を把握し、足側の手でその肩甲骨の下角付近をその内側に豆状骨小指球寄りがあてがわれるように把握します。

3）術者は、その肩甲骨に内側から外側への回旋を加えるため、頭側の手でその肩甲棘および肩峰付近を内側へ押し下げ、足側の手豆状骨小指球寄りでその下角付近内側を外側へ引き上げます。

注：この技法は、DR. Thomas F. Bergmann D.C.（DR.トマス F. バーグマン D.C.）の肩甲肋骨関節回旋マニピュレーションにヒントをえたものであることを付記し、合わせて紙面を借り DR. Thomas F. Bergmann D.C.（DR. トマス F. バーグマン D.C.）に深い敬意と謝意を評するものです。

―直達外力により鎖骨が第1肋骨に押し付けられ、鎖骨中1/3に外力が集中し捻転力が発生することに対して―
＝第1肋椎関節拡張偏位に対して＝
〈選手坐位による方法（注☆）〉（写真360・361）

1）選手坐位にて、術者は健側々方にスタンスを広くとって立つか坐します。

2）術者は、背側の上腕を選手の健側の腋窩から挿入しその後方に回し、その手を患側の肩に掛けます。

3）術者は、背側の手の示（・中）指々尖を第1肋骨の肋骨頭におき、腹側の手を選手の頭頂部におきます。

4）術者は、その頭頂部を一旦術者の方へ引き寄せることで第1肋骨の肋骨頭の上方偏位を強調し、背側

第3節　柔道

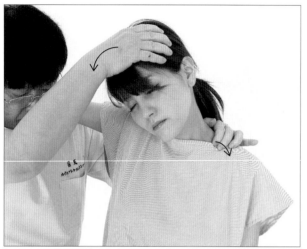
写真360

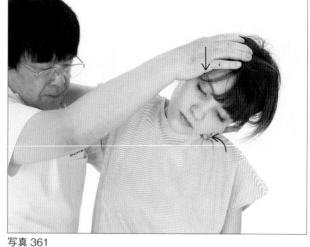
写真361

の手で患側の肩および上体を患側へ倒しつつ、次いで腹側の手で今度はその頭頂部を反対方向へ倒すことで、その肋骨頭にほぼ垂直方向の圧迫を加えます。

5) 術者は、上記のように腹側の手でその頭頂部に、ほぼ垂直方向の圧迫を加える間、背側の手で患側の肋骨および肩・上体を術者の方へ引き寄せ、第1肋骨の肋骨頭を背側の手の示（・中）指々尖で押圧して整復を完了します。

(注☆) 筆者は、北京オリンピックにおけるフェンシング・フルーレ部門の銀メダリスト、日本の太田雄貴選手の得意技である相手の攻撃を交わし、その背後を突く"振込み"に形が似ていることから、ハンドルネームすなわち呼称として"太田選手の振込み"と名付けました。

注：この技法は、DR. Andrew Taylor Still M.D.（DR. A.T. スティル M.D.）の Osteopathy Technique（オステオパシー・テクニック）第一肋骨上方変位の治療（坐位）〔ハザードのバージョン〕にヒントをえたものであることを付記し、合わせて紙面を借り DR. Andrew Taylor Still M.D.（DR. A.T. スティル M.D.）に深い敬意と謝意を表するものです。

〈選手背臥位による方法〉（写真362）

1) 選手背臥位にて、術者は頭側に足側を向いて立ちます。
2) 術者は健側の手で選手の頭部を45°持ち上げ、頚部を健側に20°回旋しそのまま患側に側屈します。
3) 術者は健側の手でその状態を保ちながら、患側の手の示指MP関節側面を第1肋骨角上面にあてがい、その肋横突関節に対し上外側から下内側へ胸骨方向に、すなわち健側の鎖骨中線（乳頭線）上の第5肋間に向けて押圧します。

注：1) 3) で術者が健側の手でその状態を保つ際、

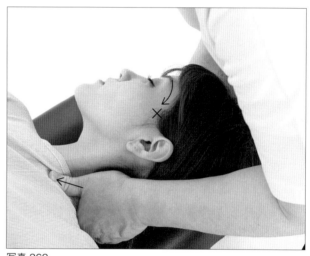
写真362

術者の健側の肩および前腕で選手の頭部をはさむようにしてもよい。

2) この技法は、DR. Joseph Janse D.C.（DR. ジョセフ・ジェンシー D.C.）の第1肋骨整復法および DR. David H. Peterson D.C.（DR. デイビッド H. ピーターソン D.C.）・DR. Thomas F. Bergmann D.C.（DR. トマス F. バーグマン D.C.）の背臥位肋骨アジャストメント示指球肋骨プッシュにヒントをえたものであることを付記し、合わせて紙面を借り DR. Joseph Janse D.C.（DR. ジョセフ・ジェンシー D.C.）および DR. David H. Peterson D.C.（DR. デイビッド H. ピーターソン D.C.）・DR. Thomas F. Bergmann D.C.（DR. トマス F. バーグマン D.C.）に深い敬意と謝意を表するものです。

〈選手腹臥位による方法〉（写真363）

1) 選手頭部を下げ腹臥位にて、術者は頭側に足側を向いて立ち健側の足を一歩前に出し、選手の頚部を

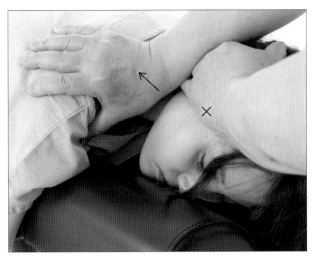

写真363

健側に側屈させつつ顔だけ患側を向かせます。
2）術者は、患側の手で上側の頬骨付近を把握し、健側の手の母・示指間に、第1肋骨の肋骨角付近をはさみ豆状骨小指球寄りがその肋横突関節上縁にあてがわれるようにします。
3）術者は、患側の手で上側の頬骨付近を支持する間、健側の手の母・示指間および豆状骨小指球寄りで第1肋骨の肋骨角付近から肋横突関節までの上縁にかけて頭側後方から足側前方へ肘を伸展させ体重を乗せて押圧を加えます。

注：1）この技法は、2）で健側の手の豆状骨小指球寄りがその肋横突関節上縁にあてがわれるようにするかわりに、患側の肩甲棘にあてがわれるようにすることによって、第Ⅴ章 その他のスポーツ外傷・障害（上肢編）第1節 肩甲上神経障害（整復）（直接的整復）（肩甲骨挙上偏位に対する安達の実践応用技法）で後述するように肩甲棘基部外縁を丁度扇の要として扇をたたむように上内側から下外側に押し出すことで肩甲上神経障害（suprascapular nerve disorders）に応用することもでき、またこの注：1）を上記の—上肢の重量による下垂に対して—の＝肩甲骨の内転による上肢の下垂に対して＝における〈選手腹臥位による仕上げ　第3段階〉としてそのまま用いることもできます。
2）この肋骨に対する技法そのものについては、DR. David H. Peterson D.C.（DR. デイビッド H. ピーターソン D.C.）および DR. Thomas F. Bergmann D.C.（DR. トマス F. バーグマン D.C.）の腹臥位肋骨アジャストメント変型小指球（母指球）プッシュにヒントをえたものであることを付記し、合わせて紙面を借り DR. David H. Peterson D.C.（DR. デイビッド H. ピーターソン D.C.）および DR. Thomas F. Bergmann D.C.（DR. トマス F. バーグマン D.C.）に深い敬意と謝意を表するものです。

4．整復
（鎖骨整復台を利用した背臥位による整復法）

1）まず鎖骨整復台をテーブルと同じ高さに調節して頭側に据え、選手上背部をテーブルの頭側に出し背臥位にて、両肩を外転・外旋・伸展させます。
2）次に選手の頭部を軽度患側へ傾け胸鎖乳突筋の弛緩を図り、患側の上肢を遠位骨片をも含め外後上方へ、すなわち鎖骨長軸方向に沿って一層引かれた状態にし、しばらく放置しておくと筋の緊張は弛緩し転位も整復されます。
3）転位の整復が不十分と思われるときは、さらに術者は患側に頭側を向いて立ち近位骨片を内側の手で支持し、助手に患側の上肢を遠位骨片をも含め外後上方へ引いた状態のまま維持させる間、外側の手で遠位骨片を把握し両骨折端を合わせて整復を完了します。
4）あるいは別法として、選手上記同様鎖骨整復台に背臥位にて、患側の腋窩に大枕子をはさんだままで、選手に両肩関節を外転・内旋・伸展させ両手掌を下腹部に置かせ、助手が健側に頭側あるいは足側を向いて立ち前方より左右モーレンハイム窩を選手のそれぞれ後外方へ圧し短縮転位を除去する間、術者は患側に頭側を向いて立ち外側の手で患側肘関節を把握し、その肩関節を外旋・内転し遠位骨片を肩甲骨とともに上方へ押し上げ、内側の手で近位骨片を下方へ圧し両骨折端を合わせて整復を完了します。

注：1）幼少期における若木骨折では、上方凸の屈曲型不全骨折が多いため、上方から軽く圧する程度で十分整復されます。
2）3）の場合も4）の場合も、その後その鎖骨整復台上における整復肢位のままで固定に移ることで、体位転換による再転位を防ぐことができます。特に4）では、そこから患側の肩関節を内旋し軽度外転し固定に移ることで、ベストの固定肢位をえることができます。
3）鎖骨整復台がない場合には、選手の肩甲骨間部に枕などをあてるかあるいは両肩の落ちたテーブルで両肩の落ちた側を頭側に背臥位になります。
4）整復の際、鎖骨整復台を用いないで坐位をとる場合には、術者は助手を2人用い、第1の助手を選手の後方に立たせ、膝頭をその脊柱にあてがわせ、左右腋窩にそれぞれ左右の手を挿入させそれぞれ外後方へ持ち上げさせ、その短縮転位を除去させます。

次に第2の助手を患側に相対して立たせ、その上腕および前腕を把握させ、遠位骨片および肩甲骨を上外後方へ持ち上げさせます。その間術者は、両骨折端を両手で把握し、両者を合わせて整復を完了します。

(鎖骨整復台を利用した背臥位による整復後の固定法)

1) 骨折部に小枕子（小さな当て物）をあて、その上から幅3.8 cmのホワイト・テープを用い、同部で交叉させ2本、胸部は乳頭より下の正中線付近から背部は肩甲骨下角より下の正中線付近まで貼付し、さらにそれらとほぼ平行に少し重ねて2本貼付します。

2) 次に両腋窩にベビーパウダーなどを塗布後、綿花ガーゼ（紙おむつなどで代用してもよい）などの適当な固さの大枕子（大きな当て物）をはさんだままで、その下から幅5.3 cmのエラスティック・テープを用い、その大枕子（大きな当て物）を包み込むようにし、さらにそれとほぼ平行に少し重ねてもう1本貼付します。

3) 最後に肩関節外転位保持バンドを装着するか、あるいは幅12.7 cm（5 inch）のフランネルまたはキャラコの包帯を6～8回巻き背8字帯を完成させ、上肢帯を後外上方へ持ち上げることで胸を張った肢位にて、鎖骨の短縮および屈曲転位を還元・維持し4～6週間経過を観察（注☆）します。

(注☆) 固定期間中の就眠時においては、半臥位あるいは背臥位を基本とし、後者の場合には肩関節外転位保持のため、選手の肩甲骨間部に枕などをあてるようにします。

注：1) 幼少期における若木骨折では、整復後、上記の固定を3～4週間程度行えば十分です。

2) 幼少期における若木骨折では、旺盛な応変則・調応能すなわちリモデリング換言すれば修復能力によって変形も自家矯正されます。

3) 烏口鎖骨靱帯外側の鎖骨々折（通常鎖骨外1/3の骨折）で烏口鎖骨靱帯の断裂を伴う場合には、近位骨片が上方へ浮き上がってしまい徒手整復は不能です。

4) 成人・高齢者などで第3骨片の生じている場合には、固定維持は困難であり、特に第3骨片が鋭利であったり楔状であったり皮下で直立していたりする場合には、皮膚損傷・貫通あるいは神経・血管損傷の可能性があるため徒手整復は不能です。

5) 粉砕骨折の生じている場合には、徒手整復が困難であり、その整復位での固定維持さえ困難なこともあります。

6) 徒手整復が困難な場合には、仮骨形成の遅延により固定期間が長期にわたり関節拘縮・筋萎縮・組織癒着を生じたりして遷延治癒となったり、転位が大きく残存する場合には、まれに偽（仮）関節を生じたりする可能性さえあります。

7) 固定維持が困難な場合には、変形治癒となったり、過剰仮骨形成となったり、それらにより神経障害を生じたり、さらに再転位が大きい場合には、まれに偽（仮）関節を生じたりする可能性さえあります。

第4節　剣道

剣道は、竹刀を用い相手と打ち（面・胴・小手）・突き（喉）の先取を競い合う格技すなわち格闘技ですが、防具を着用することによって相手との直接の接触による危険性に対し、その安全が保たれているため、他の格技すなわち格闘技のみならず、他の競技と比べても安全性の高い競技でもあります。

しかしながら板張りの床を素足で「足さばき」すなわち移動するという競技の特性から、特に「稽古」・「試合」における激しい踏み込みの際の足部・下腿への衝撃は激しく、アキレス腱炎・腱周囲炎・アキレス腱断裂・腓腹筋断裂など、この競技を特徴付ける外傷・障害に陥りやすくもあります。

またそれも剣道において攻めるにも守るにも、どんな変化にも応じられる「基本の構え」とされ「正眼の構え」とも呼ばれる「中段の構え」においては、右側の上肢・下肢が前方に、左側の上肢・下肢が後方になりながら、上体は常に正面を向いていなければならないため、左側特に踏み込みの際の左足の蹴り出しが受傷の原因となることが多いようです。

もっといえば正面を向いた正しい足の位置に対して、後方の左足だけが"toe out"すなわち爪先が外側を向いた「足さばき」すなわち「撞木（しゅもく）足」および板張りの床を素足で「足さばき」すなわち移動することによる「扁平足」などがその遠因あるいは究極においてその原因となりえます。

第1項　アキレス腱炎・アキレス腱周囲炎

1．発生機序

上記のように「中段の構え」において、後方の左足が"toe out"すなわち爪先が外側を向いた「足さばき」すなわち「撞木（しゅもく）足」となり、踏み込みの際、そのままの状態で蹴り出すこと、およびその際足部を外がえしすることで、アキレス腱内側に伸張・捻転の負荷

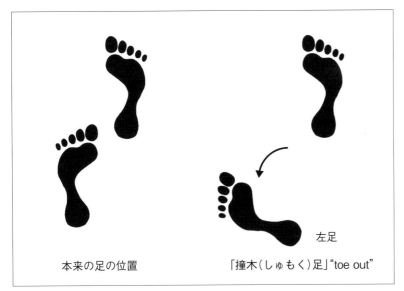

図053 足の位置

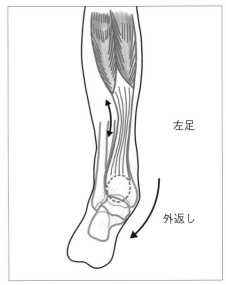

図054 外返し

がかかり、かてて加えた「扁平足」がこの伸張・捻転の緊張をより増悪させ、その繰り返しが腱線維の微細断裂を引き起こし、その強度を減じアキレス腱炎となり疼痛を生じ、さらにその際この章の 第1節 陸上 第1項 アキレス腱周囲炎・アキレス腱炎 で前述したように、アキレス腱周囲をおおう薄い膜であるパラテノン（Paratenon）とアキレス腱との間に摩擦が生じ、パラテノンに炎症が生じたり、パラテノン自体が肥厚したり、アキレス腱と癒着したりして一種の腱鞘炎であるParatendinitisすなわちアキレス腱周囲炎となり疼痛を生じることにもなるのです。

炎症がアキレス腱に限局していればアキレス腱炎であり、周囲におよんでいればアキレス腱周囲炎ですが、実際にはアキレス腱に限局することはほとんどなく、パラテノンの炎症が最も多く、最終的にはアキレス腱線維の変性にまで至ります。

（図053）足の位置
（図054）外返し

2．症状・徒手検査

（症状）
〈所見〉

最初はオーバーユースによる疲労感にはじまり、次にタイトネスによる違和感さらに柔軟性の低下による硬化感へ、そしてそうした慢性化の過程において最終的にアキレス腱の肥厚さらには腫瘤（注☆）を感じるまでに至ります。

（注☆）　アキレス腱踵骨付着部より2～6cm近位における紡錘状あるいは結節状の硬い腫瘤に触れ圧痛があります。

〈特徴〉

1）「稽古」量が増加する合宿などにおいてよくみられます。
2）アキレス腱踵骨付着部より2～6cm近位における圧痛・腫脹・熱感がみられます。
3）足関節底背屈時における異物感・疼痛およびギシギシした握雪感（注☆）がみられます。

（注☆）　アキレス腱の動きに応じきしむアキレス腱とパラテノンとの摩擦音を聴取します。Paratendinitis crepitansと呼ばれます。

（徒手検査）
〈観察と検査〉

1）踏み込みの際におけるLeg—Heel アライメントすなわち内反足あるいは外反足の状態を後方から確認します。
2）患側の足底における柔軟性・縦・横のアーチの低下の程度を確認します。
3）殿筋・ハムストリング・足部などにおける筋肉のタイトネスの状態を触診します。
4）「稽古」前後において患部を母指で圧迫し圧痛の程度を確認します。

〈鑑別〉

1）初期において腫脹が硬性であればアキレス腱炎の可能性が大きく、軟性であればアキレス腱周囲炎の可能性が大きいといえます。
2）足関節底背屈時において腫瘤が移動すればアキレス腱炎の可能性が大きく、移動しなければアキレス腱周囲炎の可能性が大きいといえます。

注：一般的にはアキレス腱の炎症にはじまりアキレス腱線維の変性にまで至る前のパラテノンの炎症の段階でとどまっているケースが多いということができます。

〈超音波・MRI 検査による鑑別〉

アキレス腱における肥厚および線維変性の状態を知ることができます。

3．予防
1）選手に「中段の構え」において、後方の左足が"toe out"すなわち爪先が外側を向いた「足さばき」すなわち「撞木（しゅもく）足」となり、踏み込みの際、そのままの状態で蹴り出すこと、およびその際足部を外がえしすることで、アキレス腱内側に伸張・捻転の負荷がかかることを理解させ、正面を向いた本来の足の位置で蹴り出すように指導します。
2）「稽古」後、特に左側のアキレス腱に対してアイシングを実施します。
3）上記2）に続いて、前述の 第Ⅳ章 その競技に特有の外傷・障害への予防と整復 第1節 陸上 第1項 アキレス腱周囲炎・アキレス腱炎 3．予防における（アキレス腱の短縮・柔軟性の低下に対する他動的可動域改善手技〈アキレス腱によるショックアブゾーブ能力強化のため〉）（アキレス腱周囲炎の傾向に対する手技）（アキレス腱炎の傾向に対する手技）の2）・3）（写真120・121・122）を実施します。
4）板張りの床を素足で「足さばき」すなわち移動することによる「扁平足」がこの蹴り出しの際の伸張・捻転の緊張をより増悪させることから、足底における柔軟性・縦・横のアーチの低下を予防するため下記の扁平足に対する整復を実施します。

（扁平足に対する入門実技としての安達の整復法）

前述の 第Ⅳ章 その競技に特有の外傷・障害への予防と整復 第1節 陸上 第2項 足底腱膜炎・足底筋膜炎 4．整復 における（足底腱膜炎・足底筋膜炎の要因となる扁平足〈過外がえし足すなわち過回内足を含む〉・開張〈拝〉足の整復）〈扁平足に対する安達の整復法〉（写真123）（写真124）を実施します。

（扁平足に対する実践応用技法としての整復法）

前述の 第Ⅳ章 その競技に特有の外傷・障害への予防と整復 第1節 陸上 第2項 足底腱膜炎・足底筋膜炎 4．整復 における（足底腱膜炎・足底筋膜炎の要因となる扁平足〈過外がえし足すなわち過回内足を含む〉・開張〈拝〉足の整復）〈扁平足に対する実践応用技法としての整復法〉〔第1段階：安達の整復〕〔第2段階：安達の整復〕〔第3段階【その1】【その2】：微細整復〕（写真126）（写真127）（写真128）（写真129）を実施します。

5）下腿の筋力を高め・持久力を増し・柔軟性を保つため下記のトレーニングを実施します。

前述の 第Ⅲ章 その競技に特有で、その競技の名称を冠した外傷・障害（下肢編）第4節 テニス脚（Tennis leg）第4項 予防 2．日常は筋力を高め・持久力を増し・筋肉の柔軟性を保つようなトレーニングを行うようにします。の①遠心性収縮（centrifugal〈efferent・eccentric〉contraction exercise）：（ヒールウォーク〈heal walk〉）②求心性収縮（centripetal〈afferent〉contraction exercise）：（カーフレイズ〈calf raise〉）③等尺性収縮（isometric contraction exercise〈タオルギャザー〔towell gathering〕〉）④等張性収縮（isotonic contraction exercise〈タオルギャザー〔towell gathering〕〉）と同様です。

（予防的実践機能テープ）
〈予防のための機能補助として〉

前述の 第Ⅳ章 その競技に特有の外傷・障害への予防と整復 第1節 陸上 第1項 アキレス腱周囲炎・アキレス腱炎 3．予防（予防的実践機能テープ）〈予防のための機能補助として〉と同様です。

注：1）肌色でしかも収縮力の小さいキネシオ・テープを用いることで目立たないばかりでなく運動時における必要以上の圧迫感を避け、回旋・伸張によるストレスを軽減できます。
2）回旋ストレスによるマルアライメントの修正および伸張ストレスに対するアキレス腱の保護・補強として有効です。
3）そのほか選手にとって①矯正位への注意喚起②皮膚を通し腱器官（腱紡錘）・筋紡錘への適度な刺激・賦活③心理的安心感として作用します。

4．整復
（膝関節アライメントの整復法Ⅰ）

前述の 第Ⅲ章 その競技に特有で、その競技の名称を冠した外傷・障害（下肢編）第3節 平泳ぎ膝（Breast stroker's knee）第5項 整復 3．膝内障に対する整復法（膝内障〈内・外側半月板のハイパーモビリティーと前・後十字靱帯および内・外側々副靱帯の捻転など〉に対す

る膝関節の整復法〈内・外側半月板の嵌屯〔頓〕症状を除く〉〉（写真085）と同様です。

（膝関節アライメントの整復法Ⅱ）
　前述の 第Ⅲ章 その競技に特有で、その競技の名称を冠した外傷・障害（下肢編）第3節 平泳ぎ膝（Breast stroker's knee）第5項 整復 3．膝内障に対する整復法〈膝内障〈内・外側々副靭帯の捻転など〉に対する膝関節の整復法〉（写真086）と同様です。

（足関節アライメントの整復Ⅰ）
　前述の 第Ⅲ章 その競技に特有で、その競技の名称を冠した外傷・障害（下肢編）第4節 テニス脚（Tennis leg）第5項 整復 3．受傷断裂の程度が軽度・中度の場合の整復（整復）（足関節アライメントの整復Ⅰ）〈舟状骨および各中足骨底の上外側不全脱臼〔亜脱臼〕に対する入門実技としての整復法〉（写真102）〈舟状骨および各中足骨底の上外側不全脱臼〔亜脱臼〕に対する実践応用技法としての整復法〉（写真103・104）と同様です。

（足関節アライメントの整復Ⅱ）
　前述の 第Ⅲ章 その競技に特有で、その競技の名称を冠した外傷・障害（下肢編）第4節 テニス脚（Tennis leg）第5項 整復 3．受傷断裂の程度が軽度・中度の場合の整復〈遠位脛腓関節離開の有無およびその程度を確認するための安達のテスト〉（写真105）〈遠位脛腓関節離開に対する安達の整復法─術者と助手の2人による方法─〉（写真106）〈遠位脛腓関節離開に対する安達の整復法─術者1人による方法─〉（写真107）と同様です。

（アキレス腱の整復）
　前述の 第Ⅳ章 その競技に特有の外傷・障害への予防と整復 第1節 陸上 第1項 アキレス腱周囲炎・アキレス腱炎 3．予防における（アキレス腱の短縮・柔軟性の低下に対する他動的可動域改善手技〈アキレス腱によるショックアブゾーブ能力強化のため〉）（アキレス腱周囲炎の傾向に対する手技）（アキレス腱炎の傾向に対する手技）の1）（注☆）・2）・3）（写真120・121・122）を実施します。

　　（注☆）1）は、前述の 第Ⅲ章 その競技に特有で、その競技の名称を冠した外傷・障害（下肢編）第4節 テニス脚（Tennis leg）第5項 整復 2．受傷直後の処置（整復）（軽度整復法）〈腓腹筋とヒラメ筋に対する実践応用技法としての整復法〉（写真094・095）を実施します。

（実践機能テープ）
　前述の 第Ⅳ章 その競技に特有の外傷・障害への予防と整復 第1節 陸上 第1項 アキレス腱周囲炎・アキレス腱炎 4．整復（実践機能テープ）と同様です。
　注：1）回旋ストレスによるマルアライメントの矯正および伸張ストレスに対するアキレス腱の保護・補強にとって有効です。
　　　2）基本的に急性期で2週間、慢性期で6週間の休養が必要です。
　　　3）慢性期には温罨法（蒸気浴・赤外線等）との併用が有効です。

第2項　アキレス腱断裂

1．発生機序
　緊張したアキレス腱に対して鋭利な物体が直角に接触することによる直達外力によっても発生しますが、ほとんどがスポーツなどで急激なターンをしたりあるいはジャンプをしたりすることによる介達外力によって発生します。特に剣道においては、踏み込みの際の左足の蹴り出しが発生の原因になります。歩幅の広がった状態で膝関節を伸展させることによって伸展すなわち緊張しきった腓腹筋およびヒラメ筋すなわち下腿三頭筋およびそれらにつながるアキレス腱に対して、さらに足関節にも急激な背屈が強制されることによって発生するのです。
　正常なアキレス腱にも発生しますが、多くは上記のようなアキレス腱に初期あるいは慢性のアキレス腱炎・アキレス腱周囲炎のある場合などに発生します。10～20歳代の若年の選手ではアキレス腱炎・アキレス腱周囲炎の発生が多いのに対して、30～40歳代の中高年の選手ではアキレス腱の変性を基因とするアキレス腱断裂が多いようです。なお最初の受傷においてアキレス腱線維が微細に断裂していたため、次の受傷においてアキレス腱線維がごく軽微な外力によってほぼ完全に断裂することもあります。

2．症状・徒手検査
（症状）
　踏み込みの際の左足の蹴り出しにおいて、アキレス腱を後方から殴打されたような違和感を覚え、軋轢音を聴取したりすることがあったり、突然アキレス腱を後方から蹴られたような衝撃を覚え、断裂音を聴取したりすることがあったりします。前者はアキレス腱線維が部分的に断裂した不全断裂であり、足関節の機能はある程度維持されていて長趾（指）屈筋など趾（指）屈筋群の働きによって底屈もでき不安定感はあるものの歩行も可能で

す。後者はアキレス腱線維がほぼ完全に断裂した完全断裂であり、受傷直後には長趾（指）屈筋など趾（指）屈筋群の働きにより底屈もでき不安定感はあるもののベタ足歩行が可能です。ただ底屈ができても足関節の爪先立ちがほぼ不能であり、やがて歩行も困難になります。

　また筋腱移行部では不全断裂になることが多いのですが、腱部では完全断裂になることが多く、特に後者の完全断裂では断裂腱の上端が上方へ移行します。腫脹は筋腱移行部においては大きな血腫によって比較的重度になる傾向がありますが、腱部においては僅かな出血によって比較的軽度になる傾向があります。

　いずれにせよ両者とも程度の差こそあれアキレス腱の緊張が低下し、血腫が周囲の組織に吸収されたあと断裂部に陥凹が触知され、そこに必ずしも著明ではありませんが圧痛を認めます。なお陳旧化しますと、その陥凹部が結合織によって連絡されていたとしても腱そのものは弛緩状態にあるため、底屈力は減弱し特に階段の下降等には支障を来たすことになります。

〈徒手検査〉
　1）通常アキレス腱断裂部は、踵骨付着部より2〜3cm近位の血流の乏しい腱狭小部が最も多く、次いで筋腱移行部の断裂がつづき、いずれも上記のように陥凹および必ずしも著明ではない圧痛を認めます。
　2）選手患肢をテーブルの外に出し腹臥位にて術者が下腿三頭筋々腹を把握すると正常では足関節が底屈しますが、腱が断裂していると把握の際の力が伝達されないため足関節が底屈しません（Thompson's Simmond's Squeezing Test）。これはベタ足歩行が可能だが爪先立ちがほぼ不能な場合などの腱断裂の有無および程度を確認する際などに有効なテストといえます。ただし足底筋が無傷あるいはその機能が残存する場合には完全断裂であっても足底筋の働きによっては足関節が底屈することもあります。

〈下腿三頭筋断裂との鑑別〉
　下腿三頭筋特に腓腹筋内側頭筋腱移行部における肉離れすなわち筋断裂の場合には、患側の足関節を術者が他動的に背屈するか、あるいは選手に自動的に底屈させる間、術者が抵抗を加えると疼痛を生じます。

〈完全断裂および不全断裂のMRIによる鑑別〉
　完全断裂・不全断裂の鑑別および不全断裂の場合で比較的鋭利に断裂しているか、箒状に縦に多数の線維に分かれ断裂しているかなど腱実質のそうした変化を確認するためMRIが有効な手段といえます。

3．予防
　1）選手は「足さばき」において左足が「撞木（しゅもく）足」にならないように踏み込みの際、正面を向いた本来の足の位置で蹴り出すように絶えず気配りすべきです。
　2）選手は「足さばき」において前進するときには左足を引きつけ、後退するときには右足を引きつけ、歩幅が広がらないように絶えず気配りすべきです。
　3）選手は「足さばき」において左足膝窩すなわち膕（ひかがみ）から蹴り出せるように絶えず気配りすべきです。

〈アキレス腱の短縮・柔軟性の低下に対する他動的可動域改善手技〔アキレス腱によるショックアブゾーブ能力強化のため〕〉
　前述の 第Ⅳ章 その競技に特有の外傷・障害への予防と整復 第1節 陸上 第1項 アキレス腱周囲炎・アキレス腱炎 3．予防 における〈アキレス腱の短縮・柔軟性の低下に対する他動的可動域改善手技〈アキレス腱によるショックアブゾーブ能力強化のため〉〉（アキレス腱周囲炎の傾向に対する手技）（アキレス腱炎の傾向に対する手技）の1）（注☆）・2）・3）（写真120・121・122）を実施します。

（注☆）　1）は、前述の 第Ⅲ章 その競技に特有で、その競技の名称を冠した外傷・障害（下肢編）第4節 テニス脚（Tennis leg）第5項 整復 2．受傷直後の処置（整復）（軽度整復法）〈腓腹筋とヒラメ筋に対する実践応用技法としての整復法〉（写真094・095）を実施します。

4．整復
〈アキレス腱断裂に対する整復および固定法〉
　1）選手背臥位にて足関節を自然下垂位すなわちほぼ110°の尖足位とし、膝関節軽度屈曲位にて助手に保持させ、術者は大腿中央から中足部まで有褥すなわちストッキネットを被せ下巻きの綿包帯すなわちギプステクターを腓骨頭部（注1）および踵部（注2）に余分に当てた上で全体に巻き、その上からキャストすなわちプラスチックギプスを巻きます。
　2）次にキャストのアキレス腱部分を有窓すなわちそのキャストに窓を開け、アキレス腱と同じ長さの細い綿花の紐（ひも）を有窓部分の左右の端にそれぞれ数本挿入し、断裂した部分を盛り上がらせ浮かび上がらせた上で、術者の両母・示指等で上下断裂端を引き寄せ整復し有窓部分を全体に覆うためスポンジを乗せ、その有窓部分を中心にキャスト全体に弾性包帯を巻きアキレス腱を上から圧迫します。

（注１） これは、腓骨神経麻痺を予防するためです。またその予防のため先ず選手は患肢外側を下にして就眠しないようにすべきであり、次に術者は露出した足趾（指）の痺れ感および母趾（指）の背屈の可動性を絶えず観察するようにすべきです。

（注２） 腓骨頭を含め、これらは褥創防止のためです。また下巻きの綿包帯すなわちギプステクターそのものが褥創防止用綿包帯でもあります。

注：１）緊張したアキレス腱に対して鋭利な物体が直角に接触することによる直達外力によって発生したアキレス腱断裂ならともかくも、自然なアキレス腱断裂であれば断裂端は箒状であり、伸張したアキレス腱を上記の整復により元の長さに戻せば、アキレス腱はパラテノンから直接血流がえられるため、他の腱に比しても治癒力が相当高く自然治癒が可能です。

２）固定期間は３〜４週間ですが、その間症状の経過を観察しながらキャストシャーレにしたり、２〜３週間後足関節良肢位すなわち底背屈０°に近づけて膝下すなわち下腿近位からのキャストに巻きなおしたりすることもよい。

３）いずれにせよその間は、患肢への荷重を避け松葉杖歩行とし、アキレス腱の癒合状態を観察しながらキャスト外からのあるいは有窓部分からの物理療法およびキャスト内における等尺性収縮運動などを実施します。

４）キャスト脱却後は、患肢への荷重を許可しますが、なお６週間は松葉杖歩行とし、その間はリハビリテーションとしての自動運動および抵抗運動を行い「稽古」は「見取稽古」等にとどめ、その後の６個月間もアキレス腱の再断裂に注意を払いつつ、軽いメニュー（「素振り」・「打ち返し〈切り返し〉」等）から徐々に重いメニュー（「地稽古」等）へと進めていきます。

５）なお観血療法後の縫合部分の侵襲すなわち腱線維の瘢痕硬化部分に対しては、物理療法として60mwの半導体レーザー照射の継続が有効です（例：30秒×12点／日）。

（固定脱却後の尖足位に対する実践応用技法としての整復操作）

前述の 第Ⅲ章 その競技に特有で、その競技の名称を冠した外傷・障害（下肢編）第５節 フットボール足（footballer's ankle）第５項 整復 １. 予防的整復（距骨の底屈に対する実践応用技法としての整復法Ⅰ）（写真110）（距骨の底屈に対する実践応用技法としての整復法Ⅱ）（写真115・116）を実施します。

注：固定脱却後の尖足位拘縮に対しては、先ず上記整復操作を実施して後、次いでリハビリテーションとしての自動運動および変角式ストレッチボード等を用いた抵抗運動を行います。

第３項　腓腹筋々断裂

１．発生機序

踏み込みの際の左下肢による蹴り出しにおいて、膝関節が伸展した状態のまま足関節が瞬時に背屈から底屈に移る際、二関節筋である腓腹筋に急激にして過度な伸展が強制されると速筋線維の腓腹筋も対応しきれず筋線維および筋膜にかかる過度な負担により上記のアキレス腱断裂に至らない場合、腓腹筋の内側筋腹からアキレス腱への移行部にかけて、この腓腹筋々断裂が生じます。

これについては、前述の 第Ⅲ章 その競技に特有で、その競技の名称を冠した外傷・障害（下肢編）第４節 テニス脚（Tennis leg）の 第１項 発生機序 と同様ですが、テニス脚（Tennis leg）の場合には、後側の下肢に両側性に生じます。またテニス脚（Tennis leg）の場合には、膝関節が屈曲した状態のままジャンプした際の蹴り足において、腓腹筋とヒラメ筋の収縮の度合の差により両筋膜間特に下腿三頭筋の内側頭にも生じます（注☆）。またまれに腓腹筋の外側頭に生じることもあります。ただ剣道・テニスいずれの場合でも、腓腹筋における疲労・筋の筋力・柔軟性の低下・硬化・寒冷および慢性的な炎症状態などが概して誘因となります。

（注☆）下腿三頭筋は３つの頭を持つ筋肉であり、そのうちヒラメ筋の頭は腓骨頭・腓骨骨幹上部1/3・脛骨内側縁中1/3・脛腓間腱弓に起始し、腓腹筋の２つの頭は大腿骨の内・外側上顆に起始し、それらはアキレス腱によって合流し踵骨に付着するため、この場合下腿三頭筋の内側頭にも生ずるとは、ヒラメ筋・腓腹筋両筋膜間の特に内側頭に生じることを意味します。

２．症状・徒手検査

（症状）

踏み込みの際の左下肢による蹴り出しにおいて、上記のアキレス腱断裂同様突然のことに後ろから蹴られたあるいは木刀・竹刀でたたかれたと感じることも多いようです。ときとして軋轢音を聴取することもあります。

ふくらはぎに違和感を覚えつつも足が攣ったとしか思わず「稽古」をつづけ、翌日になって腫脹が増すにつれ疼痛も増悪し歩けなくなることもあります。剣道では、20歳代前半から40歳代後半の男性によくみられる外傷・障害です。

(徒手検査)
1）腓腹筋の内側筋腹からアキレス腱への移行部にかけて外傷・障害部位に限局した圧痛・微細血管の断裂による軽度の腫脹・皮下血腫、ときとして硬結および重症例では筋肉の陥凹を触知します。
2）active contraction：足関節を自動的に底屈することは可能ですが、抵抗を加えると強い疼痛を伴い底屈が困難になります。
3）passive stretching：膝関節伸展位にて足関節を他動的に背屈すなわちストレッチすると患部に疼痛を生じます。
4）Thompson's Simmond's Squeezing Test：選手患肢をテーブルの外に出し腹臥位にて、術者が下腿三頭筋々腹を把握しても腓腹筋々断裂では足関節は正常に底屈します。

3．予防

腓腹筋のコンディショニングに気を配り、「稽古」においても「試合」においても常に十分な対応ができるように筋の筋力・柔軟性・持久力および関節可動域の維持に努めます。

そのためのストレッチングは、前述の 第Ⅲ章 その競技に特有で、その競技の名称を冠した外傷・障害（下肢編）第4節 テニス脚（Tennis leg）の第4項 予防の1．練習前の十分なウォーミングアップおよび練習後のクーリングダウン・入念なストレッチングによる筋肉の疲労回復・柔軟性保持に努めるようにします。における（等尺性収縮〈isometric contraction exercise〉）（等張性収縮〈isotonic contraction exercise〉）を実施します。

そして下記の（予防的整復法）に先立って、前述の第Ⅲ章 その競技に特有で、その競技の名称を冠した外傷・障害（下肢編）第4節 テニス脚（Tennis leg）第5項 整復 2．受傷直後の処置（整復）（軽度整復法）〈腓腹筋とヒラメ筋に対する実践応用技法としての整復法〉（写真094・095）を実施します。

(予防的整復法)（写真364）
1）選手患側の膝関節を屈曲し背臥位にて、術者は、足側の頭側を向いて坐します。
2）術者は、左右四指々腹を腓腹筋およびヒラメ筋に対し横一文字にあてがい、その上に下腿の重量を載せます。
3）術者は、硬結を感じる筋束に加圧し、わずかに下方へ牽引を加え、弛緩が感じられるまで、その緊張を維持します。
注：この技法は、DR. Conrad A. Speece D.O.（DR. コ

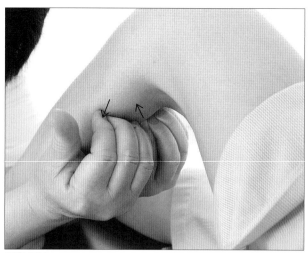
写真364

ンラッド A. スピース D.O.）・DR. William Thomas Crow D.O.（DR. ウィリアム・トマス・クロー D.O.）および DR. Steven L. Simmons D.O.（DR. スティブン L. サイモンズ D.O.）の靱帯性関節ストレイン（Ligamentous Articular Strain）にヒントをえたものであることを付記し、合わせて紙面を借り DR. Conrad A. Speece D.O.（DR. コンラッド A. スピース D.O.）・DR. William Thomas Crow D.O.（DR. ウィリアム・トマス・クロー D.O.）および DR. Steven L. Simmons D.O.（DR. スティブン L. サイモンズ D.O.）に深い敬意と謝意を表するものです。

4．整復

(受傷直後の処置)

肉離れすなわち筋断裂における腫脹は、皮下および筋膜内に貯留した内出血の血液およびその炎症による滲出液であり、それらが多いほどその後の肉芽形成は瘢痕化し柔軟性のない組織になります。

そして索状のしこりが残存し筋の機能も低下します。そこで腫脹を最小限度にとどめ、そうした瘢痕組織の形成を極力防ぐことが、受傷後の数日間の処置として最も大切なことになります。

〈そのための処置として〉
1）損傷・腫脹を拡大させないよう運動を中止し安静を保ちます。
2）患部をアイシングします（受傷後2〜3日）。
3）急性期（3〜10日）において歩行障害が認められる場合などでは、必要に応じて松葉杖を使用させます。

（受傷断裂の程度）
1）軽症：筋膜・筋肉間に損傷を受け、患部周囲に内出血をみます。「稽古」復帰までに3～4週を要します。
2）中症：筋肉内に損傷を受け、筋線維に微小断裂・部分断裂が生じます。「稽古」復帰までに6～8週を要します。
3）重症：筋肉に損傷を受け、筋線維に完全断裂が生じます。「稽古」復帰までに12週以上を要します。

（整復）
　前述の 第Ⅲ章 その競技に特有で、その競技の名称を冠した外傷・障害（下肢編）第3節 平泳ぎ膝（Breast stroker's knee）第5項 整復 3．膝内障に対する整復法（膝内障〈内・外側半月板のハイパーモビリティーと前・後十字靱帯および内・外側々副靱帯の捻転など〉に対する膝関節の整復法〈内・外側半月板の嵌屯〔頓〕症状を除く〉）（写真085）（膝内障〈内・外側々副靱帯の捻転など〉に対する膝関節の整復法）（写真086）および前述の 第Ⅲ章 その競技に特有で、その競技の名称を冠した外傷・障害（下肢編）第4節 テニス脚（Tennis leg）の 第5項 整復 における（足関節アライメントの整復Ⅰ）〈舟状骨および各中足骨底の上外側不全脱臼〔亜脱臼〕に対する入門実技としての整復法〉（写真102）〈舟状骨および各中足骨底の上外側不全脱臼〔亜脱臼〕に対する実践応用技法としての整復法〉（写真103・104）（足関節アライメントの整復Ⅱ）〈遠位脛腓関節離開の有無およびその程度を確認するための安達のテスト〉（写真096）（写真105）〈遠位脛腓関節離開に対する安達の整復法―術者と助手の2人による方法―〉（写真097）（写真106）〈遠位脛腓関節離開に対する安達の整復法―術者1人による方法―〉（写真107）を選手の患部に関連したマルアライメントの状態に応じ必要な個所に対して実施します。

（実践機能テープ）
1）選手背臥位にて患肢をテーブルの足側の端から出し、術者は幅5cmのキネシオ・テープを用い、患側の膝関節遠位・足部下1/3にそれぞれアンカーを巻きます（膝関節遠位および足部下1/3アンカー）。
2）選手腹臥位にて上のアンカーから外傷・障害個所を通り下のアンカーまで幅5cmのキネシオ・テープを用い外傷・障害個所補強のため縦サポート・テープを1本かけます（外傷・障害個所サポート）。
3）幅5cmのキネシオ・テープを用い下のアンカーから上のアンカーへ、踵部を通り縦サポートを1本貼付し、アキレス腱部で交差するように下のアンカー内側から上のアンカー外側および下のアンカー外側から上のアンカー内側へ、それぞれ縦サポートを1本ずつ貼付します（足関節背屈制限サポート）。
4）選手背臥位にて患肢をテーブルの足側の端から出し、術者は幅5cmのキネシオ・テープを用い、患側の膝関節遠位・足部下1/3にそれぞれ再びアンカーを巻きます（膝関節遠位および足部下1/3アンカー）。
5）選手腹臥位にて幅5cmのダーミセルを用い下腿上1/3・下腿下1/3にそれぞれ半周のアンカーを巻きます（下腿上1/3および下腿下1/3アンカー）。
6）外傷・障害個所にスポンジをあて、下腿上1/3から下腿下1/3まで幅2.5cmのダーミセルを用い障害・外傷個所にあてられたスポンジを中心に平行斜線状に一定の間隔を開けながら数本貼付し、それらに交叉させ反対方向の平行斜線状に一定の間隔を開けながらそれらと同数貼付します（外傷・障害個所圧迫サポート）。
7）再び幅5cmのダーミセルを用い下腿上1/3・下腿下1/3にそれぞれ半周のアンカーを巻きます（下腿上1/3および下腿下1/3アンカー）。
8）最後に選手背臥位にて患肢をテーブルの足側の端から出し、術者はその上に弾性包帯を巻きダーミセルでとめます（下腿圧迫ラッピング）。

注：1）腫脹拡大の予防・筋肉への負担の軽減のため上記のように弾性包帯による圧迫を2～3週間継続します。
2）患部を心臓より高い位置に挙上し就眠するようにします。
3）疼痛が顕著な場合には、上記の（実践機能テープ）を巻いて後、膝関節屈曲・足関節底屈位にて数日間シーネ固定します。ただし重症の場合には、ヒール付きキャストシャーレを用いて膝関節近位から足部下1/3までを膝関節屈曲位・足関節底屈位にて2週間程度固定し松葉杖にて歩行させます。

（その後のリハビリテーション）
1）最初は膝関節屈曲位での足関節背屈運動から開始します。
2）次に膝関節伸展位での足関節背屈運動を実施します。
3）次に膝関節伸展位での足関節背屈・底屈運動を実施します。
4）最後に上記 3．予防における腓腹筋のストレッ

チングにつなげます（3〜4週）。
注：最初はお風呂の中などで、よく温めながら開始し、後には物理療法としての温熱（蒸気浴・赤外線等）を加えてから実施します。

（その後のスポーツ復帰）
1）軽症の場合で受傷後10〜14日でダッシュ開始
2）中症の場合で受傷後3〜4週でジョギング開始
3）重症の場合で受傷後5〜6週で歩行開始
注：基本的に上記の（その後のリハビリテーション）の4）のストレッチングにおいて健側と同じ角度・同じ状態になっていることを確認できることが「稽古」復帰への必須要件です。

第5節　スキー

　スキー競技は、大きくアルペン・ノルディックおよびフリースタイルに分かれます。そしてまずアルペンは、滑降・スーパー大回転・大回転および回転に、次にノルディックは、ジャンプ・クロスカントリーおよび複合に、最後にフリースタイルは、エアリアルおよびモーグルにそれぞれ分かれます。また競技以外のスキーには、ゲレンデスキーおよび山スキーがあります。運動としては、下肢の動きが中心であり、ゲレンデスキーにおいても、かなりな速度になり、アルペン競技に至っては回転種目で平均時速40km、滑降種目では実に100kmを超えます。しかもその速度で斜面の変化に対応しながら何度も旗門をくぐり抜けるのですから、そうした動的姿勢の中心である膝関節にかかる負担は相当なものです。

　特にフリースタイル競技のモーグル種目では、凹凸のある斜面に対応し膝関節をショックアブゾーバーのように動かすのですからなおさらのことです。その負担は、膝関節を内側に入れる動的姿勢により、膝蓋骨が大腿骨との関節面を真っ直ぐ滑ることなく、外側に偏位することにより主に膝蓋骨の内側下方にかかります。そうした膝蓋骨の外側への偏位を抑え込む内側膝蓋支帯すなわち内側滑膜襞の過緊張による棚（タナ）障害あるいは膝蓋下脂肪体への過接触による膝蓋下脂肪体炎すなわちHoffa病が生じたり、より一層下腿が外旋し大腿が内旋して膝関節内側に伸展力が加われば内側々副靱帯損傷が生じたりします。そしてこの内側々副靱帯損傷はビンディングの進歩とともに減少傾向にあるとはいえ、ゲレンデスキーおよび山スキーにおいても十分起こりうることです。またモーグル種目のエアさらにはフリースタイル競技のエアリアル種目すなわちジャンプの着地における後傾姿勢による前十字靱帯にかかる負担により前十字靱帯損傷が生じたり、かてて加えた上記の大腿の内旋力により前十字靱帯損傷・内側々副靱帯損傷および内側半月板損傷の合併症が生じたりします。

　そして特にこれらの合併症は、O'Donoghueによってunhappy triadすなわち三徴候あるいは不幸の三主徴と名づけられたほど単にスキー選手のみならず特にスポーツ選手にとっては致命的外傷といわれてきました。しかしながら最近では、確実な治療および修復によって競技復帰も可能といえるまでになってきています。ただそのようにスキーによる前十字靱帯損傷は、体操あるいはバスケットボールなどのジャンプにおける着地の際の非接触性の前十字靱帯単独の損傷とは異なり、柔道・ラグビーおよびサッカーなどの接触における強制による接触性の前十字靱帯の損傷と同様に他の損傷と複合する割合が高いのです。そこで前十字靱帯損傷については、ここで扱わず次の 第V章 その他のスポーツ障害・外傷 で単独に取り上げて詳述することにします。

第1項　棚（タナ）障害

1．発生機序

　上記のように斜面の変化に対応しながら旗門をくぐり抜けたり、特にモーグル種目などで凹凸のある斜面に対応し膝関節をショックアブゾーバーのように動かしたりする際の膝関節にかかる負担は相当なもので、特に膝関節を内側に入れる動作によって膝蓋骨が大腿骨との関節面を真っ直ぐ滑ることなく外側に偏位することにより、その負担は主に膝蓋骨の内側下方にかかります。そうした膝蓋骨の外側への偏位を抑え込むための内側膝蓋支帯すなわち内側滑膜襞（ヒダ）の過緊張によって棚（タナ）障害（注1）は生じるのです。

　またこの際その内側膝蓋支帯（縦束）すなわち内側滑膜襞（縦束）と膝蓋下脂肪体との間に生じた摩擦により、膝蓋骨の内側下方に膝蓋下脂肪体炎すなわちHoffa病（注2）が生じます。ところでこれらは、前述の 第III章 その競技に特有で、その競技の名称を冠した外傷・障害（下肢編）第2節 ランナー膝（Runner's knee）における膝蓋大腿疼痛症候群（patellofemoral pain syndrome〈PFPS〉）に相当する一連のスポーツ外傷・障害の一つであり、その意味で膝関節を屈曲する筋肉である縫工筋・薄筋および半腱様筋が膝関節の後方を通り脛骨内顆周囲に付着している鵞鳥の足のような形をした部分すなわち鵞足の緊張によって、その下に生じた摩擦を干渉している鵞足下滑液包の炎症すなわち鵞足炎あるいは鵞足下滑液包炎もまた、これらの延長線上にある一連のスポーツ外傷・障害ということができます。

(注1) 膝関節腔は不完全ながら内側翼状襞（横束）・膝蓋内側滑膜襞（縦束）・外側翼状襞（横束）・膝蓋外側滑膜襞（縦束）の4つに分けられ、そのうち前二者は特に棚（タナ）と呼ばれ、これが増殖し大腿内側顆を覆ったり弾力を失って厚く硬化し索状をなしたりして疼痛を生じているものを棚（タナ）障害あるいは襞（ヒダ）障害と呼びます（図023）。

(注2) 上記（注1）における・滑膜襞（縦束）下の脂肪組織である膝蓋下脂肪体が受傷した際における微細出血による浸潤・増殖・硬化・肥厚などの一連の炎症性増殖性変化を膝蓋下脂肪体炎あるいは Hoffa 病と呼びます。

2．症状・徒手検査

（症状）

棚障害は、膝蓋骨の内側下方に圧痛があり、膝蓋下脂肪体炎すなわち Hoffa 病は、膝蓋靭帯の奥に圧痛があり、さらに鵞足炎は、脛骨粗面内側に圧痛があります。つまり膝関節を屈曲した際、膝蓋骨が真っ直ぐに動かないのに膝を内側へ入れ、そのため膝蓋骨が外側へ寄ってしまうような選手に起こりやすいのです。

また疼痛は、長時間の腰掛姿勢すなわち膝関節の屈曲状態ではほとんど感じなくなるのですが、そこから立ち上がり膝関節を伸展させた際、上記の部位を強く圧迫すると腫れぼったい感じとともにあらわれます。概して受傷直後よりも2〜3日から1週間ほど経ってから発症することが多いようです（図020）。

（徒手検査）

前述の 第Ⅲ章 その競技に特有で、その競技の名称を冠した外傷・障害（下肢編）第2節 ランナー膝（Runner's knee）第3項 徒手検査 5．グラスピングサイン（grasping sign）と同様です。

3．予防

1) スキーブーツを履いた状態で、下記の滑走姿勢のチェックをします。

　①左右両下肢がパラレルな正しい Knee In すなわち膝の入れ方になっているかどうか？

　②股・膝両関節ともにしかりと屈曲した全体に前傾した正しい滑走姿勢になっているか？

2) 内側膝蓋支帯（内側滑膜襞）炎すなわち棚障害・膝蓋下脂肪体炎すわち Hoffa 病および鵞足炎が全て慢性スポーツ外傷・障害であることに配慮し、日ごろから股・膝両関節周囲の筋群のタイトネスをチェックし必要に応じ下記のストレッチングを実施するようにします。

　①左右両下肢がパラレルな正しい Knee In すなわち膝の入れ方でのブライトによる膝屈伸運動

　②股・膝両関節ともにしかりと屈曲した全体に前傾した正しい滑走姿勢によるスクワット

　③上記のスクワットの間々に全体に前傾した正しい滑走姿勢を崩さずスクワットジャンプ

（予防的実践機能テープ）

〈予防のための機能補助として〉

前述の 第Ⅲ章 その競技に特有で、その競技の名称を冠した外傷・障害（下肢編）第1節 ジャンパー膝（Jumper's knee）第5項 整復 1．大腿四頭筋の硬結（予防的実践機能テープ）〈予防のための機能補助として〉と同様です。

注：この際鵞足炎あるいは鵞足下滑液包炎を伴う場合には、前述の 第Ⅲ章 その競技に特有で、その競技の名称を冠した外傷・障害（下肢編）第1節 ジャンパー膝（Jumper's knee）第5項 整復 1．大腿四頭筋の硬結（予防的実践機能テープ）〈予防のための機能補助として〉の2）と3）の間で術者は、幅5cmのキネシオ・テープを用い下のアンカー外側から下腿を内旋するように牽引をかけながら上のアンカーへ、下腿前面・下腿内側・膝窩・大腿外側・大腿前面に終わるようなスパイラルテープを巻きます（鵞足部サポート）。

4．整復

（膝蓋大腿関節・下肢アライメントの整復法Ⅰ）

前述の 第Ⅲ章 その競技に特有で、その競技の名称を冠した外傷・障害（下肢編）第3節 平泳ぎ膝 第5項 整復 3．膝内障に対する整復法（膝内障〈内・外側々副靭帯の捻転など〉に対する膝関節の整復法）（写真086）と同様です。

注：1) 棚障害の成因として、膝蓋大腿関節・下肢マルアライメントにより、膝蓋骨の外側への偏位を抑え込むために内側膝蓋支帯すなわち内側滑膜襞が過緊張することが考えられますので、膝蓋大腿関節・下肢アライメントの回復のため、上記の整復が実施されるべきです。

2) また上記の整復に移るための、準備操作として、前述の 第Ⅲ章 その競技に特有で、その競技の名称を冠した外傷・障害（下肢編）第3節 平泳ぎ膝（Breast stroker's knee）第5項 整復 3．膝内障に対する整復法（膝内障〈内・外側半月板のハイパーモビリティーと前・後十字靭帯および内・外側々副靭帯の捻転など〉に対する膝関節の整復法〈内・外側半月板の嵌屯〔頓〕症状を除く〉）（写真085）を

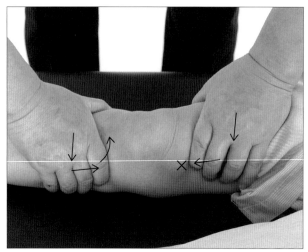
写真365

実施してもよい。

(膝蓋大腿関節・下肢アライメントの整復法Ⅱ)(写真365)

1)選手背臥位にて、術者は患側に相対して立ち、頭側の手で患側の大腿遠位を、足側の手で下腿近位をそれぞれ把持し、それぞれ床方向さらに膝関節裂隙方向に押します。

2)次に術者は、足側の手でその下腿を内旋(あるいは外旋)させ、大腿と下腿をピッタリと合わせ、しばらくその位置を維持します。

3)最後に術者は、緩徐に両手を選手の患部から離し、患部が自然に中間位に戻るのを待ちます。

注:1) 2)の下腿の内旋については、大腿を固定し脛骨を回旋させたとき、動きやすい方向が逆に外旋方向である場合には外旋させます。

2)この技法は、DR. Conrad A. Speece D.O.(DR. コンラッド A. スピース D.O.)・DR. William Thomas Crow D.O.(DR. ウィリアム・トマス・クロー D.O.)および DR. Steven L. Simmons D.O.(DR. スティブン L. サイモンズ D.O.)の靱帯性関節ストレイン(Ligamentous Articular Strain)に対するオステオパシー・マニプレーション(Osteopathic Manipulative Techniques)の十字靱帯テクニックにヒントをえたものであることを付記し、合わせて紙面を借り DR. Conrad A. Speece D.O.(DR. コンラッド A. スピース D.O.)・DR. William Thomas Crow D.O.(DR. ウィリアム・トマス・クロー D.O.)および DR. Steven L. Simmons D.O.(DR. スティブン L. サイモンズ D.O.)に深い敬意と謝意を表するものです。

(関節包の滑膜層特に膝蓋下滑膜襞〈ひだ〉および翼状襞〈ひだ〉などを弛緩させそれらの襞〈ひだ〉炎〈膝蓋下滑膜襞炎・翼状襞炎〉および膝蓋下脂肪体炎すなわちHoffa病に対してある程度効能のある整復法)

前述の 第Ⅲ章 その競技に特有で、その競技の名称を冠した外傷・障害(下肢編)第1節 ジャンパー膝(Jumper's knee)第5項 整復 3.膝蓋靱帯炎(第1期)(膝蓋靱帯整復法)(膝蓋靱帯炎に対する実践応用技法としての安達の整復法)〈第1段階:大腿・下腿の前後差の整復法〉(写真063)〈第2段階:膝蓋骨挙上の整復法〉(写真056)(写真064)と同様です。

注:1)膝蓋骨の可動性が減少しているようであれば、上記〈第2段階:膝蓋骨挙上の整復法〉に移る前に、前述の 第Ⅲ章 その競技に特有で、その競技の名称を冠した外傷・障害(下肢編)第2節 ランナー膝 第5項 整復 3.膝蓋大腿関節・下肢アライメントの整復(膝蓋大腿〈Patella—Femur〉関節に対する膝関節の整復法〈下腿および膝蓋骨の癒着に対するモビライゼーション〉)〈第2段階:膝蓋骨可動療法〉(写真074・075・076)を実施します。

2)棚障害の場合、〈第2段階:膝蓋骨挙上の整復法〉(写真064)における整復の方向は、特に内側の疼痛・圧痛のある方に向けるべきです。

3)棚障害あるいはそれに伴う膝蓋下脂肪体炎すなわちHoffa病などによって、術前においてすでに患部に熱感があるような場合、術後その熱感が一時的に増悪し坐位あるいは臥位から立位に移行するような場合、あるいは階段の昇降時等、一時的に疼痛を覚えたり患部に圧痛が触知されたりすることがありますが、そのような場合には患部に前述の 第Ⅰ章 物理療法 について A. 電気療法 ④筆者による finger method と皮膚鍼あるいは集毛鍼との複合法 を実施してのち、同部をアイスノン等で10分程度冷却することを反復することで緩徐に回復に向かい疼痛・熱感(炎症々状)の消失とともに治癒します。

4)またそのような棚障害あるいはそれに伴う膝蓋下脂肪体炎すなわちHoffa病などによって、術前においてすでに患部に熱感があるような場合には、予め前述の 第Ⅲ章 その競技に特有で、その競技の名称を冠した外傷・障害(下肢編)第3節 平泳ぎ膝 第5項 整復 3.膝内障に対する整復法(膝内障〈内・外側半月板のハイパーモビリティーと前・後十字靱帯および内・外側々副靱帯の捻転など〉に対する膝関節の整復法〈内・外側半月板の嵌屯〔頓〕症状を除く〉)(写真085)(膝内障〈内・外側々副靱帯の捻転など〉に対する膝関節の整復法)(写真086)

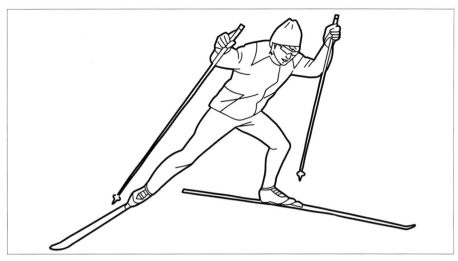
図 055 クロスカントリースキー

（注☆）を実施してのち、次の"五郎丸選手のルーティン"すなわち（内・外側半月板の後方偏位に対する実践応用技法）（写真 089）をその注：2）に従い実施しておいてから上記注：3）を実施することによってそれらは極めて有効に作用します。

（注☆）ここで上記の 第Ⅲ章 その競技に特有で、その競技の名称を冠した外傷・障害（下肢編）第1節 ジャンパー膝（Jumper's knee）第5項 整復 3．膝蓋靱帯炎（第1期）（膝蓋靱帯整復法）（膝蓋靱帯炎に対する実践応用技法としての安達の整復法）〈第1段階：大腿・下腿の前後差の整復法〉（写真 063）〈第2段階：膝蓋骨挙上の整復法〉（写真 064）を加えておくとさらによい。

（実践機能テープ）
〈予防のための機能補助として〉
1）選手はテーブルの上に立位にて、患側の膝関節を軽度屈曲し、踵部下に小さなヒールアップになる台（補高）をかい、術者は下腿下 1/3 から大腿中 1/2 までアンダーラップを巻き、幅 3.8 cm のホワイト・テープを用い大腿中 1/2・下腿下 1/3 のそれぞれにアンカーを巻きます（大腿中 1/2 および下腿下 1/3 アンカー）。

2）次に幅 5.2 cm のエラスティック・テープを用い上のアンカーから下のアンカーへ、まず大腿前面を大腿直筋および中間広筋の走行に沿って総腱へ、次に膝蓋骨上端で2つに裂き膝蓋骨の両側を包んで膝蓋骨下端へ、最後に膝蓋靱帯で再び合流して下腿前面に貼付します（大腿四頭筋総腱および膝蓋靱帯サポート）。

3）次に幅 5.2 cm のエラスティック・テープを用い、患側の膝窩から両側へ、それぞれ内側膝蓋支帯および外側膝蓋支帯に沿って巻き、その内・外両端をそれぞれスプリットして上・下に分け、それらによって膝蓋骨の上・下を取り囲むように内・外両膝蓋支帯のサポートをかけます（内側膝蓋支帯および外側膝蓋支帯サポート）。

4）最後に1）同様大腿・下腿にそれぞれアンカーをかけて終わります（大腿および下腿アンカー）。

注：この際鷲足炎あるいは鷲足下滑液包炎を伴う場合には、2）と3）の間で術者は、幅 5.2 cm のエラスティック・テープを用い下のアンカー外側から下腿を内旋するように牽引をかけながら上のアンカーへ、下腿前面・下腿内側・膝窩・大腿外側・大腿前面に終わるようなスパイラル・テープを巻きます（鷲足部サポート）。

第2項 内側々副靱帯損傷

1．発生機序

膝関節およそ30°屈曲位で外転（外反）が強制された際、すなわち足関節が外がえしにもっていかれ、より一層下腿が外旋し同時に大腿が内旋し膝関節内側が緊張した状態となった時、転倒などによる伸展力が加われば内側々副靱帯が損傷します。そしてこの内側々副靱帯損傷はビンディングの進歩とともに減少傾向にあるとはいえ、ゲレンデスキーおよび山スキーにおいても十分起こりうることです。

たとえばウェデルンで滑降中にスキー板の先が開いてしまいビンディングが外れず足関節が固定されたまま膝関節を捻って転倒した際、下腿が外側に大腿が内側に捻って膝関節内側が大きく開きながら捻じれたときなどに起こりうるのです。

（図 055）クロスカントリースキー

2．症状・徒手検査

（症状）

　雪上における転倒の際、本人あるいは周囲に断裂音の聴取があったり、脱力による起立不能・歩行困難があったりした場合、内側々副靱帯部における限局した圧痛・関節内血腫・皮下出血斑および陥没部の有無の確認、伸展時において外転（外反）が強制された際の疼痛および関節動揺性あるいは不安定性の有無の確認を行い、その程度に応じ下記のように分類します（Kromer の分類）。

1）第1度（軽症）：靱帯が瞬間的に伸張したが靱帯および隣接関節包の弾力性伸長に過ぎず関節動揺性が存在しないもので、圧痛は内側々副靱帯の大腿付着部にあり外転（外反）が強制された際同部に疼痛の生ずるもの。

2）第2度（中度）：靱帯が伸張し靱帯の個々の線維が断裂し過伸長していて関節動揺性が屈曲時に軽度存在するもので、圧痛・関節内血腫は内側々副靱帯にあり外転（外反）が強制された際同部に疼痛の生ずるもの（部分断裂）。

3）第3度（重度）：靱帯が伸張し靱帯の全部が損傷（断裂）していて関節動揺性あるいは不安定性が軽度伸展時（およそ20°）に高度に存在するもの（完全断裂）。

4）第4度（最重度）：前十字靱帯・半月板などの損傷を合併していて関節動揺性あるいは不安定性が過伸展時にも存在するもので、関節内血腫は顕著にみられ下記の（徒手検査）1．Lateral instability test b．Drawer's sign（引き出し徴候）で陽性のみられるもの。

（徒手検査）

1．Lateral instability test

a．Abduction stress test

　前述の 第Ⅲ章 その競技に特有で、その競技の名称を冠した外傷・障害（下肢編）第3節 平泳ぎ膝（breast stroker's knee）第3項 徒手検査 1．Lateral instability test a．Abduction stress test と同様です。

　注：損傷の程度が大きい場合には、膝関節伸展位にて、損傷の程度が小さい場合には、膝関節30°屈曲・軽度内旋位にて陽性を示します。

b．Drawer's sign

　選手背臥位にて術者は選手の患側股関節を45°屈曲させ、膝関節も90°屈曲させてその足底をテーブルの上に着けさせ、足背部を術者の殿部あるいは大腿で固定し、術者は脛骨近位端後方を両手で把握し、術者の前方へ引いたり、後方へ押したりします。前方への異常可動性があれば前十字靱帯損傷を、後方への異常可動性があれば後十字靱帯損傷をそれぞれ意味します。

2．Apley test

Distraction test（Rotation test）

　前述の 第Ⅲ章 その競技に特有で、その競技の名称を冠した外傷・障害（下肢編）第3節 平泳ぎ膝（breast stroker's knee）第3項 徒手検査 2．Apley test a．Distraction test（Rotation test）と同様です。

3．McMurray's test

　前述の 第Ⅲ章 その競技に特有で、その競技の名称を冠した外傷・障害（下肢編）第3節 平泳ぎ膝（breast stroker's knee）第3項 徒手検査 3．McMurray's test と同様です。

3．予防

1）股関節周囲の筋群特に中殿筋の機能改善のための下記の運動は、ターンの際の腰の回旋を防ぎ必要以上の膝の外転（外反）すなわち Knee In を防ぐのに重要です。

①選手側臥位にて上側の股関節を外転させます。

②選手側面の壁側と反対側の足を一歩前に出し立位にて、壁側の肘および前腕をその壁に着けてもたれ、壁側の股関節を壁と反対側へ内転し、壁側の中殿筋をストレッチします。

注：1）①で等張性収縮運動（isotonic contraction exercise）を、②で等尺性収縮運動（isometric contraction exercise）をそれぞれ実施します。

2）上記②のセルフストレッチは、壁側の股関節の角度を減ずれば大腿筋膜張筋に対し、さらに減ずれば腸脛靱帯に対しても有効に作用します。

2）股関節および膝関節周囲の筋群およびその神経系の機能改善のための下記の運動は、スクワットおよびランジが滑降における正しいフォームを維持し、特に後傾を防ぐのに重要です。

①股・膝両関節ともにしっかりと屈曲した全体に前傾した正しい滑走姿勢によるスクワット。

②前方の股・膝両関節を屈曲し、後方の股・膝両関節を伸展し後方の腸腰筋をストレッチ。

注：②のフロント・ランジにおいては、屈曲側すなわち前方の股関節が内転し膝関節より先に腰が回旋しないように注意すべきです。

4．整復

第1度（軽症）：RICE処置・整復後テーピング固定1〜2週間。

第2度（中度）：RICE処置・整復後テーピングあるいはキャストシャーレ固定2〜3週間。固定期間中大腿四頭筋・ハムストリングの筋力強化を実施します。固定脱却後は、リハビリテーションが必要であり全治およそ8週を要します。

第3度（重度）：RICE処置・整復後シリンダーキャスト固定3〜4週間。固定期間中大腿四頭筋・ハムストリングの筋力強化を実施します。固定脱却後は、リハビリテーションが必要であり全治およそ2〜3ヶ月を要します。

第4度（最重度）：靱帯および関節包縫合あるいは腱移植による靱帯形成術および半月板摘出等の観血療法が望まれます。

（上記第1度〈軽症〉第2度〈中度〉第3度〈重度〉における整復法）

前述の 第Ⅲ章 その競技に特有で、その競技の名称を冠した外傷・障害（下肢編）第3節 平泳ぎ膝（breast stroker's knee）第5項 整復 3．膝内障に対する整復法の（膝内障〈内・外側々副靱帯の捻転など〉に対する膝関節の整復法）（写真086）および（膝内障における内側々副靱帯損傷に対する単独微調整法）（写真087・088）を実施します。

注：上記の整復に移るための、準備操作として、前述の 第Ⅲ章 その競技に特有で、その競技の名称を冠した外傷・障害（下肢編）第3節 平泳ぎ膝（Breast stroker's knee）第5項 整復 3．膝内障に対する整復法（膝内障〈内・外側半月板のハイパーモビリティーと前・後十字靱帯および内・外側々副靱帯の捻転など〉に対する膝関節の整復法〈内・外側半月板の嵌屯〔頓〕症状を除く〉）（写真085）を実施してもよい。

（上記第1度〈軽症〉・第2度〈中度〉におけるテーピング固定法）

前述の 第Ⅲ章 その競技に特有で、その競技の名称を冠した外傷・障害（下肢編）第3節 平泳ぎ膝（breast stroker's knee）第5項 整復 3．膝内障に対する整復法の（実践機能テープ）を実施します。

（上記第2度〈中度〉におけるキャストシャーレ固定法）

下記のシリンダーキャストを前後1/2にカットしストッキネット・ギプステクターをそのままに後部1/2のみを副子として用いダイナ・フレックス（DYNA-FLEX-Jonson & Jonson-）あるいはコバン（Coban-3M-）等のエラスティック・バンデージ（ELASTIC BANDAGE）でラッピングします。

（上記第3度〈重度〉におけるシリンダーキャスト固定法）

原則として膝関節30°屈曲位にて大腿上2/3より下腿下1/3までをストッキネット・ギプステクターで覆いキャストにて固定します。

注：特にキャストシャーレの場合、松葉杖歩行時においてその自重によりキャストシャーレ自体が下方へ下がる傾向がありますので、絶えず注意を払い、その都度ラッピングし直すようにしましょう。

（固定期間中における等尺性収縮運動による筋力強化法）

〈下腿〉

1）選手高い台に坐位にて足関節の背屈および（砂嚢による）背屈抵抗運動（前脛骨筋強化）。

2）選手高い台に坐位にて足関節の底屈および（チューブによる）底屈抵抗運動（腓腹筋およびヒラメ筋強化）。

〈大腿〉

1）選手背臥位にて患側股関節をおよそ30〜40°屈曲し、あるいは砂嚢にて抵抗を加え、その位置をおよそ5秒維持し、元の位置に戻してはこれを繰り返します（大腿四頭筋強化）。

2）選手腹臥位にて患側股関節をおよそ10〜15°伸展し、その位置をおよそ5秒維持し、元の位置に戻してはこれを繰り返します（ハムストリング強化）。

注：1）この際固定の中で膝関節を屈曲しようとする気持ちが、固定脱却後の関節拘縮をある程度予防することにつながります。

2）この際固定の中で下記の電気刺激によって筋肉を等尺性収縮させることで、固定脱却後の関節拘縮をある程度予防することにつなげることもできます。

（安達による固定期間中における電気刺激による下肢の等尺性筋収縮法）

〈第5腰神経を介する場合〉

第5腰椎・第1仙椎間の椎間孔の患側に直流低周波治療器の陰極を置き、下腿前面上部経絡上の経穴である胃経の足三里の下（巨虚上廉〈こきょじょうれん〉あるいは上巨虚〈じょうこきょ〉）付近のモーターポイント部分を有窓にし陽極を置き、周波数を最低近くまで低め

（低周波中の低周波：4）、出力を徐々に上げ足の趾（指）先をはじめ同神経の支配領域の筋肉が周波数に応じ動き出すのを確認しながら実施します。

〈第1仙神経を介する場合〉
　第1仙椎・第2仙椎間の第1仙骨孔の患側に直流低周波治療器の陰極を置き、下腿後面上部1/5経絡上の経穴である膀胱経の合陽付近のモーターポイント（外側および内側を含む）部分を有窓にし陽極を置き、周波数を最低近くまで低め（低周波中の低周波：4）、出力を徐々に上げアキレス腱をはじめ同神経の支配領域の筋肉が周波数に応じ動き出すのを確認しながら実施します。

（固定脱却後の大腿四頭筋を中心としたリハビリテーションの基本）
　1）patella setting exercise：選手背臥位にて患側の膝窩に枕をかい、その大腿四頭筋を等尺性収縮（isometric contraction）させ元に戻してはこれを繰り返します。
　2）straight leg raising exercise：選手背臥位にて患側の股関節を軽度屈曲させ、その大腿四頭筋を等尺性収縮（isometric contraction）させ元に戻してはこれを繰り返します。
　3）leg extension exercise：選手坐位にて患側の膝関節を90°屈曲位から伸展させ、その大腿四頭筋を等張性収縮（isotonic contraction）させ元に戻してはこれを繰り返します。
　4）squatting（注☆）1/4・1/2・ful：選手は両足を肩幅に開き立位にて、両手を頭の後ろで組み、両膝関節屈曲クォーター・ハーフ・フルと状態に応じ負荷を変えしゃがみ込み立ち上がり大腿四頭筋を等張性収縮（isotonic contraction）させ元に戻してはこれを繰り返します。
　（注☆）　ここでは、大腿四頭筋を中心としたsquattingすなわちスクワットなので、背筋を伸ばし前傾しバランスを取ることで、足先より前に膝を出さないようにします。
　注：1）固定脱却後のリハビリテーション期間には、膝関節屈曲およそ140°のブレース、すなわち装具の使用が推奨されます。
　　　2）急激な運動範囲の拡大は、そのままルーズニー（loose knee）につながる恐れがありますので、およそ3週間かけて緩徐に元の可動範囲まで戻すようにします。
　　　3）固定脱却後少なくとも3週間は再受傷に配慮し、患側の膝関節を伸展しきったり屈曲しきったりして、内側々副靱帯を過緊張させないようにしましょう。

　　　4）固定脱却後のリハビリテーション期間は最大で7～8週間、ただし競技復帰までにはおよそ3個月が一応の目安になります。

（固定脱却後の膝関節拘縮に対する運動療法としての関節可動域訓練の基本的順序の1例）
〈第1段階：自動運動〉
　選手背臥位にて患側の膝窩に枕をかい、その大腿四頭筋を等尺性収縮（isometric contraction）させ元に戻してはこれを繰り返します。
　注：これは、前記（固定脱却後の大腿四頭筋を中心としたリハビリテーションの基本）の1）patella setting exerciseですが、この後その2）straight leg raising exercise 3）leg extension exerciseを実施してもよい。

〈第1段階：自動介助抵抗運動〉
　1）選手高いテーブル（診療台）に坐位にて、術者は低い椅子に相対して坐し、選手の患側の下腿の近位前面を術者の外側の手掌で支持し、遠位前面に術者の内側の手掌で抵抗を与えながら、その膝関節を緩徐に伸展させます。
　注：この場合、選手の前十字靱帯も損傷していれば、大腿四頭筋が収縮することで脛骨をも前方へ引き出されてしまう恐れがあるため、下腿の近位部および遠位部の2個所を把握し、前者を支点、後者を作用点とします。
　2）選手高いテーブル（診療台）に坐位にて、術者は低い椅子に相対して坐し、選手の患側の下腿の近位後面を術者の外側の手掌で支持し、遠位後面に術者の内側の手掌で抵抗を与えながら、その膝関節を緩徐に屈曲させます。
　注：この場合、選手の後十字靱帯も損傷していれば、ハムストリングが収縮することで脛骨をも後方へ押し戻されてしまう恐れがあるため、下腿の近位部および遠位部の2個所を把握し、前者を支点、後者を作用点とします。

〈操体法〉
〔その1〕膝屈曲運動Ⅰ
〔その2〕膝屈曲運動Ⅱ
〔その3〕両膝の左右交互挙上運動
　注：前述の 第Ⅲ章 その競技に特有で、その競技の名称を冠した外傷・障害（下肢編）第1節 ジャンパー膝（Jumper's knee）第5項 整復 1．大腿四頭筋の硬結（予防的整復）〈操体法〉と同様です。

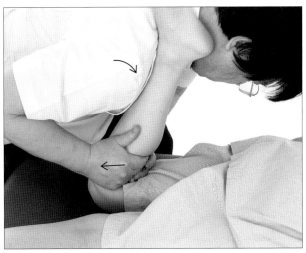
写真366

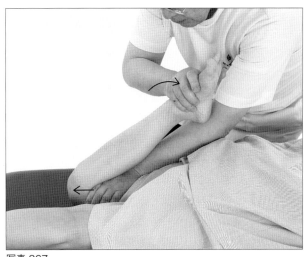
写真367

〈第2段階：他動運動〉

1）選手背臥位にて、術者は選手の患側の足側に頭側を向いて立ち、外側の手掌で患側の下腿の近位後面を、内側の手でその足関節をそれぞれ把握し、徐々に伸展位から屈曲位にすることを数回繰り返します。

注：屈曲位の可動域がある程度の角度を超えるようになったら、術者の外側の手掌を大腿遠位後面にかえ、膝窩にはさみ込むようにして漸次その癒着をとる方法も考えられます。

2）選手腹臥位にて、術者は選手の患側の足方に頭側を向いて立ち、患側の膝関節を90°以上屈曲し、術者は上体を低くして患側の足背を術者の内側の肩の上に乗せ、内側の手掌でその下腿近位後面を把握し、外側の手をその上に重ね、それら両手で同部を術者の手前に少し引き寄せ関節の遊びをとってから、内側の肩でその下腿を緩徐に押していきます（写真366）。

注：1）この技法は、DR. Thomas F. Bergmann D.C.（DR. トマス F. バーグマン D.C.）の方法にヒントをえたものであることを付記し、合わせて紙面を借り DR. Thomas F. Bergmann D.C.（DR. トマス F. バーグマン D.C.）に深い敬意と謝意を表するものです。

2）より強い矯正力を求める場合、術者は、最後にわずかに体重を乗せてもよい。

3）選手腹臥位にて、術者は選手の患側の足方に足側を向いて立ち、患側の膝関節を90°以上屈曲し、術者は患側の足背に術者の外側の手掌を乗せ、内側の手掌でその大腿遠位後面を支持し、その内側の手掌で同部を術者の前方へ少し押し出し関節の遊びをとってから、外側の手掌でその下腿を緩徐に引いていきます（写真367）。

注：より強い矯正力を求める場合、術者は、最後にわずかに体重を乗せてもよい。

4）選手腹臥位にて、術者は患側に相対して立ち、頭側の手掌で選手の患側の膝窩大腿遠位側を、足側の手でその足関節をそれぞれ把握し、徐々に伸展位から屈曲位にすることを数回繰り返します。

注：1）屈曲位の可動域がある程度の角度を超えるようになったら、術者の頭側の手掌を、手関節背面・前腕遠位背面・前腕近位背面・肘関節背面とかえていき、膝窩にはさみ込むようにして漸次その癒着をとる方法も考えられます。

2）上記注：1）の技法は、DR. Joseph Janse D.C.（DR. ジョセフ・ジェンシー D.C.）の膝の治療法No.3にヒントをえたものであることを付記し、合わせて紙面を借り DR. Joseph Janse D.C.（DR. ジョセフ・ジェンシー D.C.）に深い敬意と謝意を表するものです。

3）また上記注：1）の技法は、これを数回繰り返すことによって膝関節水腫に対しても有効に働きます。

4）上記注：3）を含め上記の技法は、DR. Joseph Janse D.C.（DR. ジョセフ・ジェンシー D.C.）の膝の治療法No.9にヒントをえたものであることを付記し、合わせて紙面を借り DR. Joseph Janse D.C.（DR. ジョセフ・ジェンシー D.C.）に深い敬意と謝意を表するものです。

〈第3段階：安達による応用変法としての自動運動〉

選手立位にて、壁面に向かい両手を肩幅以上に広げて着き、股関節・膝関節・足関節をそれぞれ屈曲し、膝関節を足の趾（指）の先より前に出しながら、いわゆる相撲の蹲踞（そんきょ）の姿勢（注☆）にクォーター・ハーフ・フルの順で近づけていくことを数回繰り返します。

（注☆）ここでは、膝関節拘縮に対する関節可動域訓練としての蹲踞（そんきょ）の姿勢であってsquat（スクワットあるいはスクアット）ではないので、上記の要領で足先より前に膝を出してもかまいません。

注：1）この際選手に、壁面に向かい両手をさらに広げて着かせ、壁面に対し両足をさらに後方へ引かせ、壁面に上半身を傾けさせることによって、下半身にかかる負担を調節しながら行うようにします。傾ければ傾けるほど上半身にかかる負担は重増し、下半身にかかる負担は軽減します。またその結果は、壁面横にメジャーを貼っておくことによって、および床面に壁面からの距離に応じ足型を描いておくことによって、選手・術者共に定量的に結果を知ることができます。最終的には上半身を傾けることなく完全な立位から、疼痛なく蹲踞（そんきょ）の姿勢をとることができるようになって、はじめて治癒と言うことができます。

2）これは、前記（固定脱却後の大腿四頭筋を中心としたリハビリテーションの基本）の4）squatting1/4・1/2・fulに上記の（注☆）および注：1）を含めた"安達による応用変法"です。

3）ここでは、膝関節拘縮に対する運動療法としての関節可動域訓練についてその1例を挙げました。関節拘縮に対する運動療法であるため、通常自動運動を主体に行う関節可動域訓練も術者による他動運動を中心に行い、自動運動についてはむしろごく初期段階と最終段階にのみとどめました。

第6節　スケート

スケート競技には、スピードスケート（500〜10,000 m）・ショートトラック（500〜1,500 m）・フィギュアスケート（シングル・ペア・アイスダンス）・アイスホッケーがあります。そうした種目ごとの特性はともかくとして、それらがスケート靴を履いて氷上を滑走する競技である以上、みな一様に下肢への負担を配慮しなければならない競技であることに違いはありません。特にスピードスケートにおいては、股・膝両関節を深く屈曲させ、上体をほぼ水平近くに保ち大腰筋を短縮させる独特の前傾姿勢をとることにより足腰にかかる負担は相当なものです。またスケーティングにおけるキックは、股・膝両関節の伸展により、特に膝関節周囲では、さまざまな炎症が生じやすくなります。まず前方では膝蓋腱炎・次に外側では腸脛靱帯炎そして後側ではハムストリング腱炎などが考えられます。

筆者は、膝関節に外傷・障害があるにもかかわらずハードなスケーティングの練習を続け、膝関節がスムーズに動かない分だけ同側の仙腸関節を動かして滑走していたため、仙腸関節が動揺するようになってしまったスピードスケートの選手を知っています。幸いこの選手の場合は、反対側の仙腸関節を整復し疼痛のある同側の仙腸関節をも自然に整復されるように仕向け、また同側のみをテーピング固定した上で、さらに仙腸関節用のコルセットを用いて再度固定した結果、ほぼ2個月足らずで正しい位置に固定され動揺しない安定した関節になり疼痛も覚えなくなり、その後の激しい練習にも耐えられるようになりました。

また長時間にわたるスケート靴の締め付けの中でのブレード（刃）コントロールによる下腿筋群における疲労の蓄積・拘縮そして鬱血もまた相当なものです。さらには特にフィギュアスケートのジャンプの着氷の際の足関節捻挫における外果・内果・脛腓骨間そして各足根中足間の疼痛・圧痛など下肢におけるトラブルには枚挙に暇ありません。ショートトラック・アイスホッケーなどの接触を通し習慣性さらには慢性化し支持靱帯の弛緩による足関節不安定症さらには習慣性不全（亜）脱臼すなわちルーズアンクルに陥ることさえあります。ただこれについては、単にジャンプの着地の際の非接触性の受傷だけでなく、バスケットボールあるいはハンドボールなどにも接触における強制による接触性の受傷もあるため、ここで扱わず次の 第Ⅴ章 その他のスポーツ外傷・障害で単独に取り上げて詳述することにします。

第1項　膝蓋腱炎・腸脛靱帯炎・ハムストリング腱炎

1．発生機序

スケーティングでは、股・膝両関節を深く屈曲させ、大腿四頭筋・膝蓋骨・膝蓋腱を遠心性収縮させます。そしてそのスケーティングにおけるキックは、股・膝両関節の伸展および股関節の外転によります。この際、股・膝両関節の伸展の反復によって膝蓋腱炎を、股関節の外転の反復によって腸脛靱帯炎を、そして股・膝両関節の伸展の反動の反復によってハムストリング腱炎をそれぞれ発症することがあります。

特に腸脛靱帯は、脛骨外側顆に付着していて、途中大腿骨外側上顆上方の大腿骨粗線および外側筋間中隔にも線維結合しているとはいえ、移動性があり膝関節屈伸時の反復摩擦によって炎症を起こしやすいのです。

またハムストリング腱は、腓腹筋半膜様筋包が関節包後面内側部と腓腹筋内側頭・半膜様筋腱・半腱様筋腱間にあり、大腿二頭筋腓腹筋包が関節包後面外側部と腓腹筋外側頭・大腿二頭筋腱間にあり、炎症がそれらの滑液

包にまでおよべば、それぞれの滑液包炎に至ります。

2．症状・徒手検査
（症状）

スケーティングにおいて膝関節は、ブレード（刃）コントロールのため、常に屈曲を維持し続けなければならず、膝周囲の筋肉には絶えず必然的に遠心性の収縮力が働いています。その結果大腿四頭筋・膝蓋骨および膝蓋腱といった膝伸展機構を通して、膝蓋骨周囲の膝蓋骨上縁・膝蓋腱および膝蓋骨下縁に疼痛を覚えることになります。

次にスケーティングにおいて膝関節は、キックのため絶えず外側への伸展を反復し続けなければならず、膝外側の筋肉には絶えず瞬発的に反復性の伸展力が働いています。その結果大腿筋膜張筋および腸脛靭帯といった股外転・内旋機構を通して、膝外側の腸脛靭帯付着部周囲に疼痛を覚えることになります。

最後にスケーティングにおいて膝関節は、そうした膝伸展機構に対し膝屈筋群が絶えずその反動を反復し続けなければならず、膝後部の筋肉には絶えず瞬発的に反復性の反動力が、換言すれば絶えず必然的に求心性の収縮力が働いています。その結果半腱様筋・半膜様筋および大腿二頭筋といった膝屈曲機構を通して、ハムストリング腱周囲の半腱様筋腱・半膜様筋腱および大腿二頭筋腱に疼痛を覚えることにもなります。

（徒手検査）

1．大腿四頭筋タイトネスチェック

前述の 第Ⅲ章 その競技に特有で、その競技の名称を冠した外傷・障害（下肢編）第1節 ジャンパー膝 第3項 徒手検査 1．大腿四頭筋タイトネスチェックと同様です。

2．Thomas Test

選手背臥位にて術者は健側足側に頭側を向いて立ち、外側の手で健側の膝を把握し内側の手で健側の足底を支持し、健側の膝を極力胸に近づけ患側の膝が自然に屈曲すれば、患側股関節の屈曲拘縮を示唆します。

3．膝蓋骨下極・上極圧痛部位チェック

前述の 第Ⅲ章 その競技に特有で、その競技の名称を冠した外傷・障害（下肢編）第1節 ジャンパー膝 第3項 徒手検査 2．膝蓋骨下極・上極圧痛部位チェックと同様です。

4．Patella Grinding Test

選手背臥位にて術者は両手で、患側膝蓋骨を上から強く押さえ、上方・下方・内側・外側に動かします。疼痛は膝蓋骨周囲の炎症を示唆します。

5．Clark Test

選手背臥位にて術者は両母指で、患側膝蓋骨を大腿骨に押し付けます。その際の疼痛および軋轢音は膝蓋骨周囲の炎症を示唆します。

6．Grasping Sign

前述の 第Ⅲ章 その競技に特有で、その競技の名称を冠した外傷・障害（下肢編）第2節 ランナー膝 第3項 徒手検査 5．グラスピングサイン（grasping sign）と同様です。

注：但しこの場合は特に選手背臥位にて患側の膝関節を屈曲し、その関節裂隙からおよそ3cm上方の腸脛靭帯を圧迫しつつその膝関節を伸展させようとすると、疼痛のため伸展できない場合が腸脛靭帯炎陽性です。

7．ハムストリング腱炎・腓腹筋半膜様筋包および大腿二頭筋腓腹筋包における滑液包炎のチェック

上記 3．膝蓋骨下極・上極圧痛部位チェック および 4．Patella Grinding Test でも膝関節後部に違和感を訴えることがありますが、局所に疼痛・腫脹がみられ、特に圧迫時に圧痛がみられます。

3．予防

1）パートナーストレッチング

①大腿四頭筋（大腿直筋）（注☆）

選手腹臥位にて健側の下肢をテーブルから下ろさせ、その足底を床に着けさせ、術者は患側に相対して立ち、頭側の手で患側のPSISを支持し、足側の手でその足関節を把握し、その膝下に座布団をかい、術者は足側の手でその膝関節を屈曲していきます。

(注☆) 前述の 第Ⅲ章 その競技に特有で、その競技の名称を冠した外傷・障害（下肢編）第3節 平泳ぎ膝（Breast stroker's knee）第4項 予防（パートナーストレッチング）①大腿四頭筋（特に内側広筋）の注を除いた部分とほぼ同様です。相違点は、膝下に座布団をかうところなどです。

②大腿筋膜張筋および腸脛靭帯

選手患側を上に側臥位にて、術者はその背後に相対して立ち、頭側の手で患側のASISを支持し、足側の手でその膝関節を把握し、その膝関節を屈曲し、股関節を伸展・内転・外旋していきます。

③ハムストリング（注☆）

選手背臥位にて術者は患側に相対して立ち、頭側の手でその膝窩を支持し、足側の手でその足関節後部を把握し、その股関節を最大屈曲してのち、その膝関節を徐々に伸展していきます。

(注☆) 前述の 第Ⅲ章 その競技に特有で、その競技の名称を冠した外傷・障害（下肢編）第3節 平泳ぎ膝（Breast stroker's knee）第4項 予防（パートナーストレッチング）③（特に内側）ハムストリング（特に半腱様筋・半膜様筋・薄筋・縫工筋）の注を除いた部分とほぼ同様です。相違点は、股関節を軽度外転・内旋させないところなどです。

注：1）この際筋硬結があれば頭側の母指でその個所を押圧しながらその膝関節を徐々に伸展していきます。

2）ハムストリングに伸張感が感じられるようになったら、頭側の手でその膝関節の前部を把持し一層伸張してもよい。

（予防的実践機能テープ）

〈予防のための機能補助として〉

1）選手はテーブルの上に立位にて、患側の膝関節を軽度屈曲し、踵部下に小さなヒールアップになる台（補高）をかい、術者はその膝蓋骨を中心に膝窩までおおえる馬蹄形のパッドをあて下腿下1/3から大腿中1/2までアンダーラップを巻き、幅5cmのキネシオ・テープを用い大腿中1/2・下腿下1/3にそれぞれアンカーを巻きます（大腿中1/2および下腿下1/3アンカー）。

2）幅5cmのキネシオ・テープを用い上のアンカーから下のアンカーへ、先ず大腿前面を大腿直筋および中間広筋の走行に沿って総腱へ、次に膝蓋骨上端で2つに裂き膝蓋骨の両側を包んで膝蓋骨下端へ、最後に膝蓋靭帯で再び合流して下腿前面に貼付します（大腿四頭筋総腱および膝蓋靭帯サポート）（注☆）。

3）幅5cmのキネシオ・テープを用い下のアンカーから上のアンカーへ選手を健側々屈させながら、大腿外側の大腿筋膜張筋および腸脛靭帯に沿って貼付します。（大腿筋膜張筋および腸脛靭帯サポート）。

4）幅5cmのキネシオ・テープを用い下のアンカー内側から下腿を外旋するように牽引をかけながら上のアンカーへ、下腿前面・下腿外側・膝窩・大腿内側・大腿前面に終わるようなスパイラル・テープを巻きます（大腿・下腿外旋スパイラル・テープ）。

5）幅5cmのキネシオ・テープを用い上のアンカーから下のアンカーへ、大腿後面中央を大腿二頭筋の走行に沿って膝後面へ、体を前屈させながらテープを貼付し、さらに深く前屈させながらテープを伸張し、その内・外両端を2つにスプリットしてそれぞれ大腿後面膝窩外側（大腿二頭筋付着部）および大腿後面膝窩内側（半腱様筋・半膜様筋付着部）に貼付します（大腿二頭筋および半腱様筋・半膜様筋サポート）。

6）幅5cmのキネシオ・テープを用い、患側の膝窩から両側へ、それぞれ内側膝蓋支帯および外側膝蓋支帯に沿って巻き、その内・外両端をそれぞれ2つにスプリットして上・下に分け、それらによって膝蓋骨の上・下を取り囲むように内・外両膝蓋支帯のサポートをかけます（内側膝蓋支帯および外側膝蓋支帯サポート）。

7）最後に1）同様大腿および下腿にアンカーをかけて終わります（大腿および下腿アンカー）。

(注☆) 幅5cmのキネシオ・テープの膝蓋骨部分のみをくりぬくのではなく、膝蓋骨上端で2つにスプリットし膝蓋骨下端で交差させ下腿前面のそれぞれ反対側に貼付することでくりぬいた形にします。

注：腸脛靭帯炎では、膝関節屈曲時に腸脛靭帯附着部周囲が大腿骨外側上顆との摩擦により疼痛を生じますが、それは特に toe in の反復によって生じるものなので、下腿内旋を制限する下腿外旋のスパイラル・テープを巻かなければならず、そのためテーピングの際にも4）では下腿を外旋させるため選手には極力 toe out させるように指示しておきましょう。また1）の膝蓋骨を中心とした膝窩までおおえるスポンジパッドはハムストリング腱をもおおいますので、4）のテープがそこを通過するときには、牽引を緩め少し浮かしぎみに巻きましょう。

4．整復

（前傾姿勢による大腰筋の短縮に対する整復法）

前述の 第Ⅲ章 その競技に特有で、その競技の名称を冠した外傷・障害（下肢編）第2節 ランナー膝 第5項 整復 3．膝蓋大腿関節・下肢アライメントの整復（下肢アライメントのための寛骨AS偏位に対する整復法）

1．〈寛骨〔上前腸骨棘〕の前下方偏位に対する〔大・小腰筋の弛緩を図る〕整復法〉（写真077） 2．〈寛骨〔上前腸骨棘〕の前下方偏位に対する整復操作〉—その1—（写真078）—その2—（写真079） 3．〈寛骨〔上前腸骨棘〕の前下方偏位に対する実践応用技法としての安達の整復法〔Adachi's adjustment of Pelvis〕〉（写真080）と同様です。

注：1）これは前傾姿勢における股関節屈曲位の維持

による股関節の屈筋である腸腰筋の短縮によるタイトネスおよび腰椎前弯の増強に対する整復法です。

2）したがって、そのタイトネスおよび腰椎前弯の増強が軽度の場合は、1．を、中度の場合は、2．の―その1―か、―その2―あるいはそれらの両方を―その1――その2―の順に、重度の場合は3．を、さらにそれ以上に重度の場合は、その程度に応じ、それら全部を1．2．3．の順に、あるいは適当に組み合わせて用います。

（膝蓋大腿関節・下肢アライメントの整復法）

前述の 第Ⅲ章 その競技に特有で、その競技の名称を冠した外傷・障害（下肢編）第3節 平泳ぎ膝 第5項 整復 3．膝内障に対する整復法（膝内障〈内・外側々副靱帯の捻転など〉に対する膝関節の整復法）（写真086）と同様です。

注：1）スケートを外へ蹴り出すスケーターのスケート操作に対して、膝蓋大腿関節・下肢アライメントの回復のため、上記の整復が実施されるべきです。

2）上記の整復に移るための、準備操作として、前述の 第Ⅲ章 その競技に特有で、その競技の名称を冠した外傷・障害（下肢編）第3節 平泳ぎ膝（Breast stroker's knee）第5項 整復 3．膝内障に対する整復法（膝内障〈内・外側半月板のハイパーモビリティーと前・後十字靱帯および内・外側々副靱帯の捻転など〉に対する膝関節の整復法〈内・外側半月板の嵌屯〔頓〕症状を除く〉）（写真085）を実施してもよい。

（膝蓋靱帯整復法）

前述の 第Ⅲ章 その競技に特有で、その競技の名称を冠した外傷・障害（下肢編）第1節 ジャンパー膝 第5項 整復 3．膝蓋靱帯炎（第1期）（膝蓋靱帯整復法）（膝蓋靱帯炎に対する実践応用技法としての安達の整復法）〈第1段階：大腿・下腿の前後差の整復法〉（写真063）〈第2段階：膝蓋骨挙上の整復法〉（写真064）と同様です。

注：膝蓋骨の可動性が減少しているようであれば、上記〈第2段階：膝蓋骨挙上の整復法〉に移る前に、前述の 第Ⅲ章 その競技に特有で、その競技の名称を冠した外傷・障害（下肢編）第2節 ランナー膝 第5項 整復 3．膝蓋大腿関節・下肢アライメントの整復（膝蓋大腿〈Patella—Femur〉関節に対する膝関節の整復法〈下腿および膝蓋骨の癒着に対するモビライゼーション〉）〈第2段階：膝蓋骨可動療法〉（写真074・075・076）を実施します。

（大腿筋膜張筋整復法）

前述の 第Ⅲ章 その競技に特有で、その競技の名称を冠した外傷・障害（下肢編）第2節 ランナー膝 第5項 整復 2．大腿四頭筋・大腿筋膜張筋の硬結（大腿四頭筋・大腿筋膜張筋整復法）（腸脛靱帯を含む大腿筋膜張筋の緊張に対する実践応用技法としての整復法）（写真067・068）（腸脛靱帯を含む大腿筋膜張筋に沿った疼痛に対する実践応用技法としての微整復法）【第一段階】（写真069）【第二段階】（写真070）と同様です。

注：病的な状態から健全な状態に向かう過渡的段階のテクニックとしてなら、前述の 第Ⅳ章 その競技に特有の外傷・障害への予防と整復 第2節 水泳 第1項 筋々膜性腰痛および椎間関節症候群 3．予防（オステオパシーとストレッチの複合について〈安達による〉）（写真166・167）（写真168）のように上記の技法とストレッチを複合して用いることもできます。

（大腿四頭筋・ハムストリング整復法）

前述の 第Ⅲ章 その競技に特有で、その競技の名称を冠した外傷・障害（下肢編）第1節 ジャンパー膝 第5項 整復 2．大腿四頭筋・ハムストリングの硬結（大腿四頭筋・ハムストリング整復法）（大腿四頭筋の膝伸展機構に対する実践応用技法としての整復法）（ハムストリング〈内側から半腱様筋・半膜様筋・大腿二頭筋〉の緊張に対する実践応用技法としての整復法）（写真059・060・061・062）と同様です。

注：たとえ主訴がハムストリング腱にあったとしても、当然のこととしてその拮抗筋である大腿四頭筋の膝伸展機構に対しても整復すべきです。

（実践機能テープ）

〈予防のための機能補助として〉

1）選手はテーブルの上に立位にて、患側の膝関節を軽度屈曲し、踵部下に小さなヒールアップになる台（補高）をかい、術者はその膝蓋骨を中心に膝窩までおおえる馬蹄形のパッドをあて下腿下1/3から大腿中1/2までアンダーラップを巻き、幅3.8 cmのホワイトテープを用い下腿下1/3・大腿中1/2にそれぞれアンカーを巻きます（大腿中1/2および下腿下1/3アンカー）。

2）幅5.2 cmのエラスティック・テープを用い上のアンカーから下のアンカーへ、まず大腿前面を大腿直筋および中間広筋の走行に沿って総腱へ、次に膝蓋骨上端で2つに裂き膝蓋骨の両側を包んで膝蓋骨下端へ、最後に膝蓋靱帯で再び合流して下腿前面に貼付します（大腿四頭筋総腱および膝蓋靱帯サポー

ト）（注☆）。

3）幅5.2 cmのエラスティック・テープを用い下のアンカーから上のアンカーへ選手を健側々屈させながら、大腿外側の大腿筋膜張筋および腸脛靱帯に沿って貼付します（大腿筋膜張筋および腸脛靱帯サポート）。

4）幅5.2 cmのエラスティック・テープを用い下のアンカー内側から下腿を外旋するように牽引をかけながら上のアンカーへ、下腿前面・下腿外側・膝窩・大腿内側・大腿前面に終わるようなスパイラル・テープを巻きます（大腿・下腿外旋スパイラル・テープ）。

5）幅5.2 cmのエラスティック・テープを用い、患側の膝窩から両側へ、それぞれ内側膝蓋支帯および外側膝蓋支帯に沿って巻き、その内・外両端をそれぞれ2つにスプリットして上・下に分け、それらによって膝蓋骨の上・下を取り囲むように内・外両膝蓋支帯のサポートをかけます（内側膝蓋支帯および外側膝蓋支帯サポート）。

6）最後に1）同様大腿および下腿にアンカーをかけて終わります（大腿および下腿アンカー）。

（注☆）　幅5.2 cmのエラスティック・テープの膝蓋骨部分のみをくりぬくのではなく、膝蓋骨上端で2つにスプリットし膝蓋骨下端で交差させ下腿前面のそれぞれ反対側に貼付することでくりぬいた形にします。

注：上記 3．予防（予防的実践機能テープ）〈予防のための機能補助として〉の注と同様です。

第2項　足関節捻挫

1．発生機序

スケーティングでは、長時間にわたるスケート靴の締め付けの中でのブレード（刃）コントロールのため、常に足関節の背屈を維持しなければならず、足関節周囲の筋肉特に下腿筋群すなわち下腿三頭筋・長腓骨筋・短腓骨筋・第三腓骨筋・後脛骨筋・前脛骨筋、および足部屈筋群すなわち長母趾（指）屈筋・長趾（指）屈筋、あるいは足部伸筋群すなわち長趾（指）伸筋・長母趾（指）伸筋における特に腱付着部周囲における疲労の蓄積・拘縮および鬱血もまた相当なものであるため、絶えずそれらにかかる負荷を感じているのが現実です。

そうしたそれら筋腱等軟部組織に絶えずかかる負荷による疼痛の中でも、特にフィギュアスケートのジャンプにおける着氷の際、あるいはショートトラック・アイスホッケーの接触の際などに受ける足関節のトラブルには枚挙に暇ないほどです。特に底屈および内がえしの強制による、足関節外側の腓骨外果と距骨・踵骨を結ぶ前距腓靱帯・踵腓靱帯・後距腓靱帯の損傷、距骨・踵骨と立方骨を結ぶ二分靱帯の損傷、および脛骨内果の関節軟骨の損傷などによる発赤・発熱・腫脹、およびそれらに基づく外果・内果・脛腓骨間特に結合部および足根中足間における偏位によるそれらの部位における疼痛・圧痛などさまざまな足関節における捻挫状態の発生をみることになります。

2．症状・徒手検査

（症状）

受傷時足関節外側部に急激な激痛を覚え、靱帯の断裂音を聞くこともあります。受傷直後は痺れと疼痛で起立不能ですが、しばらくすると何とか歩行可能になり、次第に疼痛個所である腓骨外果前方を中心として腫脹すなわち皮下血腫が著明になります。さらに1日以上経過しますと、腓骨外果下部に出血斑をみることもあります。

圧痛は上記の前距腓靱帯を中心として前脛腓靱帯・腓骨外果周囲および踵腓靱帯・後距腓靱帯に達することもあり、ときとして靱帯断裂部の陥凹に触れることもあります。また底屈および内がえしの強制あるいは体重負荷により疼痛は増強し、特に内がえしの強制時には、正常では離れないはずの距骨が腓骨外果から離れ、ときとしてその間に指尖を挿入することができることもあります。

（徒手検査）

1．足関節底屈・内反強制テスト

選手患側の足関節底屈位にて内反強制し腓骨外果前面の疼痛が増強すれば、前距腓靱帯の損傷が疑われ、その場合軽い体重の負荷により、さらに疼痛は増強します。

2．足関節前方引き出しテスト（腹臥位）

選手患側の膝関節を立て腹臥位にて、術者は患側に足側を向いて立ち、両手でその足関節の前後を把握し、踵部をその後方から圧迫すると距骨が前方へ移動するのが触知できれば前距腓靱帯の完全断裂が疑われ、踵部外側をその後方から圧迫すると距骨が内旋方向へ移動し腓骨外果と距骨の間に間隙が触知できれば前距腓靱帯の不全断裂が疑われます。

3．足関節前方引き出しテスト（背臥位）

選手背臥位にて、術者は患側に頭側を向いて立ち、外側の手で患側の踵部を把握し、内側の手でその足関節前部を支持し、外側の手で前方へ引き出すとともに内側の手で内がえしを強制し腓骨外果と距骨の間に間隙を生ずれば前距腓靱帯の不全断裂が疑われ、またその際内がえ

しによる動揺性が大きければ前距腓靱帯の完全断裂が疑われます。

4．腓骨外果・脛骨内果（裂離）骨折鑑別
　1）腓骨外果・脛骨内果における限局性圧痛の有無の確認（Malgaigne 骨折痛）
　2）腓骨外果・脛骨内果における異常可動性の有無の確認（特に完全骨折の場合陽性）
　3）捻挫に比して受傷直後からの急激にして高度な腫脹の有無の確認（骨折の場合陽性）
　4）受傷後24時間以上経過してからの腓骨外果・脛骨内果下方における皮下出血斑の有無の確認（骨折の場合陽性）

3．予防
　1）準備運動時における足関節周囲筋群特に下腿筋群・足部屈筋群・足部伸筋群の安定的な始動のための筋温上昇を目的としたホットパックによるウォーミングアップおよび整理運動時における足関節周囲筋群特に下腿筋群・足部屈筋群・足部伸筋群特に腱付着部周囲における疲労の蓄積・拘縮および鬱血の回復のための筋温下降を目的とした氷嚢によるクーリングダウン
　2）足関節周囲筋群特に下腿筋群・足部屈筋群・足部伸筋群特に腱付着部周囲の柔軟性確保のためのストレッチングおよび筋力強化のためのウェイトトレーニング
①前述の 第Ⅲ章 その競技に特有で、その競技の名称を冠した外傷・障害（下肢編）第4節 テニス脚（tennis leg）第4項 予防 2．日常は筋力を高め・持久力を増し・筋肉の柔軟性を保つようなトレーニングを実施します。①遠心性収縮（centrifugal〈efferent・eccentric〉contraction exercise）（ヒールウォーク〈heal walk〉）②求心性収縮（centripetal〈afferent〉contraction exercise）（カーフレイズ〈calf raise〉）③等尺性収縮（isometric contraction exercise〈タオルギャザー〔towell gathering〕〉）④等張性収縮（isotonic contraction exercise〈タオルギャザー〔towell gathering〕〉）と同様です。
　注：②求心性収縮（centripetal〈afferent〉contraction exercise）においては、ヒラメ筋に対しては膝関節屈曲位で、腓腹筋に対しては膝関節伸展位で実施します。

②パートナーストレッチング
（腓腹筋（注☆））
　選手背臥位にて患側股関節軽度屈曲・膝関節伸展し、術者は患側に相対して立ち頭側の手でその足関節前面を支持し、頭側の前腕でその下腿を下方に圧し、足側の手でその踵部を把握し、足側の前腕でその足底を頭側に圧し、術者は徐々に上体を頭側に倒していきます。
　（注☆）　前述の 第Ⅲ章 その競技に特有で、その競技の名称を冠した外傷・障害（下肢編）第3節 平泳ぎ膝（Breast stroker's knee）第4項 予防（パートナーストレッチング）④腓腹筋の注を除いた部分と同様です。

（ヒラメ筋）
　選手腹臥位にて患側股関節伸展・膝関節90°屈曲し、術者は患側足方に頭側を向いて立ち両手でその足底・前足部を把握し下方へ圧し、術者は徐々に体重をかけていきます。

（腓骨筋）
　選手腹臥位にて患側股関節伸展・膝関節屈曲し、術者は患側に相対して立ち足側の手でその膝関節を支持し、頭側の手でその足背を把握しその足底を健側殿部に近づけ、術者は徐々にその足関節を底屈・内がえしさせます。
　注：この際選手の膝関節を支持する術者の足側の手の母指で、その下腿前面上部の経絡上の足三里（あしさんり）の下付近の筋腹を押圧してもよい。

（前脛骨筋）
　選手腹臥位にて患側股関節伸展・膝関節屈曲し、術者は患側に相対して立ち足側の手でその膝関節を支持し、頭側の手でその足背を把握しその踵部を患側殿部に近づけ、術者は徐々にその足関節を底屈させます。
　注：この際選手の膝関節を支持する術者の足側の手の母指で、その下腿前面やや外側付近筋腹を押圧してもよい。

③ウェイトトレーニング
　1）遠心性収縮（centrifugal〈efferent・eccentric〉contraction exercise）（ヒールウォーク〈heal walk〉）・求心性収縮（centripetal〈afferent〉contraction exercise）（トーウォーク〈toe walk〉）ウィズ・ウェイト
　2）しゃがみ込みスクワットウィズ・ウェイト

4．予防的整復
（膝関節アライメントの整復法Ⅰ）

　前述の 第Ⅲ章 その競技に特有で、その競技の名称を冠した外傷・障害（下肢編）第3節 平泳ぎ膝（Breast stroker's knee）第5項 整復 3．膝内障に対する整復法（膝内障〈内・外側半月板のハイパーモビリティーと前・後十字靱帯および内・外側々副靱帯の捻転など〉に対する膝関節の整復法〈内・外側半月板の嵌屯〔頓〕症状を除く〉）（写真085）と同様です。

（膝関節アライメントの整復法Ⅱ）

　前述の 第Ⅲ章 その競技に特有で、その競技の名称を冠した外傷・障害（下肢編）第3節 平泳ぎ膝（Breast stroker's knee）第5項 整復 3．膝内障に対する整復法（膝内障〈内・外側々副靱帯の捻転など〉に対する膝関節の整復法）（写真086）と同様です。

　注：先ず上記のように膝関節のアライメントを整復し、次に下記のように諸筋の整復を行います。

（腓腹筋とヒラメ筋に対する実践応用技法としての整復法）

　前述の 第Ⅲ章 その競技に特有で、その競技の名称を冠した外傷・障害（下肢編）第4節 テニス脚（Tennis leg）第5項 整復 3．受傷断裂の程度が軽度・中度の場合の整復（整復）（軽度整復法）〈腓腹筋とヒラメ筋に対する実践応用技法としての整復法〉（写真094・095）と同じです。

（長腓骨筋に対する実践応用技法としての整復法）

　前述の 第Ⅲ章 その競技に特有で、その競技の名称を冠した外傷・障害（下肢編）第5節 フットボール足（footballer's ankle）第5項 整復 1．予防的整復（長腓骨筋の緊張に対する実践応用技法としての整復法）（写真108・109）と同じです。

（前脛骨筋に対する実践応用技法としての整復法）（写真368・369）

1）選手背臥位にて、術者は健側に相対して立ち、頭側の手の四指で患側の脛骨上前外側にある前脛骨筋の起始部を把握します。
2）次に術者は、足側の手でその足底部を把握し、その足関節を内がえしそして背屈し前脛骨筋の起始部に向かって圧迫を加えます。
3）最後にその圧迫を維持しながら、足側の手でその足関節を底屈そして外がえしします。

注：1）上記の技法は、DR. Andrew Taylor Still M.D.（DR. A.T. スティル M.D.）の Osteopathy Technique（オステオパシー・テクニック）にヒントをえたものであることを付記し、合わせて紙面を借り DR. Andrew Taylor Still M.D.（DR. A.T. スティル M.D.）に深い敬意と謝意を表するものです。
2）距骨に底・背屈のみられる場合には、（膝関節アライメントの整復法Ⅰ）（膝関節アライメントの整復法Ⅱ）と（腓腹筋とヒラメ筋に対する実践応用技法としての整復法）（長腓骨筋に対する実践応用技法としての整復法）（前脛骨筋に対する実践応用技法としての整復法）との間で前述の 第Ⅲ章 その競技に特有で、その競技の名称を冠した外傷・障害（下肢編）第5節 フットボール足（footballer's ankle）第5項 整復 1．予防的整復（距骨の底屈に対する実践応用技法としての整復法Ⅱ）（写真115・116）（距骨の背屈に対する実践応用技法としての整復法Ⅱ）（写真117・118）を実施しておくとよい。

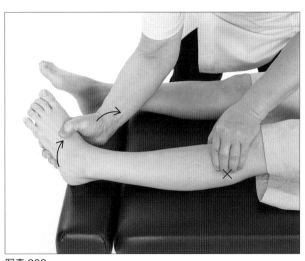

写真368

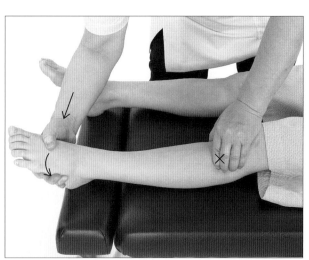

写真369

5．整復
(受傷直後の場合の整復)

　前述の 第Ⅲ章 その競技に特有で、その競技の名称を冠した外傷・障害（下肢編）第4節 テニス脚（Tennis leg）第5項 整復 3．受傷断裂の程度が軽度・中度の場合の整復（整復）（足関節アライメントの整復Ⅰ）〈舟状骨および各中足骨底の上外側不全脱臼〔亜脱臼〕に対する入門実技としての整復法〉（写真102）前述の 第Ⅲ章 その競技に特有で、その競技の名称を冠した外傷・障害（下肢編）第4節 テニス脚（Tennis leg）第5項 整復（中度整復法）〈足関節捻挫に対する実践応用技法としての整復法〉（写真100・101）前述の 第Ⅲ章 その競技に特有で、その競技の名称を冠した外傷・障害（下肢編）第4節 テニス脚（Tennis leg）第5項 整復 3．受傷断裂の程度が軽度・中度の場合の整復（整復）（足関節アライメントの整復Ⅱ）〈遠位脛腓関節離開の有無およびその程度を確認するための安達のテスト〉（写真105）〈遠位脛腓関節離開に対する安達の整復法—術者1人による方法—〉（写真107）および前述の 第Ⅲ章 その競技に特有で、その競技の名称を冠した外傷・障害（下肢編）第5節 フットボール足（footballer's ankle）第5項 整復 2．受傷直後の処置（実践機能テープ）〈受傷直後のテーピングとして〉を実施します。

(その後の場合の整復)

　前述の 第Ⅲ章 その競技に特有で、その競技の名称を冠した外傷・障害（下肢編）第4節 テニス脚（Tennis leg）第5項 整復 3．受傷断裂の程度が軽度・中度の場合の整復（整復）（足関節のアライメントの整復Ⅰ）〈舟状骨および各中足骨底の上外側不全脱臼〔亜脱臼〕に対する実践応用技法としての整復法〉（写真103・104）前述の 第Ⅲ章 その競技に特有で、その競技の名称を冠した外傷・障害（下肢編）第4節 テニス脚（Tennis leg）第5項 整復（中度整復法）〈足関節捻挫に対する実践応用技法としての整復法〉（写真100・101）前述の 第Ⅲ章 その競技に特有で、その競技の名称を冠した外傷・障害（下肢編）第4節 テニス脚（Tennis leg）第5項 整復 3．受傷断裂の程度が軽度・中度の場合の整復（整復）（足関節アライメント整復Ⅱ）〈遠位脛腓関節離開の有無およびその程度を確認するための安達のテスト〉（写真105）〈遠位脛腓関節離開に対する安達の整復法—術者と助手の2人による方法—〉（写真106）および下記の（実践機能テープ）を実施します。

　注：1）上記において（足関節アライメントの整復Ⅰ）の後に〈足関節捻挫に対する実践応用技法としての整復法〉を行うのは、それによって損傷した靱帯線維を正常に平行修復させることで、その後の（足関節アライメントの整復Ⅱ）によっても、部分的な腫脹を残存させないためです。

　2）距骨に底・背屈のみられる場合には、前述の 第Ⅲ章 その競技に特有で、その競技の名称を冠した外傷・障害（下肢編）第5節 フットボール足（footballer's ankle）第5項 整復 1．予防的整復（距骨の底屈に対する実践応用技法としての整復法Ⅰ）（写真110）（距骨の背屈に対する実践応用技法としての整復法Ⅰ）（写真112）（距骨の底屈に対する実践応用技法としての整復法Ⅱ）（写真115・116）（距骨の背屈に対する実践応用技法としての整復法Ⅱ）（写真117・118）を、上記（足関節のアライメントの整復Ⅰ）と（足関節アライメント整復Ⅱ）の間で（受傷直後の場合の整復）では上記の（距骨の底・背屈に対する実践応用技法としての整復法Ⅱ）（写真115・116）（写真117・118）を、（その後の場合の整復）では上記の（距骨の底・背屈に対する実践応用技法としての整復法Ⅱ）（写真115・116）（写真117・118）あるいは上記の（距骨の底・背屈に対する実践応用技法としての整復法Ⅰ）（写真110）（写真112）および その後の微調整として上記の（距骨の底・背屈に対する実践応用技法としての整復法Ⅱ）（写真115・116）（写真117・118）を実施します。

(実践機能テープ)

1）選手坐位にて、患側の足を下肢台の上に乗せさせ、術者は、その下腿を内外旋0°、足関節を底背屈0°に保たせた上で、外果下に瓢箪型パッドをあて（注1）、前足部から下腿下1/4までアンダーラップを巻き、幅3.8 cmのホワイト・テープを用いその前足部に1本と下腿下1/4に1/3ほどずらして2本それぞれアンカーをかけます。

2）上のアンカー内側からその踵部および足底を経て同アンカー外側まで縦の守りのスターアップ（stirrup：鐙〈あぶみ〉の意）を内から外へ引っぱりをきかせながら内・外果の保護のため前方へ1/2～1/3ずらしながら3本かけます。

3）次に下のアンカー内側から踵部を経て、同アンカー外側まで横の守りのホースシュー（horseshoe：馬蹄の意）をかけ、そこから上へ1/2～1/3ずらしてホースシューを3本かけます（注2）。この際前面をあけオープンスペースをとるようにします（注3）。

4）次にもう一度1）同様のアンカーをかけます。

5）最後に伸縮包帯でラップしダーミセルでとめます。

（注1） パッドなどによる軽い圧迫によって。その下で損傷した前距腓靱帯等の線維が平行に並び、血・水腫の吸収も促進され、回復が早められます。
（注2） スターアップとホースシューを交互に繰り返すバスケット・ウィーブ（basket weave）すなわちバスケット編み特にこの場合は、前面をあけオープンスペースをとり、オープン・バスケット・ウィーブ（open basket weave）にする方法もあります。
（注3） 腫脹が固定内にこもり、血管・神経を圧迫して動脈血は行けず、静脈血・リンパ液は戻れず、神経が圧迫され麻痺を起こすフォルクマン阻血性拘縮などを避けるため、ぐるり1周巻ききらないようにします。

注：1） 前距腓靱帯の部分断裂は上記のまま、完全断裂は上記2）を二重に貼付します。
2） 固定期間は前距腓靱帯の部分断裂でおよそ3週間、完全断裂でおよそ6週間が目安になります。
3） 固定期間中も股関節の内外転・屈伸運動・膝関節の屈伸運動および足趾（指）の屈伸運動などは積極的に実施するようにします。

（固定脱却後における距骨前方不全脱臼〈亜脱臼〉による背屈制限に対する実践応用技法としての整復法）

前述の 第Ⅲ章 その競技に特有で、その競技の名称を冠した外傷・障害（下肢編）第5節 フットボール足（footballer's ankle）第5項 整復 1．予防的整復における（距骨の底屈に対する実践応用技法としての整復法Ⅱ）（写真117・118）を実施します。

【トピック】

青年期において、ある国を代表するショートトラックのオリンピック選手であった40歳代のその女性は、左頚部の運動痛を主訴としていました。ショートトラックの場合、コーナーを回る際にバランスを取るため、頚部を極端に右側に傾ける傾向のあることは周知のことと思いますが、現役を離れそこにさらに家事・子育てなど日常生活で加わった微妙な偏位の集積が、やがてその周囲に軟部組織をも含めたこの症状を発症させたものと思われました。そこで如何にしてこの主訴を解消したか下記にそれらの手技について段階を追ってまとめてみることにします。

（第一段階：頚椎における側屈制限に対する実践応用技法としての局部的整復法―坐位―）（写真370）

1） 選手坐位にて、術者は選手の後方に立ちます。
2） 術者は、選手の頚部を回旋し患側が前方へいくようにし、術者もわずかにその頚部回旋方向の反対側へ向き直ります。
3） 術者は、選手の患側における側屈の頂点となっている頚椎の横突起に頚部回旋方向側中指のMPとPIP関節間をあて、その上に反対側の中指のMPとPIP関節間を重ね、胸部下方で選手の健側の側頭を支持する間、重ね合わされた中指MPとPIP関節間で緩徐に側屈の頂点となっている頚椎の横突起を手前に引き上げ押し込みます。

注：1） この際、頚椎におけるルシュカ関節の構造に配慮しましょう。
2） この技法は、DR. Adrian S. Grice D.C.（DR. エイドリアン S. グライス D.C.）の Segmental mobilization of the cervical spine in lateral flexion にヒントをえたものであることを付記し、合わせて紙面を借り DR. Adrian S. Grice D.C.（DR. エイドリアン S. グライス D.C.）に深い敬意と謝意を表するものです。
3） ただ DR. David H. Peterson D.C.（DR. デイビッド H. ピーターソン D.C.）および DR. Thomas F. Bergmann D.C.（DR. トマス F. バーグマン D.C.）は、

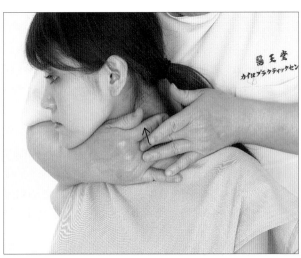

写真370

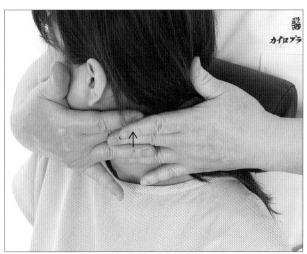

写真371

この技法を環椎後頭関節のみに用い、その他の上位頸椎に対しては座位上位頸椎アジャストメント後頭骨挙上を用いています。同技法は後頭骨下縁および乳様突起側縁に接触し下方から上方への牽引を加えることで長軸方向への伸延の減少を矯正し、合わせて外方から内方への屈曲により側屈矯正をも行うものです。またその際、選手の頭部と術者の胸部の間に枕等クッションを挿入してもよいとしています（写真371）。

（第二段階：頸椎横突起側方偏位による横突起およびその周囲の圧痛および疼痛あるいは鈍痛に対する実践応用技法としての整復法）（写真372・373）

1) 選手患側を上に頭部を上げ側臥位にて、術者は腹側に相対して立ちます。
2) 術者は、その側方偏位した横突起の上に頭側母指々頭を、その上に足側豆状骨小指球寄りを重ね、上体をかぶせ頸切痕の真下で体重をのせ両肘を伸ばして直圧します。

注：1) この技法は、DR. Adrian S. Grice D.C.（DR. エイドリアン S. グライス D.C.）の Modified thumb

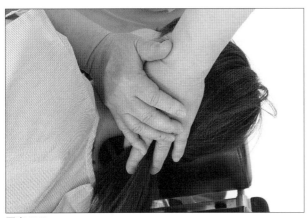
写真 372

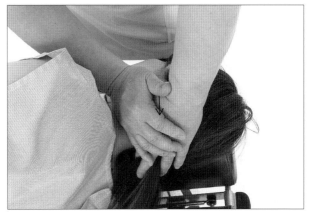
写真 373

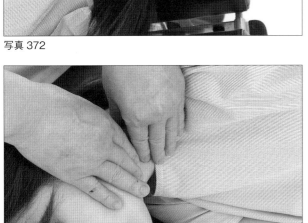
写真 374

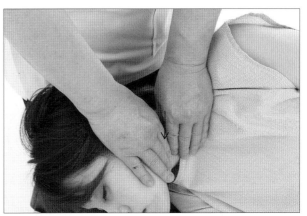
写真 375

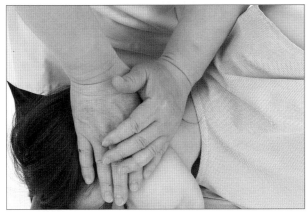
写真 376

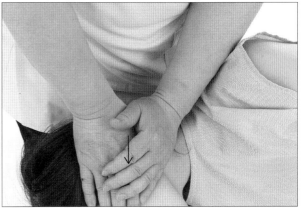
写真 377

第6節 スケート

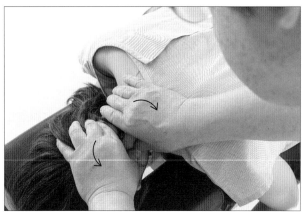

写真 378

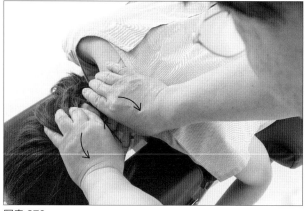

写真 379

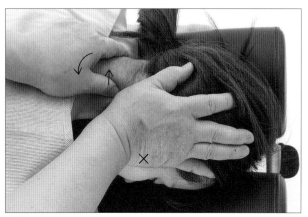

写真 380

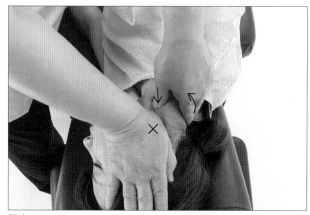

写真 381

　contact on atlas にヒントをえたものであることを付記し、合わせて紙面を借り DR. Adrian S. Grice D.C.（DR. エイドリアン S. グライス D.C.）に深い敬意と謝意を表するものです。
 2）なお DR. Adrian S. Grice D.C.（DR. エイドリアン S. グライス D.C.）の技法においては、術者は背頭側に相対して立ち、側方偏位した横突起の上の足側母指々頭の上に頭側母指々頭を重ねています（写真374・375）（したがって上記の技法も、背側から行うことも可能です（写真376・377））。
 3）また選手が健側の肩に問題があり健側の肩を下に側臥位がとれない場合には、選手腹臥位にて、術者はその患側に相対して立ち、両四指で健側の後頭および頚部を手前に絞り気味に把握する間、上記注：2）のように両母指で側方偏位した横突起を直圧してもよい（写真378・379）。

（第三段階：頚椎横突起側方および回旋偏位による横突起およびその周囲の圧痛および疼痛あるいは鈍痛に対する実践応用技法としての整復法）（写真380）
 1）選手腹臥位にて向きづらい方向を向き、術者は、その向きづらい側に頭側を向いて立ちます。

 2）術者は、外側の手で頭部を押さえ支持する間、その側屈の頂点となっている頚椎の横突起に内側の手の母指々頭をおき他の四指を反対側の1つ下のレベルに回します。
 3）術者は、内側の手の母指々頭で、その側屈の頂点となっている頚椎の横突起を押しながら、その母指指頭と反対側に回した他の四指で向きづらい方向に絞るような回旋を加えます。
注：1）上記2）でいう1つ下のレベルとは、たとえば環椎に対してなら軸椎以下をいいます。
 2）この技法は、DR. Mears D.B.D.C.（DR. ミィアーズ D.B.D.C.）の Mears technique for laterality adjustment of the upper cervical spine にヒントをえたものであることを付記し、合わせて紙面を借り DR. Mears D.B.D.C.（DR. ミィアーズ D.B.D.C.）に深い敬意と謝意を表するものです。
 3）側方偏位が回旋偏位に比べより大きい場合には同様の技法を、選手患側を上に頭部を上げ側臥位にて術者は腹側に相対して行ってもよい（写真381）。
 4）上記の注：3）の際、やはり回旋偏位もまた同様に気になるのであれば、足側の手の母指々頭を、その横突起前面にあてがい下後方へ緩徐に押圧するか

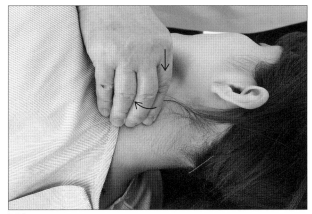

写真 382

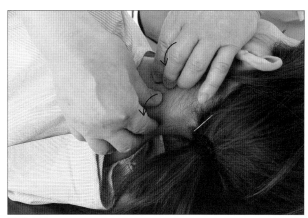

写真 383

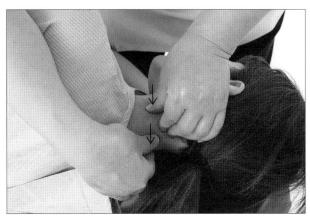

写真 384

　　（写真382）、あるいはさらに回旋偏位が気になるのであれば、その足側の手の母指と示指でその棘突起を把握し、足側の手の母指々頭で棘突起を下外方へ緩徐に回旋気味に押圧する間、同時に頭側の手の母指々頭を、その横突起前面にあてがい同様に下後方へ緩徐に押圧してもよい（写真383）。

5）ただし本症例の場合さらに側方偏位も気になったため、足側の手の母指と示指でその棘突起を把握し、足側の手の母指々頭で棘突起を下外方へ緩徐に回旋気味に押圧する間、同時に頭側の手の母指々頭を、その横突起側面にあてがい下方へ緩徐に押圧しました（写真384）（以上注：3）〜5）の変法は安達によります）。

6）つまりその症例における頚部の微細な偏位の状況に応じ、整復の方向も微妙に加減して調整することが肝要だということです。

第6節　スケート　237

第Ⅴ章
その他のスポーツ外傷・障害

(上肢編)

第1節　肩甲上神経障害

　肩甲上神経障害（suprascapular nerve disorders）は、肩甲上神経（suprascapular nerve）の絞扼神経障害（entrapment neuropathy）であり、肩甲上神経の絞扼神経障害は、肩甲上神経が肩甲骨上縁の肩甲切痕（suprascapular notch）とその上部に張っている上肩甲横靱帯（superior transverse scapular ligament）との間隙および肩甲棘基部外縁と肩甲頚間すなわち棘窩切痕（spinoglenoid notch）に斜め横に弱く張っている下肩甲横靱帯（inferior transverse scapular ligament）との間隙を通過する2つの通過個所で発生します。

　またその筋枝は棘上筋・棘下筋などを支配しますが、伴走する肩甲上動脈は上肩甲横靱帯の上を通ったあと下肩甲横靱帯の下を通り、棘下筋を栄養するため筋萎縮は特に棘下筋で起こります。

　〔図056〕肩甲上神経

　なかでも肩甲上神経障害は、肩の内転を反復するバレーボールのスパイカーなどに多くみられ、上記2個所の絞扼個所（entrapment point）の内、特に肩甲切痕を叩打しますとチネル（Tinnel）様徴候（like sign）(注☆)すなわち放散痛が生じたり、肩関節周囲に脱力感・鈍痛がみられたり、特に肩関節内転時には疼痛の増悪がみられたり、さらには棘下筋萎縮による外旋可動域の制限などがみられたりします。これらは、スパイクのための肩内転の反復により上記の棘窩切痕と下肩甲横靱帯との間隙における絞扼によるか、その際における肩甲帯の屈曲により肩甲上神経自体が牽引・伸延されることなどによります。

　そもそも腕神経叢は、C5N・C6N・C7N・C8N・T1Nの神経根の前枝により形成され、肩甲上神経は、C5N・C6Nの神経根の前枝により形成される上神経幹（upper trunk）から分枝し、上記のように肩甲切痕および棘窩切痕を通過します。そして烏口鎖骨靱帯・肩鎖関節および肩関節に至ります。したがって第1胸椎・第1肋骨間特に肋骨頭関節・肋横突関節、鎖骨・肩甲骨間特に烏口鎖骨間・肩鎖関節および肩関節などが関連していて、間接的にはそれらの整復が重要であるということができ、直接的には肩甲骨自体の整復が重要であるということができます。

　また肩甲上神経障害は、バレーボールのスパイカー以外では、野球のオーバースローのピッチャーなどにもみられます。なお下肩甲横靱帯は、男性の13％、女性の50％にその欠落がみられるといわれます。

　〔図057〕肩甲上神経が引き伸ばされる際の疼痛増強

(注☆)　本来のチネル（Tinnel）徴候（sign）の発生は、髄鞘の再生が軸索の再生に追いつかず、再生した知覚神経線維の尖端部分にまだ無髄の軸索部分があるため、そうした部分が叩打による機械的刺激に鋭敏に反応することによるのであり、この場合は絞扼神経障害（entrapment neuropathy）における絞扼個所（entrapment point）が叩打による機械的刺激に鋭敏に反応することによるためであり、厳密な意味でのチネル（Tinnel）徴候とは呼べないので、このようにチネル（Tinnel）様徴候（like sign）と様（like）の字を付けて呼んでいます。

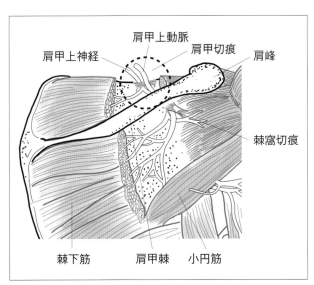

図056　肩甲上神経

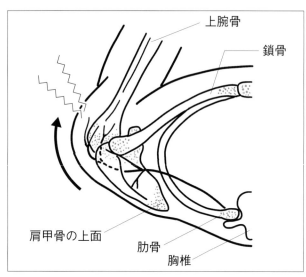
図057 肩甲上神経が引き伸ばされる際の疼痛増強

(整復)
(間接的整復)
(鎖骨および烏口鎖骨間の整復法)

前述の 第Ⅲ章 その競技に特有で、その競技の名称を冠した外傷・障害（上肢編）第1節 水泳肩 第4項 整復 第4期（肩鎖関節整復法）〈入門実技としての鎖骨の整復法〉〔鎖骨が選手の身体にのめり込んでいるため、胸鎖乳突筋を中心とした頸部の上下左右の動きが制限されている場合で、助手がいないため術者1人で行う場合〕（写真011）と同様です。

(安達の肩甲骨および肩鎖関節の整復法〈坐位〉)

前述の 第Ⅲ章 その競技に特有で、その競技の名称を冠した外傷・障害（上肢編）第1節 水泳肩 第4項 整復 第4期（肩鎖関節整復法）〈安達の肩甲骨の整復法〔坐位〕〉（写真012）と同様です。

注：肩鎖関節および胸鎖関節に対しては、まず上記の（鎖骨および烏口鎖骨間の整復法）およびこの（安達の肩甲骨および肩鎖関節の整復法〈坐位〉）の両方を併用します。

(肩甲骨および肩鎖関節の実践応用技法としての整復法)

前述の 第Ⅲ章 その競技に特有で、その競技の名称を冠した外傷・障害（上肢編）第1節 水泳肩 第4項 整復 第4期（肩鎖関節整復法）〈肩甲骨の実践応用技法としての整復法〉（写真013）と同様です。

注：肩鎖関節および胸鎖関節に対しては、まず上記の入門実技としての（鎖骨および烏口鎖骨間の整復法）および（安達の肩甲骨および肩鎖関節の整復法〈坐位〉）を用いるか、後者にかえてこの（肩甲骨および肩鎖関節の実践応用技法としての整復法）を用

います。

(肩関節偏位に対する実践応用技法としての整復法)

前述の 第Ⅲ章 その競技に特有で、その競技の名称を冠した外傷・障害（上肢編）第1節 野球肩 第5項 整復 2．肩峰下滑液包炎（肩関節整復法）（肩峰下滑液包炎に肩関節不安定症〈ルーズショルダー〈loose shoulder〉〉を伴う場合の整復法）〈肩関節〔肩甲上腕関節〕偏位に対する実践応用技法としての整復法〉（写真021）と同様です。

(第1胸椎・第1肋骨および肋骨頭関節・肋横突関節整復法（注☆）)（写真385・386）

1）選手坐位にて、術者は健側々方にスタンスを広くとって立つか坐します。
2）術者は、背側の上腕を選手の健側の腋窩から挿入しその後方に回し、その手を患側の肩にかけます。
3）術者は、背側の手の示（・中）指々尖を第1肋骨の肋骨頭におき、腹側の手を選手の頭頂部におきます。
4）術者は、その頭頂部を一旦術者の方へ引き寄せることで第1肋骨の肋骨頭の上方偏位を強調し、背側の手でも患側の肩および上体を患側へ倒しつつ、次いで腹側の手で今度はその頭頂部を反対方向へ倒すことで、その肋骨頭にほぼ垂直方向の圧迫を加えます。
5）術者は、上記のように腹側の手でその頭頂部に、ほぼ垂直方向の圧迫を加える間、背側の手でも患側の肋骨・肩および上体を術者の方へ引き寄せ、第1肋骨の肋骨頭を背側の手の示（・中）指々尖で下方へ押圧して整復を完了します。

（注☆） 筆者は、北京オリンピックにおけるフェンシング・フルーレ部門の銀メダリスト、日本の太田雄貴選手の得意技である相手の攻撃を交わし、その背後を突く"振込み"に形が似ていることから、ハンドルネームすなわち呼称として"太田選手の振込み"と名付けました。

注：この技法は、DR. Andrew Taylor Still M.D.（DR. A.T. スティル M.D.）の Osteopathy Technique（オステオパシー・テクニック）第一肋骨上方変位の治療（坐位）〔ハザードのバージョン〕にヒントをえたものであることを付記し、合わせて紙面を借りDR. Andrew Taylor Still M.D.（DR. A.T. スティル M.D.）に深い敬意と謝意を表するものです。

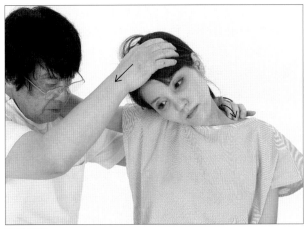
写真385

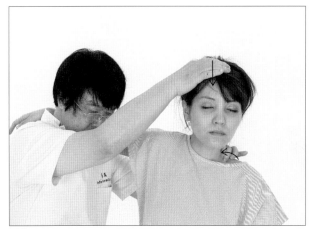
写真386

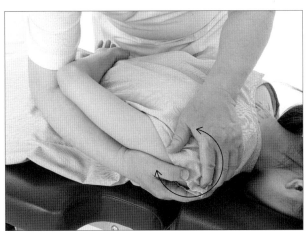
写真387

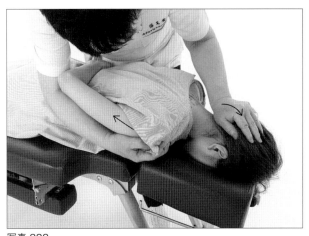
写真388

（胸郭固定から肩甲帯を離開し僧帽筋を伸延するための技法）（写真387・388）

1）選手腹臥位にて、術者は健側に頭側を向いて立ちます。
2）術者は、選手に患側の上肢を選手の背後に回させた上で、術者の足側の手をその屈曲した肘関節の下に挿入し（注☆）、その肩関節前面を把持し、頭側の手をその肩関節後面に置きます。
3）術者は、先ずその肩甲帯に対し時計回り・反時計回りの回旋をそれぞれ数回加えます。
4）次に術者は、頭側の手の手根部中央を選手の後頭結節に置き、そのままその頭頂方向に押しつつ、最後に足側の手でその肩関節を足方へ緩徐にしかししっかりと引くことで、その僧帽筋に対して安定したしかし力強い牽引を加えます。

（注☆）この際、術者の挿入した上肢の肘を中心に選手の屈曲した肘関節を抑えるようにし、選手の背面から滑り落ちないように心がけるようにします。

注：この技法は、DR. Joseph Janse D.C.（DR. ジョセフ・ジェンシー D.C.）の肩の治療8にヒントをえたものであることを付記し、合わせて紙面を借りDR. Joseph Janse D.C.（DR. ジョセフ・ジェンシー D.C.）に深い敬意と謝意を表するものです。

（直接的整復）
（肩甲骨挙上偏位に対する安達の実践応用技法（注☆））
（写真389）

1）選手頭部を下げ腹臥位にて、術者は頭側に足側を向いて立ち健側の足を一歩前に出し、選手の頚部を健側に側屈させつつ顔だけ患側を向かせます。
2）術者は、患側の手で上側の頬骨付近を把持し、健側の手の豆状骨小指球寄りがその患側の肩甲棘三角上縁にあてがわれるようにします。
3）術者は、患側の手で上側の頬骨付近を支持する間、健側の手の豆状骨小指球寄りで患側の肩甲棘の肩甲棘三角から肩甲棘基部外縁までの肩甲棘上縁を、その肩甲棘基部外縁を扇の要として肘を伸展させ体重を乗せて押圧を加え丁度扇をたたむように上内側から下外側へ押し出すことで肩甲骨を反時計回りに半回旋させます。

第1節　肩甲上神経障害

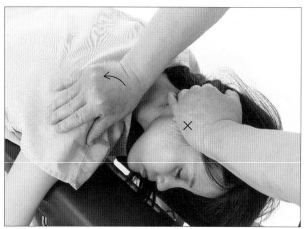
写真389

（注☆）筆者はこの技法のハンドルネームすなわち呼称として"安達の扇返し"またの名を、扇のように左手を広げ、その扇をすぼめ相手を透かしつ八双の位置で天を指した右手の剣で相手の脇腹を抜き背後で残心を取る、眼をつむっていても一寸の間を見切るという藤沢周平の名作「蟬しぐれ」の主人公「牧文四郎」が用いた受け技からとって"秘剣村雨・闇夜一寸（ひけんむらさめ・あんやいっすん）"と名付けました。

注：1）この場合この技法により、その肩甲上神経の絞扼神経障害に対し、肩甲上神経が肩甲骨上縁の肩甲切痕（suprascapular notch）とその上部に張っている上肩甲横靱帯（superior transverse scapular ligament）との間隙および肩甲棘基部外縁と肩甲頸間すなわち棘窩切痕（spinoglenoid notch）に斜め横に弱く張っている下肩甲横靱帯（inferior transverse scapular ligament）との間隙を通過する2つの通過個所を拡張・整復することができ、また伴走する肩甲上動脈が上肩甲横靱帯の上を通ったあと下肩甲横靱帯の下を通り、その筋枝が棘上筋・棘下筋などを支配し、棘下筋を栄養するため筋萎縮が特に棘下筋で起こることを予防・治療することができます。

2）この技法は、DR. David H. Peterson D.C.（DR. デイビッド H. ピーターソン D.C.）および DR. Thomas F. Bergmann D.C.（DR. トマス F. バーグマン D.C.）の腹臥位肋骨アジャストメント変型小指球（母指球）プッシュにヒントをえ、筆者により健側の手の豆状骨小指球寄りがその肋横突関節上縁にあてがわれるようにするかわりに、患側の肩甲棘にあてがわれるようにすることによって、肩甲棘基部外縁を丁度扇の要として扇をたたむように上内側から下外側に押し出すことで肩甲上神経障害（suprascapular nerve disorders）に対し応用したものであることを付記し、合わせて紙面を借り DR. David H. Peterson D.C.（DR. デイビッド H. ピーターソン D.C.）および DR. Thomas F. Bergmann D.C.（DR. トマス F. バーグマン D.C.）に深い敬意と謝意を表するものです。

3）なおこの技法は、外転を反復することで過度に挙上した肩甲骨を再度外転し易い方向へ下降させることで、上記注：1）で述べたように肩甲切痕（suprascapular notch）と棘窩切痕（spinoglenoid notch）の2つの肩甲上神経（suprascapular nerve）の通過個所を拡張・整復するものですが、上肩甲横靱帯（superior transverse scapular ligament）および下肩甲横靱帯（inferior transverse scapular ligament）による同神経への絞扼が気になるのであれば、この後上記（間接的整復）で述べた（胸郭固定から肩甲帯を離脱し僧帽筋を伸延するための技法）（写真387・388）を若干加味することで仕上げる程度でよい。

注：肩関節内圧が上昇し、関節を取り巻く関節包の一部が膨隆し、そこに貯留した関節液が固まりゼリー状に変性してできたガングリオンが周囲の組織特に肩甲上神経を圧迫しているような場合には、CT・MRI・超音波などによって確認した上で、18Gの針により穿刺するか、あるいは手術により摘出するかなどいずれにせよ観血療法の適応になります。

【トピック】
胸郭出口症候群（thoracic outlet syndrome）
　胸郭出口症候群（thoracic outlet syndrome）とは？
　胸郭出口症候群（thoracic outlet syndrome）とは、胸郭出口において腕神経叢や鎖骨下動静脈が圧迫されることによる一連の症候群をいいます。そもそも胸郭出口とは、狭義には第1肋骨・鎖骨・前斜角筋によって構成されますが、広義には第3・4・5肋骨とそれらの肋骨の上縁外側面に起始し肩甲骨の烏口突起に付着する小胸筋によっても構成されています。

（胸郭出口症候群に対する整復法）
〈狭義における鎖骨・第1肋骨・前斜角筋・〈中斜角筋〉などによる構成〈Ⅰ型〉に対する整復法〉

（胸郭出口症候群Ⅰ型に対する整復法）
〈鎖骨の整復法：その1（注☆）〉
1）選手は、鎖骨整復台か、その肩甲骨間部に枕などをあてるか、あるいは両肩の落ちたテーブル（診療台）に両肩の落ちた側を頭側として頭部を下げ背臥位にて、術者は患側に頭側を向いて立ち、その鎖骨に小さなタオルをかけ、外側の手で選手の前腕を把

握し鎖骨を長軸方向へ引き上げ、鎖骨ごと持ち上げるようにします。
2）術者は反対側の手でその前腕をある程度上下させながら、内側の手の母指および四指で鎖骨を軽く把握し、肩鎖関節から胸鎖関節に至るまでを前上方へ順繰りに引き上げます。

（注☆）これは、前述の 第Ⅲ章 その競技に特有で、その競技の名称を冠した外傷・障害（上肢編）第1節 水泳肩 第4項 整復 第4期：水泳練習のみならず疼痛のため日常の生活にも支障を来たす。（肩鎖関節整復法）〈入門実技としての鎖骨の整復法〉〔鎖骨が選手の身体にのめり込んでいるため、胸鎖乳突筋を中心とした頚部の上下左右の動きが制限されている場合で、助手がいないため術者1人で行う場合〕と同様ですが、〈胸郭出口症候群に対する整復法〉〈狭義における鎖骨・第1肋骨・前斜角筋・〈中斜角筋〉などによる構成〈Ⅰ型〉に対する整復法〉における〈胸郭出口症候群Ⅰ型に対する整復法〉〈鎖骨の整復法：その1〉として再度確認の意味で記載します。ただし写真は、重複掲載を避けるため前者を参照して下さい（写真011）。

注：この技法は、DR. Joseph Janse D.C.（DR. ジョセフ・ジェンシー D.C.）および DR. Thomas F. Bergmann D.C.（DR. トマス F. バーグマン D.C.）の鎖骨の整復にヒントをえたものであることを付記し、合わせて紙面を借り DR. Joseph Janse D.C.（DR. ジョセフ・ジェンシー D.C.）および DR. Thomas F. Bergmann D.C.（DR. トマス F. バーグマン D.C.）に深い敬意と謝意を表するものです。

〈鎖骨の整復法：その2〉（写真390）
1）選手は、鎖骨整復台か、その肩甲骨間部に枕などをあてるか、あるいは両肩の落ちたテーブル（診療台）に両肩の落ちた側を頭側として頭部を下げ背臥位にて、術者は患側に頭側を向いて立ちます。
2）術者は、内側の手の母指々腹を胸鎖関節外側下部に、外側の手の母指々腹を肩鎖関節内側下部にそれぞれあてがい、両母指々腹を外上方わずかに後方へ押し、その位置を保持します。

注：1）この技法は、DR. Conrad A. Speece D.O.（DR. コンラッド A. スピース D.O.）・DR. William Thomas Crow D.O.（DR. ウィリアム・トマス・クロー D.O.）および DR. Steven L. Simmons D.O.（DR. スティブン L. サイモンズ D.O.）の靱帯性関節ストレイン（Ligamentous Articular Strain）にヒントをえたものであることを付記し、合わせて紙面を借り DR. Conrad A. Speece D.O.（DR. コンラッド A. スピース D.O.）・DR. William Thomas Crow D.O.（DR. ウィリアム・トマス・クロー D.O.）および DR.

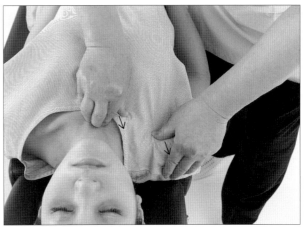
写真390

Steven L. Simmons D.O.（DR. スティブン L. サイモンズ D.O.）に深い敬意と謝意を表するものです。
2）ただし選手の胸鎖関節における偏位および固着・癒着がよほど強固のようであれば、第Ⅳ章 その競技に特有の外傷・障害への予防と整復 第3節 柔道 第2項 肩鎖関節脱臼 4．整復（胸鎖関節偏位を伴う場合に先行する整復）で前述した〈第4段階〉（写真330・331）〈第5段階〉（写真332・333・334）を実施し、予め鎖骨下筋の緊張・胸鎖関節の偏位を軽減しておいてからこの技法に移ってもよい。

〈第1肋骨の整復法：その1〉（写真391）
1）選手背臥位にて、術者は頭側に足側を向いて立ちます。
2）術者は健側の手で選手の頭部を45°持ち上げ、頚部を健側に20°回旋しそのまま患側に側屈します。
3）術者は健側の手でその状態を保ちながら、患側の手の示指MP関節側面を第1肋骨角上面にあてがい、その肋横突関節に対し上外側から下内側へ胸骨方向に、すなわち健側の鎖骨中線（乳頭線）上の第5肋間に向けて押圧します。

注：1）3）で術者が健側の手でその状態を保つ際、術者の健側の肩および前腕で選手の頭部をはさむようにしてもよい。
2）この技法は、DR. Joseph Janse D.C.（DR. ジョセフ・ジェンシー D.C.）の第1肋骨整復法および DR. David H. Peterson D.C.（DR. デイビッド H. ピーターソン D.C.）・DR. Thomas F. Bergmann D.C.（DR. トマス F. バーグマン D.C.）の背臥位肋骨アジャストメント示指球肋骨プッシュにヒントをえたものであることを付記し、合わせて紙面を借り DR. Joseph Janse D.C.（DR. ジョセフ・ジェンシー D.C.）および DR. David H. Peterson D.C.（DR. デイビッド H. ピーターソン D.C.）・DR. Thomas F.

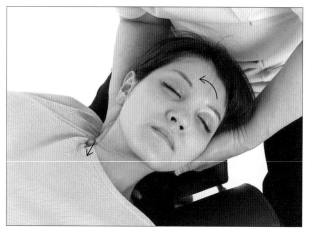

写真391

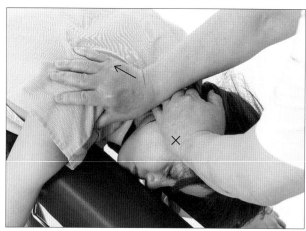

写真392

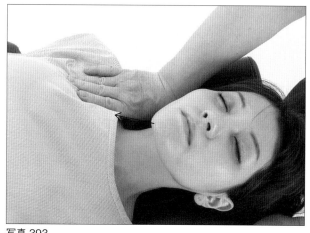

写真393

Bergmann D.C.（DR. トマス F. バーグマン D.C.）に深い敬意と謝意を表するものです。

〈第1肋骨の整復法：その2〉（写真392）
1）選手頭部を下げ腹臥位にて、術者は頭側に足側を向いて立ち健側の足を一歩前に出し、選手の頚部を健側に側屈させつつ顔だけ患側を向かせます。
2）術者は、患側の手で上側の頬骨付近を把握し、健側の手の母・示指間に、第1肋骨の肋骨角付近をはさみ豆状骨小指球寄りがその肋横突関節上縁にあてがわれるようにします。
3）術者は、患側の手で上側の頬骨付近を支持する間、健側の手の母・示指間および豆状骨小指球寄りで第1肋骨の肋骨角付近から肋横突関節までの上縁にかけて頭側後方から足側前方へ肘を伸展させ体重を乗せて押圧を加えます。
注：1）この技法は、DR. David H. Peterson D.C.（DR. デイビッド H. ピーターソン D.C.）および DR. Thomas F. Bergmann D.C.（DR. トマス F. バーグマン D.C.）の腹臥位肋骨アジャストメント変型小指球（母指球）プッシュにヒントをえたものであることを付記し、合わせて紙面を借り DR. David H. Peterson D.C.（DR. デイビッド H. ピーターソン D.C.）および DR. Thomas F. Bergmann D.C.（DR. トマス F. バーグマン D.C.）に深い敬意と謝意を表するものです。
2）またこの技法は、2）で健側の手の豆状骨小指球寄りがその肋横突関節上縁にあてがわれるようにするかわりに、患側の肩甲棘にあてがわれるようにすることによって、肩甲棘基部外縁を丁度扇の要として扇をたたむように上内側から下外側に押し出すことで肩甲上神経障害（suprascapular nerve disorders）に応用することができることは前記の通りです。

〈第1肋骨の整復法：その3〉（写真393）
1）選手背臥位にて、術者は頭側に足側を向いて立ちます。
2）術者は患側の手の母指々腹を第1肋骨頭上面にあてがい、真直ぐ足側へ向けて押圧します。
注：この技法は、DR. Conrad A. Speece D.O.（DR. コンラッド A. スピース D.O.）・DR. William Thomas Crow D.O.（DR. ウィリアム・トマス・クロー D.O.）および DR. Steven L. Simmons D.O.（DR. スティブン L. サイモンズ D.O.）の靱帯性関節ストレイン（Ligamentous Articular Strain）に対するオステオパシー・マニプレーション（Osteopathic Manipulative Techniques）の（上昇した）第1肋骨にヒントをえたものであることを付記し、合わせて紙面を借り DR. Conrad A. Speece D.O.（DR. コンラッド A. スピース D.O.）・DR. William Thomas Crow D.O.（DR. ウィリアム・トマス・クロー D.O.）および DR. Steven L. Simmons D.O.（DR. スティブン L. サイモンズ D.O.）に深い敬意と謝意を表するものです。

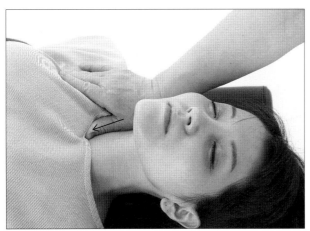
写真 394

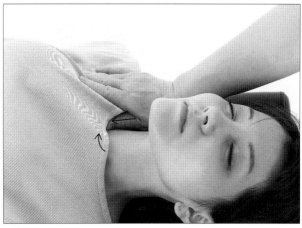
写真 395

〈前斜角筋：その１〉（写真 394）
1）選手背臥位にて、術者は頭側に足側を向いて立ちます。
2）次に術者は、患側の母指々腹を選手の患側の鎖骨上窩から鎖骨と平行にその前斜角筋付着部にあてがいます。
3）最後に術者は、その母指々腹を真直ぐ足側に向け押し、硬結の消失を待って、その母指々腹を外側へ肩鎖関節に向けて引きます。

〈中斜角筋：その１〉（写真 395）
1）選手背臥位にて、術者は頭側に足側を向いて立ちます。
2）次に術者は、患側の母指々頭を選手の患側の鎖骨上窩からその中斜角筋付着部にあてがいます。
3）最後に術者は、その母指々頭を内側下方へ押し、硬結の消失を待ちます。
注：１）上記２つの技法は、両側が患部の場合、両側同時に行ってもよい。
２）上記２つの技法は、DR. Conrad A. Speece D.O.（DR. コンラッド A. スピース D.O.）・DR. William Thomas Crow D.O.（DR. ウィリアム・トマス・クロー D.O.）および DR. Steven L. Simmons D.O.（DR. スティブン L. サイモンズ D.O.）の靱帯性関節ストレイン（Ligamentous Articular Strain）に対するオステオパシー・マニプレーション（Osteopathic Manipulative Techniques）の〈前斜角筋：その１〉は前頸筋膜と前斜角筋に、〈中斜角筋：その１〉は中斜角筋と後斜角筋および肩甲挙筋にヒントをえたものであることを付記し、合わせて紙面を借り DR. Conrad A. Speece D.O.（DR. コンラッド A. スピース D.O.）・DR. William Thomas Crow D.O.（DR. ウィリアム・トマス・クロー D.O.）および DR. Steven L. Simmons D.O.（DR. スティブン L. サイモンズ D.O.）に深い敬意と謝意を表するものです。
３）なお〈中斜角筋：その１〉を肩甲挙筋に対して用いる場合には、母指々頭を後方へ肩甲挙筋付着部である肩甲骨上角まで移動し、内側下方やや前方への押圧を保持します。

〈前斜角筋：その２〉（写真 396・397）
1）選手背臥位にて、術者はその頭側に足側を向いて立ち、術者の患側の母指々頭をその鎖骨上窩から第一肋骨の前外側にある前斜角筋付着部にあてがいます。
2）次に術者の健側の手で選手の健側後頭部を把握し、その頭部を患側に側屈・屈曲しつつ患側の前斜角筋付着部に向けて圧をかけます。
3）最後に術者は、その圧迫をある程度保ちつつ、今度はその頭部をその真反対の健側へ側屈・わずかに伸展し再び中間位に戻して終わります。

〈中斜角筋：その２〉（写真 398・399）
1）選手背臥位にて、術者はその頭側に足側を向いて立ち、術者の患側の母指々頭をその鎖骨上窩から第一肋骨の後外側にある中斜角筋付着部にあてがいます。
2）次に術者の健側の手で選手の健側後頭部を把握し、その頭部を患側に側屈しつつ患側の中斜角筋付着部に向けて圧をかけます。
3）最後に術者は、その圧迫をある程度保ちつつ、今度はその頭部をその真反対の健側へ側屈し再び中間位に戻して終わります。
注：１）前・中斜角筋の付着部については、第１肋骨上にとってもよいのですが、圧痛がそれ程でもなけ

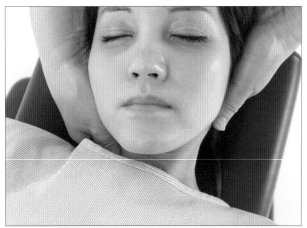
写真396 前斜角筋①

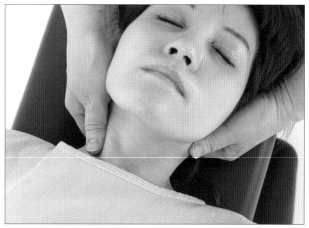
写真397 前斜角筋②

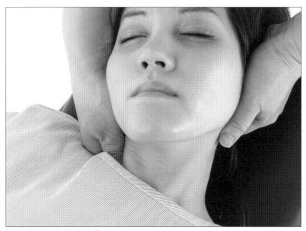
写真398 中斜角筋①

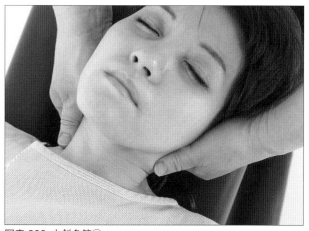
写真399 中斜角筋②

れば、鎖骨上窩にとった方がより有効に作用します。

2) これら胸郭出口拡張のための整復によって、心臓に出入りする血液の流れをはじめとしてリンパ液の還流もスムーズになります。

3) 上記2つの技法は、DR. Andrew Taylor Still M.D.（DR. A.T. スティル M.D.）の Osteopathy Technique（オステオパシー・テクニック）にヒントをえたものであることを付記し、合わせて紙面を借り DR. Andrew Taylor Still M.D.（DR. A.T. スティル M.D.）に深い敬意と謝意を表するものです。

〈広義における第3・4・5肋骨とそれらの肋骨の上縁外側面に起始し肩甲骨の烏口突起に付着する小胸筋などによる構成〈Ⅱ型〉に対する整復法〉

(胸郭出口症候群Ⅱ型に対する安達の整復法〔Adachi's adjustment of thoracic outlet syndrome type Ⅱ〕)
（写真400）

1) 選手患側を上に側臥位にて、下方の膝関節を軽度屈曲させ上方の膝関節を一旦その上に乗せ、患側の肩関節（肩甲上腕関節）を外転させ、健側の肩関節を伸展内旋させ、その上肢をテーブル（診療台）の後方へ垂らさせます。

2) 術者は腹側に相対して立ち、頭側の手で患側の肩甲棘および肩峰付近を把握し、足側の手で上方すなわち患側の膝関節を手前に引き寄せテーブル（診療台）の上に乗せます。

3) 術者は、足側の手でその上前腸骨棘を把握し安定を図りつつ、頭側の手でその肩甲棘および肩峰付近を斜め下方へ押し下げることを数回繰り返すことで、小胸筋および肩甲骨を肋骨からなるべく離します。

(注☆) 筆者は、講道館柔道拾段三船久蔵先生が創案された"空気投（隅落し）"の崩し・作り・掛けの組み手・呼吸に似ているところから、ハンドルネームすなわち呼称として"三船拾段の空気投げ"と名付けました。

注：この技法は、変法として術者の体側で選手の腹部を抑え安定を図る間、足側の手根部で健側の肩甲骨内側縁を支持し、頭側の手で患側の肩甲棘および肩峰付近を斜め下方へ押し下げることを数回繰り返すことで、小胸筋および肩甲骨を肋骨からなるべく離

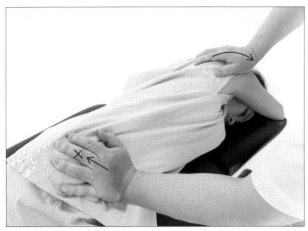

写真400

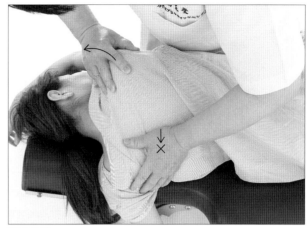

写真401

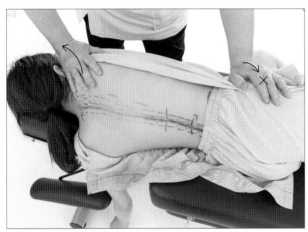

写真402

す方法も考えられます。その際術者は、より頭側を向くようにします（写真401）。また2）において上方の膝関節を術者側に引き寄せるべきところ、DR. Bruce Fligg D.C.（DR. ブルース・フリッグ D.C.）および DR. Ronald Gitelman D.C.（DR. ロナルド・ギトルマン D.C.）の技法を応用し、術者の反対側へ押し出しテーブル（診療台）の上に乗せることで、脊柱起立筋群のストレッチにも用いることができます。その際術者は、より足側を向くようにします（写真402）。また1）で健側の肩関節を伸展内旋させ、その上肢をテーブル（診療台）の後方へ垂らさせるべきところ、DR. David H. Peterson D.C.（DR. デイビッド H. ピーターソン D.C.）および DR. Thomas F. Bergmann D.C.（DR. トマス F. バーグマン D.C.）の技法を応用し、術者側へ引き出し選手の上体とテーブル（診療台）の間におくことで、より下部の仙棘筋のストレッチ（写真403）のみならず L1 から L5 までの回旋制限に対しても用いることができます。その際術者は、さらに足側を向き頭側の指尖を、その逆ランバー・ロールすべき

回旋した腰椎棘突起にかけ、それに伴って前腕も胸郭に沿ってかけ、術者側に引き前下方へ逆回旋させるようにします。そしてその間にも足側の手でその上前腸骨棘を軽く後方へ押し、前下方への回旋を防ぐようにします（写真404）。

（実技の理論）

　第1肋骨に停止している筋の多くは、例えば前斜角筋・中斜角筋などのように、頚椎を起始としているため、全体として頚部複合体としてみなす見方があります。

〈頚部：その1〉

（頚椎棘突起下前方偏位に対する実践応用技法としての屈曲〈後方〉整復法〈下部頚椎の棘突起が下方そして前方へ偏位しているため、坐位で触診すると陥没して感じる場合〉）（写真405）

1）術者は、予め整復する下部頚椎の左右横突起の前方に、消去可能な Medical Pen で印をつけておきます（この際、横突起の左右回旋の方向もつかみ、より前方偏位している側に反対方向の矢印も描いておきます）。

2）その後選手背臥位にて、術者は、その側方（より前方偏位しているため反対方向の矢印を描いておいた側）に頭側を向いて立ち、左右豆状骨小指球寄りを、印をつけた左右横突起の前面にあてがい、両手の四指は左右後頭部に、両母指は顔の左右両側面にあて支持します（この際、両豆状骨小指球寄りと両横突起の間に、血管をはさまないように、それらを術者の手前に予め追いやっておきます）。

3）術者は、両豆状骨小指球寄りで、左右の回旋についても、矢印の側をより強く後方へ押しつつ、上方へしゃくるように押し上げ、同時に両手の四指で後頭部を持ち上げることを数回繰り返します。

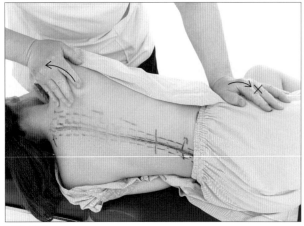
写真 403

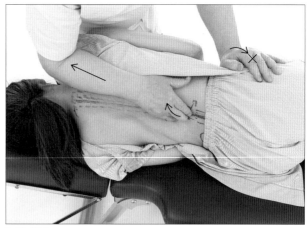
写真 404

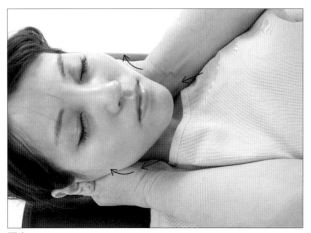
写真 405

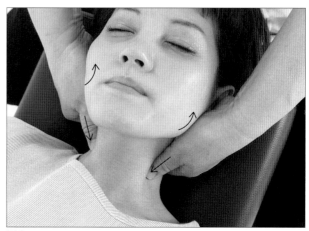
写真 406

注：1）この技法は、DR. Joseph Janse D.C.（DR. ジョセフ・ジェンシー D.C.）の両豆状骨—横突起接触による前方亜脱臼の矯正にヒントをえたものであることを付記し、合わせて紙面を借り DR. Joseph Janse D.C.（DR. ジョセフ・ジェンシー D.C.）に深い敬意と謝意を表するものです。

2）なお DR. Adrian S. Grice D.C.（DR. エイドリアン S. グライス D.C.）は、坐位のまま、これとほぼ同様の技法 Sitting anterior to posterior adjustment を行っています。

〈頚部：その2〉

（頚椎棘突起下前方偏位に対する実践応用技法としての安達の屈曲〈後方〉整復法〈下部頚椎の棘突起が下方そして前方へ偏位しているため、坐位で触診すると陥没して感じる場合〉）（写真406）

選手背臥位にて、術者はその頭側に足側を向いて坐し、両手掌でその後頭部を受けつつ、患部の頚椎左右横突起前面に、左右母指々腹をあてがい、緩徐に後方へ押しつつ軽度上方へ押し上げます。

注：1）この技法でも、上記〈頚部：その1〉同様、両母指々腹と両横突起前面の間に、血管をはさまないように、それらを術者の手前に予め追いやっておきます。

2）またこの技法でも、上記〈頚部：その1〉同様、矢印の側をより強く後方へ押しつつ、上方へ押し上げます。

3）ただしこの技法は、上記〈頚部：その1〉より若干強めの技法なので、横突起には横突孔があり椎骨動静脈が通っている（第6頚椎横突孔へ椎骨動脈が入り、第7頚椎横突孔から椎骨静脈が出ている）ことを念頭に置き、絶えず選手に様子を聞きながら実施すべきことは言うまでもありません。

〈頚部：その3〉

（頚椎関節突起下方偏位に対する実践応用技法としての水平〈上方〉整復法〈下部頚椎の関節突起が下方へ偏位しているため、坐位で触診するとあたかもやや陥没しているかのように感じる場合〉）（写真407）

1）選手背臥位にて、術者はその頭側に足側を向いて

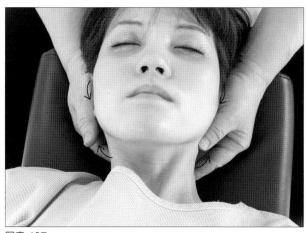
写真 407

坐し、両手掌でその後頭部を受けつつ、患部中最下部の頸椎左右下関節突起に、左右両中指々尖を中心にあてがい、前方へ押し上方へ引き後頭部との間で圧をかけ続けます。

2）術者は、左右両中指々尖を中心に頭側へ移動しつつ、上記同様の手法で患部頸椎の左右下関節突起を順繰りに整復していきます。

注：1）この技法は、上記〈頸部：その2〉の微調整として緩徐に実施して効能があります。

2）この技法は、DR. Conrad A. Speece D.O.（DR. コンラッド A. スピース D.O.）・DR. William Thomas Crow D.O.（DR. ウィリアム・トマス・クロー D.O.）および DR. Steven L. Simmons D.O.（DR. スティブン L. サイモンズ D.O.）の靱帯性関節ストレイン（Ligamentous Articular Strain）に対するオステオパシー・マニプレーション（Osteopathic Manipulative Techniques）にヒントをえたものであることを付記し、合わせて紙面を借り DR. Conrad A. Speece D.O.（DR. コンラッド A. スピース D.O.）・DR. William Thomas Crow D.O.（DR. ウィリアム・トマス・クロー D.O.）および DR. Steven L. Simmons D.O.（DR. スティブン L. サイモンズ D.O.）に深い敬意と謝意を表するものです。

（実技の理論）

頸部複合体において頭頸部特に頭部に偏位がみられるため、上記の技法に移る前に予め整復しておいた方がよい例を挙げ、それらについての技法を実施順に説明するものです（注☆）。

（注☆） なおこれらの一部は、巻末の 付）で後述する 第Ⅰ章 アスリートのための練習後のピンポイント整理操作 第3項 頭蓋周囲の整理操作（頭蓋リズミック・インパルス〈Cranial Rhythmic Impulse〔CRI〕〉調整法）と技法的に類似しているようですが、それらがもっぱら頭蓋縫合におけるリズミック・インパルス（Cranial Rhythmic Impulse〈CRI〉）の調整が目的であるのに対し、読者はここで紹介する技法が、もっぱら頸部複合体における頸部上の頭部の偏位の調整が目的である点に相違のあることに留意して下さい。

注：選手が後頭・頸部痛を訴える場合、それが予め頭頸部痛症候群、特に筋肉緊張性頭痛等によるものであるとの診断を受けている場合を除き、当然のことながら急性あるいは激性である場合は勿論のこと（糖尿病等ではこれらの症候すら明確に発現しないこともあり）、医療機関における精密検査が優先されます。何となれば特にそれが"めまい"・"吐き気"等中枢症状を伴うような場合、その背後に例えば脳幹・小脳に至る椎骨脳底動脈の循環不全、場合によってはその解離等重篤な疾患（注☆）が隠されている可能性すら考慮されるからです。十分に留意すべきです。

（注☆） 先ず脳血管疾患の一般的な臨床症状としては、1）めまい・ふらつき2）転倒・意識喪失3）複視4）構音障害5）嚥下障害6）足の運動失調7）吐き気・嘔吐8）顔面片側のしびれ9）眼振などが挙げられますが、次にそれらの症状が顕著でなくとも下記の回旋等による誘発テストにおいて陽性であっても脳血管疾患が疑われ、特にバレー・リュー徴候・椎骨脳底動脈検査の後段のテストおよびマイグネテストでは椎骨脳底動脈の狭窄・圧迫も疑われます。

バレー・リュー徴候（BarréLiéou Sign）：選手坐位にて頭部を左あるいは右に回旋させ、めまい・ふらつき・かすみ目・吐き気・眼振あるいは失神がみられれば椎骨動脈の圧迫を示唆します。

ジョージテスト（George's Test）：選手坐位にて術者は先ず左右の血圧を測定し、次に左右の橈骨動脈の脈拍を触診します。左右の最大血圧（収縮期圧）に10mmHgの差があったり、脈拍が減退あるいは消失したりしている場合は、鎖骨下動脈の狭窄・閉塞の可能性を示唆します。

椎骨脳底動脈検査（Vertebrobasial Artery Functional Maneuver）：選手坐位にて総頸動脈・鎖骨下動脈を触診・聴診し拍動・異常雑音の有無を調べ、拍動・異常雑音があれば頸動脈・鎖骨下動脈の圧迫・狭窄を示唆します。拍動・異常雑音がなければ頭部を左右に回旋・過伸展させ、めまい・ふらつき・かすみ目・吐き気・眼振あるいは失神がみられれば回旋側と反対側の椎骨脳底動脈（ウイリスの動脈輪を含む）および総頸動脈の狭窄・圧迫を示唆します（この検査で前段のテストの拍動・異常雑音があれば、決して後段のテストの頭部を回旋・過伸展は行ってはいけません）。

マイグネテスト（Maigne's Test）：選手坐位にて頭部を左あるいは右に回旋・伸展させ、15～40秒間保持させ対側に対しても同様に保持させ、めまい・ふらつき・かすみ目・吐き気・眼振あるいは失神がみられれば回旋側と反対側の椎骨脳底動脈（ウイリスの動脈輪

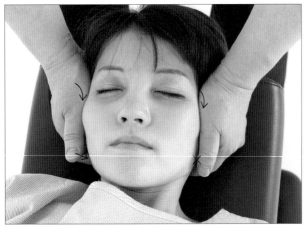

写真 408

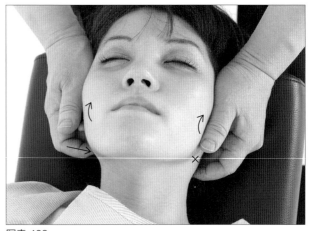

写真 409

を含む）および総頸動脈の狭窄・圧迫を示唆します。

　そこで特に糖尿病・脂質異常症（高脂血症）・高血圧・肥満・喫煙等によりそれらの動脈に動脈硬化さらに狭窄症のみられるような場合、そこで形成された血栓が脳で一過性脳虚血発作さらに脳梗塞を引き起こす可能性も考慮しておかなければなりません。

〈頭部その１〉
―後頭骨底屈曲制限の場合―

　（実践応用技法としての後頭骨底左右一方の屈曲制限に対する整復法〈後頭骨底の左右一方が屈曲せず環椎後弓が前方偏位している場合〉）（写真 408）

　1）選手背臥位にて、術者は頭側に足側を向いて立ちます。
　2）術者は、両手左右示指を後頭骨底直下に挿入します。
　3）術者は、先ず両手左右中・環（薬）・小指で後頭骨をもたげます。
　4）術者は、次に両手で後頭骨底を屈曲する際、一方の屈曲しない後頭骨底には圧を加え周囲の組織の弛緩を図り、その圧を保持しながら他方の屈曲する後頭骨底を屈曲しつつ、それに伴って一方の屈曲しない後頭骨底をも屈曲し、しきったところで圧を加えるのをやめることを数回繰り返し、左右屈曲の動きが完全にそろったところでやめます。
　注：蝶形骨の左右一方に側屈を含む屈曲があり、その対側の伸展側に同様の技法を用いるなら、上記 2）・3）で術者は、選手の左右頬骨を左右母・示指で挟み、4）で伸展側を足側へ圧迫し周囲の組織の弛緩を図り、その圧を保持しながら屈曲側とともにその伸展側も足側へ屈曲し、しきったところで圧を加えるのをやめることを数回繰り返し、左右動きがそろうのを待ちます。

―後頭骨底伸展制限の場合―

　（実践応用技法としての後頭骨底左右の一方の伸展制限に対する整復法〈後頭骨底の左右一方が伸展せず環椎後弓が後方偏位している場合〉）（写真 409）

　1）選手背臥位にて、術者は頭側に足側を向いて立ちます。
　2）術者は、両手左右四指々尖を後頭骨底直下に挿入します。
　3）術者は、先ず両手左右中・環（薬）・小指で後頭骨をもたげます。
　4）術者は、次に両手で後頭骨底を伸展する際、一方の伸展しない後頭骨底には圧を加え周囲の組織の弛緩を図り、その圧を保持しながら他方の伸展する後頭骨底を伸展しつつ、それに伴って一方の伸展しない後頭骨底をも伸展し、しきったところで圧を加えるのをやめることを数回繰り返し、左右伸展の動きが完全にそろったところでやめます。
　注：これら上記および前者 注：の技法は、DR. Andrew Taylor Still M.D.（DR. A.T. スティル M.D.）の頭蓋オステオパシー・テクニックにヒントを得たものであることを付記し、併せて紙面を借り、DR. Andrew Taylor Still M.D.（DR. A.T. スティル M.D.）に深い敬意と謝意を表するものです。

―後頭骨底屈曲すなわち伸展制限の場合―

　（実践応用技法としての環椎後弓後方偏位に対する軽度整復法〈後頭骨底の左右一方が伸展せず環椎後弓が後方偏位している場合（注☆）〉）（写真 410・411）

　1）選手背臥位にて、術者は頭側に足側を向いて立ちます。
　2）術者は、両手左右示指を後頭骨直下に挿入します。
　3）術者は、先ず両手左右中・環（薬）・小指で後頭骨をもたげ同部を屈曲します。

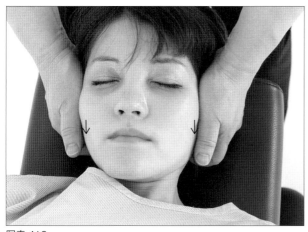
写真410

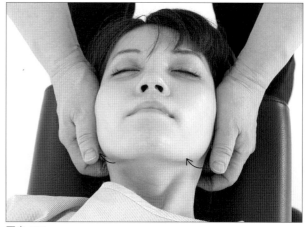
写真411

4）術者は、次に大後頭孔後縁を牽引し一旦環椎後弓後方偏位を際立たせ、最後に両手左右示指で後頭骨直下を伸展しつつ、両手左右中指を後頭骨と軸椎の間に挿入し、環椎後弓後方偏位を前方へ矯正します。

（注☆）環椎上関節窩が後方偏位しているため、それに伴って後頭骨の後頭顆が後方偏位している場合です。

注：1）これは、環・軸間の環椎横靱帯・環椎十字靱帯等が正常で安定した状態であることを前提とした技法です。

2）この際、環椎後弓後方偏位に左右差がある場合は、4）で後方偏位のより大きい側をより強く前方へ矯正します。

3）小後頭直筋は後頭骨底と環椎後結節を結ぶ同部における最も深層の筋肉なので上記3）で弛緩し、4）で緊張を増します。

4）もし同部の最上層の僧帽筋左右・次の層の頭半棘筋が緊張している場合は、それらを最上層・次の層の順に弛緩させてから上記 注：3）の整復を行います。

5）その場合、僧帽筋左右・頭半棘筋の弛緩は、基本的に上記の小後頭直筋の場合とは逆に、先ず伸展することで弛緩させ、次に筋付着部を牽引し屈曲することで緊張を増します。

6）特に僧帽筋左右については、整復の最終段階において整復側と反対側への側屈を加えるまでを左右それぞれ別々に行います。その上で僧帽筋左右同様さらに頭半棘筋についても上記 注：5）の要領で今度は左右同時に行います。そして最後に小後頭直筋の緊張に対し上記 注：3）の整復を行い、その際環椎後弓後方偏位もあれば上記（実践応用技法としての環椎後弓後方偏位に対する軽度整復法）の3）・4）も同時に行います（写真412・413・414・415・416・417・418・419・420・421）。

7）これら 注：3）～6）は、頭頸部痛症候群、特に筋肉緊張性頭痛等の軽減に有効な技法です。

8）これら上記および 注：3）～6）の技法は、DR. Andrew Taylor Still M.D.（DR. A.T. スティル M.D.）および DR. Richard L. Van Buskirk D.O.（DR. リチャード・L. ヴァン・バスカーク D.O.）の Osteopathy Technique（オステオパシー・テクニック）にヒントをえたものであることを付記し、合わせて紙面を借り DR. Andrew Taylor Still M.D.（DR. A.T. スティル M.D.）および DR. Richard L. Van Buskirk D.O.（DR. リチャード・L. ヴァン・バスカーク D.O.）に深い敬意と謝意を表するものです。

〈頭部その2〉
―後頭骨乳様突起・胸鎖乳突筋屈曲制限の場合―
（実践応用技法としての後頭骨乳様突起左右一方の屈曲制限に対する整復法〈後頭骨乳様突起の左右一方が屈曲せず胸鎖乳突筋左右一方が屈曲制限している場合〉）
（写真422）

1）選手背臥位にて、術者は頭側に足側を向いて立ちます。

2）術者は、両手左右四指を示・中指と環（薬）・小指に分け左右の耳介を挟むようにし環（薬）指々尖が左右乳様突起に来るようにします。

3）術者は、次に両手で左右乳様突起を屈曲する際、一方の屈曲しない乳様突起にはその環（薬）指々尖で圧を加え周囲の組織の弛緩を図り、その圧を保持しながら他方の屈曲する乳様突起は屈曲しつつ、それに伴って一方の屈曲しない乳様突起をも屈曲し、しきったところで圧を加えるのをやめることを数回繰り返し、左右屈曲の動きが完全にそろったところでやめます。

注：この技法は、DR. Andrew Taylor Still M.D.（DR.

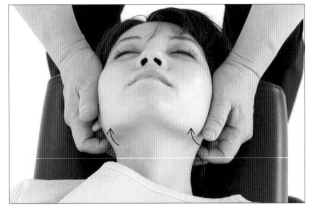
写真412 僧帽筋右①

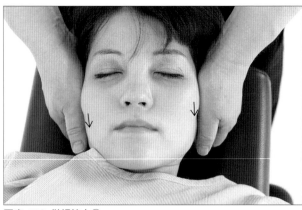
写真413 僧帽筋右②

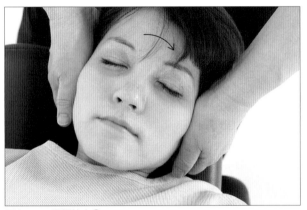
写真414 僧帽筋右③

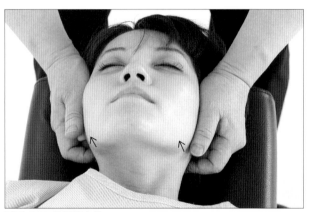
写真415 僧帽筋左①

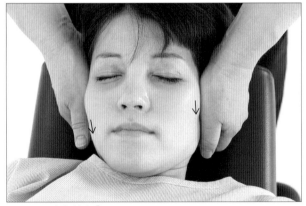
写真416 僧帽筋左②

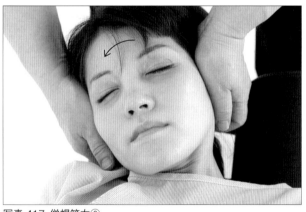
写真417 僧帽筋左③

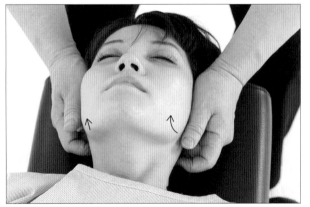
写真418 頭半棘筋①

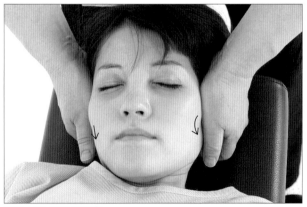
写真419 頭半棘筋②

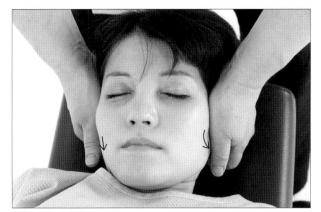

写真 420 小後頭直筋①

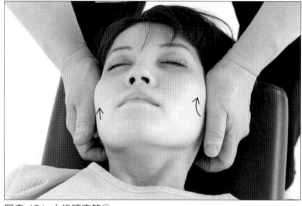

写真 421 小後頭直筋②

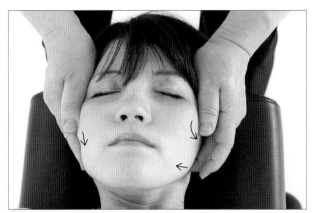

写真 422

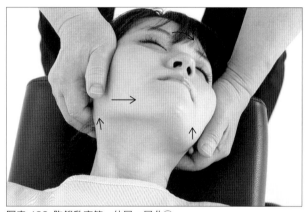

写真 423 胸鎖乳突筋 伸展→屈曲①

A.T. スティル M.D.）および DR. Richard L. Van Buskirk D.O.（DR. リチャード・L. ヴァン・バスカーク D.O.）の Osteopathy Technique（オステオパシー・テクニック）にヒントをえたものであることを付記し、合わせて紙面を借り DR. Andrew Taylor Still M.D.（DR. A.T. スティル M.D.）および DR. Richard L. Van Buskirk D.O.（DR. リチャード・L. ヴァン・バスカーク D.O.）に深い敬意と謝意を表するものです。

（実践応用技法としての左右一方の胸鎖乳突筋屈曲制限に対する整復法〈後頭骨乳様突起の左右一方が屈曲せず胸鎖乳突筋左右一方が屈曲制限している場合〉）（写真423・424）

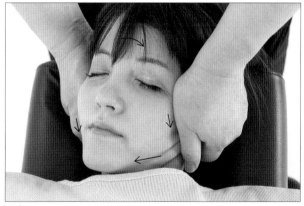

写真 424

―患側への側屈・回旋により症状が軽減する場合―
 1）選手背臥位にて、術者は頭側に足側を向いて立ち、両手で選手の後頭部を把握し、患側の胸鎖乳突筋起始（乳様突起）に示指をあてがいます。
 2）次に術者は、両手でそれら左右両外後頭隆起を持ち上げ伸展させ、患側へ側屈・回旋させます。
 3）次に術者は、左右両胸鎖乳突筋起始（乳様突起）に牽引をかけます。
 4）術者は、牽引しつつ患側へ再度側屈させ健側へ回旋させ胸鎖乳突筋起始（乳様突起）を屈曲させます。
注：この技法は、DR. Andrew Taylor Still M.D.（DR. A.T. スティル M.D.）の Osteopathy Technique（オステオパシー・テクニック）の僧帽筋および胸鎖乳突筋の治療にヒントをえたものであることを付記し、合わせて紙面を借り DR. Andrew Taylor Still M.D.（DR. A.T. スティル M.D.）に深い敬意と謝意を表するものです。

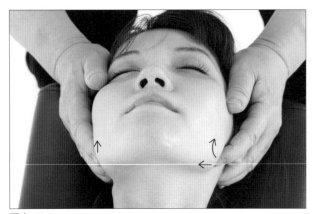

写真 425

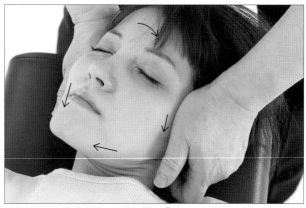

写真 426 胸鎖乳突筋　屈曲→伸展①

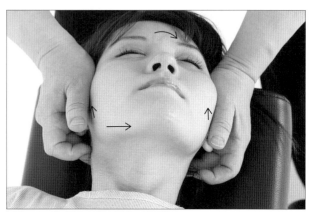

写真 427 胸鎖乳突筋　屈曲→伸展②

―後頭骨乳様突起・胸鎖乳突筋伸展制限の場合―

（実践応用技法としての後頭骨乳様突起左右一方の伸展制限に対する整復法〈後頭骨乳様突起の左右一方が伸展せず胸鎖乳突筋左右一方が伸展制限している場合〉）（写真425）

1）選手背臥位にて、術者は頭側に足側を向いて立ちます。
2）術者は、両手左右四指を示・中指と環（薬）・小指に分け左右の耳介を挟むようにし環（薬）指々尖が左右乳様突起に来るようにします。
3）術者は、次に両手で左右乳様突起を伸展する際、一方の伸展しない乳様突起にはその環（薬）指々尖で圧を加え周囲の組織の弛緩を図り、その圧を保持しながら他方の伸展する乳様突起は伸展しつつ、それに伴って一方の伸展しない乳様突起をも伸展し、しきったところで圧を加えるのをやめることを数回繰り返し、左右伸展の動きが完全にそろったところでやめます。

注：この技法は、DR. Andrew Taylor Still M.D.（DR. A.T. スティル M.D.）および DR. Richard L. Van Buskirk D.O.（DR. リチャード・L. ヴァン・バスカーク D.O.）の Osteopathy Technique（オステオパシー・テクニック）にヒントをえたものであることを付記し、合わせて紙面を借り DR. Andrew Taylor Still M.D.（DR. A.T. スティル M.D.）および DR. Richard L. Van Buskirk D.O.（DR. リチャード・L. ヴァン・バスカーク D.O.）に深い敬意と謝意を表するものです。

（実践応用技法としての左右一方の胸鎖乳突筋伸展制限に対する整復法〈後頭骨乳様突起の左右一方が伸展せず胸鎖乳突筋左右一方が伸展制限している場合〉）（写真426・427）

―患側への側屈・健側への回旋により症状が軽減する場合―

1）選手背臥位にて、術者は頭側に足側を向いて立ち、両手で選手の後頭部を把握し、患側の胸鎖乳突筋起始（乳様突起）に示指をあてがいます。
2）次に術者は、両手でそれら左右両外後頭隆起を持ち上げることで選手の頭頚部を屈曲させ、患側へ側屈させ健側へ回旋させ胸鎖乳突筋起始（乳様突起）の弛緩を図ります。
3）次に術者は、健側から患側の胸鎖乳突筋起始（乳様突起）に向けて圧迫を加えます。
4）術者は、圧迫を加えつつ患側へ側屈・回旋させ胸鎖乳突筋起始（乳様突起）を伸展させます。

注：この技法は、DR. Andrew Taylor Still M.D.（DR. A.T. スティル M.D.）の Osteopathy Technique（オステオパシー・テクニック）の僧帽筋および胸鎖乳突筋の治療にヒントをえたものであることを付記し、合わせて紙面を借り DR. Andrew Taylor Still M.D.（DR. A.T. スティル M.D.）に深い敬意と謝意を表するものです。

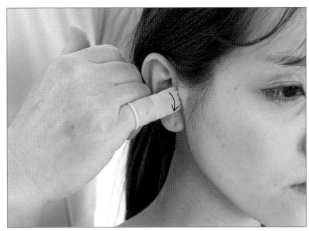

写真 428

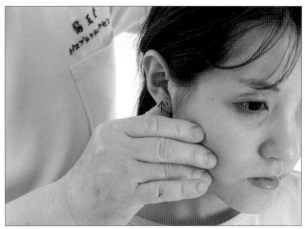

写真 429

【トピック内のトピック—その1—】

仮に後頭骨乳様突起および胸鎖乳突筋の伸展制限のある側の耳に何らかの違和感等のある場合には、先ず前記（胸郭出口症候群に対する整復法）〈狭義における鎖骨・第1肋骨・前斜角筋・〈中斜角筋〉などによる構成〈Ⅰ型〉に対する整復法〉（胸郭出口症候群Ⅰ型に対する整復法）〈鎖骨の整復法：その1〉を実施した上で、上記2つの技法（写真425）（写真426・427）を用いてのち（注☆）、下記の（実践応用技法としての耳の療法）を実施すべきです。なぜなら後頭骨乳様突起がそこから胸骨・鎖骨へ付着する胸鎖乳突筋によって引っ張られ、後頭骨乳様突起周囲に血行不良を来しているような場合、この胸鎖乳突筋は、総頚動脈で中耳とつながっている（総頚動脈から分枝した外頚動脈が胸鎖乳突筋へ、内頚動脈が中耳へ行っている）ため、中耳の血行も不良となっているからです。

（注☆） ただし脳血管疾患の一般的な臨床症状である1）めまい・ふらつき2）転倒・意識喪失3）複視4）構音障害5）嚥下障害6）足の運動失調7）吐き気・嘔吐8）顔面片側のしびれ9）眼振などが見られた場合は勿論これらは禁忌であり、そうでなくとも前記のバレー・リュー徴候・椎骨脳底動脈検査の後段のテストおよびマイグネテスト等が陽性の場合には、これらは禁忌です。

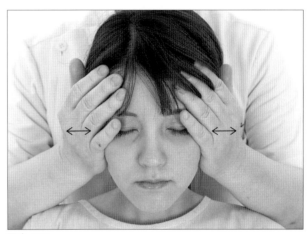

写真 430

空気とともに圧迫して吸い込み作用を起こさせることを数回繰り返します。最後に内側に圧しつつ、少し上方へ吊り上げ気味にポンと放して終わります。

注：1）1）・2）は、左右それぞれ30秒から1分、3）は、1分から3分程度が適当です。

2）この技法は、DR. Joseph Janse D.C.（DR. ジョセフ・ジェンシー D.C.）の耳の療法にヒントをえたものであることを付記し、合わせて紙面を借り DR. Joseph Janse D.C.（DR. ジョセフ・ジェンシー D.C.）に深い敬意と謝意を表するものです。

（実践応用技法としての耳の療法）（写真428・429・430）

1）選手坐位にて、術者は後方に立ち、指サックを装着した小指を患側の外耳道に挿入し微妙な回旋振動を与えます。

2）術者は、選手の患側の耳殻の後方に術者の同側の母指々腹をあて、ツンツンツンツンと上方に向け振動を与えます。

3）選手の左右の耳に対し、術者の左右の母指球をそれぞれ同時にあてがい、内側へリズミカルに少量の

〈頭部その3〉

（実践応用技法としての頭頂骨・側頭骨癒着・偏位に対する整復法〈頭頂骨・側頭骨癒着・偏位し後頭神経痛を起こしている場合〉）（写真431・432・433・434）

1）選手背臥位にて、術者は頭側に足側を向いて立ちます。

2）術者は、両手左右四指の外側を側頭骨側に、内側を頭頂骨側におき、その間の縫合を引き離すことを数回繰り返し、対側に対しても同様に実施します。

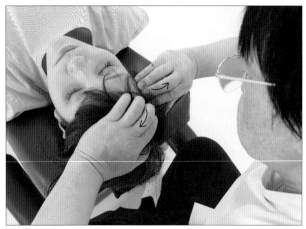

写真431

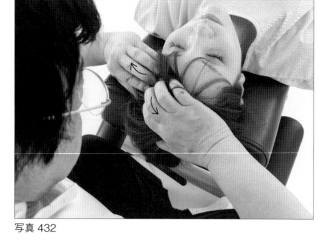

写真432

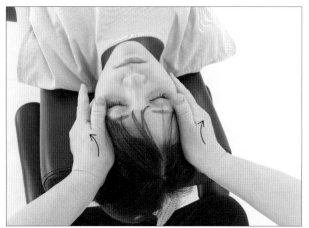

写真433

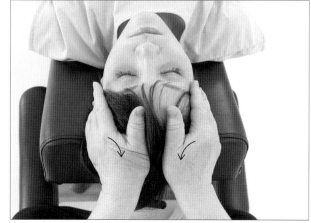

写真434

3）術者は、次に両手左右四指を示・中指と環（薬）・小指に分け左右の耳介を挟むようにし、左右母指球がそれぞれ左右側頭骨に来るようにあてがいます。

4）術者は、それら左右母指球で左右側頭骨を挟むように圧迫を加えつつ屈曲を強制します。

5）術者は、次にそれら左右母指球が今度はそれぞれ左右頭頂骨に、それら左右四指がそれぞれ左右側頭骨に来るようにあてがいます。

6）術者は、それら左右母指球で左右頭頂骨挟むように圧迫を加えつつ伸展を強制します。

注：1）上記の技法は、固着・癒着を起こしていた頭頂が圧迫され左右頭頂骨が屈曲、左右側頭骨が伸展した場合に対する整復法です。

2）この技法は、DR. Andrew Taylor Still M.D.（DR. A.T. スティル M.D.）・DR. Sutherland W. G. D.O.（DR. サザーランド W. G. D.O.）および DR. Richard L. Van Buskirk D.O.（DR. リチャード・L. ヴァン・バスカーク D.O.）の Osteopathy Technique（オステオパシー・テクニック）にヒントをえたものであることを付記し、合わせて紙面を借り DR. Andrew Taylor Still M.D.（DR. A.T. スティル M.D.）・

DR. Sutherland W. G. D.O.（DR. サザーランド W. G. D.O.）および DR. Richard L. Van Buskirk D.O.（DR. リチャード・L. ヴァン・バスカーク D.O.）に深い敬意と謝意を表するものです。

(実践応用技法としての後頭神経痛緩和法〈頭頂骨・側頭骨癒着・偏位し後頭神経痛を起こしている場合〉)

〈第1段階〉（写真435・436）

1）選手頭部をやや低くして腹臥位にて、術者は術者の利き腕側の肩部に頭側を向いて低い椅子に坐し、その矢状縫合を中心に頭頂左右に左右四指々頭をあて、その近位に添えられた左右の母指々腹とでその間の頭皮を緩徐に牽引し足側に押圧を加えては放すことを反復しその周囲の軟部組織の弛緩を図ります（これは、大後頭神経の三叉神経眼窩上枝への混線を遮断するためです。またここは同時に東洋医学の経絡上の経穴における百会（ひゃくえ）周囲であり、体中のすべての経脈が合流し、身体全体、すべての病気に効果がある経穴とされるところの周囲ですが、特に百会〈ひゃくえ〉の前頂は、頭痛・かすみ目など眼精疲労・鼻づまり・耳鳴に、百会（ひゃくえ）

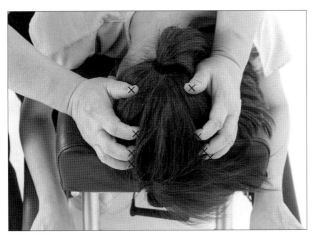
写真435

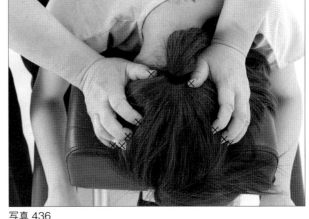
写真436

の後頂は、頭重・後頭神経痛・頚・肩こりに、そして百会〈ひゃくえ〉の中央は、高血圧・痔疾・乗り物酔いによいとされます)。

2) 次に術者は、その鱗状縫合の遠位の側頭左右に左右四指々頭をあて、その近位に添えられた左右の母指々腹とでその間の頭皮を緩徐に牽引し足側に押圧を加えては放すことを反復しその弛緩を図ります(これは、小後頭神経の三叉神経眼窩上枝への混線を遮断するためです)。

〈第2段階〉(写真437・438・439)

3) 次に術者は、足側手根部を選手の第7頚椎および第1胸椎の棘突起間に指先を後頭に向けてあてがい、頭側の手の母・示指でその後頭を頭側に牽引し頚部を伸ばします。

4) 術者は、その間に足側母指および中指々頭を、その左右後頭隆起すなわち経絡上の経穴である左右天柱に食い込ませます。

5) 術者は、頭側の手の牽引を緩め、その左右後頭隆起すなわち経絡上の経穴である左右天柱が足側母指および中指々頭の上に乗ったのを見計らって、頭側の手の母・示指をその後頭にあて軽く圧迫しながら、その後頭の偏位の反対方向に左右両手で同じ方向に回すことを反復します。

6) 次に術者は、その左右後頭隆起すなわち経絡上の経穴である左右天柱が乗った足側母指および中指々頭をそのままに、頭側の手をその頭頂にもっていき逆に軽く足側へ押すことを反復します。

注:1) 後頭骨底の左右一方が屈曲あるいは伸展せず、また環椎後弓が前方あるいは後方偏位している場合には、この技法に先立って前記の(実践応用技法としての後頭骨底左右一方屈曲あるいは伸展制限に対する整復法)(写真408)(写真409)のうちのいずれか一方、また伸展制限の場合(実践応用技法としての環椎後弓後方偏位に対する軽度整復法)(写真410・411)およびその注の一部あるいは全部(写真412・413・414・415・416・417・418・419・420・421)を行ってからこの技法を行うべきです。

2) この技法は、DR. Joseph Janse D.C.(DR. ジョセフ・ジェンシー D.C.)の後頭下部接触法および DR. Dana J. Lawrence D.C.(DR. ダナ J. ローレンス D.C.)の頭蓋マニピュレーションとしての矢状縫合スプレド・頭蓋ユニバース・頭頂リフトなどの技法にヒントをえたものであることを付記し、合わせて紙面を借り DR. Joseph Janse D.C.(DR. ジョセフ・ジェンシー D.C.)および DR. Dana J. Lawrence D.C.(DR. ダナ・J. ローレンス D.C.)に深い敬意と謝意を表するものです。

【トピック内のトピック―その2―】

舌骨周囲に圧痛等を伴う場合には、下記の(実践応用技法としての舌骨周囲の圧痛に対する調整法―その1―)もしくは(実践応用技法としての舌骨周囲の圧痛に対する調整法―その2―)あるいはその両方を加えるべきです。

(実践応用技法としての舌骨周囲の圧痛に対する調整法―その1―)(写真440・441)

1) 選手背臥位にて、術者は頭側に足側を向いて立ちます。

2) 術者は、舌骨周囲に緊張のある側の手の示指々先を同部にあてがい、母指と他の三指およびその手掌で同側の顔面および頚部外側を包み込むように支持します。

3) 術者は、健側の手掌をその側の頭部背側にあてがいます。

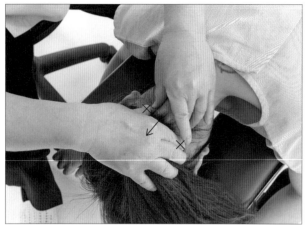

写真 437

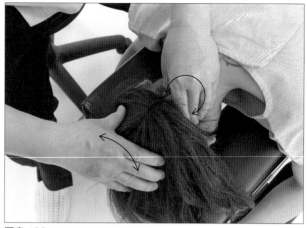

写真 438

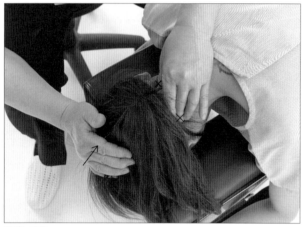

写真 439

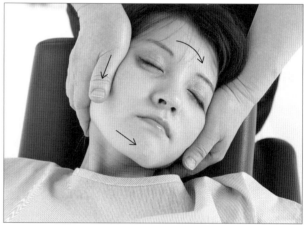

写真 440

4）術者は、健側の手掌でその頭頸部を屈曲し、患側へ側屈・回旋させ、その患部に対し圧をかけます。

5）術者は、その圧を維持しながら、その頭頸部を伸展し、健側へ回旋・側屈させます。

注：1）この技法は、本来、肩甲舌骨筋に対するものなので、舌骨周囲の圧痛のみならず、肩甲骨外側上縁周囲の圧痛に対しても用いることができます。

2）ただその場合、上記4）で圧をかけるのは、舌骨周囲次いで肩甲骨の肩甲切痕周囲でなければなりません。

3）この技法は、DR. Andrew Taylor Still M.D.（DR. A.T. スティル M.D.）の Osteopathy Technique（オステオパシー・テクニック）にヒントをえたものであることを付記し、合わせて紙面を借り DR. Andrew Taylor Still M.D.（DR. A.T. スティル M.D.）に深い敬意と謝意を表するものです。

（実践応用技法としての舌骨周囲の圧痛に対する調整法
―その2―）（写真 442・443・444・445・446・447）

1）選手坐位にて、術者はその右側方〈術者の利き腕が右の場合〉に相対して立ち、左手で後頭部を支持

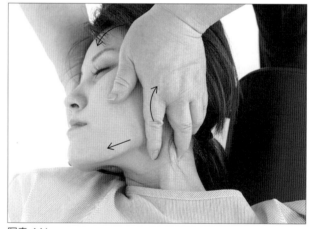

写真 441

しつつ、右手の母・示指で甲状軟骨をはさみ、ごく軽く左右に動かします。

2）上記同様の選手と術者の位置関係において、今度は舌骨をはさみ、ごく軽く左右に動かします。

3）上記同様の選手と術者の位置関係において、今度は左手の母・示指で舌骨をはさみ、右手の母・示指で輪状軟骨をはさみ、ごく軽く左右交互にまたその反対方向へ動かします。

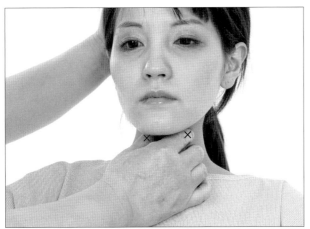

写真442

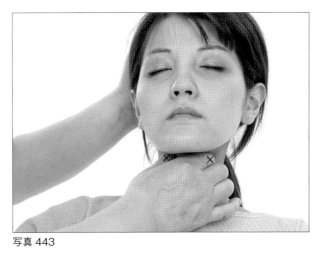

写真443

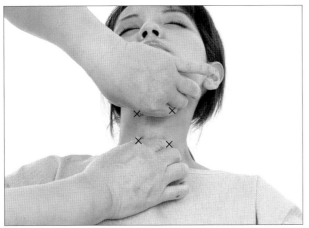

写真444

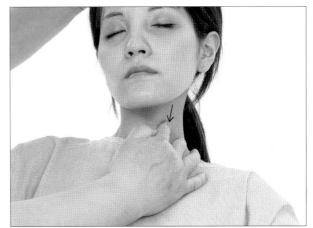

写真445

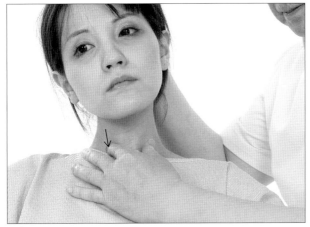

写真446

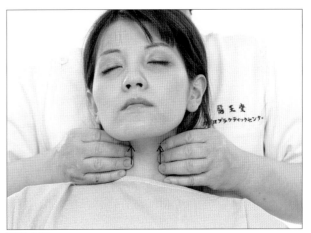

写真447

4）上記同様の選手と術者の位置関係において、左手で後頭部を支持しつつ、右手の示指々腹にて選手の左下顎角下の組織を下内方すなわち胸骨方向へ牽引し、弛緩を図るためそれを反復します。

5）次に術者は、反対側に立って左右反対に上記4）と同様のことを行います。

6）最後に術者は、選手の後方に立ち上体で選手の後頭部を安定させ、上記とは逆に、左右両手掌四指々尖で左右下顎角下の組織を上外方すなわち左右下顎角方向へ撫で上げ適度な収縮を図って終わります。

注：1）舌骨は、下顎と喉頭の間にある舟状の体を中心として左右両端から後上方へ、大角と呼ばれる細長い骨片が突出する、全体としてU字状をなす骨です。そしてその体と左右の大角の間は、軟骨あるいは関節によって結合され、その左右結合部の前面上方の体側からは、骨性あるいは軟骨性の小角が後方

へ円錐形に短く伸び、茎突舌骨靱帯の中に埋没している極めて脆弱な骨なので、特に2）・3）の操作はごく軽く注意深く行はなければなりません。

2）舌骨には舌骨上筋として頤（おとがい）舌骨筋・顎舌骨筋・顎二腹筋・茎突舌骨筋および舌骨下筋として胸骨舌骨筋・甲状舌骨筋・肩甲舌骨筋といった頚部内側の筋肉が付着し、咀嚼運動および頭頚部の前屈などにも関与し、また舌骨下筋として肩甲舌骨筋も付着しているため、この技法により咽頭炎の消炎・鎮痛促進し、および頚部可動域が拡大し、さらに肩関節屈曲すなわち前方挙上も容易になります。

3）この技法は、DR. Joseph Janse D.C.（DR. ジョセフ・ジェンシー D.C.）の舌骨機構療法にヒントをえたものであることを付記し、合わせて紙面を借りDR. Joseph Janse D.C.（DR. ジョセフ・ジェンシー D.C.）に深い敬意と謝意を表するものです。

4）そしてDR. Joseph Janse D.C.（DR. ジョセフ・ジェンシー D.C.）は、大動脈瘤の場合（注1）に対するこの技法の使用を禁忌としています。十分留意して下さい。

（注1）そもそも大動脈瘤とは。直径2～3cmある大動脈が動脈硬化あるいはその他の血管の病気および感染症等により膨れ上がった状態になったものです（直径4cm以上になると将来の破裂の危険が憂慮され、手術の検討対象になります）。そうなると動脈瘤内腔にできた血栓が流出し末梢動脈をつまらせたり（塞栓症）、その血栓が動脈瘤内腔に充満し血流を途絶させたり（血栓閉塞）して、それ以下の血流に障害を来すこともあります。そのためわが国ではステント人工血管内挿術（ステントグラフト内挿術）等により、年間1万件におよぶ手術が行われているほどです（危険な合併症のない場合、直径5cm以上で積極的に手術が推奨されています）。また一般に大動脈瘤は無症状のことが多いのですが、急激に大きくなる場合には疼痛・圧痛等の症状が出現し、これらはむしろ破裂の危険が迫っていることを示唆します（疼痛・圧痛等の症状が出現した大動脈瘤では80％以上が1年以内に破裂するといわれいます）。また緩徐に大きくなる場合でも、その内には周辺の臓器を圧迫しはじめ、それらによっても症状が出現することがあります。そもそも大動脈瘤には胸部大動脈瘤と腹部大動脈瘤（注2）とがあり、先ず胸部大動脈瘤では、例えばせき、ぜんそく様呼吸、声のかすれ、食物のつかえるような感じ、血痰などの症状が、次に腹部大動脈瘤では、おなかで動悸を感じる、食物のつかえる感じ、嘔吐、いつもおなかが張っている感じ、腰痛、吐血および下血などの症状がそれぞれ出ることがあります。それらの中にあって特に特徴的な症状の一つとして胸部大動脈瘤では声嗄れ（こえがれ）（声のかすれ）（声は息をを吐くときにピタッと閉じた声帯が振動することによります）がその21％に、腹部大動脈瘤では腹痛がその12％にみられます。そし

て前者の原因は、もともと脳から出ている左反回神経（この場合の反回神経とは迷走神経の下喉頭神経のことです）が大動脈弓の前方で迂回し左側の声帯に至っているため、左側の声帯筋だけが動かないことによります（ちなみに右反回神経は、右鎖骨付近の前方で迂回しているため影響は受けません）。この迂回は、人間の遠い祖先にあたる海の生物が4億年前、海から陸に上がったとき、横に泳ぐ姿勢から縦に歩く姿勢に変わったことによるといわれ、ちなみにキリンでも4mも迂回しているといいます。そのため大動脈瘤・大動脈解離以外でも甲状腺・肺・食道の悪性腫瘍などでもこの声嗄れ（こえがれ）（声のかすれ）が起こります。なお通常の声嗄れ（こえがれ）（声のかすれ）は、風邪などによる咳き込みののちの声帯のむくみによるものですが、原因不明の声嗄れ（こえがれ）（声のかすれ）が1週間以上続くときには要注意です。"あ～"テスト"すなわち「あ～」と声を出し続けてみて10秒以下であって、一息で長く発することができなければ、上記の大動脈瘤あるいは大動脈解離以外でも甲状腺・肺・食道の悪性腫瘍など重篤な病気が隠されている可能性がありますので耳鼻咽喉科等医療機関を受診すべきです。また大動脈弓からは、左から順に左鎖骨下動脈・左総頚動脈・腕頭動脈が出ていて、その腕頭動脈からは右総頚動脈・右鎖骨下動脈が出ていますが、左右の総頚動脈はそれぞれ外頚動脈と内頚動脈に分かれ、その内、左右の外頚動脈から左右の上喉頭動脈が出ていて、それぞれその左右から喉頭に至っていますので、それらに対しても注意を払うべきことは言うまでもないことです。

（注2）腹部大動脈瘤においても自らの腹部における拍動性の腫瘤に気付くこともありますが、多くの場合人間ドック等において、腹部超音波検査等によって時として自覚症状のない腹部大動脈瘤が発見されたり、他のことで医師を受療した際、腹部触診等によってたまたま発見されたりします。ただ高齢になるにつれて動脈は長軸方向に伸長・蛇行する傾向があり、このことが胸部X線写真の際、大動脈の異常陰影と判断されたり、触診の際、拍動性腫瘤と判断されたりすることも多いようです。いずれにせよ大動脈瘤が相当拡大しても破裂せず自覚症状なく一生を過ごすこともあります。ただ大動脈瘤の直径が5cm以下でも4％は破れる可能性があり、5～7cmで25％、7cm以上で50％以上が破裂すると考えられていることについては十分留意すべきであることは言うまでもないことです。

第2節　肘部管症候群

尺骨神経（ulnar nerve）の絞扼神経障害（entrapment neuropathy）は、尺側手根屈筋（flexor carpi ulnaris〈ラテン語〉）の2つの起始である上腕骨頭と尺骨頭すなわち上腕骨内側上顆と肘頭および尺骨背側上縁を結ぶ腱弓と呼ばれる線維性筋膜の下すなわち肘部管（cubital tunnel）で発生します。そこから末梢の尺骨神経支配領域における尺骨神経症状すなわち疼痛・圧痛・運動・知

覚障害を総称して肘部管症候群（cubital tunnel syndrome）と呼びます。

そもそも尺骨神経（ulnar nerve）は、上腕上部では内側上腕二頭筋溝を、上腕中部では内側筋間中隔後方を、そして上腕下部では上腕骨内側上顆後方の尺骨神経溝を通って上記の肘部管（cubital tunnel）を抜け尺側手根屈筋（flexor carpi ulnaris〈ラテン語〉）の筋膜の下を潜るのです。したがって筆者は肘部管症候群（cubital tunnel syndrome）における絞扼は、そもそもは尺骨神経の尺骨神経溝からの脱臼に起因すると考えています。

つまりそうした脱臼にもかかわらない野球のピッチャーのピッチングなどの反復による尺骨神経溝あるいは肘部管における牽引・摩擦・外傷、それらに基づく炎症およびそうした炎症に基づく癒着などが原因になっていると考えているのです。

（図058）肘への圧迫ストレスと引っ張りストレス

ただ上腕骨外顆骨折の後の外反肘が原因で数年以上たって徐々に発生する場合には、従来から遅発性尺骨神経麻痺（tardy ulnar nerve palsy）と呼ばれてきました。そしてまたこうした神経麻痺（nerve palsy）は、陳旧化するほど回復が悪いともいわれてきました。いずれにせよ絞扼個所近位では、神経が肥厚し偽神経腫（pseudoneuroma）が形成されるといわれます。なお肘関節におけるcarrying angleすなわち外反角が男性5°であるのに対し女性10～15°と女性に外反肘が多く、また男性に比し女性は一般に関節が柔軟であるため女性に発生しやすいとする整形外科医もいます。

（図059）外反肘

そこで整形外科では、尺骨神経前方移動術と呼ばれる、尺骨神経を肘部管の前方へ移動させ神経の緊張を和らげる手術法がとられることもあります。

運動障害は、背側および掌側骨間筋の麻痺による内・外転障害すなわち第2～第5指の開閉障害、母指内転筋および小指対立筋の麻痺による対立運動障害すなわち母指と小指の対立障害、第3～第4虫様筋の麻痺による第4（環〈薬〉）～第5（小）指の中手指節関節（MP関節〈metacarpophalangeal joint〉）の屈曲障害と近位指節関節（PIP関節〈proximal interphalangeal joint〉）および遠位指節関節（DIP関節〈distal interphalangeal joint〉）の伸展障害さらには尺側手根屈筋の麻痺による掌尺屈障害すなわち鉤爪（様）手あるいは鷲手（claw hand）（結果的にMP関節過伸展位・PIP・DIP関節屈曲位の病的肢位を呈する手）、骨間筋萎縮による手背骨間溝の明瞭化および小指球筋隆起の減少などがみられます。

（図060）鉤爪（様）手あるいは鷲手

知覚障害としては、第5手指全体（背・掌両側）および第4手指尺側半分（背・掌両側の尺側半分）における知覚異常および疼痛がみられます。

（図061）手の神経支配

チネル（Tinnel）様徴候（like sign）を用い、選手坐位にて、術者が尺骨肘頭と上腕骨内側上顆間の尺骨神経溝を打腱槌あるいは術者の指先で叩打し第4～第5指への放散の有無を確認し、陽性すなわち知覚過敏があれば尺骨神経の神経炎あるいは偽神経腫などが疑われます。

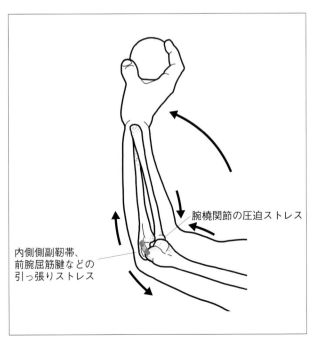

図058 肘への圧迫ストレスと引っ張りストレス

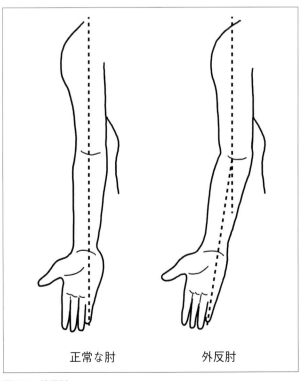

図059 外反肘

フローマン徴候（Froment sign）を用い、選手に第1指と第2指の間すなわち母指と示指の間で強く紙片をはさむようにいっておき、術者がそれを引き抜こうとすると、尺骨神経支配である母指内転筋麻痺による第1指すなわち母指IP関節伸展位のため、はさみきれず正中神経支配である長母指屈筋により第1指すなわち母指IP関節を屈曲して保持しようとします。

（図062）フローマン兆候
（図063）肘部管（左肘後側の筋・神経）

（整復）
（肘関節における上腕骨後側の肘頭窩と尺骨の肘頭との間の位置関係の整復法）

〈肘関節裂隙に対する安達のテスト〉
　前述の 第Ⅲ章 その競技に特有で、その競技の名称を冠した外傷・障害（上肢編）第3節 野球肘 第3項 徒手検査法 4．肘関節裂隙に対する安達のテストと同様です。

〈上腕骨外側上顆炎および上腕骨内側上顆炎に対する入門実技としての整復法〉（写真035）
　前述の 第Ⅲ章 その競技に特有で、その競技の名称を冠した外傷・障害（上肢編）第3節 野球肘 第5項 整復 2．上腕骨外側上顆炎および上腕骨内側上顆炎（1度）（肘関節整復法）〈上腕骨外側上顆炎および上腕骨内側上顆炎に対する整復法〉と同様です。

〈上腕骨外側上顆炎および上腕骨内側上顆炎に対する実践応用技法としての安達の整復法〉（写真036・037）
　前述の 第Ⅲ章 その競技に特有で、その競技の名称を冠した外傷・障害（上肢編）第3節 野球肘 第5項 整復 3．上腕骨外側上顆炎および上腕骨内側上顆炎（2度）（肘関節整復法）〈上腕骨外側上顆炎および上腕骨内側上顆炎に対する実践応用技法としての安達の整復法〉と同様です。

〈上腕骨外側上顆炎および上腕骨内側上顆炎に対する整

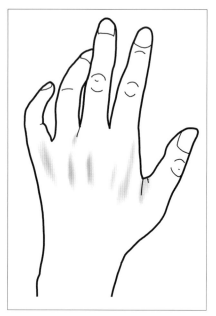

図060 鉤爪（様）手あるいは鷲手

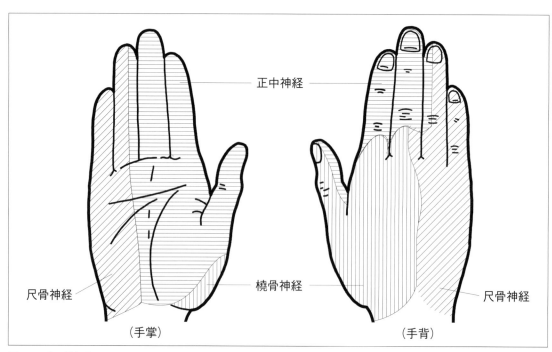

図061 手の神経支配

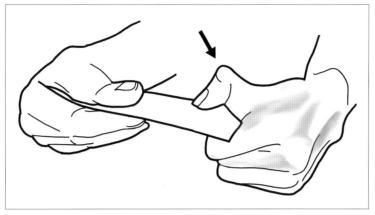

図062 フローマン兆候
尺骨神経麻痺にみられ、母・示指間にはさんだ紙を引っ張っても抜けないよう保持するとき、母指のIP関節を伸展したままでは母指内転筋麻痺のため不可なので、IP関節を屈曲して保持しようとする"

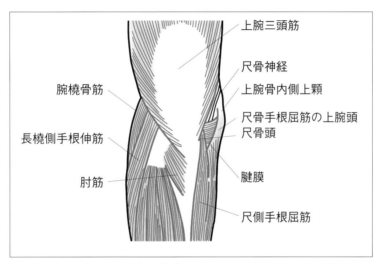

図063 肘部管（左肘後側の筋・神経）

復法〔変法〕〉（写真042・043）
　前述の 第Ⅲ章 その競技に特有で、その競技の名称を冠した外傷・障害（上肢編）第4節 テニス肘 第5項 整復 2．上腕骨外側上顆炎および上腕骨内側上顆炎（1度）（肘関節整復法）〈上腕骨外側上顆炎および上腕骨内側上顆炎に対する整復法〔変法〕〉と同様です。

（肘部管に対する整復法）（写真448・449）
　1）選手坐位にて、患側の前腕を回内・回外中間位にして母指を上にし、術者は相対して坐し、外側の手で母指を上にし患側の肘関節遠位後側の尺側手根屈筋の腱弓を把握し、四指指尖をその肘部管に挿入し、内側の手の示・中・環（薬）・小四指で患側の手掌を把握します。
　2）次に術者は、内側の手でその手掌を牽引しつつ、その前腕を術者が回内している際には選手に一旦回内させてから圧痛が消失するまで回外しようとさせ、術者が回外している際には選手に一旦回外させてから圧痛が消失するまで回内しようとさせます。

注：1）上記の技法は、DR. Andrew Taylor Still M.D.（DR. A.T. スティル M.D.）の橈骨頭の制限に対するOsteopathy Technique（オステオパシー・テクニック）にヒントをえたものであることを付記し、合わせて紙面を借り DR. Andrew Taylor Still M.D.（DR. A.T. スティル M.D.）に深い敬意と謝意を表するものです。
　2）また上記 注：1）の橈骨頭の制限に対するOsteopathy Technique（オステオパシー・テクニック）にヒントをえたものには、このほか（前腕骨間膜炎に対する整復法）があります。（橈骨頭の制限に対する整復法）および（前腕骨間膜炎に対する整復法）については、下記に示す通りです。

〈橈骨頭の制限に対する整復法〉（写真450・451）
　1）選手坐位にて、患側の前腕を回内・回外中間位にして母指を上にし、術者は相対して坐し、外側の手

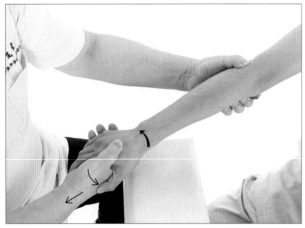

写真448

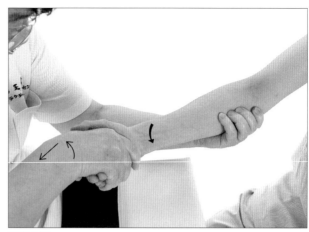

写真449

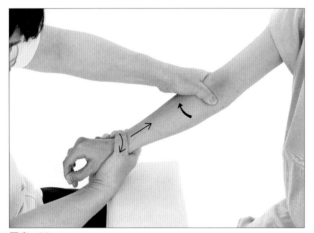

写真450

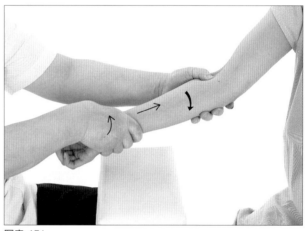

写真451

　　で患側の肘関節遠位背・掌側を四指と母指で挟むようにします。
　2）次に術者は、内側の手でその手根を把持し橈骨頭に軸圧をかけつつ、その前腕を術者が回内している際には選手に一旦回内させてから制限が消失するまで回外しようとさせ、術者が回外している際には選手に一旦回外させてから制限が消失するまで回内しようとさせます。
　注：この技法を抵抗運動として用いることについては、筆者による応用・変法によります。

〈前腕骨間膜炎に対する整復法〉（写真452・453）
　1）選手坐位にて、患側の前腕を回内・回外中間位にして母指を上にし、術者は相対して坐し、外側の手で母指を上にし患側の前腕遠位背側を把握し、四指々尖をその掌側橈尺間隙に挿入し、内側の手の示・中・環（薬）・小四指で患側の手掌を把握します。
　2）次に術者は、内側の手でその手掌を牽引しつつ、その前腕を術者が回内している際には選手に一旦回

内させてから術者に抵抗し圧痛が消失するまで回外しようとさせ、術者が回外している際には選手に一旦回外させてから術者に抵抗し圧痛が消失するまで回内しようとさせます。
　注：また骨間膜に線維断裂等があれば、下橈尺関節離開の可能性があるので、その場合は下記の（下橈尺関節離開に対する安達の整復法）を行うべきです。

〈下橈尺関節離開に対する安達の整復法〉（写真454・455）
　1）選手坐位にて、術者は相対して立ち、助手は患肢の前腕近位を両手で把握して背橈側回外位に、術者はその前腕遠位を両手で把握して掌尺側回内位に、それぞれある程度引き合いながら（持続対牽引）、丁度お互いに1本のタオルをしぼり合うかのようにします。
　2）次にその持続対牽引をそのまま行いながら、術者は手関節を把握する両手で、橈・尺骨間をその手関節の中心に向かってしぼり、離開の回復を図ります。
　3）さらにその持続対牽引をそのままに、選手の前腕

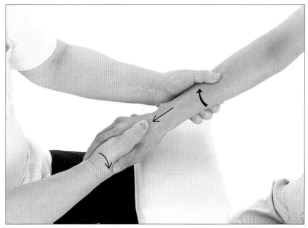

写真 452

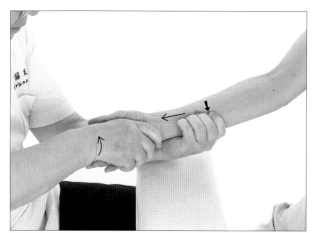

写真 453

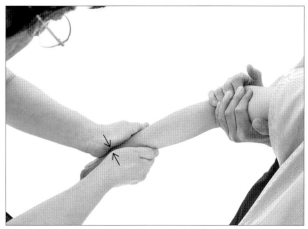

写真 454

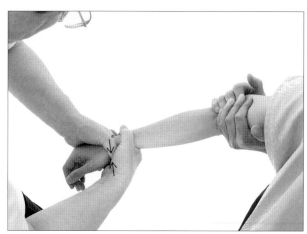

写真 455

　を回内・回外中間位つまり母指を上にします。
4）術者は手関節を把握する両手で、先ほどと同様に近位内側の手で橈・尺骨間を、遠位外側の手で手根骨を、それぞれその手関節における中心に向かってしぼり、橈・尺間の離開だけでなく、手根骨のアーチの回復をも図ります。
注：なおこの整復法は、手関節周囲に鈍痛が残存するような陳旧化した同様の症例に対しても有効です。

〈上記の入門実技および実践応用技法を用いてなお尺骨神経溝周囲の疼痛の消失しない場合における安達の尺骨神経管促通法〉（写真456・457）

　この場合、肘部管症候群（cubital tunnel syndrome）すなわち尺骨神経が上腕骨の尺骨神経溝周囲（肘部管を含む）において何等かの絞扼神経障害を受けていることが考えられます。そのような肘関節の肘部管に対する整復によってもなお取り切れない疼痛があったとしても、手関節におけるギヨン管（Guyon canal）すなわち尺骨神経管に対する整復によって、尺骨神経溝周囲の疼痛が消失する場合があります。

　そもそもギヨン管（Guyon canal）すなわち尺骨神経管とは、豆状骨・有鈎骨・掌側手根靱帯によって囲まれた尺骨神経が通るための空間をいいますが、同部位に対して下記の〈手根管症候群〔carpal tunnel syndrome〕に対する手関節の整復法〉と同様の整復法を月状骨ではなく豆状骨・有鈎骨に用いることによって、ちょうどヘドロで下水が溢れているU字溝に対し、その一寸下流のU字溝を拡げることで、その下水が溢れなくなるのと同じように、尺骨神経そのものの通りをよくすることができるのです（ただし尺骨神経そのものは、屈筋支帯〈横〔走〕手根靱帯〉の上を通り手掌尺側に至ります）。

〔手根管症候群に対する手関節の整復法〕（写真458・459）

1）選手坐位にて、術者は相対して立ち、助手は患肢の前腕近位を両手で把握して背橈側回外位に、術者はその前腕遠位を両手で把握して掌尺側回内位に、それぞれある程度引き合いながら（持続対牽引）、ちょうどお互いに1本のタオルをしぼり合うようにします。

第2節　肘部管症候群　265

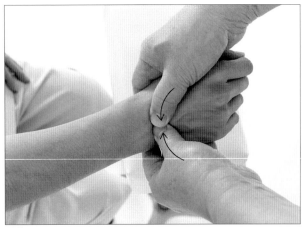

写真 456

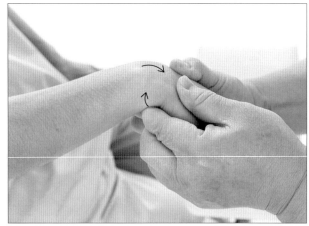

写真 457

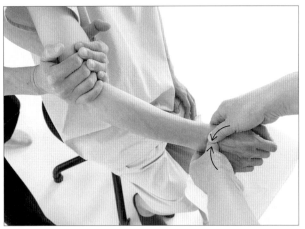

写真 458

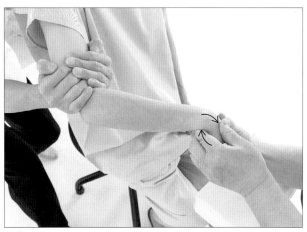

写真 459

2）その際、術者は月状骨〈☆注〉を両母指で背側から掌側へ押し下げながら、間髪を入れずに重ね合わされた両示指あるいは両中指でその月状骨を掌側から背側へ押し上げます。

（☆注） 肘部管症候群（cubital tunnel syndrome）の場合には、これを月状骨ではなく豆状骨・有鉤骨に対して同様に行います。

注：1）これらを助手との持続対牽引とともに行うことによって、その手根骨を元の位置に戻すことができます。

2）外反肘では尺骨神経麻痺が起こりやすく、尺骨神経麻痺では、知覚神経（尺骨神経知覚枝〈浅枝〉）障害が手掌の環（薬）指正中線から小指（尺側）にかけて、および手背の環（薬）指正中線から小指（尺側）にかけて起こります（中指の知覚神経障害は手掌では正中神経麻痺によって、手背では橈骨神経麻痺および正中神経麻痺によって起こります）。また尺骨神経麻痺では、運動神経（尺骨神経運動枝〈深枝〉）障害によって上記のように鉤爪（様）手あるいは鷲手（claw hand）を形成します（正中神経麻痺では猿手〈ape hand〉を、橈骨神経麻痺では下垂手〈drop hand〉を形成します）。そこでこの"安達の尺骨神経管促通法"は、そうした尺骨神経麻痺による鉤爪（様）手あるいは鷲手（claw hand）を予防する意味においても、そしてギヨン管症候群（Guyon canal syndrome）すなわち尺骨神経管症候群（ulnar tunnel syndrome）そのものに対しても極めて有効に作用します。

第3節　手関節障害（炎）（下橈尺関節障害・TFCC損傷・手根不安定症）

これらの障害では、特に手関節の捻転あるいは背屈によって疼痛すなわち運動痛が生じます。つまり過度の捻転あるいは背屈の反復による遠位橈尺関節の障害・Triangular Fibrocartilage Complex（TFCC）の損傷すなわち三角線維軟骨複合体の損傷そして8個の手根骨のそれぞれの安定性が損なわれ手関節の複雑な動きに対応し切れなくなって発症する手根不安定症（carpal instability）などを総称し、特に手関節障害あるいは単

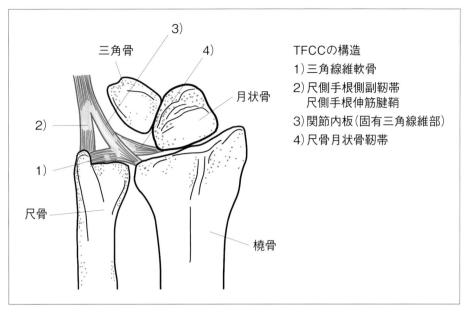

図064 TFCCの構造

に手関節炎といいます。

このうちまず遠位橈尺関節障害は、前腕の回内・回外運動の反復による遠位橈尺間の弛緩によって手関節運動時における疼痛すなわち運動痛および遠位橈尺関節周囲における圧痛の生ずるものです。

そして次にTFCCの損傷におけるTFCCとは、尺骨・三角骨・月状骨を結ぶ三角線維軟骨およびそれに関連した靱帯群すなわち三角線維軟骨自体と関節円板として以前より知られていた半月板様の固有三角線維部および橈尺靱帯・尺側手根側副靱帯・尺側手根伸筋腱鞘によって構成された手関節の尺側支持機構としての複合体を指します。したがってTFCC損傷とは、尺骨と手根骨の間にあって、その緩衝および安定のため働いているそれらの複合体が、手をついて倒れ特に手関節尺側に軸圧が加わって生ずる損傷ということができます。この場合、発熱および腫脹はそれほどではないのですが、手関節尺側に圧痛があり前腕回外あるいは手関節尺屈を強制すると有痛性のクリック音あるいは単に疼痛が生じます。

(図064) TFCCの構造

なおこの損傷では、ulnar plus variantすなわち橈骨遠位端より尺骨遠位端の方が長い場合に受傷しやすい傾向があり、その場合尺骨手根骨突き上げ症候群と呼ばれ、尺骨遠位端から手根骨に過大な軸圧が加わることで、その間に介在するTFCCが損傷を受け尺側手根関節に疼痛を生じます。

最後に手根不安定症 (carpal instability) の場合、中でも特に手根中央不安定症 (midcarpal instability) の場合は、例えば離開のある月状骨三角骨間不安定症であったとしても無症状のことも多く、かりに疼痛があっても単に漠然とした手関節痛として発症するだけのこともあります。

ただそうした場合でも、通常手関節の掌屈制限のチェックに用いるファレンテスト (Phalen test) で両手の手背を密着させるところ、手掌を密着させ背屈を1分間程度持続させることで症状が増悪する場合があります。特に体操選手では、手関節に全体重を負荷し捻転あるいは背屈を強制するその競技上の特性から、手関節障害すなわち手関節炎に陥りやすいということができます。そしてその場合、単に反復によるオーバーユースによるだけでなく、転倒・転落の衝撃後の捻転および背屈の反復も含まれます。

(図065) ファレンテスト Phalen's Test

握力計測は、そうした手関節の状態を定量的に把握するため一種の指標になりえますが、その障害の状態および程度は、橈骨手根関節・遠位橈尺関節および尺骨手根関節それぞれの動揺性および関節可動域（前腕〈回内・回外〉および手関節の動揺性および関節可動域〈背屈・掌屈・橈屈・尺屈〉）を健側と比較することで評価できます。

それらの評価において、まず握力では、一般にスポーツ選手の場合、体重の60%以上が必要条件といわれています。

次に動揺性では、橈骨手根関節および遠位橈尺関節が、関節可動域では、肩甲帯・肩関節の代償運動を制限した上で、前腕の回内および手関節の背屈制限が、この疾患における重要なシグナルということができます。

なおTFCC損傷にとっても、尺骨手根関節における動揺性の評価としては、前腕回外あるいは手関節尺屈時

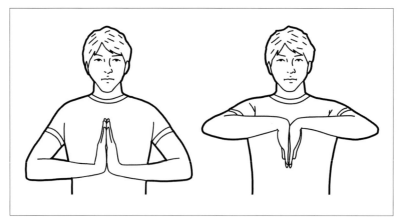

図065 ファレンテスト Phalen's Test
検査法　両手首を屈曲させ押し付け、60秒間このままにします

の有痛性のクリック音あるいは単なる疼痛すなわち運動痛および尺側手根屈筋・伸筋への放散痛の有無などは重要な陽性反応といえます。

またテニスにおけるフォアハンドおよび両手バックハンドにおける補助側すなわち背屈側においても手関節障害特にTFCC損傷がみられ、握力低下・手関節背屈・前腕回内制限およびその際の運動痛もみられ、そして遠位橈尺関節のみならず特に尺骨手根関節においても圧痛がみられます。特に尺骨手根関節では、尺骨・三角骨・月状骨を圧し、そのTFCCにおける三角線維軟骨およびそれに関連した靱帯損傷部位を確認するようにすべきです。また前腕回内時において、尺骨頭に浮き上がりすなわち背側転位いわゆるpiano key signがみられる場合には、尺骨頭背側不全脱臼すなわち背側亜脱臼が疑われます。

（図066）PalmerによるTFCC損傷分類

そのほかTFCC損傷は手をついて倒れ手関節尺側に軸圧が加わるスポーツ例えば自転車・モトクロス・スキー・スノーボードなどにおける転倒の際にもみられます。なお車椅子バスケットなどにおいても、駆動のためのホイール操作において手関節のスナップを利かせた強いプッシュの動きの反復によって、手関節に動揺性および疼痛すなわち特に背屈時における運動痛が生じ、特にde Quervain disease（ドケルバン病）（注☆）すなわち長母指外転筋および短母指伸筋が橈骨茎状突起および伸筋支帯間において絞扼による摩擦のための炎症を起こす狭窄性腱鞘炎（Stenosing Tenosynovitis）に陥ったり、あるいはscaphoid impaction syndrome（スカホイド・インパクション症候群）すなわち舟状骨背側縁と橈骨背側縁が接触により炎症を起こしanatomical snuff boxに腫脹および圧痛を生じ正常の陥凹を失う舟状骨衝突症候群に陥ったりします。

（注☆）フィンケルステインテスト（Finkelstein test）によって、母指を手掌の中に入れ握りこぶしをつくり尺屈させ、橈骨茎状突起末端に疼痛が誘発されれば、長母指外転筋および短母指伸筋の狭窄性腱鞘炎（Stenosing Tenosynovitis）すなわちこのde Quervain disease（ドケルバン病）であることが示唆されます。

（図067）de Quervain病

（予防）

（予防的整復）

（手根関節長軸短縮に対する予防としての整復法）

【第1段階】

（初動操作）（写真460）

1）選手坐位にて、患側の肘関節を回内・回外中間位にして母指を上にし、術者は相対して坐し、術者は内側の手で握手をするように患側の手を握り、外側の手で母指を下にし、その前腕遠位を把持します。

2）次に術者は、外側の手でその前腕遠位を支持する間、内側の手でその手掌を手根関節の長軸方向に伸延します。

【第2段階】

（継続操作）（写真461）

1）選手坐位にて肩・肘両関節をそれぞれ軽度屈曲させ、術者は選手と並んで患側に立つか坐し、内側の上腕をその肘窩にあてがい、両手掌でその手背・手掌を挟みます。

2）次に術者は、内側の上腕でその肘窩を圧しその肘関節をさらに屈曲させつつ、両手掌の中手骨底部でその手根部を手背・手掌の両側から挟むようにして手根関節の長軸方向に伸延します。

注：1）これらの操作は、手根関節の屈曲・伸展等の動きの減少・消失あるいはそれに伴う疼痛の際に実施します。

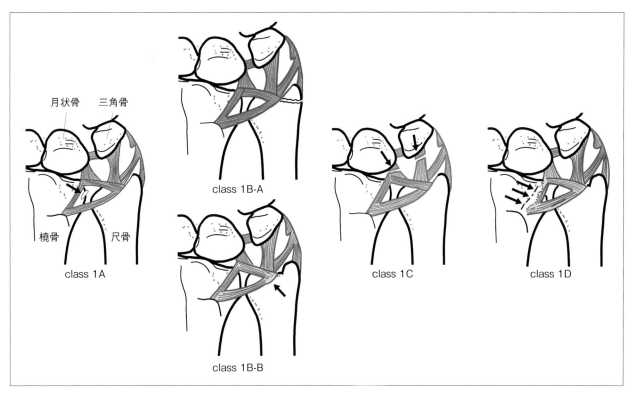

図 066 Palmer による TFCC 損傷分類
　　class 1A：TFCC の穿孔、橈骨起始部よりやや内側で生じる
　　class 1B-A：TFCC の尺骨茎状突起付着部が茎状突起とともに剥離している
　　class 1B-B：茎状突起付着部の骨折を伴わず TFCC のみ茎状突起から剥離している
　　class 1C：TFCC の月状骨、三角骨付着部で剥離している
　　class 1D：TFCC の起始部で剥離する。剥離骨折があってもなくてもよい

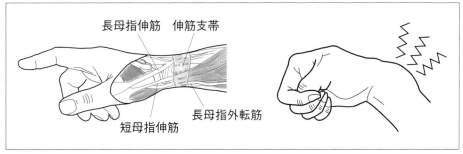

図 067 de Quervain 病

2）上記の技法は、DR. David H. Peterson D.C.（DR. デヴィッド H. ピーターソン D.C.）および DR.Thomas F. Bergmann D.C.（DR. トマス F. バーグマン D.C.）の長軸方向の伸延―手根間関節・持続的な長軸方向の伸延―手根間関節の技法にヒントをえたものであることを付記し、合わせて紙面を借り DR.David H. Peterson D.C.（DR. デヴィッド H. ピーターソン D.C.）・DR.Thomas F. Bergmann D.C.（DR. トマス F. バーグマン D.C.）に深い敬意と謝意を表するものです。

(de Quervain disease（ドケルバン病）に対する予防としての整復法)

【第 1 段階】
（母指の中手骨底部の浮上偏位に対する安達のアジャストメント）（写真 462）

1）選手の患側の肘関節を、回内・回外中間位すなわち母指を上にし、術者は相対して立ち、外側の四指で選手の手関節と内側の四指で母指々腹をしっかり把握しつつ、重ね合わされた両母指々頭をその中手骨底部にあてがいます。
2）両四指で把握した選手の手関節と母指々腹を持ち上げ気味に牽引しつつ、重ね合わされた両母指々頭でその中手骨底部を押し込む。すなわち、しゃくるように押し下げます。

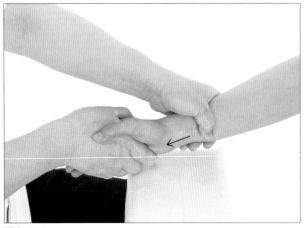
写真 460

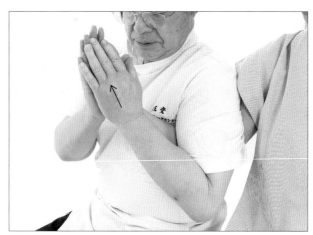
写真 461

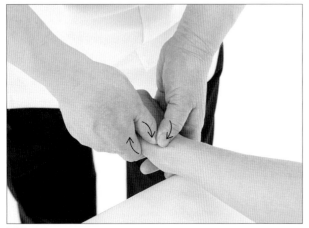
写真 462

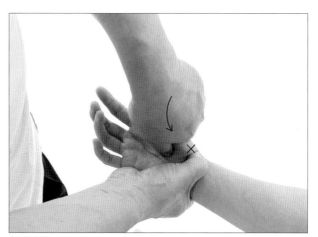
写真 463

【第2段階】
（舟状骨の内旋偏位に対する整復法）（写真 463・464）
1）選手座位にて手掌を上にし、術者は相対して坐し、内側の手で患側の小指球を把握し、母指をその舟状骨にあてがい、外側の手でその母指球を把握します。
2）次に術者は、外側の手でその母指球を一旦内転内旋させ舟状骨周囲の軟部組織を弛緩させ、内側の手の母指に向けて圧を加えてから、外側の手でその母指球を今度は外転外旋させると同時に、内側の手の母指指尖でもその舟状骨を外転外旋させます。

【第3段階】
（橈骨茎状突起炎に対する整復法）（写真 465・466）
1）選手座位にて、患側の肘関節を回内・回外中間位にして母指を上にし、術者は相対して坐し、外側の手で母指々尖を上にし患側の手関節近位背側を母・示・中三指で把握し、内側の手の・中・環（薬）・小三指でその手掌を把握し、示指々尖をその橈骨茎状突起にあてがい母指をその手背に添えます。
2）次に術者は、内側の手でその手掌を一旦背橈屈し橈骨茎状突起周囲の軟部組織を弛緩させ、内側の手

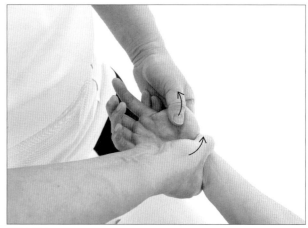
写真 464

の示指々尖に向けて圧を加えてから、内側の手でその手掌を最終的に掌尺屈します。

注：上記の2つの技法は、DR. Andrew Taylor Still M.D.（DR. A.T. スティル M.D.）の Osteopathy Technique（オステオパシー・テクニック）にヒントをえたものであることを付記し、合わせて紙面を借り DR. Andrew Taylor Still M.D.（DR. A.T. スティル M.D.）に深い敬意と謝意を表するものです。

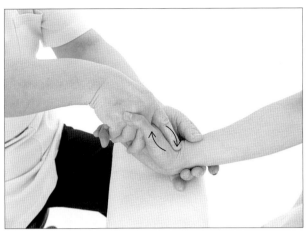
写真465

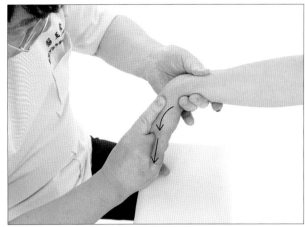
写真466

(整復)
(手関節障害〈下橈尺関節障害・TFCC損傷・手根不安定症〉に対する整復法)
〈安達の手根不安定症に対する操作〉
　まず上記の 第2節 肘部管症候群（整復）における〈安達の尺骨神経管促通法〉〔手根管症候群に対する手関節の整復法〕（写真458・459）を用いて後、下記の操作を行います。

(手根管症候群に対する実践応用技法としての手関節の整復法）（写真467・468）
1）選手座位にて手掌を上にし、術者は相対して坐し、外側の母指で選手の母指球を把握し、内側の母指でその小指球を把握し、それぞれの四指をその手背に巻き付けます。
2）次に術者は、両側の母指を一旦内転内旋させ手根管周囲の組織を弛緩させてから、両手でその手根管に圧をかけ、その圧を維持しながら両母指々腹でそれぞれ大菱形骨結節と有鉤骨鉤を外転外旋させます。
注：上記の技法は、第2節 肘部管症候群（整復）における〈安達の尺骨神経管促通法〉〔手根管症候群に対する手関節の整復法〕が手根管の深さに対する縦の整復とすると、手根管の幅に対する横の整復ということができます。

(月状骨の内旋偏位に対する整復法)
1）選手座位にて手掌を上にし、術者は相対して坐し、内側の手で患側の第5MP関節を把握し、外側の手でその手関節を把握し、母指をその月状骨にあてがいます。
2）次に術者は、内側の手でその第5中手骨を一旦内転内旋させ月状骨周囲の軟部組織を弛緩させ、外側の手の母指に向けて圧を加えてから、内側の手で牽引しながらその第5中手骨を今度は外転外旋させると同時に、外側の手の母指々尖でもその月状骨を外転外旋させます。
注：1）この技法は、筆者の見解として同側の内側手根骨である豆状骨・有鉤骨・三角骨等の内旋偏位にも応用が可能であると考えます。（写真469・470）
2）上記の2つ技法は、DR. Andrew Taylor Still M.D.（DR. A.T. スティル M.D.）の Osteopathy Technique（オステオパシー・テクニック）にヒントをえたものであることを付記し、合わせて紙面を借り DR. Andrew Taylor Still M.D.（DR. A.T. スティル M.D.）に深い敬意と謝意を表するものです。

(手根管症候群の橈屈位に対する実践応用技法としての手関節の微調整法（注☆））（写真471・472）
1）選手座位にて、患側の前腕を回内・回外中間位にして母指を上にし、術者は相対して坐し、外側の手で母指を上にし患側の手背を把持し、四指をその手掌に巻き付け、その小指球を把握します。
2）次に術者は、内側の手で母指を下にし患側の母指球を把持し、四指をその母指に巻き付け、その母指を把握します。
3）次に内側の手で患側の手関節を押しつつ、その手関節を屈曲し患側の前腕を回外させつつ、同時に外側の手で患側の小指球を引き、その手関節を橈屈しその前腕を完全に回外させます。
4）最後に術者は、患側の手関節の屈曲と橈屈をそのままに、患側の前腕を回外位から今度は緩徐に回内位にもっていき完全回内位になったら、その手関節を尺屈します。

(注☆)　筆者は、左官の小手回しに動きが似ていることから、ハンドルネームすなわち呼称として"小手回し"と名付けました。

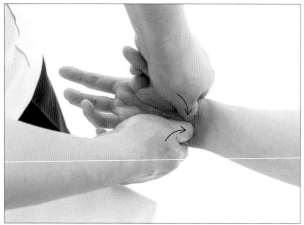

写真467

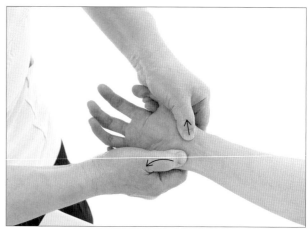

写真468

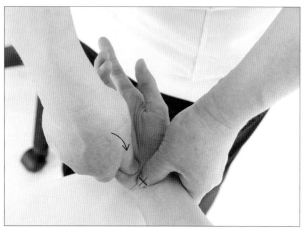

写真469

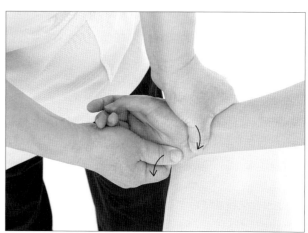

写真470

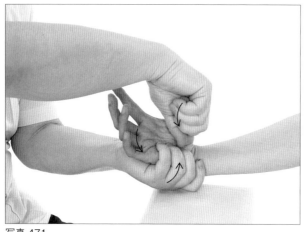

写真471

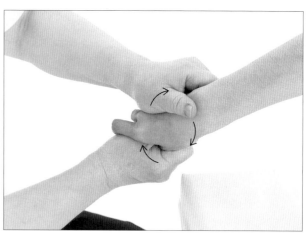

写真472

注：1）この技法は、DR. Conrad A. Speece D.O.（DR. コンラッド A. スピース D.O.）・DR. William Thomas Crow D.O.（DR. ウィリアム・トマス・クロー D.O.）および DR. Steven L. Simmons D.O.（DR. スティブン L. サイモンズ D.O.）の靭帯性関節ストレイン（Ligamentous Articular Strain）に対するオステオパシー・マニプレーション（Osteopathic Manipulative Techniques）にヒントをえたものであることを付記し、合わせて紙面を借り DR. Conrad A. Speece D.O.（DR. コンラッド A. スピース D.O.）・DR. William Thomas Crow D.O.（DR. ウィリアム・トマス・クロー D.O.）および DR. Steven L. Simmons D.O.（DR. スティブン L. サイモンズ D.O.）に深い敬意と謝意を表するものです。

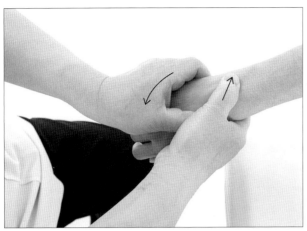

写真 473

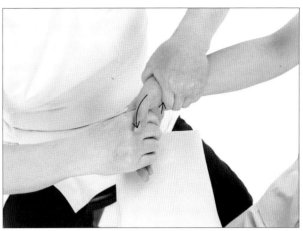

写真 474

2) 4) の回内の途中で抵抗を感じたら、解放されるまでしばらくその位置に留まるようにします。抵抗があまり強いようであれば、これを何回か繰り返します。

〈安達の TFCC 損傷に対する操作〉（写真 473）
1) 選手坐位にて、術者は相対して坐し、選手の患側の回内された手の尺側を術者の外側の手の四指でその手掌を、母指でその手背をそれぞれ包み込むように支持し橈屈を強制し、内側の手でその前腕遠位の手背を把握します。
2) 次に術者は、その前腕遠位の手背を把握した内側手の母指々腹で、その尺骨茎状突起を回外方向に押圧しつつ、外側の手でその手の尺側に過回内を強制します。
注：尺骨頭の浮き上がりすなわち背側転位を、橈骨の尺骨に対する掌側転位とみる見方のあることにも留意し前腕遠位を少し持ち上げ気味に操作すべきです。

（尺骨茎状突起炎に対する整復法）（写真 474・475）
1) 選手坐位にて、患側の肘関節を回内・回外中間位にして母指を上にし、術者は患側に相対して坐し、頭側の手で母指々尖を下にし患側の手関節近位掌側を中・環（薬）・小三指で把握し、示指々尖をその尺骨茎状突起にあてがい、足側の手の示・中・環（薬）・小四指でその手掌を把握します。
2) 次に術者は、足側の手でその手掌を一旦掌尺屈し尺骨茎状突起周囲の軟部組織を弛緩させ、頭側の手の示指々尖に向けて圧を加えてから、足側の手でその手掌を最終的に今度は背橈屈します。
注：上記の技法は、DR. Andrew Taylor Still M.D.（DR. A.T. スティル M.D.）の Osteopathy Technique（オステオパシー・テクニック）にヒントをえたもので

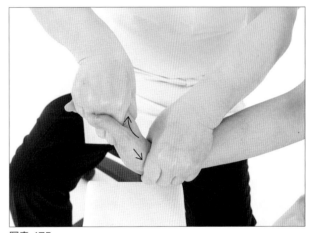

写真 475

あることを付記し、合わせて紙面を借り DR. Andrew Taylor Still M.D.（DR. A.T. スティル M.D.）に深い敬意と謝意を表するものです。

〈下橈尺関節障害に対する安達の整復法〉（写真 476・477）
1) 選手坐位にて、術者は相対して立ち、助手は患肢の前腕近位を両手で把握して背橈側回外位に、術者はその前腕遠位を両手で把握して掌尺側回内位に、それぞれある程度引き合いながら（持続対牽引）、ちょうどお互いに 1 本のタオルをしぼり合うようにします。
2) 次に持続対牽引をそのまま維持しながら、術者は手関節を把握する両手で、橈・尺骨間をその手関節の中心に向かってしぼり、離開の回復を図ります。
3) さらに持続対牽引を維持しながら、選手の前腕を回内・回外中間位つまり母指を上にします。
4) 術者は手関節を把握する両手で、先ほどと同様に近位内側の手で橈・尺骨間を、遠位外側の手で手根骨を、それぞれその手関節の中心に向かってしぼり、

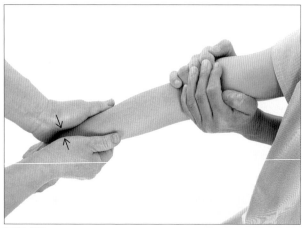

写真 476

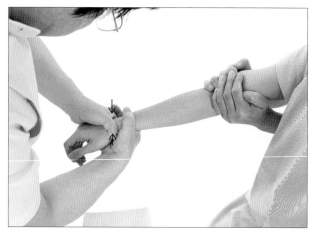

写真 477

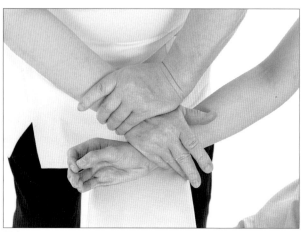

写真 478

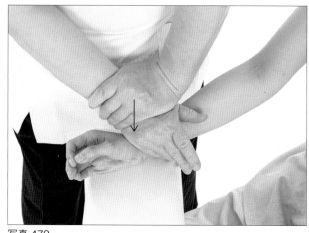

写真 479

　橈・尺間の離開だけでなく、手根骨のアーチの回復をも図りつつ助手の回外するのに対してやや回内します。

　注：この際特に仮（偽）関節あるいは遷延治癒の原因になり勝ちな舟状骨々折については充分留意し、術前によくみておくようにしましょう。

〈下橈尺関節に対する圧迫整復法〉（写真478・479）

　1）選手坐位にて、患側の前腕を回内・回外中間位つまり母指を上に台上に乗せさせ、術者はその前腕背側に相対して立ちます。

　2）次に術者は、その橈骨遠位に頭側の手の中指々尖を置き、頭側の手の中指上に足側の手の小指々尖を滑らせ、頭側の手の中指々尖と足側の手の豆状骨小指球寄りを入れ替えます。

　3）さらに足側の手のスナッフボックスに、頭側の手の豆状骨小指球寄りを置き、足側の手の手関節を頭側の手で握ります。

　4）最後に術者は、上体をかぶるようにして頸切痕の真直下に頭側の手のスナッフボックスが来るようにし、素早く軽く曲げられた両肘を伸ばして力を加え橈骨・尺骨を圧迫し、力を加えたと同時に反動で力を抜きます。

　注：1）上記の技法は、DR. David H. Peterson D.C.（DR. デヴィッド H. ピーターソン D.C.）および DR. Thomas F. Bergmann D.C.（DR. トマス F. バーグマン D.C.）の L―M 圧迫―下橈尺骨関節の技法にヒントをえたものであることを付記し、合わせて紙面を借り DR. David H. Peterson D.C.（DR. デヴィッド H. ピーターソン D.C.）・DR. Thomas F. Bergmann D.C.（DR. トマス F. バーグマン D.C.）に深い敬意と謝意を表するものです。

　　2）なお DR. David H. Peterson D.C.（DR. デヴィッド H. ピーターソン D.C.）・DR. Thomas F. Bergmann D.C.（DR. トマス F. バーグマン D.C.）両氏は、この技法は、機械式ドロップ・ヘッドピースを使うことで効果を高めるとしています。

（手関節障害〈遠位橈尺関節障害・TFCC損傷・手根不安定症〉に対する予防としてのテーピング〈筆者によ

る〉〉
1 ）患側の母指・示指間を通ってフィギア 8 になるようにアンダーラップを巻き、その手関節に幅 5 cm のキネシオ・テープを用いアンカーをかけます。
2 ）1/4 幅に裂かれたキネシオ・テープを、それぞれの指間を通って手掌から手背へ、アンカーからアンカーにかけます。
3 ）手掌の示指・小指間、MP 関節のラインに沿って幅 2.5 cm のキネシオ・テープをかけます。
4 ）その手掌の MP 関節のライン（3 ）のライン）中央からアンカーへ、そしてそのライン小指側からアンカーの母指側へ、それぞれ幅 2.5 cm のキネシオ・テープをかけます。
5 ）アンカーの手掌小指側から母指・示指間を通って、手背の MP 関節のラインを通り、再び手掌の MP 関節のライン（3 ）のライン）に沿って幅 2.5 cm のキネシオ・テープを重ねて巻きます。
6 ）最後に手関節に幅 5 cm のキネシオ・テープを用いアンカーを少しずつずらしながら数回巻きます。
7 ）伸縮包帯でラッピングし、ダーミセルでとめます。
注：1 ）体操選手は、この上から手掌・手関節用のサポーターを着けます。
2 ）車椅子バスケットの選手の場合は、2 ）のテーピングを省きます。

（手関節障害〈遠位橈尺関節障害・TFCC 損傷・手根不安定症〉に対する治療としてのテーピング〈筆者による〉〉
1 ）患側の手掌にパッドをあて、母指・示指間を通ってフィギア 8 になるようにアンダーラップを巻き、その手関節に幅 3.8 cm のホワイト・テープを用いアンカーをかけます。
2 ）1/4 幅に裂かれたホワイト・テープを、それぞれの指間を通って手掌から手背へ、アンカーからアンカーにかけます。
3 ）手掌の示指・小指間、MP 関節のラインに沿って幅 3.8 cm のホワイト・テープをかけます。
4 ）その手掌の MP 関節のライン（3 ）のライン）中央からアンカーへ、そしてそのライン小指側からアンカーの母指側へ、それぞれ幅 3.8 cm のホワイト・テープをかけます。
5 ）アンカーの手掌小指側から母指・示指間を通って、手背の MP 関節のラインを通り、再び手掌の MP 関節のライン（3 ）のライン）に沿って幅 3.8 cm のホワイト・テープを重ねて巻きます。
6 ）最後に手関節に幅 3.8 cm のホワイト・テープを用いアンカーを少しずつずらしながら数回巻きます。
7 ）伸縮包帯でラッピングし、ダーミセルでとめます。
注：1 ）治療としてのテーピング期間は、3 （〜6 ）週間程度を一つの目安とします。
2 ）車椅子バスケットの選手に対しては、2 ）のテーピングを省きます。

第 4 節　マレットフィンガー（mallet finger〈槌指〉）

マレットフィンガー（mallet finger〈槌指〉）は、野球・ソフトボール、バレーボールなどの球技において、指尖背側に加わった急激な外力によって DIP 関節が屈曲を強制され、分類上末節骨基底部背側に付着する伸筋腱すなわち終止（伸）腱が断裂（自然な断裂であれば不全断裂）した I 型および付着部における裂離骨折すなわち剥離骨折に至った II 型と、指尖長軸に加わった急激な外力によって DIP 関節が逆に過伸展を強制され近位骨片が DIP 関節面全体の背側 1/3 以上を占める脱臼骨折に至った III 型に分けることができますが、いずれにせよ DIP 関節が屈曲変形すなわち槌指変形を呈するものです。
（図 068・069 ）マレットフィンガー（mallet finger＜槌指＞）
また III 型が放置されますと、徐々に PIP 関節も過伸展しスワンネック変形（swan neck deformity〈白鳥の首変形〉）が生じます。こうしたことからマレットフィンガー（mallet finger〈槌指〉）は、ベースボールフィンガー（baseball finger）あるいは野球指とも、ドロップフィンガー（drop finger）あるいはハンマーフィンガー（hammer finger）とも呼ばれます。
（図 070 ）マレットフィンガー変形
（図 071 ）マレットフィンガー変形
（図 072 ）スワンネック変形

I 型では、腫脹および疼痛は軽度で圧痛もほとんどないのですが、DIP 関節は屈曲位となり自動的に伸展することができません。II 型では、末節骨基底部背側の周囲に腫脹・疼痛および顕著な限局性圧痛すなわちマルゲーヌ氏圧痛（Malgaigne tenderness）および皮下出血斑などがみられます。III 型では、腫脹および疼痛がより顕著となり、遠位骨片は掌側に転位し脱臼様変形を呈します。
特にこの III 型は、その受傷機転（発生機序）が I・II 型とは真逆であるため、整復の際 DIP 関節を過伸展すると逆に近位骨片は背側に遠位骨片は掌側に転位する恐れがあるため観血療法の適応と考えるべきです。その場合、細い線状 Kirschner 鋼線あるいは pull—out wire（引き抜き鋼線）いずれを用いた内固定においても、4 週後には鋼線を抜去し自動運動を行います（著者　石黒隆・

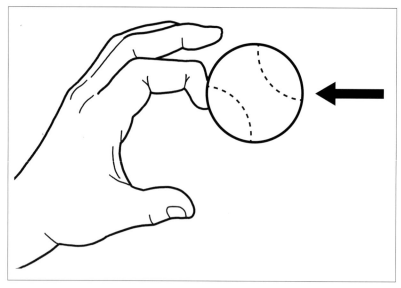

図068 マレットフィンガー（mallet finger ＜槌指＞）

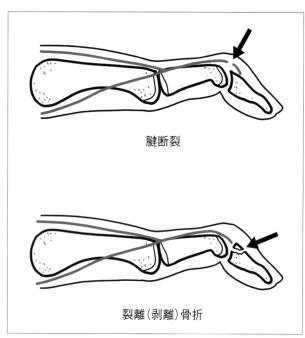

図069 "マレットフィンガー（mallet finger ＜槌指＞）
　a. 腱断裂：腱だけが切れたもの
　b. 裂離(剥離)骨折：腱の付着部が骨と共に剥がれたもの

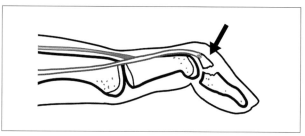

図070 マレットフィンガー変形

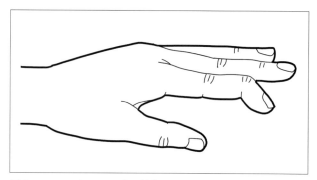

図071 マレットフィンガー変形

他：骨片を伴った mallet finger に対する closed reduction の新法　日手会誌 5：PP444〜447 1988 参照 著者　Anthony F. DePalma　共訳者　阿部光俊・大野藤吾・原勇：図説骨折・脱臼の管理［Ⅱ］広川書店 PP1120-1124 参照）（注☆）。

（図073）手術
（図074）マレットフィンガーに対する手術（石黒法）

つまりⅠ・Ⅱ型は、過屈曲の強制によって生じますが、Ⅲ型は過伸展の強制によって生じ、そのため整復法も異なるのでⅢ型についてはマレットフィンガー（mallet finger 〈槌指〉）に含めない分類法もありますが、いずれも DIP 関節の自動伸展障害を伴う点では同じです。そこで前者を腱性槌指、後者を骨性槌指として区別する分類法もあります。いずれにせよそうした DIP 関節の自動伸展障害は、指背腱膜（〈総〉指伸筋・虫様筋・深指屈筋の牽引力によります。なお好発部位としては、中指における受傷率が最も高く、次いで示指・小指および環（薬）指の順であり、母指における受傷率はきわめて低いといえます。

（注☆）　DIP 関節屈曲位にて遠位骨片を掌側へ移動させ、その背側から中節骨に細い線状 Kirschner 鋼線を刺入し、

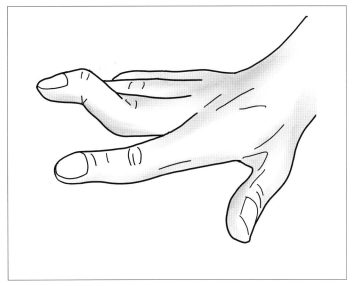

図 072 スワンネック変形

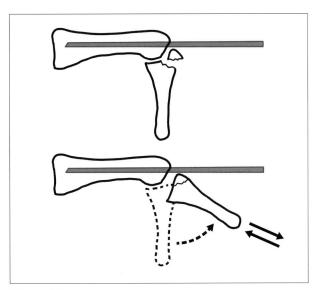

図 073 手術

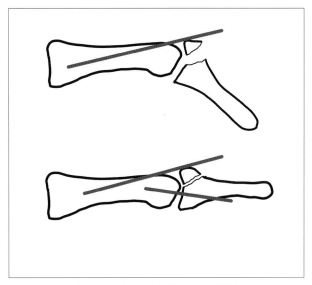

図 074 マレットフィンガーに対する手術（石黒法）

DIP 関節を伸展位に戻すことで遠位骨片を近位骨片に近づけ整復して後、その遠位骨片掌側から中節骨に再び細い線状 Kirschner 鋼線を刺入し DIP 関節そのものを固定する（石黒〈隆〉法）か、そうした石黒（隆）法をとれば、直接近位骨片に細い線状 Kirschner 鋼線を刺入しないですむため、小骨片であっても安定化が図れるという利点はありますが、それでもなお整復不良の場合には、指尖および骨折部背面にそれぞれ 2 個所ずつボタン穴をあけ、そこに pull—out wire（引き抜き鋼線）を 1 本通すことで、近位骨片を遠位骨片に引き合わせ整復し、さらに中節骨背面および骨折部にそれぞれ 2 個所ずつボタン穴をあけ、そこにも pull—out wire（引き抜き鋼線）を 1 本通すことで、前者に後者をからませそれぞれ 2 個所の末端をボタン上で結び固定する（Anthony F. DePalma 法）ことになります。

（図 075）手術

〈予防〉
〈予防的整復〉

（マレットフィンガー〈mallet finger〔槌指〕〉に対する予防としての MP・PIP・DIP 関節可動域確保のための整復法）

1）選手坐位にて前方の上肢台の上に患側の手掌を下にして乗せ、術者もその上肢台をはさんで相対して坐し、まず術者の一方の手の母指と示指でその制限範囲の遠位上下をはさみ、末梢へ牽引します。この際牽引の方向は、その回旋転位をも考慮し舟状骨結節の方向に向けます。

2）次にその牽引をそのままに、他方の手の母指と四指でその制限範囲の近位を含め、その掌側と背側を

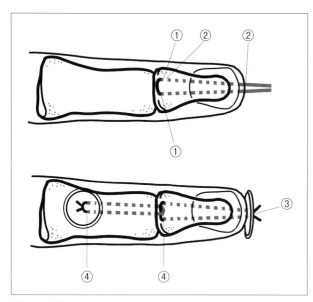

図075 手術

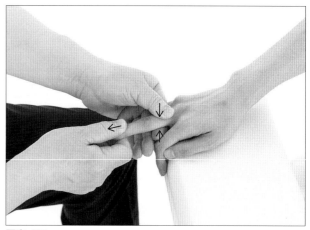

写真480

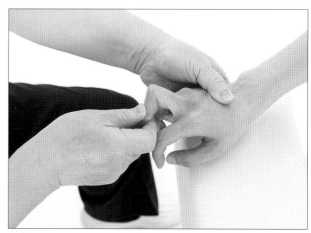

写真481

挟むように支持します（写真480）。

3）術者は、選手のMP・PIP・DIP各関節に対し術者の一方の手の母指と示指で各関節を、外側から内側、内側から外側、背側から掌側、掌側から背側、内旋から外旋、外旋から内旋へとそれらの滑動の状態を調べます。

4）そして例えばPIP関節に偏位があれば、近位の基節骨を背屈させ遠位の中節骨を掌屈させ、MP関節にその基節骨を押し込むようにして、その圧を維持しながら例えばそれが内・外側あるいは掌・背側の偏位であれば、その指をその制限のある位置までもっていき滑動が起こりMP関節からの左・右あるいは上・下均等の滑動が得られるようになるまで安定した圧を維持し続けます（写真481）。

5）内・外旋の偏位についても同様ですが、指の関節は特に捻転に対し脆弱なのでごく軽度の回旋範囲に限定して実施します。

6）また特に掌・背屈の偏位については、例えば掌屈に制限がある場合には、術者の一方の手の母指と示指で制限がある各関節を一旦完全背屈し、同部に対し圧を加え、その圧を維持しながら、その関節が少なくとも90°になるまで掌屈したりもしておくと一層よい（写真482・483）（したがって、背屈に制限がある場合には、各関節を一旦90°になるまで掌屈し、同部に対し圧を加え、その圧を維持しながら完全背屈したりもしておくと一層よい）。

注：1）先ず、患部に骨折などがないかどうか確認することが先決です。

2）次にPIP関節が掌屈しなければDIP関節は、正常な60°以上の掌屈はしない構造になっていることにも配慮します。

3）また上記の技法は、足の趾にも応用することができます。

4）上記の技法は、DR. David H. Peterson D.C.（DR. デヴィッド H. ピーターソン D.C.）および DR. Thomas F. Bergmann D.C.（DR. トマス F. バーグマン D.C.）の中手指節関節と指節間関節の評価、DR. Conrad A. Speece D.O.（DR. コンラッド A. スピース D.O.）・DR. William Thomas Crow D.O.（DR. ウィリアム・トマス・クロー D.O.）および DR. Steven L. Simmons D.O.（DR. スティブン L. サイモンズ D.O.）の指骨テクニックおよび DR. Andrew Taylor Still M.D.（DR. A.T. スティル M.D.）の PIP 関節の制限に対する治療にヒントをえたものであることを付記し、合わせて紙面を借り DR. David H. Peterson D.C.（DR. デヴィッド H. ピーターソン D.C.）・DR.Thomas F. Bergmann D.C.（DR. トマス F. バーグマン D.C.）および DR. Conrad A. Speece D.O.（DR. コンラッド A. スピース D.O.）・DR. William Thomas Crow D.O.（DR. ウィリアム・トマ

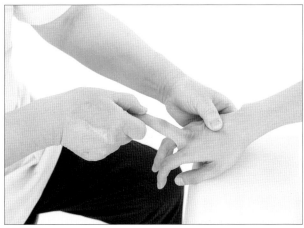
写真482

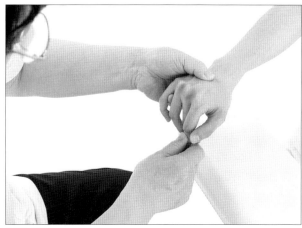
写真483

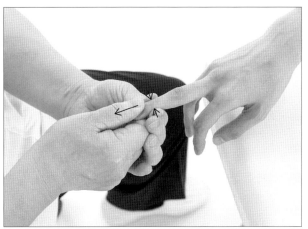
写真484

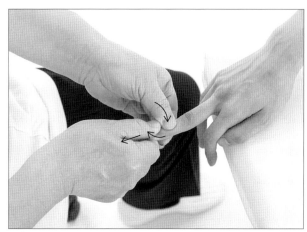
写真485

ス・クロー D.O.）・DR. Steven L. Simmons D.O.（DR. スティブン L. サイモンズ D.O.）および DR. Andrew Taylor Still M.D.（DR. A.T. スティル M.D.）に深い敬意と謝意を表するものです。

（整復）

（マレットフィンガー〈mallet finger〔槌指〕〉Ⅰ・Ⅱ型に対する安達の整復法）（写真 484・485）

1）選手坐位にて前方の上肢台の上に患側の手掌を下にして乗せ、術者もその上肢台をはさんで相対して坐し、まず術者の一方の手の母指と示指で患指々先上下をはさみ、末梢へ牽引します。この際牽引の方向は、その回旋転位をも考慮し舟状骨結節の方向に向けます。

2）次にその牽引をそのままに、他方の手の母指と示指で患部の関節の左右をはさみ、その側方転位を整復します。

3）さらに今度は、その中節骨々頭背側に術者の他方の手の母指をあて、末節骨掌側に示指をあててはさみ、示指で末節骨基底部を背側に押し上げながら、その DIP 関節に軽度過伸展を加え整復します。

注：1）その後Ⅰ型で6～8週・Ⅱ型で5～6週（受傷後2～3週放置された陳旧例では、それぞれこれよりさらに長くなります）程度の固定をしますが、基本的には第2～5指の場合、指先はすべて舟状骨結節の方向へ向け、ボールを握った肢位（良肢位）をとりながらも、指背腱膜・〈総〉指伸筋・虫様筋・深指屈筋の牽引力による屈曲変形を防ぐため、その DIP 関節だけは過伸展位で手関節から指先までをパッド付きアルミ・シーネを用い固定します。

2）つまり手関節背屈・MP 関節軽度屈曲・PIP 関節90°屈曲・DIP 関節過伸展位で固定します。ほかに PIP・DIP 関節だけの固定、あるいは装具を用いた DIP 関節だけの固定もありますが、前者では副子がずれ DIP 関節の過伸展位が保持されないことが考えられ、特に後者では、装具の着脱が容易なため選手が自身で着脱することで変形治癒の原因になることが考えられます。

3）ただⅢ型だけは、その受傷機転（発生機序）が真逆であるため、上記のように近位骨片が DIP 関節

面全体の背側1/3以上を占める脱臼骨折の型をとることが多く、DIP関節を過伸展すると、逆に近位骨片は背側に遠位骨片は掌側に転位する恐れがあるため、観血療法の適応と考えるべきです。その場合、細い線状 Kirschner 鋼線あるいは pull—out wire（引き抜き鋼線）いずれを用いた内固定においても、4週後には鋼線を抜去し自動運動を行います（著者 石黒隆・他：骨片を伴った mallet finger に対する closed reduction の新法 日手会誌5：PP444〜447 1988 参照 著者 Anthony F. DePalma 共訳者 阿部光俊・大野藤吾・原勇：デパルマ図説骨折・脱臼の管理［Ⅱ］PP1120-1124 参照）。

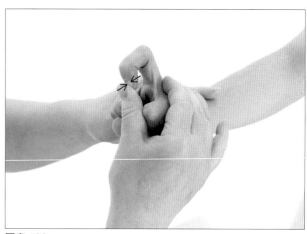
写真486

（後療法）
　固定除去後4週間は温熱療法（超音波浴・温浴など）を伴う自動運動により患指の関節可動域を十分回復させるべきです。その後リハビリテーションとしての操体法すなわち後療法としての自動介助抵抗運動に移ります。
　注：固定除去後の自動運動の期間も、夜間だけは DIP 関節のみ装具を用いて固定します（night splint）。

（リハビリテーションとしての操体法すなわち後療法としての自動介助抵抗運動）（写真486）
　1）選手坐位にて前方の上肢台の上に患側の手掌を下にして乗せ、術者もその上肢台をはさんで相対して坐し、まず術者の一方の手で患側の手関節を把持し、他方の手の母指で選手が痛みを感じない範囲で、PIP・DIP 各関節に屈曲を強制します。この際その指先は、常にその舟状骨結節の方向に向けます。
　2）次に選手に息を十分吸い込ませたあと、今度はゆっくり吐かせながら、術者に抵抗して患指の指先を押し返させます。
　3）PIP・DIP 各関節が100°を超えて伸展位をとろうとした瞬間、選手に息を止めさせ、術者は選手にそれ以上の伸展位をとらせないように押し、それでもなお術者に抵抗して指を押し返させます。術者は心の中で5〜10を数えてから、母指をパッと放し、選手に PIP・DIP 両関節をポンと伸展させます。
　注：1）回復するにつれて、屈曲強制の角度を徐々に鈍角から鋭角にもっていき、痛みなく正常可動範囲が確保できたときをもって治癒とします。
　　　2）上記注：1）の期間は、およそ4週間を目安とします。
　　　3）この後療法は、橋本敬三（M. D.）先生の操体法にヒントをえたものであることを付記し、合わせて紙面を借り橋本敬三（M. D.）先生に深い敬意と謝意を表するものです。

（リハビリテーションとしての自動介助抵抗運動期間におけるテーピング）
　1）術者は1/4に裂かれた幅5.3cmのエラスティック・テープを、選手の患側の手関節の外（内）側端からスタートさせます。
　2）手背を通って患指の近位内（外）側端に至ります。
　3）そこから患指を螺旋状に巻き上がりつつ、その遠位端でぐるり1周します。
　4）再び螺旋状に巻き戻りつつ近位外（内）側端に至ります。
　5）再び手背を通って今度は手関節の内（外）側端まで至り、そこから手関節をぐるり1周して終わります。
　注：1）ぬれたら乾いたタオルで叩くように拭きます。
　　　2）このテーピングは、その後の予防のためのテーピングとしても用いることができます。

（下肢編）

第1節　膝前十字靱帯損傷

　膝前十字靱帯損傷の受傷機転には、大きく分けると接触型（contact injury）と非接触型（non—contact injury）の2つがあります。前者は、サッカー・アメリカンフットボール、ラグビーなどにおける後方からのタックルなどによる場合で、後者は、サッカー・アメリカンフットボール、ラグビーのみならず特にバスケットあるいは体操などにおけるストップ・方向転換（ターン）・ジャンプ・着地などの動きによる場合であり、後者が全体のおよそ50〜90％を占めます（注1）。いずれにせよ膝関節30°以下屈曲・外反外旋位すなわち knee in toe

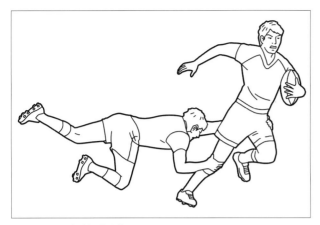

図076 膝前十字靭帯損傷

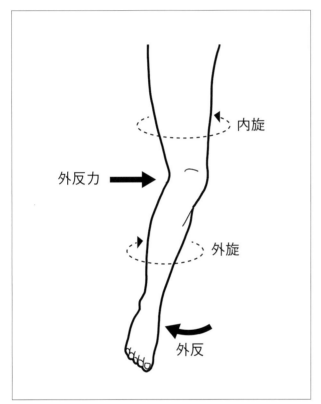

図078 膝関節30度以下屈曲・外反外旋位

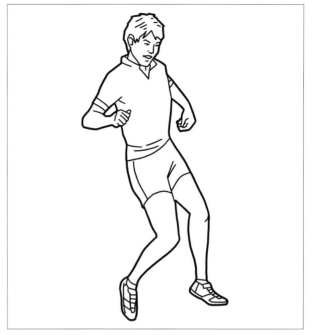

図077 膝前十字靭帯損傷の受傷機転

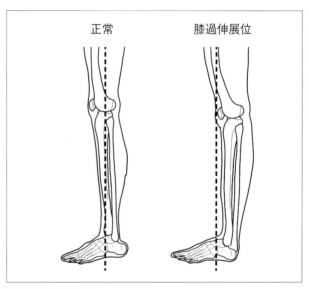

図079 膝過伸展位

outの状態あるいは膝過伸展位において重心が後方にあるとき受傷します。

（図076）膝前十字靭帯損傷
（図077）膝前十字靭帯損傷の受傷機転
（図078）膝関節30度以下屈曲・外反外旋位
（図079）膝過伸展位

膝前十字靭帯損傷は膝後十字靭帯損傷に比し発生率が高く、これについては後十字靭帯（Posterior cruciate ligament〈PCL〉）の太さが母指ぐらいなのに対し前十字靭帯（Anterior cruciate ligament〈ACL〉）の太さが小指ぐらいしかなく弱いため損傷も200倍との報告があり、内側々副靭帯損傷および内側半月板損傷などを合併して

いる場合も多くみられます。

（図080）膝の構造
（図081）前十字靭帯損傷

年齢的には16歳前後がピークであり、男女比は、女性が男性のほぼ2倍であり、これについては、従来第二次性徴期以降の女性的体型が原因として挙げられていましたが、最近の研究では特に月経後から排卵までの卵胞期に発生率が高くなるとする報告があります。

膝のQアングル（quadriceps angle）（注2）が20°以上ある場合には、大腿四頭筋の収縮が下肢に効率よく伝達されないため、膝関節の靭帯にかかる負担が大きくなり、この疾患に陥りやすくなるということができます。

第1節 膝前十字靭帯損傷 281

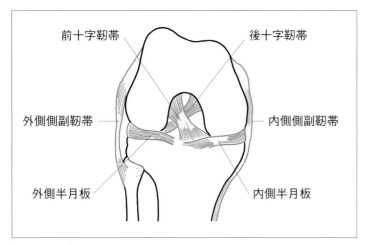

図080 膝の構造

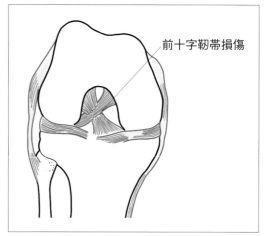

図081 前十字靱帯損傷

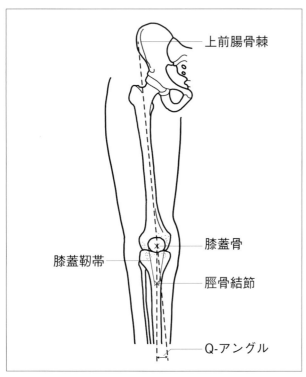

図082 Qアングルの測定

そこでそうした場合に備えて、内側広筋の等尺性収縮運動がこの疾患の予防さらには膝関節の安定につながります。

（図082）Qアングルの測定

受傷時には、断裂音（popping）を聞くこともあり、膝が崩れる感じ（giving way）が起こり、その後およそ10分から半日経過して腫脹がみられ自立歩行が困難になります。またこの腫脹は、関節内出血によるもので20 ml以上の血腫になります。受傷直後は、膝関節の深部あるいは後外側などに漠然とした強い疼痛を覚え、そのための筋緊張によりN（Nakajima's）テストすなわちpivot—shift test（注3）あるいは前方引き出しテスト（Drawer sign）など不安定性の評価が困難になるので、

この場合大き目のアイスバックを2個以上用い、膝関節を包み込み伸縮包帯でラップするアイシングにより少し落ち着いたところで膝関節20〜30°屈曲位でLachman test（注4）を行い、健側と比較することで徒手検査します。

（図083）Nテスト
（図084）Lachmannテスト

画像診断では、X線によって大腿骨遠位関節側面像におけるabnormal lateral notch・脛骨近位端外側中央1/3の関節包付着部における剝離骨折であるSegond骨折および骨端線閉鎖前の若い選手の顆間隆起付着部における裂離骨折など、MRIによって他の靱帯損傷・半月板損傷（注5）・軟骨損傷および受傷後3週間以内でほぼその100％が描出される骨挫傷（bone bruise）などの有無を確認します。

治療法には、保存的療法と手術的療法がありますが、前者は長期間を要するも確実性に乏しく、後者は特に骨付着部をそのままに膝蓋腱（Campbell法）あるいは半腱様筋腱および薄筋腱（Lipscomb法）を用いる靱帯再建術が主流です。また特に最近、採取半腱様筋腱および薄筋腱を多重束にし、その両端にポリエステルの人工靱帯を取り付け、再建靱帯の長さを補完することで再建靱帯部分を短くして用いる手術法（St・G法）も考案され、その成績も向上しつつあります。ただしあまり早期に手術に踏み切ると急性炎症期を過ぎていないため関節拘縮により術後のリハビリテーションにおける可動域訓練が進展しないので、術前に可動域が正常になるまで関節拘縮を取り去っておくべきであり、その場合受傷後1個月以上経過していることが必須です。

（図085）半腱様筋腱、薄筋腱を用いた膝前十字靱帯再建術の1例

（注1） スキーにおける転倒の際に受傷する代表的な損傷には、boot top fracture・skiers thumbそしてこの前十字靱帯

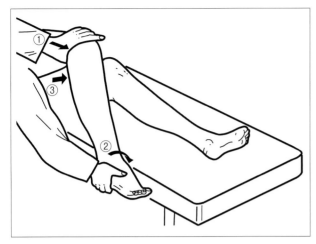

図083 N テスト
①外反、②下腿の内旋、③脛骨の前方押し出しを加えて膝を伸展していく

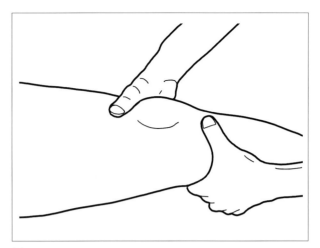

図084 Lachmann テスト

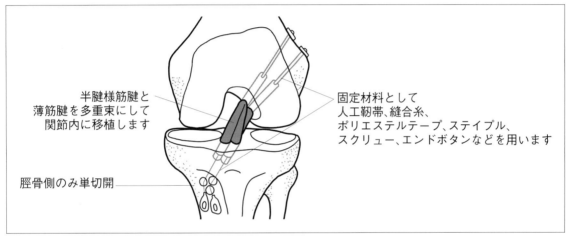

図085 半腱様筋腱、薄筋腱を用いた膝前十字靱帯再建術の1例

半腱様筋腱と薄筋腱を多重束にして関節内に移植します

固定材料として人工靱帯、縫合糸、ポリエステルテープ、ステイプル、スクリュー、エンドボタンなどを用います

脛骨側のみ単切開

損傷などが挙げられます。つまりジャンプの着地の際の skie boot top による下腿後部の fracture、そこから態勢を立て直そうとするときの大腿四頭筋の収縮時の前方引き出しによる前十字靱帯損傷、滑走時にストックを握ったままバランスを崩した際の skiers thumb（注☆）、そこから態勢を立て直そうとするときの谷側の skie と大腿四頭筋の収縮時の前方引き出しによる前十字靱帯損傷などです。

（注☆）母指の付け根すなわち MP 関節が手掌と直角方向へ強い力で反らされ、母指の示指側の靱帯である尺側々副靱帯が伸ばされたり部分的に断裂したり完全に断裂したりするものです。外転防止のテーピングが有効で、テーピング法は、母指基節骨で一周し手背へ、手掌を回って母指中手指節関節へ、再び母指基節骨で一周し少しずらして手背近位へ、再び手掌近位を回って母指中手指節関節からそのまま手背へ、再び手掌を回って母指手根中手関節へ、手背を斜めに回って小指中手指節関節掌側で終わります。

（注2）この場合は、上前腸骨棘と膝蓋骨中央の結合線および膝蓋骨中央と脛骨結節の結合線のなす角度のことです。

（注3）選手背臥位にて術者は、患側に相対して立ち足側の手でその足部を把握し下腿に内旋を加え、その膝関節 30°屈曲位にて、頭側の手でその膝関節外側を支持し、母指でその腓骨頭を押し、膝軽度外反を強制しつつ徐々に膝関節を伸展していき、膝関節 20～40°屈曲位にて脛骨外側関節面が突然前内方へ亜脱臼し雑音が聴取されれば前十字靱帯損傷陽性です。なお Jerk test も、これとほぼ同様のテストです。

（注4）選手膝関節 10～30°屈曲背臥位にて術者は、外側の手でその大腿遠位端を支持し、内側の手でその下腿近位端を把握し、その母指でその膝関節前内側関節裂隙に触れておき、下腿を前方へ引き出し健側に比しても抵抗なく引き出され、その脛骨の前方移動が母指で触知できれば前十字靱帯損傷陽性です。

（注5）半月板の外 2/3 は血行がなく切除の対象、内 1/3 は血行があり損傷が全周の 2/3 以下であれば縫合の対象、ただし損傷個所に顕著な小線維形成（fibrillation）がみられれば縫合の対象ではありません。

（整復）

〈予防的整復〉

—予防のための基本的整復—

前述の 第Ⅲ章 その競技に特有で、その競技の名称を冠した外傷・障害（下肢編）第3節 平泳ぎ膝（Breast

stroker's knee）第5項 整復 における 3．膝内障に対する整復法（膝内障〈内・外側々副靱帯の捻転など〉に対する膝関節の整復法）（写真086）と同様ですが、Lachman test との関係を確認するため再度下記しておきます。

1）選手背臥位にて、助手を患者の頭側にまわり込ませ、選手の両腋窩に助手の両前腕を挿入させテーブル（診療台）を保持させます。
2）術者は、選手の患側に頭側を向いて立ち、その下腿を術者の左右大腿にしっかりとはさみ込みます。
3）術者は、左右の手で選手の膝の近・遠位を把握します（内側の手で膝近位〈母指を経絡の経穴である脾経の血海付近〉を、外側の手で膝遠位〈母指を経絡の経穴である胃経の足三里の下〔巨虚上廉（こきょじょうれん）あるいは上巨虚（じょうこきょ）〕付近〉をそれぞれ把握します）。
4）術者は、回旋（O脚なら股に外旋、X脚なら股に内旋）を加えつつタイミングを図り、左右の手で偏位の方向と反対の方向へ捻転を加えながら、術者の左右大腿を引くことによって選手の膝を突然伸展します。

注：丁度上記の膝関節20〜30°屈曲位でのLachman testと反対方向の整復操作になります。

—予防のための微整復—（写真487）

1）選手背臥位にて、術者はその健側に相対して立ち、頭側の手で患側大腿遠位を、足側の手で患側下腿近位を、それぞれ把握します。
2）術者は両手で患側の大腿と下腿をテーブル（診療台）方向に圧しつつ、それら大腿と下腿を接近させつつ、大腿を支持し下腿を内旋（あるいは外旋）させ、膝蓋骨の正中線に脛骨結節を一致させます。
注：1）これも上記の予防のための基本的整復同様、膝関節20〜30°屈曲位でのLachman testと反対方向の微整復になります。
2）2）の下腿の内旋については、大腿を固定し脛骨を回旋させたとき、動きやすい方向が逆に外旋方向である場合には外旋させます。
3）この技法は、DR. Conrad A. Speece D.O.（DR. コンラッド A. スピース D.O.）・DR. William Thomas Crow D.O.（DR. ウィリアム・トマス・クロー D.O.）および DR. Steven L. Simmons D.O.（DR. スティブン L. サイモンズ D.O.）の靱帯性関節ストレイン（Ligamentous Articular Strain）に対するオステオパシー・マニプレーション（Osteopathic Manipulative Techniques）にヒントをえたものであ

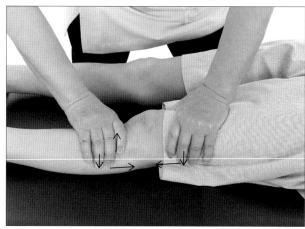

写真487

ることを付記し、合わせて紙面を借り DR. Conrad A. Speece D.O.（DR. コンラッド A. スピース D.O.）・DR. William Thomas Crow D.O.（DR. ウィリアム・トマス・クロー D.O.）および DR. Steven L. Simmons D.O.（DR. スティブン L. サイモンズ D.O.）に深い敬意と謝意を表するものです。

〈固定を伴う整復—軽度—と手術による整復—中度・重度—〉

靱帯が瞬時に伸張したが靱帯損傷がないため不安定性のない軽度のものに関しては、膝関節軽度屈曲位にて、2〜4週間有褥キャストシャーレあるいは前十字靱帯用装具で固定し、除去後大腿四頭筋・ハムストリングの筋力強化運動・関節運動（注1）および負荷運動（注2）を実施します。しかし靱帯の一部が断裂している中度のものおよびそのほとんどがそうである靱帯が完全に断裂したりあるいは関節包も損傷したりしている重度のもので不安定性が高度なものに関しては手術療法の対象になります。

〈術後のリハビリテーション〉

術後のリハビリテーションは、再建された靱帯に負担をかけないように Closed Kinetic Chain（注3）が基本であり、体重支持指数（weight—bearing index〈WBI〉）（注4）が指標になります。まず大腿四頭筋・ハムストリングの等尺性収縮運動（注5）からはじめヒールスライド（注6）、術後およそ1週間で平行棒による前進・後退の歩行訓練、術後およそ1〜2週間で膝関節90°以上屈曲可能であれば固定式自転車によるトレーニング（注7）、術後およそ3週間で脛骨近位を支持した上で坐位によるチューブニーフレクション（注8）・腹臥位によるチューブニーエクステンション（注9）および knee bended walking（KBW）（注10）などにより膝関節伸展0°屈曲

120°を目標にします。術後およそ4週間で患肢に半荷重以上負荷がかけられるようであればツイスティング・ターン（注11）およびクォータースクワット・ハーフスクワットそして術後およそ6週間でフロントスクワットおよびサイドスクワットなどを実施します。またこの間普段は装具および松葉杖を用い患部を保護するようにします。

―術後のトレーニング―

そのようにして術後およそ3～4個月までに、ほぼ全荷重による階段昇降および縄跳びなど全身の持久力トレーニングを含む屋内トレーニング、およそ6～8個月までに、ジョギング・ランニングそして直線はよくても、捻転に耐えられなければならないため8の字走およびジグザグ走など屋外トレーニングさらにその後は15～30分程度の普段のウォーミングアップメニューを含め競技復帰を目指しますが、受傷前の完全な状態まで復帰するには、およそ10個月ないし1年はみておくべきです。いずれにせよ再建された靱帯に血管が進入し成熟するまでには最低でも1年ないしは1年半はかかります。そこで膝関節における弛緩あるいは再断裂を予防するため術後のリハビリテーション中における熱感・腫脹・疼痛などには十分注意を払うべきです。

―競技復帰後の注意―

なおバスケットにおいては、膝硬性装具（ヒンジ付きニーブレス）を装着し、その上にカバーをしてプレーすることが許可されています。復帰後およそ2年は装着してプレーすることが推奨されます。ただ体操などの場合には、膝をそろえて演技するため健側を傷つける恐れがあり、コンタクトスポーツでは勿論禁止されています。そこで以下にそうした場合における前方動揺性を制限するためのテーピング法について記しておきます。

1) 選手は患側の踵部を補高し膝関節軽度屈曲位でテーブルの上に立位にて、術者はその下腿中央から大腿中央までアンダーラップを巻き、その上下端に幅3.8 cmのホワイト・テープを用いアンカーをかけます。
2) 幅5.3 cmのエラスティック・テープを用い下のアンカー後内側から脛骨近位前面・下腿後方・大腿後上方を通り上のアンカー前面で終わるスパイラル・テープを巻きます。
3) 幅5.3 cmのエラスティック・テープを用い2)とは対称的に下のアンカー後外側から脛骨近位前面・下腿後方・大腿後上方を通り上のアンカー前面で終わるスパイラル・テープを巻きます。
4) 少しずらして2)・3)のスパイラル・テープに重ねて幅5.3 cmのエラスティック・テープを巻きます。
5) 最後に1)同様上下端をアンカー・テープで固定します。

注：1) つまり直線的な動きはよくても捻転運動に対して耐えられなければならないため、その補強のためのテーピングです。
2) 上記の〈予防的整復〉にこの前方動揺性を制限するためのテーピング法を付加することも可能です。

(注1) 前半は有梯キャストシャーレあるいは前十字靱帯用装具装着のまま、選手背臥位・側臥位・腹臥位にて患側下肢を挙上します。後半は装着しないでそれぞれの体位から患側下肢を挙上します。

(注2) 前半は有梯キャストシャーレあるいは前十字靱帯用装具装着のまま、選手患側下肢を健側下肢の上に乗せ坐位にて患側下肢を屈曲することで屈筋を等尺性収縮します。後半は装着しないで患側下肢を屈曲します。

(注3) 四肢の遠位部が固定され、関節の動きが制限されている状態のことです。、ちなみに Open Kinetic Chain は、四肢の遠位部が固定されておらず、関節の動きが自由な状態のことです。

(注4) 台の高さ40 cmに坐し胸の前で腕を組み、反動をつけずに片足で立ち上がれれば、WBI 60のジョギングレベル、30 cmから立ち上がれれば、WBI 70のランニングレベル、20 cmからでWBI 90のジャンプレベル、10 cmでWBI 100の競技スポーツレベル、0 cmでWBI 130のスポー傷害予防レベルです。

(注5) 大腿四頭筋の収縮は、脛骨を前方へ引き出すため、同筋の等尺性収縮は前十字靱帯への負荷が最小である膝屈曲75°で行い、伸展するにつれて負荷が増大するので膝伸展位では行わないものとします。ただしハムストリングとともに等尺性収縮するのであれば、膝屈曲20°で行います。いずれにせよハムストリングは前十字靱帯の働きを補強する筋肉なので、術後のリハビリテーションの開始後、大腿四頭筋に次いで同様に等尺性収縮すべきです。

(注6) この際大腿四頭筋の収縮が不十分であれば、神経根と内側広筋のモーターポイントを結んで低周波を通電し同筋を収縮運動させます。そして選手は大腿の後面を軽く把握し、膝関節の可動域を増加させていきます。

(注7) 前半は膝関節の円滑な動きの回復を、後半は大腿の筋力の回復を目的とします。

(注8) 大腿四頭筋の収縮によって、特に最終伸展域付近においては、損傷した前十字靱帯に牽引負荷がかかるので、下腿近位にもチューブをかけ伸展するにつれチューブの抵抗が増し、同靱帯にかかる負荷も軽減されるようにします。

(注9) 選手の足関節とテーブルをチューブで結び、大きな枕を下腿の下に挿入し膝伸展を制限した上で、ハムストリングの求心性および遠心性収縮運動を行います。

(注10) 左右両膝関節を屈曲位に保ったまま、腰の高さも一定に保って歩行訓練します。

（注11）ツイスティングは、左右両膝関節屈曲位にて左右両母趾（指）球を中心に左右両膝関節と左右両趾（指）先の方向が一致するように左右に回転します。ターンは、左右両膝関節屈曲位にて健肢を患肢と反対側へ運ぶサイドステップと健肢を患肢と同側へ運ぶクロスオーバーとの組み合わせです。この場合もツイスティング同様左右両母趾（指）球を中心に左右両膝関節と左右両趾（指）先の方向が一致するようにします。

第2節　シンスプリント（脛骨疲労〈過労〉性骨膜炎）・脛骨腓骨疲労骨折・下腿コンパートメント症候群・下腿蜂窩織炎）

第1項　シンスプリント（脛骨疲労〈過労〉性骨膜炎）

シンスプリント（shin splints）という言葉は、従来下肢におけるオーバーユース（over use）によるさまざまな障害を含め、いわば"ごった煮シチュー"のように用いられてきました。したがってその中には、脛骨腓骨疲労骨折および下腿コンパートメント症候群なども含まれていました。

（図086・087）シンスプリント（脛骨疲労性骨膜炎）の疼痛部位

しかし現在では、主に脛骨疲労性あるいは過労性骨膜炎に対してのみ用いられています。そしてこれは、主に下腿前外側に痛みの生じる anterior shin splint および主に下腿内側に痛みの生じる posterior shin splint の2つに分けることができます。

（図088）anterior shin splints　下腿前外側に疼痛
（図089）posterior shin splints　下腿前内側中下1/3に疼痛

両者とも疾走・跳躍などの際に筋・腱にかかる慢性的な牽引ストレスにより、腱・骨膜に微細な損傷すなわち炎症および断裂の生ずることによるのですが、前者は、特に下腿前面の足関節背屈筋群主に前脛骨筋の収縮時における踵接地の伸展衝撃による牽引ストレスが、後者は、特に下腿後面の足関節底屈足部内反（回外）筋群主にヒラメ筋および後脛骨筋の収縮時における前足部接地の外反（回内）衝撃による牽引ストレスがそれぞれ原因になっています。

（図090）(a) anterior shin splints (b) posterior shin splints

前者では、下腿前外側特に前脛骨筋・長母趾（指）伸筋・長趾（指）伸筋に沿って疼痛および圧痛が、後者では、血流の乏しい下腿内側中下1/3特にヒラメ筋および後脛骨筋に沿って疼痛および圧痛がみられます。

X線では、骨皮質に異常所見は認められませんが、骨シンチグラムでは、その50％において上下に比較的広範な異常集積像をみることがあります。

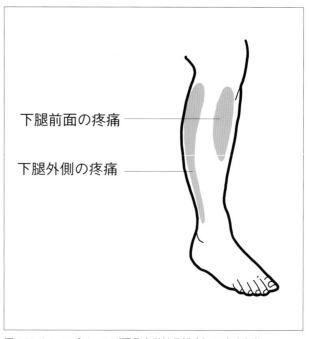

図086　シンスプリント（脛骨疲労性骨膜炎）の疼痛部位

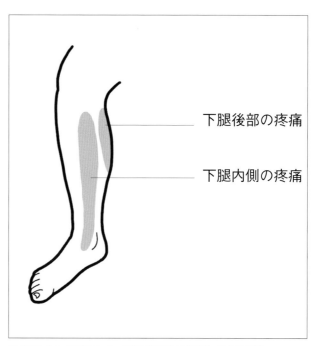

図087　シンスプリント（脛骨疲労性骨膜炎）の疼痛部位

（整復）

第1段階　疼痛増悪期

軽い運動（固定式自転車・プール歩行など）とともに下記の療法を実施します。

局所の安静：1〜2日から数週間
局所の冷却：1回10〜15分を1日2〜3回

第2段階　疼痛寛解期

アイシングとともに下記の足関節底背屈運動を実施します。

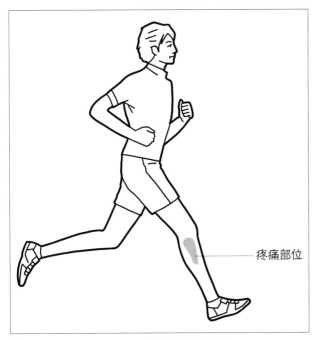

図 088 anterior shin splints　下腿前外側に疼痛

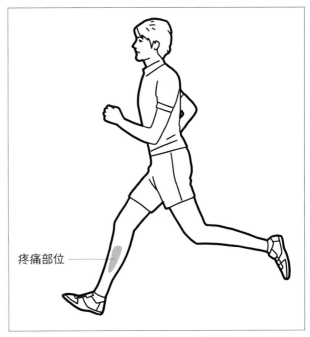

図 089 posterior shin splints　下腿前内側中下1/3に疼痛

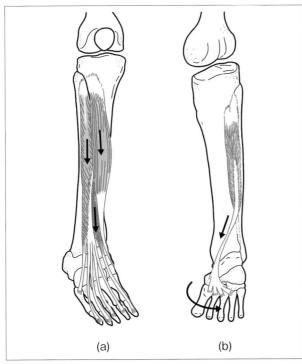

図 090 (a) anterior shin splints (b) posterior shin splints

筋力強化・柔軟運動
　：anterior shin splints 前脛骨筋・長母趾（指）伸筋の強化および下腿三頭筋ストレッチ
　：posterior shin splints ヒラメ筋・腓腹筋・後脛骨筋・長母趾（指）屈筋・長趾（指）屈筋の強化およびアキレス腱ストレッチ

（あるいは上記筋力強化・柔軟運動に換えて下記の技法を実施します。）

〈anterior shin splints の場合〉

　前述の 第Ⅳ章 その競技に特有の外傷・障害への予防と整復 第1節 陸上 第2項 足底腱膜炎・足底筋膜炎 4. 整復（足底腱膜炎・足底筋膜炎の整復）〈足底筋膜炎・シンスプリント等における前脛骨筋に対する整復法〉（写真152・153）および〈足底筋膜炎・シンスプリント等における長腓骨筋に対する整復法〉（写真154・155）を実施します。

〈足の背屈筋群と脛骨前方筋膜の整復〉（写真488）

1）選手背臥位にて、術者は患側に相対して立ち、足側の母指を患側の前脛骨筋の起始部下にあて、頭側の母指をその上に重ねます。
2）術者は、そのまま両母指でその内後方へ向けて筋・筋膜の緊張が弛緩するまで一定の圧を維持します。

注：この技法は、DR. Conrad A. Speece D.O.（DR. コンラッド A. スピース D.O.）・DR. William Thomas Crow D.O.（DR. ウィリアム・トマス・クロー D.O.）および DR. Steven L. Simmons D.O.（DR. スティブン L. サイモンズ D.O.）の靱帯性関節ストレイン（Ligamentous Articular Strain）に対するオステオパシー・マニプレーション（Osteopathic Manipulative Techniques）にヒントをえたものであることを付記し、合わせて紙面を借り DR. Conrad A. Speece D.O.（DR. コンラッド A. スピース D.O）・DR. William Thomas Crow D.O.（DR. ウィリアム・トマス・クロー D.O）および DR. Steven L.

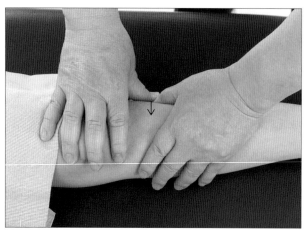
写真488

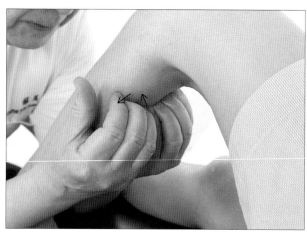
写真489

Simmons D.O.（DR. スティブン L. サイモンズ D.O.）に深い敬意と謝意を表するものです。

〈posterior shin splints の場合〉
〈ヒラメ筋・腓腹筋の整復〉

前述の 第Ⅲ章 その競技に特有で、その競技の名称を冠した外傷・障害（下肢編）第4節 テニス脚（Tennis leg）第5項 整復（予防のための基本的整復法Ⅰ）〈腓腹筋とヒラメ筋に対する実践応用技法としての整復法〉（写真094・095）を実施します。

〈足の底屈筋群の整復〉（写真489）
 1）選手背臥位にて、術者は足側に頭側を向いて坐し、両手四指々先を患側のヒラメ筋・腓腹筋の硬結部に横並びにあてがい、そこにその下腿の重みを乗せるようにします。
 2）術者は、そのまま一定の圧を維持しつつ、それら両手四指々先を足側へ向けてわずかに引き、筋・筋膜の緊張が弛緩するまでそのまま維持します。
注：1）この技法を膝窩筋膜炎およびベーカー嚢腫に対する緩和法として応用して用いることもできます。その場合1）で術者は、両手四指々先を患側のヒラメ筋・腓腹筋の硬結部に横並びにあてがうかわりに、膝窩に左右両環（薬）・小指々尖を接触させることで、両手全体で逆W字状の御椀をつくり、2）でそれら両手四指々先を足側へ向けてわずかに引き、筋・筋膜の緊張が弛緩するまでそのまま維持するかわりに、逆W字状の御椀の指尖を、その膝窩の最上部にあてがい、周囲の組織を掻き込むように前方へ押圧しながら下方へ引き込みます。（写真490）
 2）この技法および上記 注：1）の技法は、DR. Conrad A. Speece D.O.（DR. コンラッド A. スピース D.O.）・DR. William Thomas Crow D.O.（DR. ウ

ィリアム・トマス・クロー D.O.）および DR. Steven L. Simmons D.O.（DR. スティブン L. サイモンズ D.O.）の靱帯性関節ストレイン（Ligamentous Articular Strain）に対するオステオパシー・マニプレーション（Osteopathic Manipulative Techniques）にヒントをえたものであることを付記し、合わせて紙面を借り DR. Conrad A. Speece D.O.（DR. コンラッド A. スピース D.O）・DR. William Thomas Crow D.O.（DR. ウィリアム・トマス・クロー D.O）および DR. Steven L. Simmons D.O.（DR. スティブン L. サイモンズ D.O.）に深い敬意と謝意を表するものです。

第3段階　競技復帰期

テーピングとともにでジョギングからスタートし、ランニングそしてスプリントへと徐々に復帰していきます。

〔posterior shin splints の場合〈選手立位にて患側の下腿を外旋させ、足部を外反〔回内〕させ、体重を負荷させて下腿内側中下1/3に疼痛を感じる場合〉のテーピング法〕

 1）選手背臥位にて患側下腿をテーブルから出し、足関節背底屈・足部内外反（回内外）0°にて、術者は足部 MP 関節から下腿近位までアンダーラップを巻き、幅3.8 cm のホワイト・テープを用い、下腿中央・足部 MP 関節にそれぞれアンカーをかけます。
 2）下のアンカーの内側から踵部後面を通り下のアンカーの外側までホースシューをかけます。
 3）幅5.2 cm のエラスティック・テープを用い、そのホースシューの外側から足底を通り、その足部を内反（回外）するように上方へ引きながら下腿内側を上がりスプリットして上のアンカーに貼付します。

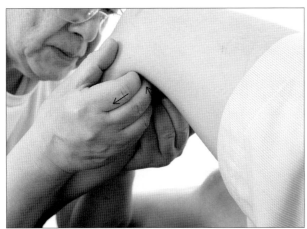

写真 490

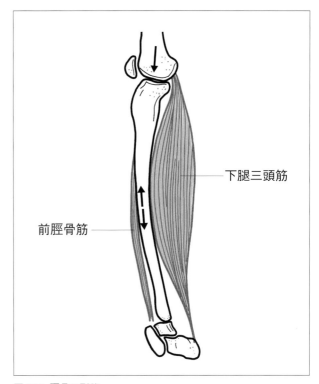

図 091 脛骨の形態

4）再び2）同様ホースシューをかけ、1）同様上下のアンカーをかけます。

5）次に選手患側の膝関節を軽度屈曲し立位にて、術者は上のアンカーから近位方向へ幅3.8 cmのホワイト・テープを用い全周テープを2巻き、テープの幅の1/2～1/3ほど重ねて下腿内側の患部にテープの端が行き過ぎてできる×印の交点が来るように巻きます。

6）5）の上から下腿近位まで5）同様に下腿内側の患部に×印の交点が来るように半周斜め上がりテープを2本ずつ10回交互に方向を逆にし、それぞれテープの幅の1/2～1/3ほど重ねながら貼付していきます。

7）6）の半周斜め上がりテープを固定するため、4）の上のアンカーから下腿外側前後にそれぞれ縦のアンカーをかけます。

8）下腿近位と4）の上のアンカーに、それぞれアンカーをかけます。

9）下腿全体に両面テープを螺旋状にかけ、足部MP関節から下腿近位までエラスティックバンデージでラップします。

注：anterior shin splints の場合は、3）においてそのホースシューの内側から足底を通り、その足部を外反（回内）するように上方へ引きながら下腿外側を上がり、5）～6）において下腿外側の患部に×印の交点が来るようにし、7）で下腿内側前後にそれぞれ縦のアンカーをかける以外すべて同様です。

第2項　脛骨腓骨疲労骨折

脛骨疲労骨折は、over use syndrome の1つであり、陸上競技においてしばしばみられ、疾走型と跳躍型に分かれます。疾走型は、下腿内側後面に、跳躍型は、下腿外側前面に、それぞれ発症します。

脛骨は、わずかに前方へ凸の彎曲をみせるため、前方の骨皮質には伸張負荷が、後方の骨皮質には圧縮負荷が、それぞれかかります。それらの繰り返しによって骨組織が疲労し骨折に至るのです。

（図091）脛骨の形態

X線側面像において、疾走型では、後方の骨皮質に仮骨あるいは疲労骨折痕が、跳躍型では、前方の骨皮質に骨折線あるいは骨硬化像が、それぞれみられます。ただ確定診断としては、骨シンチグラムが決め手になります。

（図092）脛骨の形態

一方腓骨疲労骨折も、over use syndrome の1つであり、兎跳びなど跳躍型による場合がその大部分を占めます。そうした動きによって腓骨後面に付着する足関節底屈筋群特にヒラメ筋に足底接地とともに遠心性収縮が強制され、腓骨上1/4～1/3の部分に背屈衝撃による牽引ストレスがかかり、同時に大腿後面・下腿後面間に衝突が強制され、腓骨自体にたわみが反復されることが原因と考えられます。また疾走型の場合は、腓骨の弦運動により腓骨下1/3の部分に発生します。

（図093）腓骨の弦運動

X線正面像において、跳躍型では腓骨上1/4～1/3の部分に、また疾走型では腓骨下1/3の部分に、それぞれ仮骨あるいは骨増殖像がみられます。ただ確定診断としては、やはりこれも骨シンチグラムが決め手になります。

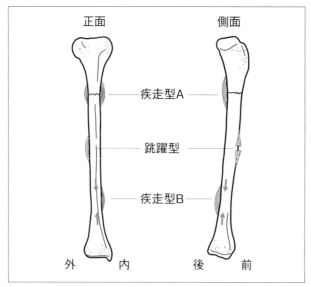

図 092 脛骨の形態
　　　上方では曲率半径が小さく圧迫力が大きい
　　　下方では曲率半径が大きく圧迫力が小さい

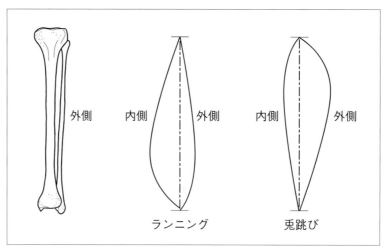

図 093 腓骨の弦運動

　ところで疲労骨折の成因いついては、2通りの考え方があります。1つは、筋群が疲労し骨に負担がかかることによるとするもので、もう1つは、筋群が収縮し骨に負担がかかることによるとするものです。シンスプリント（脛骨疲労〈過労〉性骨膜炎）と脛骨腓骨疲労骨折との徒手的鑑別法は、踵部あるいは脛骨・腓骨の圧痛部近接を叩打し、その振動が周囲の軟部組織に達し、より拡大した疼痛を感じるか、骨折部に達しマルゲーヌ氏疼痛すなわち患部に限局した疼痛を感じるかによります。

　脛骨にせよ腓骨にせよ疲労骨折の予防としては、日ごろから下腿・足部の強化・柔軟、具体的にはタオルギャザー・ストレッチなどを実施し、硬い路面（アスファルト）を避け軟らかい路面（芝生・土）および衝撃吸収性に優れたシューズを選び、練習量（時間）・強度（スピード）・内容（フラット・アップダウン）を加減するようにすべきです。

　また女子マラソンの選手などでは、体重・体脂肪を低く抑えようとするあまり、無月経に陥り低エストロゲン血症すなわち女性ホルモンの不足から骨密度まで低下させてしまい疲労骨折に至ることもあります。

　なお初期症状として同部に違和感あるいは疼痛を感じたら、アイシングをしたり、松葉杖によって免荷したりすべきです。そうでなければ無理に練習を継続してしまい強い衝撃がかかることで完全骨折に至ることさえあります。ですからその間は、固定式自転車運動およびプール歩行あるいは上体の筋力強化および水泳などにとどめるようにすべきです。

（整復）
〈保存療法〉
〔脛骨疲労骨折〕
　疾走型：練習の休止ただし固定式自転車・プール歩行

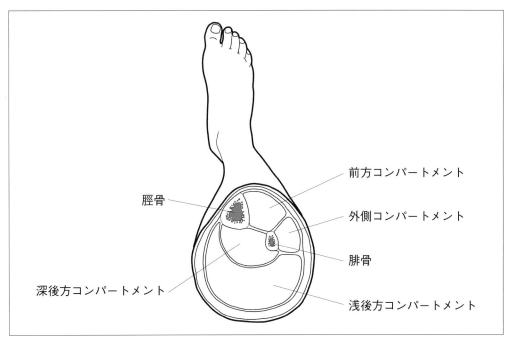
図094 下腿の4つのコンパートメント

運動などは実施してよい。
　跳躍型：衝撃運動の禁止ただし固定式自転車・プール歩行運動などは実施してよい。
　通常治癒までに3〜6個月を要します。

〔腓骨疲労骨折〕
　兎跳びなど跳躍運動および疾走運動の禁止ただし固定式自転車・プール歩行運動などは実施してよい。
　通常治癒までに3〜6個月を要します。

〈手術療法〉
〔脛骨疲労骨折〕
　跳躍型における仮（偽）関節では、同部の切除・骨移植および髄内釘による固定が行われる場合もあります。
　通常骨癒合までに3〜6個月を要します。

〈競技復帰〉
　6週間後で、それ以前2週間以上疼痛を感じない場合、ウォーキングからスタートし、ジョギング・ランニングそしてスプリントへと徐々に復帰していきます。

第3項　下腿コンパートメント症候群

　四肢の筋肉・血管・神経は、骨・筋膜・骨間膜・筋間中隔によって囲まれていて、この囲まれた空間を筋区画あるいは隔室すなわちコンパートメント（compartment）と呼びます。そしてこの筋区画あるいは隔室内の内圧が骨・筋肉・血管の損傷による腫脹など何らかの原因によって上昇し毛細血管が圧迫・閉塞され循環障害を起こし、その結果筋・神経が可逆性の機能障害さらには不可逆性の阻血性壊死に陥ったものを筋区画症候群あるいは隔室症候群すなわちコンパートメント症候群と呼びます。
　ときとしてギプス固定などに続発する過度の緊縛による内圧の上昇が原因になることもあります。いずれにせよこれらには、その発症の仕方により急性型と慢性型とがあり、スポーツでは特に下腿に多くみられ、一過性に発症する運動型あるいは反復型ときとして慢性型がみられます。また慢性型がときとして急性型に移行することがあることも忘れてはいけません。
　（図094）下腿の4つのコンパートメント
　まず急性型は、急激に発症し症状が進行するものです。そこで適切な処置を怠ると大量に筋細胞が損傷され不可逆性の阻血性壊死に陥る恐れがあります。次に運動型は、激しい筋運動に伴い発症するもので、発症後5〜数10分安静を保つことで解消するものです。反復型は安静により軽快しても運動により再発するものです。これらは、連続収縮による筋肉の充血および腫張によるものですが、これらも慢性型になると安静を保っても一定の内圧が持続されてしまい、再度の運動によりさらに内圧が上昇すると、中止してもすぐには下降しなくなります。
　（図095）下腿の4つのコンパートメント
　ところで下腿の筋区画は、4つの隔室すなわちコンパートメントに分かれています。その第一の区画は、脛骨外側の前方コンパートメント（anterior compartment）であり、外部からの損傷を受けやすくしかも比較的筋区画が狭いため、最もコンパートメント症候群を発生しや

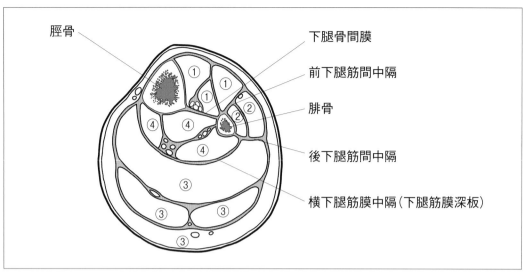

図095　下腿の4つのコンパートメント
①前方コンパートメント：下腿骨間膜と下腿前筋間中隔に囲まれ、前脛骨筋、長母趾伸筋、長趾伸筋、前脛骨動静脈、深腓骨神経を含みます。
②外側コンパートメント：前後の下腿筋間中隔で囲まれ、長短腓骨筋、浅腓骨神経を含みます
③浅後側方コンパートメント：下腿筋膜、下腿後筋間中隔、で囲まれ、下腿三頭筋（腓腹筋、ヒラメ筋）、腓腹神経を含みます
④深後側方コンパートメント：下腿骨間膜と横下腿筋間中隔（下腿筋膜深板）に囲まれ、後脛骨筋、長母指屈筋、長趾屈筋、後脛骨動静脈、腓骨動静脈、脛骨神経を含みます

すい隔室といえます。この区画は、脛骨・腓骨・その間の下腿骨間膜および前下腿筋間中隔によって囲まれ、足関節を背屈する前脛骨筋・足趾（指）を伸展する長母趾（指）伸筋・長趾（指）伸筋およびその深部に前脛骨動・静脈・深腓骨神経を内在しています。

第二の区画は、腓骨外側の外側方コンパートメント（lateral compartment）であり、腓骨および前・後下腿筋間中隔によって囲まれ、足部を外反（回内）する長・短腓骨筋および総・浅腓骨神経を内在しています。

第三の区画は、後面の浅後方コンパートメント（superficial posterior compartment）であり、後面の下腿筋膜および前面の横下腿筋間中隔すなわち下腿筋膜深板および後下腿筋間中隔によって囲まれ、足関節を底屈する下腿三頭筋・足底筋腱および腓腹神経を内在しています。

第四の区画は、後面深部の深後方コンパートメント（deep posterior compartment）であり、上記の横下腿筋間中隔すなわち下腿筋膜深板および脛骨・腓骨・その間の下腿骨間膜によって囲まれ、足部を内反（回外）する後脛骨筋・足趾（指）を屈曲する長母趾（指）屈筋・長趾（指）屈筋および後脛骨動・静脈・腓骨動・静脈・脛骨神経を内在しています。

動脈血は行けず静脈血は戻れず炎症による滲出液の浸潤により浮腫が生じ、さらに内圧が上昇すると筋肉は阻血性の拘縮に陥り神経も圧迫され、ときとして足背あるいは足底に痺れが走ることがあり次第に伝達も麻痺していきます。そしてその状態が筋肉の場合4～12時間、神経の場合12～24時間続けば完全に不可逆性の変性・壊死に陥ります。

症状としては、急性型・慢性型ともに、発赤・発熱・腫脹・緊縛感・疼痛・硬結・圧痛などがみられ、自動・他動運動によって疼痛は増強し、夜間痛の強いことが特徴の一つです。そのほか筋力低下および神経麻痺による触覚・二点識別覚などの知覚障害がみられます。

一般的に動脈本幹は閉塞されておらず単に細動脈レベルの問題なので足背動脈の拍動は正常ですが、ときとして減弱あるいは消失することもあります。臨床所見は、白血球・赤沈・GOT（注1）・GPT（注2）・CPK（注3）が上昇します。

CT所見は、筋区画の腫脹により、コンパートメント内の筋間構造が不鮮明になります。慢性型の場合、運動時には疼痛および筋区画に一致した圧痛がみられますが、安静時にはみられなくなります。したがって運動時たとえば背底屈による等張性収縮の反復および等尺性収縮の反復における疼痛および圧痛の位置から診断すべきですが、確定診断のためには、筋区画内圧の測定が決め手になります。

（注1）　glutamic oxaloacetic transamirase グルタミン酸オキサロ酢酸トランスアミラーゼにおいて、正常範囲10～33 u/l より高くなるものは、心筋梗塞・肝臓病などをも示唆します。そこで肝機能検査と呼ばれることもありますが、実際には細胞の壊死・変性などの傷害によっ

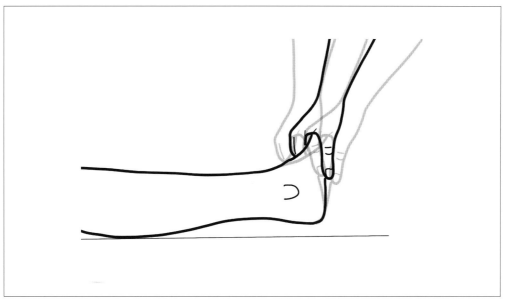

図 096 前方コンパートメント症候群のための負荷テスト
　　背臥位足関節背屈の等張性収縮の繰り返し運動（ITテスト）と等尺性収縮の繰り返し運動（IMテスト）
　　1）術者が抵抗を加え、選手の最大背・底屈を求めます
　　2）ITテストは2秒に1回の背・底屈を求めます
　　3）IMテストは抵抗を加えつつ最大収縮を求めます

　　　　て血中に逸脱した leaking enzyme すなわち逸脱酵素の一種であり、このように血中酵素活性値を測定することによって、細胞傷害の有無を判定するのに用いられます。
（注2）　glutamic pyruvic transamirase グルタミン酸ピルビン酸トランスアミラーゼにおいて、正常範囲 4〜50 u/l より高くなるものは、肝臓病などをも示唆します。生体内における分布は、GOTと異なり、ほぼ肝特異性といわれるほど肝細胞中に圧倒的に多量に存在しているため肝機能検査と呼ばれることもありますが、正確には肝機能検査ではなく、主に肝細胞などの傷害によって血中に逸脱した leaking enzyme すなわち逸脱酵素の一種であり、このように血中酵素活性値を測定することによって、主に肝細胞など細胞の傷害の有無を推定するのに用いられます。
（注3）　creatine phosphokinase クレアチンホスホキナーゼにおいて、正常範囲男 24〜170 u/l・女 24〜146 u/l より高くなるものは、進行性筋ジストロフィー・心筋梗塞などをも示唆します。そのように筋肉内に見出される酵素であり、クレアチンリン酸の合成分解を触媒し、クレアチン＋ATP ⇌ クレアチンリン酸＋ADP の反応に関与しています。
（図 096）　前方コンパートメント症候群のための負荷テスト

　　背臥位足関節背屈の等張性収縮の繰り返し運動（ITテスト）と等尺性収縮の繰り返し運動（IMテスト）
　（図 097）　needle manometer 法によるコンパートメント内圧測定
　（図 098）　wick catheter 法

（整復）
（保存療法）
〈急性型〉
　1）ギプス固定などに続発する過度の緊縛による内圧の上昇が原因になっている場合には、ただちにギプスを有窓あるいは割入れにします。
　2）骨折・脱臼などの疾患があれば、整復・固定により循環障害を除去します。
　3）安静・冷却ただし患肢挙上は、動・静脈間の脈圧差を減少させるので有害（注☆）であり、患肢は心臓と同じ高さに保つべきです。

〈慢性型〉
　1）運動を中止し安静にして冷却します。
　2）解消後は、前脛骨筋などの筋力強化・ストレッチなどを実施します。
（あるいは上記前脛骨筋のストレッチに換えて下記の技法を実施します。）
　前述の 第V章 その他のスポーツ外傷・障害（下肢編）第2節 シンスプリント（脛骨疲労〈過労〉性骨膜炎）・脛骨腓骨疲労骨折・下腿コンパートメント症候群・下腿蜂窩織炎）第1項 シンスプリント（脛骨疲労〈過労〉性骨膜炎）（整復）第2段階 疼痛寛解期（あるいは上記筋力強化・柔軟運動に換えて下記の技法を実施します。）〈anterior shin splints の場合〉〈前脛骨筋の整復〉（写真 152・153）と同様です。

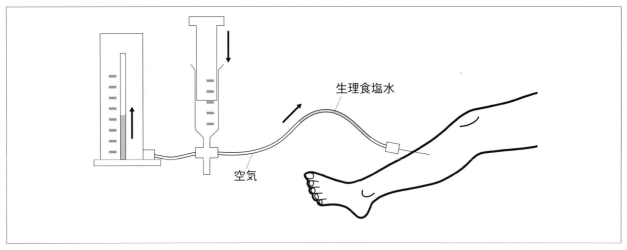

図 097 needle manometer 法によるコンパートメント内圧測定
1）予めコンパートメントに刺入する部分に生理的食塩水を途中まで満たして行き、コンパートメントに刺入します
2）一方に水銀血圧計と注射器を三方活栓で繋ぎ、空気で満たした注射器の内部を緩徐に押し下げると、コンパートメントの内圧以下では生理食塩水は移動しないが、内圧以上になると生理食塩水が注入される
3）注入され始めたときの圧を読みとります。1人では生理食塩水の動いた瞬間と圧を読み取れないので、2人で声をかけながら行います
4）何回か繰り返して測定し、40 mmHg 以上あれば異常と判定します

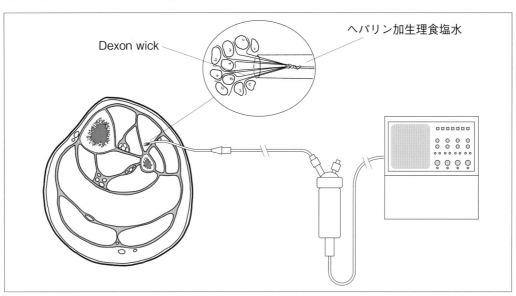

図 098 wick catheter 法
チューブの先端に Dexon 糸を設置し、先端を残してチューブの奥に引いておきます。組織がチューブの口をふさぐのを防ぎ、生理食塩水の移動を容易にします

（手術療法）
〈急性型〉

　発症後、筋・神経に不可逆性退行変性の出現する 8〜12 時間以内に筋膜切開を行います。

〈慢性型〉

　運動により再発を繰り返す難治例の場合にも、筋膜切開の適応になります。

〈競技復帰〉

　1）術後疼痛消失時より可及的早期に自動関節可動域運動・筋力増強運動を開始します。

　2）3〜4週後よりジョギングからスタートし、ランニングそしてスプリントへと進めていきます。

　3）3〜4個月を目安に徐々に復帰します。

（注☆）患肢挙上は、この場合動脈圧を下げ、静脈圧をあまり下げないので危険であり禁忌です。

第4項　下腿蜂窩織炎

　柔道の足払いによる打撲などを原因として、下腿に蜂窩織炎を発症することがあります。これは、通常の蜂窩織炎とは異なり、患部の咬傷・刺傷あるいは足趾（指）・爪々床間の創傷から侵入するのでもなく、細菌感染によ

って発赤・腫脹・発熱などの炎症々状を来たすもので、重症化すると発赤・腫脹が下腿全体に拡大し、鼠径リンパ節が腫脹し、表皮組織の壊死さらに全身におよべば敗血症にまで至る可能性すらあるものです。この場合、皮下脂肪内には、すでに細菌が生息していることを知るべきであり、血液検査においても白血球・CRP（注☆）の上昇がみられます。特徴的な初期症状としては、通常の発赤とは異なり感染性のものであるため張りのある光沢がみられることです。

（注☆） C—reactive protein C反応性タンパクとは、APP acute phase proteins 急性相タンパクの一種で、炎症の急性期に肝臓において合成が促進され1〜2日で血中に増加するタンパクの一つです。

（整復）

RICE 処置：安静・アイシング・パッド・患肢を心臓と同じ高さに保つ（注☆）

MEDICAL 処置：抗生物質投薬・点滴・膿瘍形成には切開排膿

競技復帰：患肢にパッドを装着し、患肢への直接的な攻撃のない稽古からスタートします。

（☆注） 前記コンパートメント症候群と同様の理由によります。

第3節　足関節不安定症・足根管症候群・モートン神経腫

（足関節不安定症）

すでに 第Ⅳ章 その競技に特有の外傷・障害への予防と整復 第6節 スケート において、特にフィギュアスケートのジャンプの着氷の際の足関節捻挫による、足関節外側の腓骨外果と距骨・踵骨を結ぶ前距腓靱帯・踵腓靱帯・後距腓靱帯の損傷、距骨・踵骨と立方骨を結ぶ二分靱帯の損傷による外果・内果・脛腓骨間特にその結合部および足根中足間における偏位による疼痛・圧痛については前述した通りです。

そしてショートトラック・アイスホッケーなどの接触を通し習慣性さらに慢性化して支持靱帯の弛緩により足関節不安定症さらに習慣性不全（亜）脱臼すなわちルーズアンクルに陥ることについても前述した通りです。ただこれらについては、バスケットボール、ハンドボールなどでも接触の際の強制により受傷することがあるので、第Ⅴ章 その他のスポーツ外傷・障害で詳しく述べるとも前述しました。

そこで、まず靱帯不安定性（Ligamentous Instability）について述べることにしますと、その徒手検査には、第Ⅳ章 その競技に特有の外傷・障害への予防と整復 第6節 スケート において前述した以外にも、すでに 第Ⅲ章 その競技に特有で、その競技の名称を冠した外傷・障害 第4節 フットボール足（footballer's ankle）においても前述した引き出し徴候（Drawer's Foot Sign）および外側安定性テスト（Lateral Stability Test）・内側安定性テスト（Medial Stability Test）などがあります。

繰り返しになりますが前者引き出し徴候（Drawer's Foot Sign）は、選手背臥位にて術者が患側に頭側を向いて立ち、両手でその足関節の前後を把握し健側と比し下腿遠位を押し下げ弛緩していれば前距腓靱帯断裂を、引き上げ弛緩していれば後距腓靱帯断裂をそれぞれ示唆するというものです。

後者外側安定性テスト（Lateral Stability Test）・内側安定性テスト（Medial Stability Test）は、選手背臥位にて術者が患側に頭側を向いて立ち、両手でその足関節の前後を把握し健側と比し内がえしして弛緩していれば前距腓靱帯・踵腓靱帯の両方あるいは一方の断裂の疑いを、外がえしして弛緩していれば三角靱帯の断裂の疑いをそれぞれ示唆するというものです。

次に靱帯不安定性（Ligamentous Instability）についてのX線検査においては、ストレス撮影による健側と比較した前後像における内がえし強制時の距骨傾斜角（talar tilt angle）および健側と比較した側面像における前方引き出し強制時の距骨前方移動度（anterior sagittal displacement〈mobility〉of talas）の測定があります。さらに造影剤を用いた撮影においては、足関節外への造影剤の漏出が認められ、腓骨外果前方周囲さらに腓骨筋腱鞘への漏出により、前距腓靱帯さらに踵腓靱帯の損傷の存在が認められる場合もあります。

（図099）ストレス撮影

足関節不安定症においては、第Ⅲ章 その競技に特有で、その競技の名称を冠した外傷・障害（下肢）第4節 フットボール足（footballer's ankle）においても前述しましたように、これまで脛骨前下端部と距骨頚部背側とがぶつかり合うことで骨・軟骨が損傷を受け、その修復過程において関節包の牽引力も加わることで軟骨が変性され、それら脛骨前下端部あるいは距骨頚部背側のいずれか一方に骨棘が形成されるとされていました。

しかしこれまた同章同節において前述しましたように現在では、CT・断層撮影の所見などにより脛骨と距骨の骨棘は、それぞれがぶつかり合う個所にないことから、競技年数の長い選手では足関節内反捻挫を繰り返すことにより足関節不安定症に陥ると、異常可動性の生じた距骨にさらなる負荷が加わることで、足関節不安定症のみならず骨さらには剥脱・線維化など軟骨も損傷を受け、

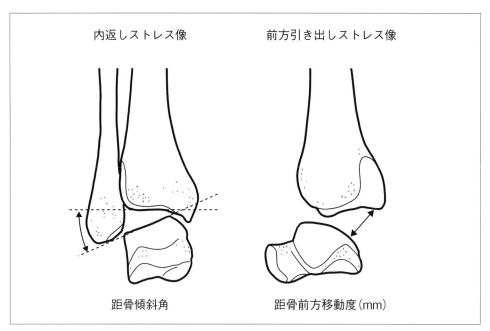
図099 ストレス撮影

その修復過程において骨棘が形成されると考えられるようになってきています。
　(図100) 足関節損傷
　その場合、骨棘による圧痛・骨棘の増殖による背屈の制限・増殖した骨棘の骨折により生じた遊離体による足関節痛などがおよそ半数の選手にみられます。そしてそうした症状を放置しておくと、さらにはそうした足関節鼠から変形性足関節症にまで至る恐れすらあります。

(整復)

　先ず、前述の 第Ⅲ章 その競技に特有で、その競技の名称を冠した外傷・障害（下肢）第5節 フットボール足（footballer's ankle）第5項 整復 1．予防的整復（距骨の底屈に対する実践応用技法としての整復法Ⅰ）（写真110）（距骨の背屈に対する実践応用技法としての整復法Ⅰ）（写真112）（距骨の底屈に対する実践応用技法としての整復法Ⅱ）（写真115・116）（距骨の背屈に対する実践応用技法としての整復法Ⅱ）（写真117・118）を状況に応じ取捨選択し実施し、前述の 第Ⅲ章 その競技に特有で、その競技の名称を冠した外傷・障害（下肢編）第4節 テニス脚（Tennis leg）第5項 整復（中度整復法）〈足関節捻挫に対する実践応用技法としての整復法〉（写真100・101）を実施します。

　次に腓骨頭上後方偏位があるため、足関節において不安定な柄（ほぞ）―柄穴（ほぞあな）構造を呈している場合、前述の 第Ⅲ章 その競技に特有で、その競技の名称を冠した外傷・障害（下肢）第5節 フットボール足（footballer's ankle）第5項 整復 1．予防的整復（腓骨頭の偏位に伴う足関節すなわち距腿関節における tenon〈柄〔ほぞ〕〉―and―mortise〈嵌接〔はめつぎ〕〉joint 構造すなわち柄〈ほぞ〉―柄穴〈ほぞあな〉関節構造の不整合に対する整復法）（写真119）を実施します。

　最後に、前述の 第Ⅲ章 その競技に特有で、その競技の名称を冠した外傷・障害（下肢）第3節 テニス脚（tennis leg）第5項 整復 における（足関節のアライメントの整復Ⅰ）〈舟状骨および各中足骨底の上外側不全脱臼〔亜脱臼〕に対する入門実技としての整復法〉（写真102）〈舟状骨および各中足骨底の上外側不全脱臼〔亜脱臼〕に対する実践応用技法としての整復法〉（写真103・104）（足関節アライメントの整復Ⅱ）〈遠位脛腓関節離開の有無およびその程度を確認するための安達のテスト〉（写真105）〈遠位脛腓関節離開に対する安達の整復法―術者と助手の2人による方法―〉（(写真106)〈遠位脛腓関節離開に対する安達の整復法―術者1人による方法―〉（写真107）を状況に応じ取捨選択し実施します。

〈テーピング法〉

　前述の 第Ⅲ章 その競技に特有で、その競技の名称を冠した外傷・障害（下肢）第5節 フットボール足（footballer's ankle）第5項 整復 1．予防的整復（予防的実践機能テープ）〈予防のための機能補助として〉 2．受傷直後の処置（実践機能テープ）〈受傷直後のテーピングとして〉 3．足関節内反捻挫の整復（実践機能テープ）あるいは 第Ⅳ章 その競技に特有の外傷・障害への予防と整復 第6節 スケート 第2項 足関節捻挫 4．整復（実践機能テープ）を状況に応じ取捨選択して実施します。

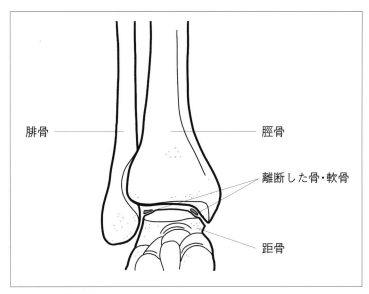
図100 足関節損傷

〔制限に対するオプショナルテープ〕
　①背屈制限がある場合には、上記のテーピングに加えて幅7.9 cmのエラスティック・テープを用いてアキレス腱部に対しサポート・テープの切り出し部を10～15 cmスプリットし上のアンカーの内外側に貼付し、そこからアキレス腱部をおおい踵部の内外側でスプリットし下のアンカーの内外側に貼付します。
　②底屈制限がある場合には、上記のテーピングに加えて幅7.9 cmのエラスティック・テープを用いて足関節前部に対しブリッジの上下をスプリットし上のアンカーの内外側に貼付し、そこから足関節前部をおおい下のアンカーの内外側に貼付します。
　③内反制限がある場合には、上記のテーピングに加えて幅7.9 cmのエラスティック・テープを用いて足関節前外側部に対しサポート・テープを、下のアンカーの内側から外側へホースシューをかけた上で、そのホースシューの内側から足底を通り、足関節を回内するように強く牽引しながら下腿外側を通り、上部をスプリットし上のアンカーの前後に貼付し、もう1度上記のホースシューをかけます。
　④外反制限がある場合には、上記のテーピングに加えて幅7.9 cmのエラスティック・テープを用いて足関節内側部に対しサポート・テープを、下のアンカーの外側から内側へホースシューをかけた上で、そのホースシューの外側から足底を通り、足関節を回外するように強く牽引しながら下腿内側を通り、上部をスプリットし上のアンカーの前後に貼付し、もう1度上記のホースシューをかけます。
　注：1）上記のオプショナルテープを加える場合には、その後最後に上下のアンカーをかけます。
　　　2）②の底屈制限には、足関節背屈位により前距腓靭帯を接近させておく意味も含まれています。
　　　3）この場合②の底屈制限および③の内反制限が基本ですが、症状によっては①の背屈制限あるいは④の外反制限を用います。

〈慢性足関節不安定症の予防について〉
　1）①足関節可動域回復②跛行のない歩行・走行③足関節の安定支持のため健側に比し90％以上の下腿筋群の筋力回復のすべてができてから競技に復帰するようにします。
　2）その競技復帰に際しても再発予防のため、しばらくはエアキャストなど着脱可能なブレースを用いるようにします。
　3）靭帯が損傷されると予防にとって重要な関節の持つ固有位置覚（注☆）が障害され機能的不安定性が助長されるので、その回復のため日ごろから①閉眼片足立ち②宙に浮かせた足の運動③さらにスプリングあるいはエアーマットなど不安定な床あるいは台の上で、それら①・②のバランストレーニングを実施します。

（注☆）　従来足関節捻挫においては、3～4週の固定期間の後、関節可動域回復訓練を実施することが一般的でしたが、最近この固有位置覚の機能低下を予防するため、早期に運動療法を実施する傾向があります。

（足根管症候群）
　足根管症候群（tarsal tunnel syndrome）は、足関節内果後下部から踵骨内側に至る屈筋支帯（破裂靭帯）内側

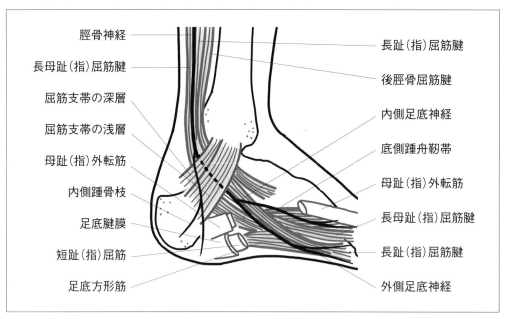

図101 足根管部

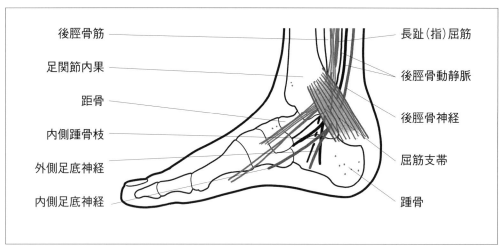

図102 足根管部

すなわち足根管における後脛骨神経の絞扼神経障害（entrapment neuropathy）であり、その足根管には後脛骨神経のほかにも、ともに下腿を下降してきた後脛骨動静脈・後脛骨筋腱・長趾（指）屈筋腱・長母趾（指）屈筋腱が通過していて、それらがここで方向を変換し前方へ向かっているのです。そしてその足根管を出たところで後脛骨神経は内側足底神経・外側足底神経（注☆）・内側踵骨枝・外側踵骨枝に分枝し、それぞれ足底の内側・外側・内側踵部・外側踵部の知覚を支配しています。

（図101）足根管部
（図102）足根管部

したがって後脛骨神経が、この足根管内側におけるガングリオン・腫瘍・腱鞘炎・骨折・捻挫等の外傷による浮腫・線維性増殖などにより圧迫されれば、足底における知覚鈍麻あるいは逆に過敏・灼熱感および屈筋支帯（破裂靱帯）およびその遠位における圧痛・放散痛とい

った諸症状を呈することになるのです。特に立位・歩行時また夜間には疼痛が増悪します。足底の筋萎縮・筋力の低下は稀であるといわれますが、進行例では足底の筋萎縮特に短趾（指）屈筋の筋力低下による足趾（指）の屈曲力・内・外転力の低下がみられることもあります。

（図103）疼痛出現部位
（図104）足底皮膚神経支配

患側足関節に血圧計のカフを装着し、選手の最大（収縮期）血圧を少し超えて空気を注入し疼痛が増悪するか、チネル様徴候（Tinel like sign）すなわち後脛骨神経上を打腱槌で叩打あるいは指先で軽く弾き足底へ放散する異常知覚・疼痛があれば足根管症候群（tarsal tunnel syndrome）が示唆されます。

また足根管症候群（tarsal tunnel syndrome）に対する確定的な電気生理学的検査である知覚電位誘導法では、母趾（指）に刺激電極・足根管近位に誘導電極をそれぞ

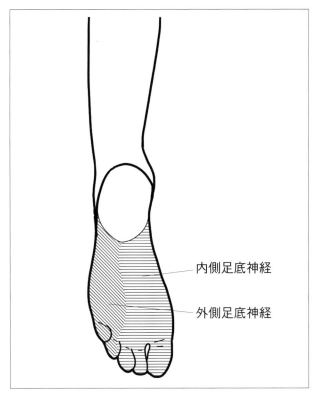

図103 疼痛出現部位

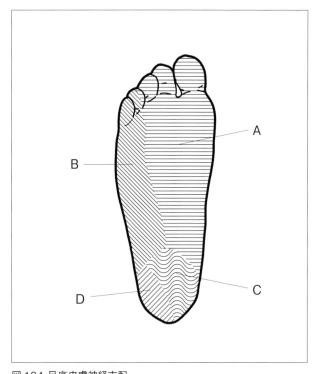

図104 足底皮膚神経支配
A：内側足底神経　B：外側足底神経　C：内側踵骨枝
D：外側踵骨枝

れ装着し、内側足底神経から後脛骨神経へ刺激を伝導し速度を測定することで、その低下の程度により病状の進行度を知ることもできます。

〔図105〕足根管症候群に対する知覚電位誘導法

ただ多くは病因が特定できないため治療は通常保存的に行われ、周囲組織における高度な増殖性変化により神経に非可逆性の変性が生じているような場合には、観血的な絞扼部の切開による除圧あるいは神経剥離術が行われることもあります。

（注☆）　後脛骨神経が屈筋支帯（破裂靱帯）を抜けたあとで、内側足底神経・外側足底神経が、母趾（指）外転筋下でも絞扼を受けることもあります。

〔整復〕

後足部内反すなわち内がえし・前足部回内すなわち外がえしのマルアライメント（malalignment）がみられる場合には、先ず、第Ⅳ章 その競技に特有の外傷・障害への予防と整復 第1節 陸上 第2項 足底腱膜炎・足底筋膜炎 4．整復（足底腱膜炎・足底筋膜炎の要因となる扁平足〈過外がえし足すなわち過回内足を含む〉・開張〈拝〉足の整復）〈扁平足に対する安達の整復法〉〈扁平足に対する実践応用技法としての整復法〉〔第1段階：安達の整復〕（写真126）〔第2段階：安達の整復〕（写真127）〔第3段階【その1】（写真128）【その2】：微細整復（写真129）〕を実施し、次に前述の 第Ⅲ章 その

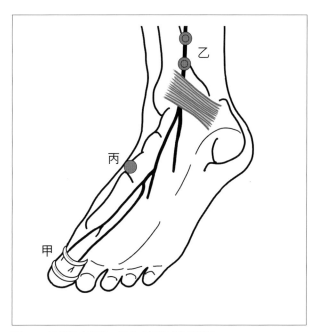

図105 足根管症候群に対する知覚電位誘導法
　　甲：刺激電極　乙：誘導電極　丙：接地電極

競技に特有で、その競技の名称を冠した外傷・障害（下肢編）第4節 テニス脚（Tennis leg）第5項 整復（中度整復法）〈踵骨に対する実践応用技法としての整復法Ⅰ〉（写真096）〈踵骨に対する実践応用技法としての整復法Ⅱ〉（写真097・098）を実施し、最後に、〈安達の足根管に対する実践応用技法としての整復法（注☆）〉を実施し、踵部を回内すなわち外がえししつつ、幅5.3 cm

第3節　足関節不安定症・足根管症候群・モートン神経腫

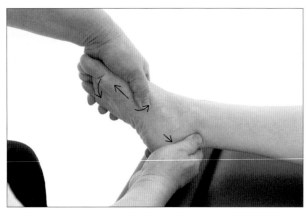
写真491

のエラスティック・テープを用い踵部内側から足関節外果前部へ引き上げ舟状骨粗面周囲すなわち足底弓蓋内側（縦）アーチ頂点付近で止めるか、外側ヒールウェッジを装着します。つまりこの場合も足部を構成する骨格について、それらが本来あるべき位置関係に整復（還元）されれば、足根管の通りも回復されるということが基本的な考え方なのです。

（注☆）これは、選手の底屈された後脛骨神経が真直ぐに通された足部前後を両手で把握し前後に持続対牽引しながら、後方の内側の手はそのままその踵部を支持しつつ、前方の外側の手の母指々腹でその舟状骨を底側から背側に持ち上げ、同部を支点として他の四指でその前足部に内反捻転を強制しつつ、足根管を開放する足根管症候群に対する最終的な微整復操作です。（写真491）

注：足根管症候群（tarsal tunnel syndrome）が足関節捻挫に続発し足関節に不安定性が残存するような場合には、先ず、前述の 第Ⅲ章 その競技に特有で、その競技の名称を冠した外傷・障害（下肢）第5節 フットボール足（footballer's ankle）第5項 整復 1. 予防的整復（距骨の底屈に対する実践応用技法としての整復法Ⅰ）（写真110）（距骨の背屈に対する実践応用技法としての整復法Ⅰ）（写真112）（距骨の底屈に対する実践応用技法としての整復法Ⅱ）（写真115・116）（距骨の背屈に対する実践応用技法としての整復法Ⅱ）（写真117・118）前述の 第Ⅲ章 その競技に特有で、その競技の名称を冠した外傷・障害（下肢編）第4節 テニス脚（Tennis leg）第5項 整復（中度整復法）〈足関節捻挫に対する実践応用技法としての整復法〉（写真100・101）を状況に応じ取捨選択し実施し、次に、前述の 第Ⅲ章 その競技に特有で、その競技の名称を冠した外傷・障害（下肢）第3節 テニス脚（tennis leg）第5項 整復における（重度整復法）（足関節のアライメントの整復Ⅰ）〈舟状骨および各中足骨底の上外側不全脱臼〔亜脱臼〕に対する入門実技としての整復法〉（写真102）〈舟状骨および各中足骨底の上外側不全脱臼〔亜脱臼〕に対する実践応用技法としての整復法〉（写真103・104）（足関節アライメントの整復Ⅱ）〈遠位脛腓関節離開の有無およびその程度を確認するための安達のテスト〉（写真105）〈遠位脛腓関節離開に対する安達の整復法―術者と助手の2人による方法―〉（写真106）〈遠位脛腓関節離開に対する安達の整復法―術者1人による方法―〉（写真107）を状況に応じ取捨選択して実施し、その上で上記の整復を実施します。

（モートン神経腫）

モートン神経腫は、1876年アメリカの外科医 Thomas George Morton によって始めて記載されたことから Morton 病とも呼ばれる疾患で、Morton 自身は第5中足骨周囲の靭帯の弛緩により歩行時に同部が上方へ移動することなどで第4・5中足骨間を通過する外側足底神経が絞扼神経障害（entrapment neuropathy）に陥り疼痛を生ずるものと考えました。

しかしその後第3・4中足骨間の症例も多数報告され、第3・4中足骨間を通過する内側足底神経から分枝した第3総底側趾（指）神経に対し、しばしば外側足底神経から分枝した総底側趾（指）神経の交通枝が入り込むことで同部の神経自体が太くなること、また第1・2・3中足骨はそれぞれ第1・2・3楔状骨と関節し、第4・5中足骨はそれぞれ立方骨と関節するため、第3・4中足骨間の動きが大きくなることなどによると考えられるようになってきています。

（図106）モートン神経種

そしてさらに Lassmann は神経鞘の肥厚による腫瘤を観察し神経腫というとらえ方そのものを批判しています。

かつて Tubby・Robert・Jones らは中足骨々頭における骨増殖・骨折後の仮骨組織・足底腱膜の線維腫などを観察しましたが、いずれにせよ中足骨の隆起の大きい選手は罹患しやすく、足趾（指）への放散痛特に第3・4中足骨間からの灼熱感・知覚障害および同足底部の圧痛が主症状であり、ときとして足関節方向への放散痛がみられることもあります。ただその場合には上記の足根管症候群との合併症の可能性も考慮しなければなりません。

なおモートン足（Morton's foot）と呼ばれるものがありますが、これは全くの別ものであり、モートン足（Morton's foot）はギリシャ人の足とも呼ばれるように母趾（指）が第2趾（指）より短いか、あるいは第2趾（指）が母趾（指）より長いため、第2中足骨々頭が母趾（指）球より先に着地するため同部に胼胝（タコ）を

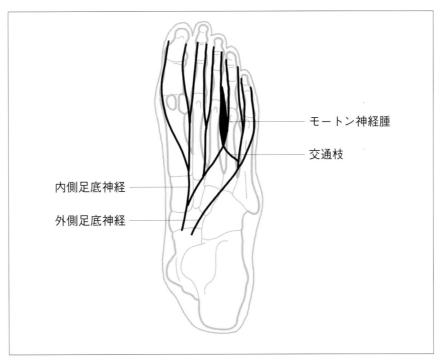
図106 モートン神経腫

生じたり、あるいはこれを防ごうと前足部を過度に回内（外がえし）したりすることで大腿部も過度に内旋してしまい、そのためさらに梨状筋をも過度に緊張させてしまうことで梨状筋症候群（注☆）に陥ったりするものです。

（注☆）梨状筋症候群とは、仙骨の前面における上位3つの前仙骨孔から起こり大転子の上縁に付着する梨状筋の下縁すなわち梨状筋下孔を、仙骨神経叢からの人体中最も強大な坐骨神経（後面筋群支配）が通る際、股関節の反復運動によって摩擦されたり、特に梨状筋の緊張あるいは収縮によって圧迫されたり絞扼されたりして坐骨神経痛あるいはその全麻痺などの坐骨神経損傷を生じているもののことです。

（整復）

前足部が平坦化した横軸扁平足（開張〈拝〉足）のマルアライメント（malalignment）がみられる場合には、第Ⅳ章 その競技に特有の外傷・障害への予防と整復 第1節 陸上 第2項 足底腱膜炎・足底筋膜炎 4．整復（足底腱膜炎・足底筋膜炎の要因となる扁平足〈過外がえし足すなわち過回内足を含む〉・開張〈拝〉足の整復）〈開張〔拝〕足の整復法〉（写真125）および（足底腱膜炎・足底筋膜炎の整復）〈足底腱膜炎・足底筋膜炎に対する緩和法〉の1）〜3）（写真149・150）を実施し、同足底の圧痛部にフェルトあるいはスポンジのパッドを挿入し、前足部にサーキュラーテープを巻くか、あるいは前足部の狭い靴が誘因になっていることもあるので前足部の広い靴に履きかえさせた上で、その中足骨頭間足底にmetatarsal padがあたり、その間が広がり前足部の横アーチが補完できるような靴敷を挿入します。

なおモートン足（Morton's foot）に対しては、Morton's extensionと呼ばれる母趾（指）の長さを足底から補完・支持できる足底板を挿入します。

注：前足部が平坦化した横軸扁平足（開張〈拝〉足）が弛緩性ではなく、ときとして拘縮性の場合がありますが、その場合には適度に 第Ⅳ章 その競技に特有の外傷・障害への予防と整復 第1節 陸上 第2項 足底腱膜炎・足底筋膜炎 4．整復（足底腱膜炎・足底筋膜炎の要因となる扁平足〈過外がえし足すなわち過回内足を含む〉・開張〈拝〉足の整復）〈開張〔拝〕足に対する実践応用技法としての整復法〉〔第1段階：剪断運動〕（写真146）〔第2段階：応用剪断運動〕（写真147）〔第3段階：往復運動〕（写真148）を状況に応じ取捨選択して実施して後、上記の（整復）（写真123）（写真124）（写真125）を行います。ただし拘縮傾向が強い場合には軽度に第3段階の往復運動を先に行い、次に第1段階の剪断運動・第2段階の応用剪断運動そして再び第3段階の往復運動の順で状況に応じ取捨選択して実施して後、上記の（整復）を行うようにします。なお要因としての縦軸扁平足傾向の強い場合には、上記の（整復）に先立って 第Ⅳ章 その競技に特有の外傷・障害への予防と整復 第1節 陸上 第2項 足底腱膜炎・足底筋膜炎 4．整復（足底腱膜炎・足底筋膜炎の要因となる扁平足〈過外がえし足すなわち過回内足を含む〉・開張〈拝〉足の整復）〈扁平足に対する安

達の整復法〉〈扁平足に対する実践応用技法としての整復法〔第1段階：安達の整復〕（写真126）〔第2段階：安達の整復〕（写真127）〔第3段階【その1】（写真128）【その2】：微細整復（写真129）〕を実施して後、上記の整復を行うべきことは言うまでもありません。

（骨盤からのバランスの乱れた歩行によって患部に体重負荷のみられる場合に対する実践応用技法）

先ず前述の 第Ⅲ章 その競技に特有で、その競技の名称を冠した外傷・障害（下肢編）第2節 ランナー膝（runner's knee）第5項 整復 における 3．膝蓋大腿関節・下肢アライメントの整復（下肢アライメントのための寛骨AS偏位に対する整復法）〈寛骨〔上前腸骨棘〕の前下方偏位に対する実践応用技法としての安達の整復法〔Adachi's adjustment of Pelvis〕〉（写真080）を左右両側に対し実施します。

次に前述の 第Ⅳ章 その競技に特有の外傷・障害への予防と整復 第2節 水泳 第2項 脊椎々弓分離症 4．整復（仙骨特に仙骨底前下方偏位に対する整復Ⅱ）〈実践応用技法としての安達の仙骨底前下方偏位に対する整復法〔Adachi's adjustment of anterior inferior sacral base〕〉（写真272）を左右両側に対し実施します。

最後に 第Ⅳ章 その競技に特有の外傷・障害への予防と整復 第2節 水泳 第1項 筋々膜性腰痛および椎間関節症候群 4．整復（実践応用技法としての腰方形筋腱炎に対する腰方形筋の整復法）（写真173・174・175・176）を 第Ⅳ章 その競技に特有の外傷・障害への予防と整復 第2節 水泳 第1項 筋々膜性腰痛および椎間関節症候群 4．整復【トピック】〔最近の水泳競技における高齢愛好者の増大に伴う手技的操作における対策について〕（高齢競技者における寛骨特に仙腸関節の偏位に対する整復）〈その3：寛骨の微調整 〉注：4）（実践応用技法としての仙腸関節の違和感に対する仙腸関節の弛緩法）の仙腸関節バージョン（写真187・188）を含め左右両側に対し実施し、膝関節の捻転によって患部に体重負荷のみられる場合には、第Ⅴ章 その他のスポーツ外傷・障害（下肢編）第1節 膝前十字靱帯損傷（整復）〈予防的整復〉―予防のための微整復―（写真487）を左右両側に対し実施します。

またモートン足（Morton's foot）によって梨状筋症候群にまで陥ってしまった場合には、前述の 第Ⅲ章 その競技に特有で、その競技の名称を冠した外傷・障害（下肢編）第2節 ランナー膝（runner's knee）第5項 整復 における 3．膝蓋大腿関節・下肢アライメントの整復（下肢アライメントのための寛骨AS偏位に対する整復法）〈寛骨〔上前腸骨棘〕の前下方偏位に対する実践応用技法としての安達の整復法〔Adachi's adjustment of Pelvis〕〉（写真080）・第Ⅳ章 その競技に特有の外傷・障害への予防と整復 第2節 水泳 第2項 脊椎々弓分離症 4．整復における〈実践応用技法としての安達の仙骨底前方偏位に対する整復法〈Adachi's adjustment of anterior inferior sacral base〉〉（写真272）および 第Ⅳ章 その競技に特有の外傷・障害への予防と整復 第2節 水泳 第3項 腰椎椎間板ヘルニア 4．整復〈実践応用技法としての坐骨神経痛緩和法〉（整復）における（実践応用技法としての梨状筋症候群に対する梨状筋への単独虚血性圧迫法）（写真290）・（実践応用技法としての梨状筋症候群に対する仙結節靱帯および仙棘靱帯の整復法）（写真291）・（実践応用技法としての梨状筋症候群に対する梨状筋の整復法）（写真292・293）の3つの整復が有効であり、運動療法としては、さらにその次の（実践応用技法としての梨状筋症候群に対する運動療法）（写真294）が推奨されます。

第4節　バレーダンス損傷[注☆]

ダンスにおいては、上肢が芸術的表現を担い、下肢が基礎的動作を担うため、ダンスにおける損傷は、専ら下肢が負うことになります。そこでこの第4節では、バレーダンス損傷として（長母趾〈指〉屈筋腱々鞘炎および種子骨炎）（距骨後突起障害および三角骨障害）（第5中足骨々折）（中足骨疲労骨折）（脛骨疲労骨折）（膝蓋骨脱臼）といったダンスにおいて受傷しがちな6つの下肢損傷について、それらの概説および整復について総括します。

換言すればバレーといってもクラッシックもあればモダンもあるように、ダンスといってもたとえばタカラジェンヌによる宝塚歌劇における歌劇的具現のためのダンスもあれば、民族舞踊における民族的表現のためのダンスもあれば、あるいはソーシャルダンスのように社交的交流あるいは競技のためのダンスもあります。そこでここではそうしたさまざまなダンスにおける他動のみならず独特の自動運動におけるさまざまな受傷パターンを考慮し、バレリーナによるバレー損傷としてだけではなくバレーダンサーによるバレーダンス損傷としてのさまざまなパターンを総括してみることにしたのです。

（注☆）　この第4節バレーダンス損傷をまとめるにあたっては、ダンステクニックとケガ Justin Howse・Shirley Hancock 著　小川正三監訳　白石桂子訳　大修館書店 およびダンサーズ　ヘルスケアブック　小川正三著　白石桂子画　大修館書店の両著を大いに参考にさせて

いただいたことを付記し、合わせて紙面を借りJustin Howse先生・Shirley Hancock先生・小川正三先生・白石桂子先生に深い敬意と謝意を表するものです。

〈長母趾〈指〉屈筋腱々鞘炎および種子骨炎〉

長母趾（指）屈筋は、腓骨後面下2/3およびその周囲の骨間膜に起始し、下腿下端から腱となって足関節内果後方では腱鞘の中をくぐり、踵骨の載距突起の下を通って足底にまわり込み母趾（指）の末節骨の底に付着します。

（図107）長母趾屈筋

そこで「長母趾〈指〉屈筋腱はバレーダンサーのアキレス腱」といわれるように、前足部で床を押して突き上げるルルヴェの練習を反復することで、まずその筋腱移行部が腱鞘の中まで引き込まれ出入りするようになると、次にこの腱は肥厚しそれに伴って腱鞘自体も太くなり、腱の肥厚に腱鞘がついていけなくなると狭窄性腱鞘炎に陥ります。さらに無理を重ねれば腱はささくれだち、ついにはその一部が切れて踊れなくなります。初期症状としては足関節内果後方に軽度の腫脹および圧痛がみられるようになります。

（図108）トウシューズで立つ（ポアント）
（図109）長母趾屈筋腱と腱鞘

また母趾（指）を屈曲させる筋肉には、このほか短母趾（指）屈筋もありますが、その短母趾（指）屈筋は、足底立方骨内側に起始し母趾（指）基節骨底の内外側に分かれて付着します。そしてその内外側に分かれた腱のそれぞれには、1つずつ種子骨（注☆）があり、それらの種子骨は、直接の荷重から短母趾（指）屈筋のそれぞれの腱を保護しています。

（図110）短母趾屈筋
（図111）種子骨

またそれらは、きわめて強く、バレーダンサーが完全な爪先立ちになるまでの、ハーフポアント（ドゥミポアント）・3/4ポアント・（フル）ポアントといったさまざまな段階のなかの、特にハーフポアント（ドゥミポアント）で、それら内外側の種子骨に全体重がかかり、さらに跳躍後の着地の際に、それらに強い衝撃がかかるのですが、それにもかかわらず滅多に受傷することがないのです。

（図112）ハーフポアント（ドゥミポアント）

ところがそれらの種子骨は、もともと軟骨でできていて12歳ごろから骨化するため、成人しても軟骨が残存しX線上それらの軟骨が骨折線のようにみえることがあります。ただそれらは、単に骨に軟骨が残存している分裂種子骨に過ぎないため疼痛の原因ではありません。同部周囲の局所的圧痛特に母趾（指）の他動的背屈時に強い圧痛が生ずるのは、それらの種子骨における種子骨炎によることがほとんどです。

（図113）種子骨の様々な形

（注☆）　内外1つずつあるはずの種子骨の内、内側の種子骨が

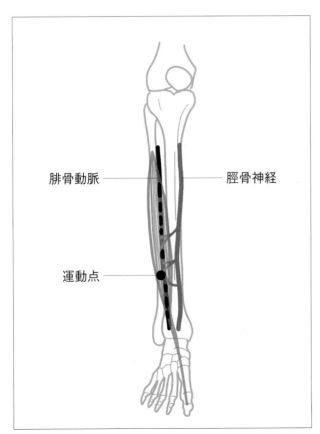

図107　長母趾屈筋

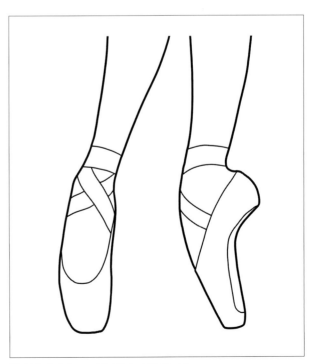

図108　トウシューズで立つ（ポアント）

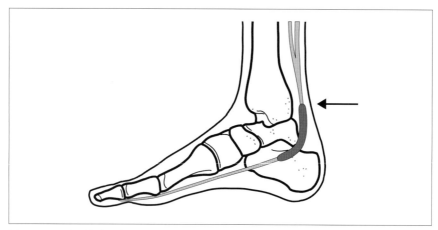

図109 長母趾屈筋腱と腱鞘

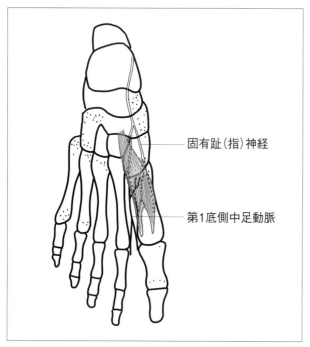

図110 短母趾屈筋

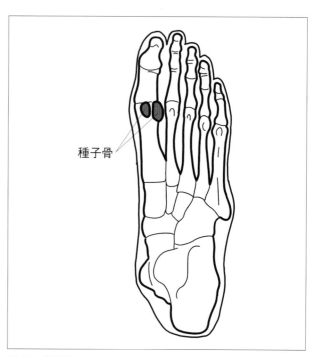

図111 種子骨
種子骨は第1中足骨頭部の下に通常あります

先天的に欠損している人が、およそ3～4％いますが、欠損していても全く問題はありません。

(整復)

〈長母趾〈指〉屈筋腱々鞘炎〉

1～2個月レッスンを休みます。その間は、下記の予防的緩和法を緩叙に実施し、同部へ通電しながらの足湯および同部への超音波療法等を実施します。また母趾(指)趾(指)節間関節を真っ直ぐ保つため下記のテーピングを実施します。

〔長母趾〈指〉屈筋腱々鞘炎に対する予防的緩和法（注☆）〕

前述の 第Ⅳ章 その競技に特有の外傷・障害への予防と整復 第1節 陸上 第2項 足底腱膜炎・足底筋膜炎 4．整復【トピック】〈外反母趾〈指〉に対する予防的整復法について〉〈扁平足に対する実践応用技法としての整復法〉（写真126）（写真127）（写真128）（写真129）および〈開張〔拝〕足の整復法〉（写真125）〈外反母趾〈指〉に対する安達の整復法〉（写真156）（写真157）（写真158）（写真159）を実施します。

(注☆) 腱だけでなく筋も腱鞘中に引きずり込まれ、その出入りによって腱の腫脹・疼痛が増悪しているような重症の場合には、基本的に手術による腱鞘切開の適応ですが、この〔長母趾〈指〉屈筋腱々鞘炎に対する予防的緩和法〕を試みるなら、〈扁平足に対する実践応用技法としての整復法〉（写真126）（写真127）（写真128）（写真129）および〈開張〔拝〕足の整復法〉（写真125）の実施のみにとどめ、〈外反母趾〈指〉に対する安達の整復法〉は実施しないものとします。

〔テーピング〕

幅2.6 cmのエラスティック・テープを用い、母趾

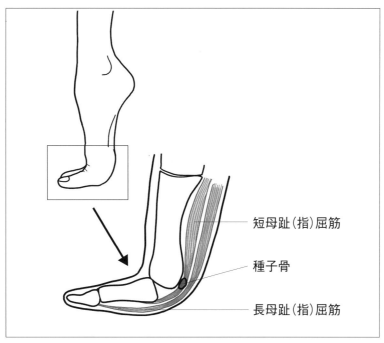

図112 ハーフポアント（ドゥミポアント）

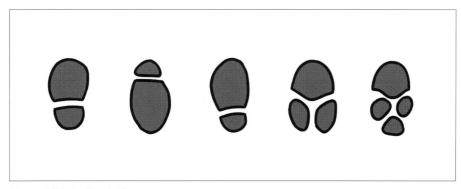

図113 種子骨の様々な形

（指）背側を外側から内側にぐるり半周巻き、母趾（指）底側から母趾（指）背側へ出たところで少し内側へ牽引をかけ足底に出て、足底を斜めに通り中足部外側に出て、そこから背側を通って中足部内側で終わります。

その後は、バーレッスンからはじめ、徐々にレッスン量を増やしていきます。それでもなおまだ疼痛が治まらなければ、腱鞘を切開する手術の適応になります。

〈種子骨炎〉

一時レッスンを控え安静にしていれば、長ければ数ヶ月かかることはあっても、ほとんどがよくなります。その間は、下記の緩和法を実施します。

〔種子骨炎に対する緩和法〕

前述の 第Ⅲ章 その競技に特有で、その競技の名称を冠した外傷・障害（下肢編）第4節 テニス脚（Tennis leg）第5項 整復（整復）（中度整復法）〈踵骨に対する実践応用技法としての整復法Ⅰ〉（写真096）〈踵骨に対する実践応用技法としての整復法Ⅱ〉（写真097・098）を実施します。

〔種子骨炎に対する安達の整復法〕

—第1段階—（（写真492）

1）術者は、ダンサーの患側の母趾〈指〉をその外側の母・示指で縦にはさみ、外反の程度に応じ無理のない範囲で、やや内反の方向、やや下方へ牽引をかけます。

2）同時に術者は、内側の手の母指でダンサーのその第1中足骨々頭に対し外側への押圧を加えます。

—第2段階—（写真494）

3）次に術者は、外側の手によるやや内反の方向、やや下方への牽引をそのままに、内側の手の四指でその頭底を持ち上げつつ、豆状骨でその第1中足骨々頭を押し下げます。

—第3段階（注☆）—（写真495）

4）最後に術者は、外側の手の母・示指間を、母指を

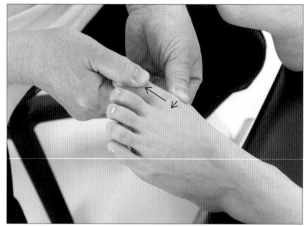

写真492

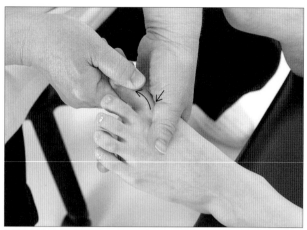

写真493

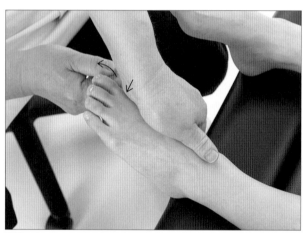

写真494

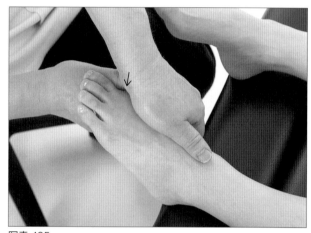

写真495

　上にダンサーの母・示趾〈指〉間に挿入し、母指々腹をその第1中足骨々頭に添え、その上に内側の手の豆状骨を乗せ、その第1中足骨頭を母指々腹と内側の豆状骨の両方で押し下げます。

（注☆）　筆者は、母指々腹と内側の豆状骨の両方で押し下げるところから、ハンドルネームすなわち呼称として"撞木（しゅもく）あるいは才槌（さいづち）落とし"と名付けました。

注：1）術者は、―第1段階― の2）の後において、内側の手掌を術者の方へ向け、その母・示指間でダンサーの第1中足骨々頭の内側に押圧を加えてもよい（写真493）。

2）なお DR. Andrew Taylor Still M.D.（DR. A.T. スティル M.D.）の Osteopathy Technique（オステオパシー・テクニック）にも中足指節関節について下記の技法があり、これを実施するのであれば、その後において上記を実施するようにすべきです。

　（①選手は背臥位にて、術者は患側に相対して立ち、頭側の手の母・示指間で第1中足骨々頭を把持し支持手とし、足側の手の母・示指間で第1基節骨底を縦に把持し整復手とします。②支持手の母指で第1中足骨々頭背側を支持する間、整復手で一旦第1基節骨底を背屈させその偏位を強調して後、牽引しつつ次いで圧迫しながら底屈を強制し、第1中足骨々頭が背屈したことを触知して後、中間位に戻します（写真496・497）。）

（距骨後突起障害および三角骨障害）

　距骨後突起障害および三角骨障害などは、総称して距骨後部症候群と一くくりに呼ぶことがあります。これらは、バレーダンサーが（フル）ポアントで極限まで足関節を底屈させる時、脛骨後部と踵骨後部間に距骨後部がはさまれ底屈が障害されるものです。通常この脛骨と距骨のなす角度すなわち脛距角は、側面から測定して150°程度ですが、ダンサーの場合160～165°程度にもなります。

　そしてその際、距骨後部周囲において底屈障害の原因となっているのが1）距骨後突起が大き過ぎる2）遊離骨として三角骨が存在する3）踵骨後部に突起が存在する4）変性により骨棘が存在するなどです。特に2）の

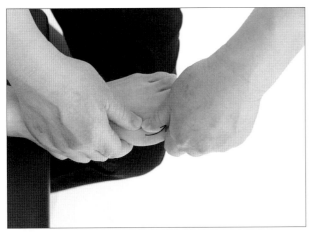
写真496

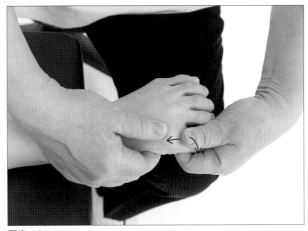
写真497

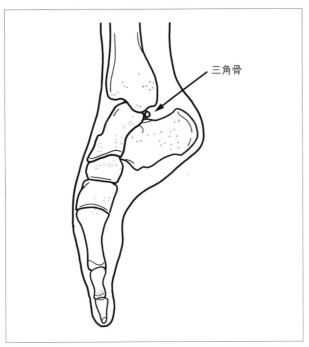
図114 三角骨

遊離骨としての三角骨は、ほとんどの場合1)の距骨後突起の疲労骨折によって生じます。また3)の踵骨後部の突起はきわめて稀であり、そして他が先天性の原因によるものであるのに対し、4)だけは反復損傷などによる後天性の原因によるものです。

（図114）三角骨
（図115）距骨

脛骨後部と踵骨後部間に距骨後部がはさみ込まれる時、当然のことながら足関節の関節包・その内側の滑膜および周囲の軟部組織もまたはさみ込まれ、そのはさみ込みの反復および衝撃の程度によって炎症が進行します。その結果距腿関節後部および腓腹筋アキレス腱移行部前面に疼痛を覚えたり、距腿関節後部に限局性の圧痛が生じたり、ときとして骨突起自体を直接触診できたりすることになります。サッカー選手などでも足関節を底屈しボールをキックしなければならないため、同様の症状を訴えることがありますが、バレーダンサーのなかにはレッスンの際の足関節前面のストレッチによって、特に足根中央前面の関節包・その内側の滑膜および周囲の軟部組織が漸次弛緩することで、またその周囲の筋群が強化されることで、足根中央前面が開くドアオープン（door open）を獲得し疼痛なく安定した動きができるようになることもあります。ただその場合そうしたドアオープン（door open）を獲得するまでの過程において、足関節前面および前外側の関節包・その内側の滑膜および周囲の軟部組織の緊張により疼痛を覚えたり、軽度の腫脹を伴ったりすることがあります。

（整復）

軽度のものについては、保存療法で炎症を抑えること

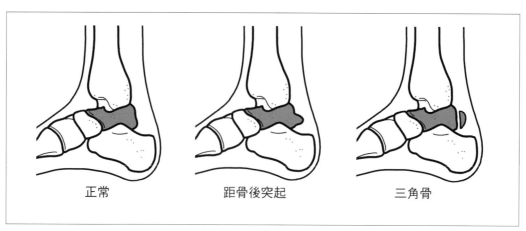

図115 距骨

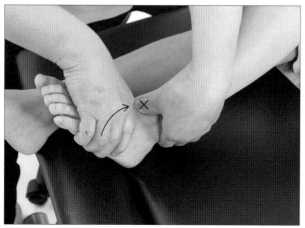

写真498

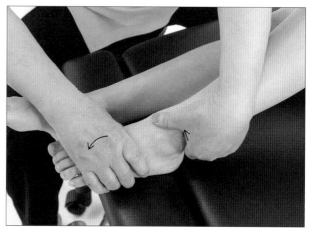

写真499

ができます。その場合には、休養をとりつつその間、下記の予防的緩和法を緩徐に実施し、同部へ通電しながらの足湯および同部への干渉波療法等を実施します。頑固な疼痛を反復したりダンサーとして十分な脛距角が出せなかったりした場合には、手術療法の適応になります。その場合には、障害となっている距骨後突起および三角骨などを摘出します。

手術後は、数日で背屈の自動運動を開始し、その後抵抗運動に移行します。中間位まで回復したら、バーを用いて股・膝両関節を屈曲し、体幹を自然に下ろしながら足関節を受動的に背屈させ、しかも膝・足両関節を外側に向けつつも、それらが同一線上を向くプリエ、さらに下りるハーフプリエ（ドミプリエ）そして一層下りるグランプリエを緩徐に長期間継続していきます。その目的は、術後6個月程度で瘢痕組織が収縮し同部が拘縮する傾向があるので、それを抑えるためです。ために線維の瘢痕硬化部に対し物理療法として60mwの半導体レーザー照射を継続する療法も有効といえます（例：30秒×12点／日）。

なお入院期間は、片側で1週間、両側で2週間程度が適当であり、1個月でバーレッスン、2個月で現役復帰が一応の目安です。

（距骨後突起障害および三角骨障害に対する予防的緩和法）（写真498・499）

1）ダンサー背臥位にて、術者は健側に相対して立ちます。

2）術者は、足側の手で患側の足背前足部を把握し、頭側の手の四指でその足関節後方を把握し母指を距骨前方にあて、示指をその距踵関節の距骨側にあてがいます。

3）術者は、その足背前足部を把握した足側の手で一旦背屈（伸展）を強制しつつ距骨に向けて頭側の手の母指で圧迫を加え、示指で距骨を後方から押し返し、次いで足側の手で底屈（屈曲）を強制しつつ頭側の手の示指で距骨を後方から一層押し返し押し出すことを数回繰り返します。

注：この技法は、DR. Andrew Taylor Still M.D.（DR. A.T. スティル M.D.）の Osteopathy Technique（オステオパシー・テクニック）の距骨の背屈に対する治療にヒントをえたものであることを付記し、合わせて紙面を借り DR. Andrew Taylor Still M.D.（DR.

A.T. スティル M.D.) に深い敬意と謝意を表するものです。

(第5中足骨々折)

昔は通常の生活においても下駄骨折といわれたほどに下駄を履いて踏み外し足関節を回外すなわち内がえしし短腓骨筋腱の急激な収縮力によって、この第5中足骨基底部を裂離骨折すなわち剥離骨折することがよくありました。この場合の症状としては、同部に限局性の圧痛および内出血による腫脹がみられ、疼痛としては骨長軸における軸圧痛・牽引痛および荷重痛などがあり、足関節回外すなわち内がえしの制限および背外側への凸変形などがみられます。

(図116) 短腓骨筋

バレーダンサーの骨折としても最も頻度の高いのが、この第5中足骨の骨折です。ただバレーダンサーの場合には、(フル)ポアントあるいはハーフポアント（ドゥミポアント）から足関節を回外すなわち内がえしするため、第5中足骨の中央より前方の遠位骨幹端において斜めあるいは螺旋状に骨折します。そこで特にこれらをバレー骨折と呼ぶ人もいます。

また社交ダンスあるいはハイヒールなどを原因として足関節の回外すなわち内がえしを反復することで、第5中足骨の根元の近位骨幹端を横骨折することもあります。これは、分類上疲労骨折に含まれ特にジョーンズ（Jones）骨折と呼ばれます。この第5中足骨の疲労骨折については、足関節の外側の靱帯における重度の捻挫により足関節腓骨側のコントロールが利かなくなった時期に、無理にレッスンを再開し第5中足骨に負担をかけることが誘因になるという人もいます。

いずれにせよ下駄骨折・バレー骨折は1個月程度で骨癒合するのに対し、このジョーンズ（Jones）骨折は骨癒合が遷延したり、あるいは偽（仮）関節になったりすることが少なくなく、両者を鑑別することがきわめて重要になります。

(図117) 第5中足骨の骨折

(整復)

バレーダンサー背臥位にて助手に患側の下腿遠位部を把握させ、術者は健側に相対して立ち、足側の手で患側の前足部を把握し、頭側の手でその踵部を把握し、術者の頭側の母指々腹を近位骨折端にあてがい、術者の足側の母指々腹を遠位骨折端にあてがい、その前足部に回外すなわち内がえしを強制した上で再び前足部を中間位に戻し整復します。

整復後は、同部に圧迫綿花枕子あるいはパッドをあて、

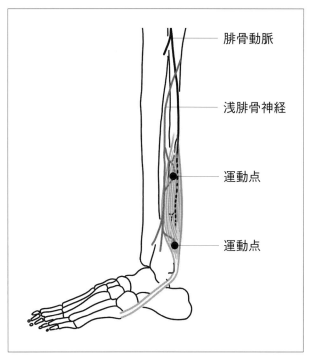

図116 短腓骨筋

アンダーラップを巻き、（次に巻くハーフ・スターアップのため、）そのかけ始めとかけ終わりにそれぞれハーフとフルのサーキュラーアンカーをかけ、それら圧迫綿花枕子あるいはパッドを包み込みながら回内すなわち外がえし方向へハーフ・スターアップを数本かけ、再び同様のアンカーでとめ、足関節背底屈0°の中間位に固定します。次いで同部から足底までを湿めらせた厚紙副子でおおい、その足底に足底板をあてがい、（必ず有褥すなわち下巻き〈ギプステクター〉を巻き、場合によってはギプスヒール8号〔下駄型ヒール〕を付けた）キャストシャーレ（シャーレ蓋をしてもよい）あるいはクラメル副子で下腿下1/3から趾（指）尖近位までを3～4週間固定します。

両松葉杖による免荷歩行から開始し、1週目より片松葉杖による30％患肢荷重歩行へ、1周～10日目より趾（指）尖屈伸運動を開始し、10日目より片松葉杖による50％患肢荷重歩行へ、2週目より片松葉杖歩行を終了し、3週目より厚紙副子・足底板・キャストシャーレあるいはクラメル副子を除去し、24日目より圧迫綿花枕子あるいはパッドおよびテーピングを除去します。

一般に予後は良好ですが、ただ背外側への凸変形が残存すると足部横径が増大し靴歩行時に同部に疼痛・圧痛を覚える場合がありますので注意を要します。そのためこの時期（24日目以降）に下記の予防的緩和法を緩徐に実施する場合もあります。

なおジョーンズ（Jones）骨折については、遷延治癒あるいは偽（仮）関節を避けなければならず、特に骨折

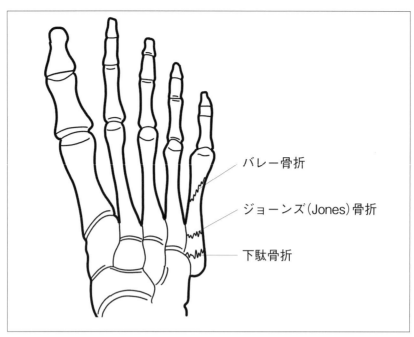

図117 第5中足骨の骨折

線が明確な場合など内固定あるいは骨移植といった観血療法すなわち手術療法の適応になります。

(第5中足骨々折に対する予防的緩和法)

再び上記の整復操作を第5中足骨の基底部・(根元の) 近位骨幹端・(中央前方の) 遠位骨幹端の3個所に対して緩徐に実施した上で (写真500・501・502)、下記の予防的緩和法を緩徐に実施します。

前述の 第Ⅳ章 その競技に特有の外傷・障害への予防と整復 第1節 陸上 第2項 足底腱膜炎・足底筋膜炎 4.整復 (足底腱膜炎・足底筋膜炎の要因となる扁平足〈過外がえし足すなわち過回内足を含む〉・開張〔拝〕足の整復)〈開張〔拝〕足に対する実践応用技法としての整復法—固着・癒着の傾向が強い場合—〉〔第2段階：応用剪断運動〕1) ～5) すなわちその第5中足骨 (写真147) についてのみを実施します。

(中足骨疲労骨折)

(フル) ポアント・ハーフポアント (ドゥミポアント) のレッスンに応じ、特に第2中足骨の基部・骨幹部および第3中足骨の骨幹部等は、肥厚し太くたくましくなります。しかしその間、それらの部位においては実際には疲労骨折が反復されていて、それらが (フル) ポアント・ハーフポアント (ドゥミポアント) に耐えられるほどに増強することで、バレーダンサーも自ずと疼痛を訴えなくなることがよくあります。そしてそうしたことは、15～16歳から20歳前後に多くみられるものの、X線上不全骨折線等異常はほとんどみられず、骨シンチグラムにわずかにそれらのホットスポットすなわちラジオアイソトープの集積像がみられる程度です。X線上に不全骨折線等異常がみられるためには、発症後少なくとも10～14日経過していなければなりません。ただ中足骨は皮膚表面に近いため同部に限局性の熱感・腫脹・圧痛またときとして肥厚が存在し、触診により容易にそれらを確認することができます (注1) (注2)。

そこでそうした (フル) ポアント・ハーフポアント (ドゥミポアント) に耐えられる太くたくましい中足骨を獲得するためには、幼児からバレーを開始すべきだという人がいます。そうすれば15～16歳までにダンサーとしての中足骨の肥厚が獲得できるというのです。事実その場合第2中足骨における硬い骨皮質は、一般の人に比べおよそ1.8 mmも厚くなっているといいます。ただそのようにして獲得した中足骨の肥厚も、引退後は徐々に消失し通常の状態にまで戻ってしまいます。いずれにせよダンサーの疼痛は徐々に増強し、無理に (フル) ポアント・ハーフポアント (ドゥミポアント) しようとすると、さらに一層疼痛が増強するため、そうした場合には1～2個月は無理なレッスンを避けることによって自然治癒するのであって、その間反復する外力があれば疲労骨折もまた反復し、ときとして過剰な仮骨が形成されることにも留意しておかなければなりません。

換言すれば過労性骨障害の状態では炎症と自然治癒の反復だけであっても、炎症に自然治癒が追いつかず不全骨折が生ずれば疲労骨折の状態であり、さらにその疲労骨折が反復されれば過剰仮骨も形成され、疼痛によりバレーの続行が不能となり休養をとらざるえなくなり、そ

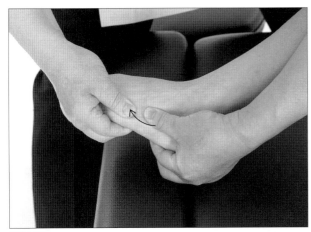
写真 500

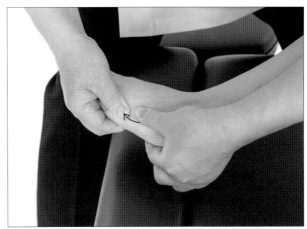
写真 501

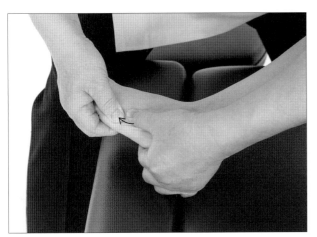
写真 502

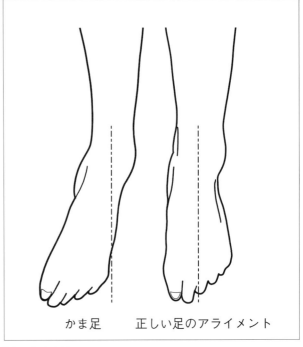
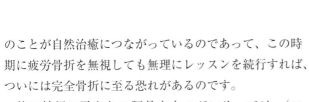
図 118 かま足

のことが自然治癒につながっているのであって、この時期に疲労骨折を無視しても無理にレッスンを続行すれば、ついには完全骨折に至る恐れがあるのです。

特に外側に弓なりの脛骨をもつダンサーでは、（フル）ポアント・ハーフポアント（ドゥミポアント）の際かま足となり、足関節の弱さとあいまって修正しない限り第2中足骨に疲労骨折を起こしやすくなります。

（図118）かま足

そしてその傾向は、足趾（指）および中足骨の長さの相違により大きく影響を受けます。たとえば第2から第5にかけて足趾（指）および中足骨が顕著に短くなっていくような場合では、特にハーフポアント（ドゥミポアント）が不安定になるため、安定のため第2・第3中足骨に荷重すべきです。そのような場合でなければ、（フル）ポアントにおいては、中足骨は5本あるため荷重が分散し、逆に疲労骨折が第4および第5中足骨に起こることもあります。なかでも第2および第3中足骨が長かったり、あるいは第1中足骨が短かったりすると第2および第3中足骨にもろに荷重が集中するため、特にそれらに疲労骨折が起こりやすくなります。逆に第1中足骨に起こるようなことは、そこに余程荷重が集中するようなダンスをしない限りきわめて稀です。

（注1） 第2中足骨頭あるいは第3中足骨頭が徐々に扁平・変形し疼痛・腫脹を呈するものは、特に報告者の名に因んでフライバーグ（Freiberg）病（報告1914年）あるいは第2ケーラー（Kohler）病（報告1915年）と呼ばれます。

（注2） 例えば観察者の手と耳あるいは打腱槌と聴診器を用い、同部位を挟んでその中足骨の遠位の1点を観察者の指先で弾くかあるいは打腱槌で叩打し、その中足骨の近位の1点あるいは遠位足根骨（第1～3楔状骨・立方骨）・近位足根骨（舟状骨・距骨・踵骨）までの2骨以上の複数の骨をまたいだ2点を用い、音波の伝導状況を健側と比較するチェック方法が考えられます。

（整復）

まず予防の観点から外側に弓なりの脛骨の場合、バレ

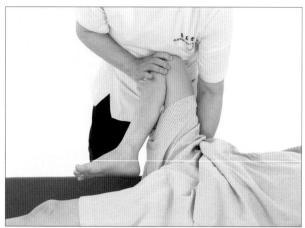
写真503 大殿筋①

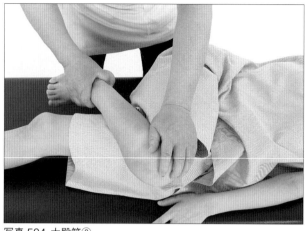
写真504 大殿筋②

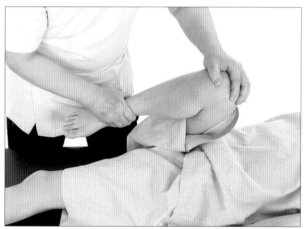
写真505 中殿筋①

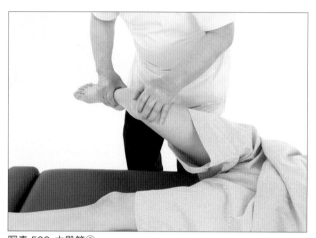
写真506 中殿筋②

－ダンサーとしては、内転筋・ハムストリングおよび殿筋等大腿周囲の outer muscle のトレーニングを実施し、下肢の上部を安定させるべきであり、術者としては、腓腹筋等下腿の outer muscle の内外側を均等に強化させ、その上で足のポジションを最善の状態すなわち足と下腿（足趾〈指〉→第2・3中足骨→楔状骨→舟状骨→距骨→脛骨）が一直線になるよう修正し、同時に術者による下記の各筋群の整復を実施し、さらに術者による下記の修正を実施します。

（大内転筋等内転筋群の緊張に対する実践応用技法としての整復法）

前述の 第Ⅲ章 その競技に特有で、その競技の名称を冠した外傷・障害（下肢編）第3節 平泳ぎ膝（Breast stroker's knee）第5項 整復 2．大腿四頭筋・大内転筋等内転筋群・内側ハムストリングの硬結〈大内転筋等内転筋群の緊張に対する実践応用技法としての整復法〉（写真081・082）を実施します。

（ハムストリング〈内側から半腱様筋・半膜様筋・大腿二頭筋〉の緊張に対する実践応用技法としての整復法）

前述の 第Ⅲ章 その競技に特有で、その競技の名称を冠した外傷・障害（下肢編）第1節 ジャンパー膝（Jumper's knee）第5項 整復 2．大腿四頭筋・ハムストリングの硬結における（大腿四頭筋・ハムストリング整復法）（ハムストリング〈内側から半腱様筋・半膜様筋・大腿二頭筋〉の緊張に対する実践応用技法としての整復法）（写真059・060・061・062）を実施します。

（大殿筋等殿筋群の緊張に対する実践応用技法としての整復法）（写真503・504・505・506・507・508）

1）ダンサー背臥位にて、術者は患側に相対して立ち、頭側の手を患側の骨盤にある大殿筋起始部にあてがいます。
2）次に術者は、足側の手で患側の膝を把握し、その膝関節を屈曲させ股関節を外転（注1）・屈曲（注2）させ、大殿筋起始部が弛緩したら同部に向けて圧迫（注3）を加えつつ、その股関節を内転（注4）させ、その膝関節を健側の膝の方向へ下ろします。

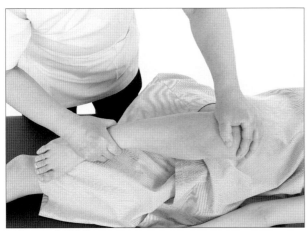
写真507 小殿筋①

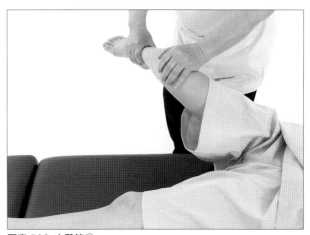
写真508 小殿筋②

（注1） 中殿筋では、内転し、小殿筋では、健側の大腿を越えて内転します。
（注2） 中・小殿筋では、ここで術者の頭側の手を骨盤からその膝に移し、足側の手でその足関節を把握し、その股関節を内転させることで、大腿をやや外旋もさせます。
（注3） 中・小殿筋では、中・小殿筋起始部が弛緩したら同部に向けて垂直あるいは垂直に近い方向からの圧迫を加えます。
（注4） 中・小殿筋では、その股関節を外転させることで、大腿をやや内旋もさせつつ、その膝関節を術者の足側の手で伸展させます。

注：つまり大・中・小殿筋となるに従って、股・膝関節の屈曲・内転の角度が、より浅くなっていくわけです。

（足と下腿が一直線になるための修正）

前述の 第Ⅲ章 その競技に特有で、その競技の名称を冠した外傷・障害（下肢編）第4節 テニス脚（Tennis leg）第5項 整復 3．受傷断裂の程度が軽度・中度の場合の整復における（整復）（足関節アライメントの整復Ⅱ）〈遠位脛腓関節離開の有無およびその程度を確認するための安達のテスト〉（写真105）〈遠位脛腓関節離開に対する安達の整復法—術者と助手の2人による方法—〉（写真106）あるいは〈遠位脛腓関節離開に対する安達の整復法—術者1人による方法—〉（写真107）を実施します。

（図119）足と下腿
注：膝関節の捻転によって患部に体重負荷のみられる場合には、第Ⅴ章 その他のスポーツ外傷・障害（下肢編）第1節 膝前十字靱帯損傷（整復）〈予防的整復〉—予防のための微整復—（写真487）を左右両側に対し実施します。

疼痛が増強している期間は無理をせず休養をとりつつ、その間、下記の予防的緩和法を緩徐に実施し、同部へ通電しながら足湯を実施します。疲労骨折のままレッスン

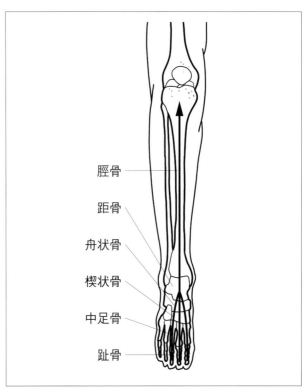
図119 足と下腿

を続行した場合には、その無理をした期間が長いほど治癒までの期間も長くなり数個月かかることもあります。しかし通常完全骨折にまで至っていない限り、保存療法によって数個月以内にほぼ全例が治癒するといって大過ではありません。

（中足骨疲労骨折に対する予防的緩和法）
〈第1段階〉

先ず前述の 第Ⅲ章 その競技に特有で、その競技の名称を冠した外傷・障害（下肢編）第4節 テニス脚（Tennis leg）第5項 整復 3．受傷断裂の程度が軽度・中度の場合の整復における（足関節のアライメントの整復Ⅰ）〈舟状骨および各中足骨底の上外側不全脱臼〔亜

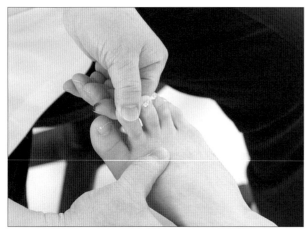
写真509 上方→下方

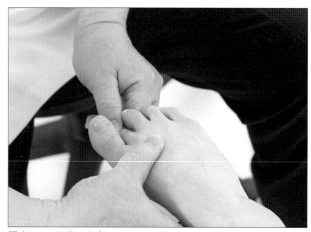
写真510 下方→上方

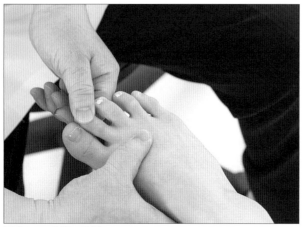
写真511 内側→外側

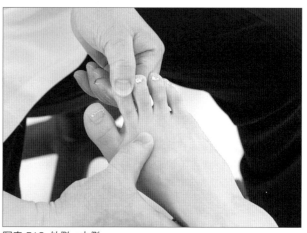
写真512 外側→内側

脱臼〕に対する実践応用技法としての整復法〉（写真103・104）を実施します。

〈第2段階〉
　次に前述の 第Ⅳ章 その競技に特有の外傷・障害への予防と整復 第1節 陸上 第2項 足底腱膜炎・足底筋膜炎 4．整復（足底腱膜炎・足底筋膜炎の要因となる扁平足〈過外がえし足すなわち過回内足を含む〉・開張〈拝〉足の整復）〈楔状骨の底側偏位に対する整復法〉〔第1段階〕（写真136）〈立方骨の底側偏位に対する整復法〉〔第1段階〕（写真140・141・142）〈開張〔拝〕足に対する実践応用技法としての整復法―固着・癒着の傾向が強い場合―〉〔第3段階：往復運動〕（写真148）〔第1段階：剪断運動〕（写真146）〔第2段階：応用剪断運動〕（写真147）〔第3段階：往復運動〕（写真148）〈開張〔拝〕足の整復法〉（写真147）を実施します。

〈第3段階〉（写真509・510・511・512・513・514・515）
　最後に下記の（中足骨疲労骨折に対する予防的緩和法）を実施します。

1）ダンサー背臥位にて、術者は、患側に頭側を向いて立ちます。
2）術者は、内側の手でダンサーの患側の踵を把握し、その手の母指々先をその中足骨頭にあてがい外側の手の母・示指で、その基節骨を把持します。
3）次に術者は、先ず外側の手の母・示指で、その基節骨をある程度牽引しながら上方から下方へ、下方から上方へ、内側から外側へ、外側から内側へ緩徐に可動性を付加します。
4）次に術者は、内側の手の母指々先を支点として、外側の手の母・示指で、その基節骨を一層牽引しながら、さらに下方へ鋭く引きます。
5）術者は、最後に外側の手の母・示指で、その基節骨を一旦上方へ引き、そこから内側の手の母指々先を支点とするその中足骨頭に対し圧迫を加えつつ、その基節骨を下方へ今度は緩徐に引きます。
注：上記の（中足骨疲労骨折に対する予防的緩和法）
　〈第3段階〉の技法は、DR.Thomas F. Bergmann D.C.（DR.トマスF.バーグマンD.C.）の中足趾節間関節の長軸伸延、内・外旋ならびにA―P、P―A、

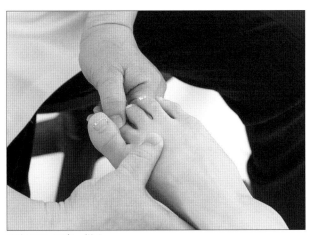
写真513 下方　鋭く

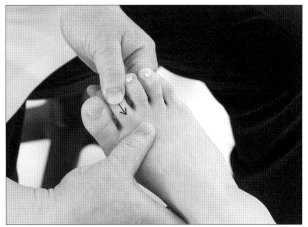
写真514 上方

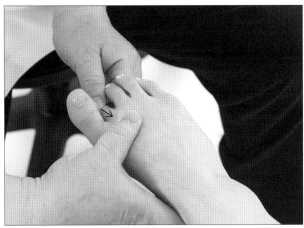
写真515 下方

L—M、M—Lすべりの評価、DR. Joseph Janse D.C.（DR. ジョセフ・ジェンシー D.C.）の指節—中足骨分離法および DR. Andrew Taylor Still M. D.（DR. A.T. スティル M.D.）の中足指節関節の Osteopathy Technique（オステオパシー・テクニック）にヒントをえたものであることを付記し、合わせて紙面を借り DR.Thomas F. Bergmann D. C.（DR. トマス F. バーグマン D.C.）・DR. Joseph Janse D.C.（DR. ジョセフ・ジェンシー D.C.）および DR. Andrew Taylor Still M.D.（DR. A.T. スティル M.D.）に深い敬意と謝意を表するものです。

（脛骨疲労骨折）

脛骨における疲労骨折の好発部位は、下1/3・中1/2ときとして上1/3の3個所であり、左右対称に起こることも稀ではありません。前記の中足骨疲労骨折は、疾走型すなわち runner's type であり、ランニングが主因であるため比較的治癒しやすいのに対し、脛骨疲労骨折は、跳躍型すなわち jumper's type であり、ジャンプが主因であるため比較的治癒しにくいということがいえます。

特に中間位において大腿と下腿が180°以上に過伸展する反張膝の場合、もっといえば弓なりに後方へ反り返った膝によって重心が後方にかかる場合、その結果として上記の脛骨の個所に負荷がかかり疲労骨折が起こりやすくなります。そしてそうした反張膝では、膝そのものが20°以上過伸展することさえあるため、バレーダンサーとしては重宝がられる一方、大腿を引き上げる動きで膝を真っ直ぐに保たせ、それ以上に膝の過伸展を助長させないようにすることが脛骨疲労骨折予防の観点から重要になります。また外側へ弓なりになった脛骨も特に下1/3の個所で疲労骨折を起こしやすいということができます。

（図120）反張膝

いずれにせよ脛骨疲労骨折は、その初期において上記の中足骨疲労骨折同様、X線上不全骨折線等異常はみられず、骨シンチグラムにそれらのホットスポットすなわちラジオアイソトープの集積像がみられるだけであり、X線上その前面に不鮮明ながら横走した骨透過像がみられるまでには、発症後少なくとも4～6週が、鮮明に横走した骨透過像がみられるまでには、通常4～5個月が経過していなければなりません。ただ脛骨も中足骨同様、皮膚表面に近いため疲労骨折がある程度進行していれば、それらの個所に硬い皮質の肥厚・部分的熱感およびごく一部に圧痛が存在し、注意深く触診していくことによってそれらを確認することができます（注☆）。

（図121）脛骨の疲労骨折

また脛骨疲労骨折は複数におよぶこともあり、それらが上記のように発症後少なくとも4～6週以上、通常4～5個月が経過しX線上に出現し、さらに進行しダンスにおけるジャンプ等をきっかけとして完全骨折に進行することさえあります。

なお類似疾患に骨膜下血腫があります。これは格技す

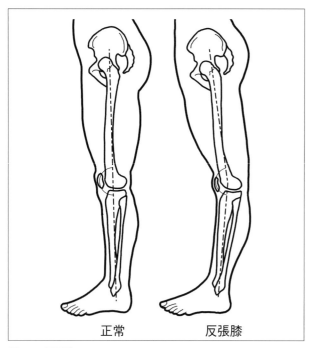

図120 反張膝

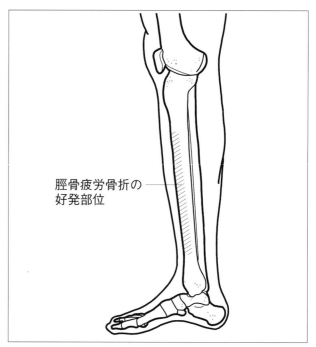

図121 脛骨の疲労骨折

なわち格闘技などにおいて、直接的な攻撃すなわち打撃等を受けることによって生ずる骨の打撲であって、骨と骨膜との間に内出血した血液が鬱血した血腫すなわち血の瘤（こぶ）ができ、骨から骨膜が遊離して疼痛を覚えるものです。

（図122）骨膜下血腫

ただこれも不用意な穿刺等によって感染を招いて骨膜炎に至ることもありますのでその点注意を要します。そうしたことさえなければ通常の打撲に対する処置によって、内出血し鬱血した血液は血腫すなわち血の瘤（こぶ）となって周囲の組織に吸収されるか、あるいは血腫が残存すればその血液が骨腫すなわち骨の瘤（こぶ）に変化します。

さらに脛骨疲労骨折は、ときとしてコンパートメント症候群における前区画症候群と誤診されることもありますのでその点も注意を要します。

（注☆）例えば観察者が打腱槌と聴診器により脛骨が長（管状）骨であることの特性を生かし、同部位を挟みその内果から内側顆あるいは脛骨粗面までの２点を用い、健側と比較することが考えられます．。なぜなら通常患側の骨伝導は比較的鈍く低い湿潤な音波であるのに対し、健側の骨伝導は比較的鋭く高い乾燥した音波であることにより完全骨折であれ不全骨折であれ、その程度に応じ鑑別しうる程度の骨伝導上の相違として聴取しうるものだからです。

（整復）

予防の観点からは、まずジャンプにおける着地の際、

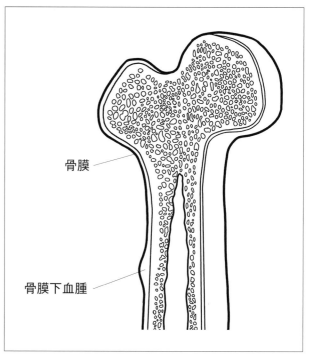

図122 骨膜下血腫

爪先から踵へ緩徐なプリエで順に下りることで緩衝すべきです。次に反張膝の場合、バレーダンサーとしては、内転筋・内側広筋・ハムストリングおよび殿筋等大腿周囲の outer muscle のトレーニングを実施し、同時に術者による下記の各筋群の整復を実施し下肢の上部を安定させるべきであり、術者としては、腹筋・僧帽筋および広背筋等体幹の outer muscle を強化させ、さらに胸式呼吸させることで胸の上部で呼吸することから来る体幹上部の緊張を解放させ、同時にそれが胸郭周囲の inner

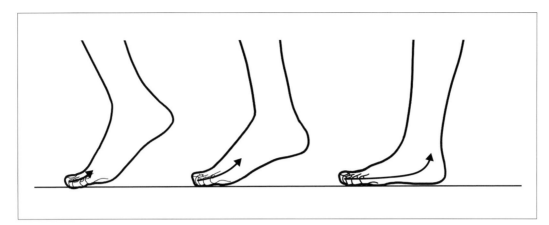

図 123 踵から下りると下腿に衝撃が加わる

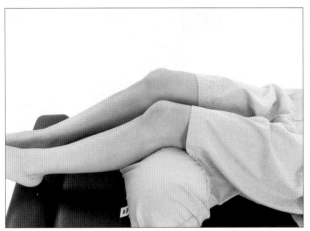

写真 516

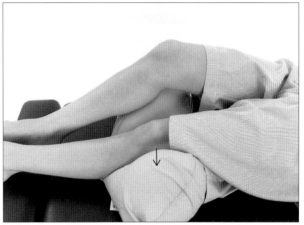

写真 517

muscle のトレーニングにもなることで全体として前弯の不良姿勢を矯正します。そのため術者としても下記の用手人工呼吸法を実施します。

　（図 123）踵から下りると下腿に衝撃が加わる

（大内転筋等内転筋群の緊張に対する実践応用技法としての整復法）

　前述の 第Ⅲ章 その競技に特有で、その競技の名称を冠した外傷・障害（下肢編）第 3 節 平泳ぎ膝（Breast stroker's knee）第 5 項 整復 2．大腿四頭筋・大内転筋等内転筋群・内側ハムストリングの硬結〈大内転筋等内転筋群の緊張に対する実践応用技法としての整復法〉（写真 081・082）を実施します。

　（この間にもし内側広筋の強化を図るのなら、患側膝関節軽度屈曲位〈膝窩に枕子を挿入し 30°〉から伸展位〈0°〉を 1 回 5 秒、10 回 3 セットを実施します。）（写真 516・517）

（大腿四頭筋の膝伸展機構に対する実践応用技法としての整復法）

　前述の 第Ⅲ章 その競技に特有で、その競技の名称を冠した外傷・障害（下肢編）第 1 節 ジャンパー膝（Jumper's knee）第 5 項 整復 2．大腿四頭筋・ハムストリングの硬結（大腿四頭筋・ハムストリング整復法）（大腿四頭筋の膝伸展機構に対する実践応用技法としての整復法）（写真 057・058）と同様です（注☆）。

　　（注☆）　但し、この際、特に内側広筋に効かせようと思うのならより外側に屈曲するようにすべきです。

（ハムストリング〈内側から半腱様筋・半膜様筋・大腿二頭筋〉の緊張に対する実践応用技法としての整復法）

　前述の 第Ⅲ章 その競技に特有で、その競技の名称を冠した外傷・障害（下肢編）第 1 節 ジャンパー膝（Jumper's knee）第 5 項 整復 2．大腿四頭筋・ハムストリングの硬結における（大腿四頭筋・ハムストリング整復法）（ハムストリング〈内側から半腱様筋・半膜様筋・大腿二頭筋〉の緊張に対する実践応用技法としての整復法）（写真 059・060・061・062）を実施します。

（大殿筋等殿筋群の緊張に対する実践応用技法として

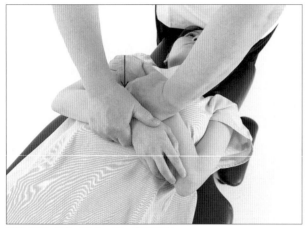

写真518 ジルベスター法 ①呼気相

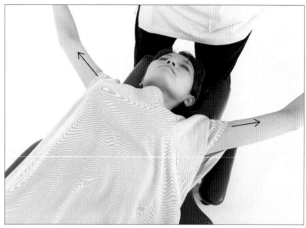

写真519 ジルベスター法 ②吸気相

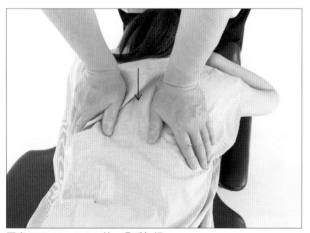

写真520 ニールセン法 ①呼気相

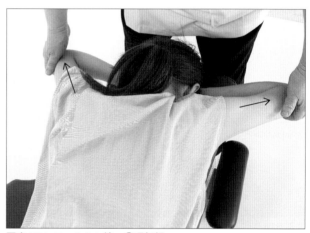

写真521 ニールセン法 ②吸気相

の整復法）

前述の 第Ⅴ章 その他のスポーツ外傷・障害（下肢編）第4節 バレーダンス損傷（中足骨疲労骨折）（整復）における（大殿筋等殿筋群の緊張に対する実践応用技法としての整復法）（写真503・504・505・506・507・508）を実施します。

（胸の上部で呼吸することによる体幹上部の緊張からの解放のための用手人工呼吸法）
〈ジルベスター〔Silvester〕法〉（写真518・519）
〈呼気相〉
1 ）ダンサー背臥位にて、術者はダンサーの頭側に足側を向いて立ち、左右の手でそれぞれその左右の手関節をとって、その正中線と乳頭結合線の交点におきます。
2 ）術者は、術者の頸切痕の真下にその交点が来るように上体をかぶり、両肘を伸ばしたまま体重を乗せ、その胸部を圧迫します。
〈吸気相〉
3 ）術者は、左右の手関節をとったまま外側に半円を描きつつ、術者の両側に十分引き寄せます。これを反復します。

〈ニールセン〔Nielsen〕法〉（写真520・521）
〈呼気相〉
1 ）ダンサー腹臥位にて、その両肘を屈曲させ、下の手背に上の手掌を重ねさせ、その上にダンサーの前額部を乗せさせます。
2 ）術者はダンサーの頭側に足側を向いて立ち、術者の左右の手掌をそれぞれダンサーの左右の肩甲骨下角におきます。
3 ）術者は、術者の頸切痕の真下にその脊柱棘突起稜線と肩甲骨下角結合線の交点が来るように上体をかぶり、両肘を伸ばしたまま体重を乗せ、その背部を圧迫します。
〈吸気相〉
4 ）術者は、左右の手でそれぞれその左右の上腕遠位をとって、術者の両側上方へ引き上げることによって自らも胸を張りその胸郭を拡張します。これを反復します。

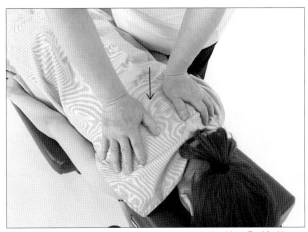
写真522 シェーファー・エマーソン・アイヴィ法 ①呼気相

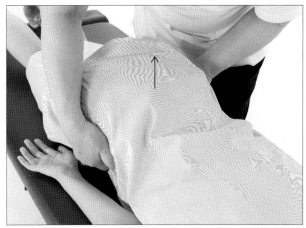
写真523 シェーファー・エマーソン・アイヴィ法 ②吸気相

注：このニールセン（Nielsen）法は、Holger Nielsenによって、下記のシェーファー（Schaefer）法を改良して考案された方法で、背圧迫腕上げ法（press back and lift arm method）とも呼ばれ、原法では重ね合わされた手の上には顎を乗せるべきところ、ここではその目的に応じ、頚部に負担をかけないように前額部を乗せさせます。

〈シェーファー・エマーソン・アイヴィ法〉（写真522・523）
〈呼気相：シェーファー〔Schaefer〕法〉
　1）ダンサー腹臥位にて、術者はダンサーの側方に頭側を向いて立ち、左右の手掌をそれぞれダンサーの左右の肩甲骨下角におきます。
　2）術者は、術者の頚切痕の真下にその脊柱棘突起稜線と肩甲骨下角結合線の交点が来るように上体をかぶり、両肘を伸ばしたまま体重を乗せ、その背部を圧迫します。
　注：ここまでは胸式呼吸ですが、ここからは腹式呼吸の要素が入ります。そこでこの〈シェーファー・エマーソン・アイヴィ法〉を実施しない選択もあり得ます。
〈吸気相：エマーソン〔Emerson〕法〉
　3）術者は左右の手で、それぞれその左右の上前腸骨棘を把握し、上方へ持ち上げます。これを反復します。
〈アイヴィ（Ivy）法〉
　呼気相の"Schaefer method"と吸気相の"Emerson method"をIvyが組み合わせたのでこの名があります。
　注：1）あるいは単に"push and pull method"すなわち「押引法」と呼ばれる場合もあります。
　　　2）またこの変法として、ダンサーが大きく術者が小さく、また疲労しているような場合などに適する方法として"push and roll method"すなわち3）で、それぞれその左右上前腸骨棘を把握し上方へ持ち上げるかわりに、左右交互にその上前腸骨棘を引き上げる方法もあります。

　X線上不全骨折線等異常がみられなくても、上記の（中足骨疲労骨折）の場合のように注意深く触診し肥厚・熱感および圧痛の存在する個所が確認できたら無理をせず休養をとらせ、その間、下記の予防的緩和法を緩叙に実施し、同部へ干渉波療法を実施します。疲労骨折のままレッスンを続行した場合、治癒までの期間は、通常の4倍以上も長くなります。逆に早期発見し早期治療すれば、保存療法によっても早期に治癒します。

（脛骨疲労骨折に対する予防的緩和法）
〈前脛骨筋に対する整復法〉
　前述の 第Ⅳ章 その競技に特有の外傷・障害への予防と整復 第1節 陸上 第2項 足底腱膜炎・足底筋膜炎 4．整復 における〈足底筋膜炎・シンスプリント等における前脛骨筋に対する整復法〉（写真152・153）を実施します。
　注：上記だけでも良いのですが、腓骨への影響をも考慮するのであれば、下記も実施すべきです。

〈長腓骨筋に対する整復法〉
　前述の 第Ⅲ章 その競技に特有で、その競技の名称を冠した外傷・障害（下肢編）第5節 フットボール足（footballer's ankle）第5項 整復 1．予防的整復（長腓骨筋の緊張に対する実践応用技法としての整復法）（写真108・109）

　あるいは前述の 第Ⅳ章 その競技に特有の外傷・障害への予防と整復 第1節 陸上 第2項 足底腱膜炎・足底筋膜炎 4．整復 における〈足底筋膜炎・シンスプリント等における長腓骨筋に対する整復法〉（写真154・155）

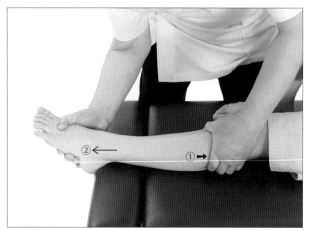
写真524

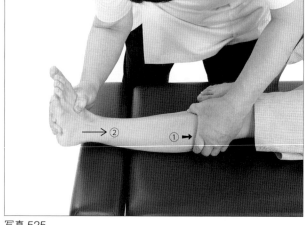
写真525

を実施します。

〈腓腹筋に対する整復法〉

　前述の 第Ⅲ章 その競技に特有で、その競技の名称を冠した外傷・障害（下肢編）第4節 テニス脚（Tennis leg）第5項 整復 3．受傷断裂の程度が軽度・中度の場合の整復（整復）（軽度整復法）〈腓腹筋とヒラメ筋に対する実践応用技法としての整復法〉（写真094・095）を腓腹筋起始部の外・内両側に対し実施します。

〈ヒラメ筋に対する整復法（注1）〉（写真524・525）

　1）ダンサー背臥位にて、術者は健側足方に相対して立ち、足側の手で患側足底を把握し、頭側の手の四指を腓骨（注2）骨幹上部1/3と脛骨内側縁中1/3の間にあるヒラメ筋の起始部（腱弓）にあてがい母指を下腿近位内端に添えます。

　2）次に術者は、足側の手で患側前足部を底屈し、前足部からそのヒラメ筋の起始部（腱弓）に向けて圧迫を加えます。

　3）最後に術者は、その圧迫をある程度保ちながら、足側の手で患側前足部を背屈します。

（注1）　ヒラメ筋全体に障害がある場合にはこのまま、ヒラメ筋の内・外側いずれか一方にだけ障害がある場合には、底屈の際その方向に圧迫を加えます。

（注2）　腓骨においても勿論下図のように疲労骨折は起こりえます。

（図124）腓骨の疲労骨折

注：1）この技法は、DR. Andrew Taylor Still M.D.（DR. A.T. スティル M.D.）の Osteopathy Technique（オステオパシー・テクニック）にヒントをえたものであることを付記し、合わせて紙面を借り DR. Andrew Taylor Still M.D.（DR. A.T. スティル M.D.）に深い敬意と謝意を表するものです。

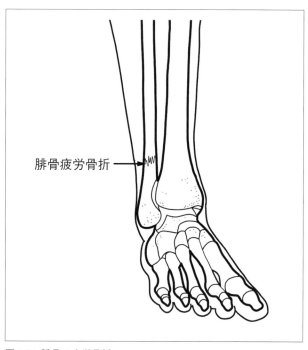
図124 腓骨の疲労骨折

　2）この〈ヒラメ筋に対する整復法〉だけでも良いのですが、腓腹筋への影響をも考慮するのであれば、上記の〈腓腹筋に対する整復法〉を実施し、その上でこの〈ヒラメ筋に対する整復法〉をもう一度実施すべきです。

　ただX線上その前面に鮮明に横走した骨透過像がみられる場合には、手術療法が推奨されます。その場合手術法は、骨穿孔法といって同部に鋼線で穿孔をあけ、その際の刺激と骨粉の核とで治癒させるか、さらに進行した症例では、骨移植法といって同部の骨を他部の骨に置換し治癒させるかいずれかですが、最近では前者が主流であり後者を要す症例はほとんどないといいます。ちなみに前者の入院期間は2日程度、後者は数個月程度を要します。

　また疲労骨折個所がダンスにおけるジャンプ等をきっ

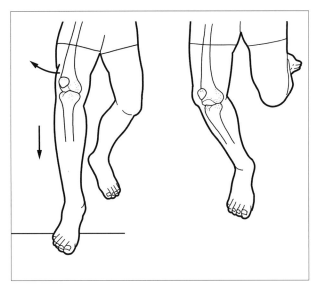

図125 膝蓋骨の脱臼

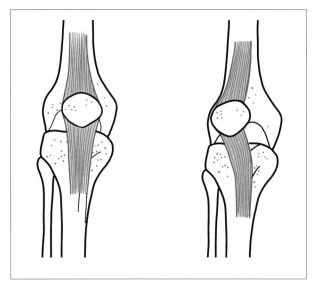

図126 膝蓋骨側方（外側）脱臼（異常）

かけにして、急性骨折に至った場合には、骨折が骨幹の1/3以内であれば通常の脛骨々骨折同様、治癒までにおよそ3～4個月を、疲労骨折が徐々に進行し完全骨折にまで至った場合には、治癒までにおよそ1年以上を要します。前者までを保存療法の限度とし、後者では鋼線直達牽引法等による手術療法が望まれます。

なお脛骨々幹部は、広範囲にわたって海綿質のみならず栄養血管の分布にも乏しく、さらに下1/3では、特に皮質が厚くやはり海綿骨が少ないだけでなく血液供給も非常に乏しく、なおさらに横骨折では、特に骨折端の接合面積が狭く仮骨形成が不良で、骨癒合が遅延しやすく遷延治癒を招きやすいため手術療法の適応と考えるべきです。

（膝蓋骨脱臼）

バレーダンサーは、ジャンプからの降下および着地の際などにおける膝関節の過度の伸展および外転外旋などバランスの乱れによって、ときとして膝蓋骨を外側に外すことがあります。外した瞬間は激痛が走り、膝蓋骨が外側に浮き上がり、軽度に屈曲した膝関節では屈伸することも歩くこともできません。ただこの状態は、通常膝関節の伸展により受傷直後に自然に還元されますが問題はその後です。

（図125）膝蓋骨の脱臼
（図126）膝蓋骨側方（外側）脱臼（異常）

この膝蓋骨脱臼（dislocation of the patella）は、骨盤の幅が広く大腿が股関節で内側を向いていることなどによるマルアライメント（malalignment）に基づく膝蓋大腿関節不適合および全身の関節周囲弛緩に基づく膝蓋骨周囲弛緩等の要因を持ちやすい女性に圧倒的に多く特に13～15歳前後のダンサーに多く発症します。そこでこ

の疾患について述べる前に、少し膝蓋骨周囲の解剖学上の構造について確認しておきましょう。

そもそも膝蓋骨は、大腿四頭筋の中に発生した種子骨であり、大腿遠位前面およそ7～8cmを上下に滑動しながら、通常は大腿四頭筋の緊張により大腿骨に押し付けられていて外れることは滅多にありません。また大腿四頭筋は、中央の大腿直筋・その深部の中間広筋・外側の外側広筋および内側の内側広筋からなっています。

（図127）膝蓋骨関節包（正常）
（図128）膝蓋骨の正常な位置

まず大腿骨に対する脛骨のなす角度が正常のおよそ10°であったとしても、次にその大腿四頭筋の軸すなわち上前腸骨棘と膝蓋骨中心との結合線に対する膝蓋骨中心と膝蓋靱帯付着部の結合線のなす角度すなわちQアングルが正常のおよそ15°であったとしても、膝関節を伸展しようと大腿四頭筋を収縮すれば膝蓋骨は通常外上方へ引かれます。

（図129）膝外反外旋でQアングルが強くなり、側方（外側）へ脱臼しやすくなります

特に上記の大腿四頭筋の内、膝蓋骨を上内側へ引く内側広筋が外傷などにより脆弱化し、上外側へ引く外側広筋はじめ大腿直筋および中間広筋が正常の強さであれば膝関節を伸展する際、より上外側へ引かれることになり、さらに大腿骨の溝すなわち顆間の滑車窩が扁平すなわち浅かったり、通常大腿骨内側上顆より高いはずの大腿骨外側上顆が形成不全・発育不全あるいは退行変性などで低かったり、膝蓋靱帯付着部である脛骨結節が外側に寄っていて膝蓋骨が外側を向いていたり、特に長身で痩せたバレーダンサーに多い膝蓋骨高位で膝蓋骨自体が通常より高い位置にあったりすると、膝蓋骨は必然的に上外側へ外れやすくなります。

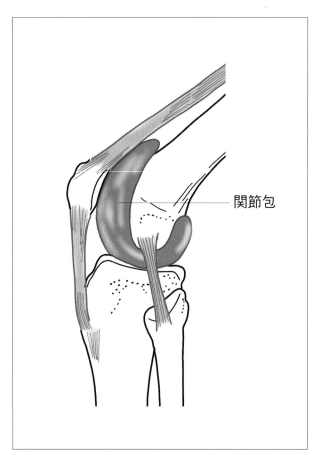

図 127 膝蓋骨関節包（正常）

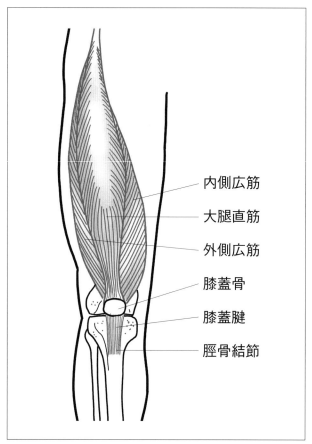

図 128 膝蓋骨の正常な位置

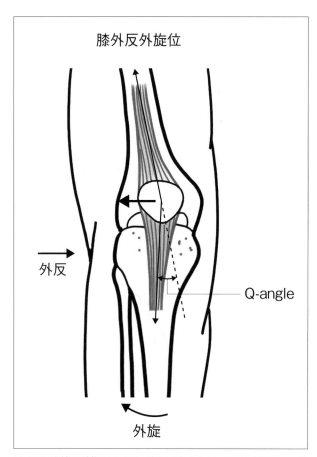

図 129 膝外反外旋で Q アングルが強くなり、側方（外側）へ脱臼しやすくなります

（図 130）　右膝：膝蓋骨高位は大腿骨の溝は上の方が浅くなっているので、脱臼しやすい
　　　　　　左膝：膝蓋骨低位は大腿骨の溝は下の方が深くなっているので、脱臼はしにくい

またそのほか腸脛靭帯短縮を伴う外反膝すなわち X 脚・Q アングルの増大・大腿骨頸部の過度前捻・反張膝あるいは扁平足傾向があれば、それらも膝蓋骨脱臼の誘因になります。そしてその際、膝蓋骨外側の骨および膝蓋骨関節面の軟骨に亀裂・剥離あるいは欠損などの損傷を受けていたり、膝関節関節包内側および内側膝蓋支帯が伸張して陥凹および圧痛感などを伴う損傷を受けていたりすれば、次からはより小さな外力でも脱臼してしまう反復性膝蓋骨脱臼あるいは習慣性膝蓋骨脱臼になる恐れが出てきます。

その場合膝関節軽度屈曲位にて膝蓋骨を外側へ押そうとすると、バレーダンサーは脱臼を恐れ、力を入れ、膝関節を伸展させたり（アプリヘンション徴候〈apprehension sign〉）、膝蓋骨上極に両母指々頭を添え足方へ押圧しつつ、バレーダンサーに膝関節を伸展させ大腿四頭筋を収縮させると、膝蓋骨関節面が圧迫され疼痛を訴えたり（クラーク徴候〈Clarke sign〉）、あるいは単に膝蓋骨を把握しつつ、左右に動かすだけでも膝関節周囲痛・左右にそれぞれ 1.25 cm 以上の動揺性および振動を伴う疼痛が生じたりします。そのほか歩行時におけ

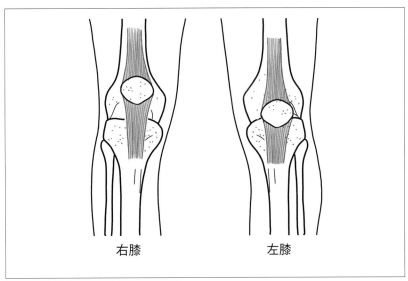

図130 右膝：膝蓋骨高位は大腿骨の溝は上の方が浅くなっているので、脱臼しやすい
　　　左膝：膝蓋骨低位は大腿骨の溝は下の方が深くなっているので、脱臼はしにくい

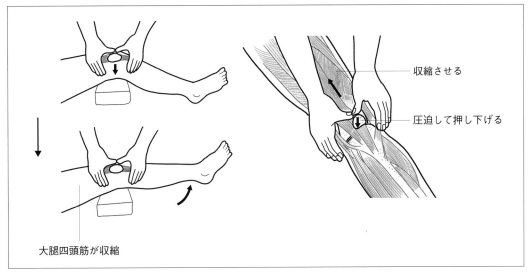

図131 アプリヘンション兆候（apprehension sign）（左）　クラーク兆候（clarke sign）（右）

る膝くずれ現象・骨軟骨損傷の程度に応じた滑液による関節水腫および血液による関節血腫あるいは大腿四頭筋萎縮などがみられることもあります。そしてそうした状態のまま放置していますと、膝蓋骨が絶えず外側にずれ膝蓋骨関節軟骨にさらなる傷害が加わり、さらなる疼痛を招き膝蓋骨亜脱臼症候群に陥ったり、脱臼を反復するたびに膝蓋骨関節軟骨の亀裂・剥離あるいは欠損などの損傷がより増悪することで膝蓋軟骨軟化症にまで至ったりすることさえあります。

　（図131）アプリヘンション兆候（apprehension sign）（左）
　　　　　クラーク兆候（clarke sign）（右）

（整復）

　バレーダンサーテーブルに足投げ出し坐位すなわち長坐位あるいは半臥位にて膝蓋大腿関節の弾発性固定を考慮しながら股関節軽度屈曲・膝関節軽度伸展し大腿四頭筋のある程度の弛緩を図り、術者は足側に頭側を向いて立ち内側の手で患側の足関節を把握し足方へ軽度牽引することで徐々に膝関節の伸展を図りつつ、外側の母・示指間でその膝蓋骨の左右を深くはさみ一旦緩徐に上方へ移動しながら大腿骨外顆の隆起部をこえたら下方前面へ整復し、整復後膝関節伸展位にて2～4週間固定します。固定期間中も大腿四頭筋の筋力低下を防止するため等尺性収縮運動を実施し、疼痛を感じない範囲において松葉杖使用による部分荷重による歩行を許可します。その間上記の膝関節関節包内側および内側膝蓋支帯の損傷も徐々に治癒していきます。

　（図132）膝蓋骨の整復

　その後は固定を外し、膝蓋骨外側に馬蹄型堤防状隆起パッド付き装具をおよそ1個月装着させ、バレーダンサー端坐位あるい端背臥位にて大腿四頭筋特に内側広筋の強化を図るため膝関節軽度屈曲位からの伸展運動すなわち等張性収縮運動を、自動運動からはじめ術者による徒

第4節　バレーダンス損傷

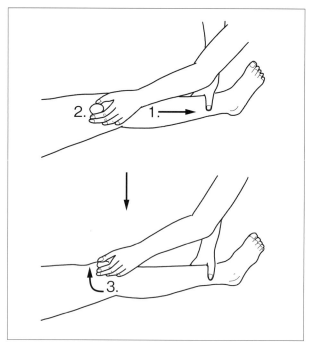

図132 膝蓋骨の整復

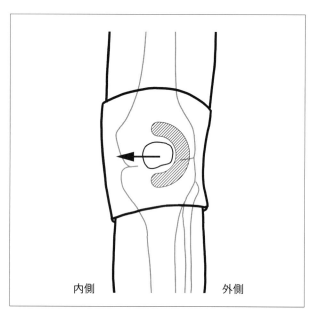

図133 膝蓋骨の固定

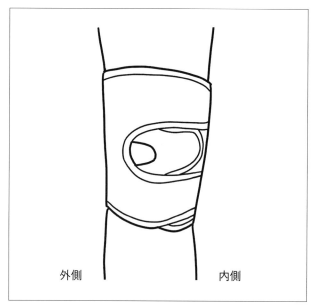

図134 膝蓋骨の固定

手抵抗運動等により正常関節可動範囲まで回復できたら、バーレッスンからはじめ徐々にレッスンを開始します。膝蓋骨亜脱臼症候群に陥っている場合には、この装具を1〜2個月装着し、その間内側広筋の筋力強化を図り、下記の予防的緩和法を緩叙に実施します。なおこの内側広筋の筋力強化法は、膝蓋骨脱臼予防としてもきわめて重要です。

（図133）　膝蓋骨の固定
（図134）　膝蓋骨の固定

（膝蓋骨脱臼に対する予防的緩和法）
〈大腿四頭筋の膝伸展機構に対する実践応用技法としての整復法〉

前述の 第Ⅲ章 その競技に特有で、その競技の名称を冠した外傷・障害（下肢編）第1節　ジャンパー膝（Jumper's knee）第5項 整復 2．大腿四頭筋・ハムストリングの硬結（大腿四頭筋・ハムストリング整復法）における（大腿四頭筋の膝伸展機構に対する実践応用技法としての整復法（注☆））（写真057・058）を実施します。

（注☆）　但し、この際、特に内側広筋に効かせようと思うのならより外側に屈曲するようにすべきです。

〈膝内障―内・外側々副靭帯の捻転など―に対する膝関

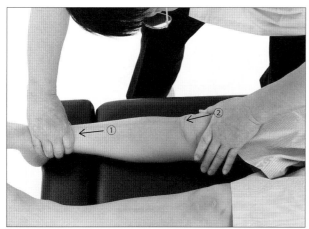
写真526

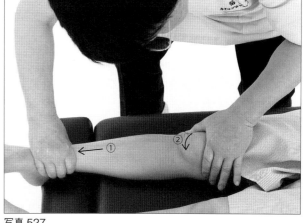
写真527

節の整復法〉

前述の 第Ⅲ章 その競技に特有で、その競技の名称を冠した外傷・障害（下肢編）第3節 平泳ぎ膝（Breast stroker's knee）第5項 整復における 3．膝内障に対する整復法（膝内障〈内・外側々副靱帯の捻転など〉に対する膝関節の整復法）（写真086）を実施します。

〈大腿・下腿の前後差および膝蓋骨挙上に対する実践応用技法としての整復法〉

前述の 第Ⅲ章 その競技に特有で、その競技の名称を冠した外傷・障害（下肢編）第1節 ジャンパー膝（Jumper's knee）第5項 整復 3．膝蓋靱帯炎（第1期）（膝蓋靱帯整復法）における（膝蓋靱帯炎に対する実践応用技法としての安達の整復法）〈第1段階：大腿・下腿の前後差の整復法〉（写真063）〈第2段階：膝蓋骨挙上の整復法〉（写真064）を実施します。

〈膝関節の捻転によって患部に体重負荷のみられる場合に対する実践応用技法〉

前述の 第Ⅴ章 その他のスポーツ外傷・障害（下肢編）第1節 膝前十字靱帯損傷（整復）〈予防的整復〉—予防のための微整復—（写真487）を実施します。

〈膝蓋骨側方〈外側〉偏位に対する実践応用技法としての整復法〉（写真526・527）

ダンサー背臥位にて術者は患側に相対して立ち足側の手で患側の足関節を把握し足方へ軽度牽引することで徐々に膝関節の伸展を図りつつ、頭側の母・示指間でその膝蓋骨の左右を深くはさみ一旦緩徐に下方へ移動しながら大腿骨外顆をこえたところあたりから緩徐に膝蓋骨を内側方向へ圧迫します。

注：1）この技法は、第Ⅳ章 その競技に特有の外傷・障害への予防と整復 第5節 スキー 第1項 棚（タナ）障害 1．発生機序 において前述した棚（タナ）障害すなわち内側膝蓋支帯（内側滑膜襞）の過緊張およびHoffa病すなわち膝蓋下脂肪体炎にも当然のことながら極めて有効に作用します。

2）この技法は、DR. Anthony F. DePalma M.D.（DR. A.F. デパルマ M.D.）の膝蓋骨の脱臼に対する徒手整復術にヒントをえたものであることを付記し、合わせて紙面を借り DR. Anthony F. DePalma M.D.（DR. A.F. デパルマ M.D.）に深い敬意と謝意を表するものです。

3）なお稀に膝蓋骨が縦に90°回転し、その外縁が大腿骨関節前面中央に立って動かなくなる垂直脱臼、膝蓋骨が縦に90°以上回転し、その内端が大腿骨外側上顆の外縁に引っかかって動かなくなる回転脱臼に至ることがあります。これらの場合は、重症ながら大抵は膝関節の軽度過伸展および注意深い反対方向への徒手的な圧迫整復とで整復されます。ただ180°近くまで回転し徒手的な整復に抵抗する症例では、膝蓋靱帯・膝関節関節包内側・内側膝蓋支帯および内側広筋の膝蓋骨付着部が断裂していることがあるので手術療法の適応になります。さらにきわめて稀に膝蓋骨関節面が上方あるいは下方を向き、大腿骨と脛骨の間に嵌入する水平脱臼に至ることがあります。この場合も、膝蓋靱帯および膝関節関節包のみならず十字靱帯も著しく損傷されていることがあるのでやはり手術療法の適応になります。

（図135）膝蓋骨脱臼の種類

4）また上記のように大腿骨外側上顆の形成不全・発育不全あるいは退行変性があったり、膝蓋靱帯が付着する脛骨結節が外側に寄っていたり、膝蓋骨高位であったり、腸脛靱帯短縮を伴う外反膝すなわちX脚傾向あるいはQアングルの増大傾向が強かったり、

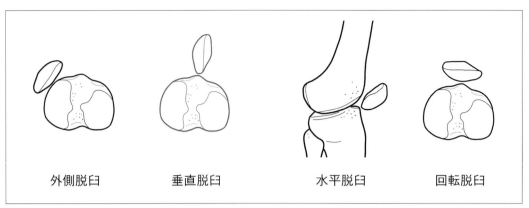

図135 膝蓋骨脱臼の種類

さらには膝蓋骨外側の骨および膝蓋骨関節軟骨に亀裂・剝離・欠損などの損傷を受けていたり、膝関節関節包内側および内側膝蓋支帯が損傷を受けていたり、まして反復性膝蓋骨脱臼さらには習慣性膝蓋骨脱臼に至っていたりしていれば、それらももちろん手術療法の適応になります。手術法は、現在までにいろいろな方法が考案されていますが、最近では内視鏡を用い、一般的には膝蓋骨を外側へ引く外側膝蓋支帯を弛緩させるため裂け目を開けたままにしておく外側支帯解離術・膝蓋骨を内側へ引く内側膝蓋支帯を膝関節関節包内側とともに連次縫合によって縫い縮める内側支帯縫縮術およびエルムスリー手術（the Elmslie procedure）すなわち膝蓋靱帯付着部を脛骨結節ごと内側へ移動し、Qアングルの縮小を図る脛骨結節内方移行術の併用が主流になっています。また内側広筋が付着部で断裂している症例では、その部分を再接合します。さらに短縮した腸脛靱帯が外反変形を促進しているような症例では、腸脛靱帯を筋間隔壁とともに横に切開することもあります。なおこれらの手術の場合、バレーダンサーがバレーダンスに復帰するまでには、およそ3〜4カ月を要します。
（図136）

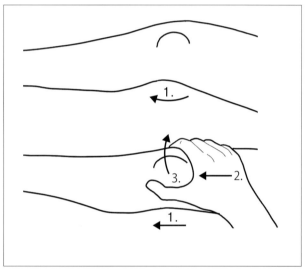

図136

〈テーピング固定法〉
〔バレーダンサー立位膝関節軽度屈曲位にて〕
1）幅5cmのキネシオ・テープを用い、テープの一方の端を上下にスプリットして膝蓋骨を上下から囲み、膝蓋骨を内側へ矯正しつつスプリットしていない他方の端を引いて内側から膝窩へ回して外側で重ねて貼付します（内側膝蓋支帯サポート・テープ）。
2）幅5cmのキネシオ・テープを用い、テープの一方の端を上下にスプリットして膝蓋骨を斜め上方から囲み、膝蓋骨を上内方へ矯正しつつスプリットしていない他方の端を内側広筋斜方線維に沿って引き大腿内側に貼付します（膝蓋骨外側偏位に対する上内方矯正大腿テープ）。
3）幅5cmのキネシオ・テープを用い、テープの一方の端を上下にスプリットして膝蓋骨を斜め下方から囲み、膝蓋骨を下内方へ矯正しつつスプリットしていない他方の端を下腿三頭筋斜方線維に沿って引き下腿内側に貼付します（膝蓋骨外側偏位に対する下内方矯正下腿テープ）。

〔バレーダンサー端坐位膝関節軽度屈曲位にて〕
4）下腿遠位部を下肢台に乗せ、大腿遠位1/3から下腿近位1/3までアンダーラップを巻き、その上下に幅3.9cmのホワイト・テープでアンカーを巻きます。
5）幅5.3cmのエラスティック・テープを用い、上のアンカーの前面やや内側から膝蓋骨を内側に矯正しつつ、下腿外側に平行に下り下のアンカー外側に貼付します。
6）幅5.3cmのエラスティック・テープを用い、下

のアンカーの前面やや内側から膝蓋骨を内側に矯正しつつ、大腿外側に平行に上り上のアンカー外側に貼付します。
7）5）・6）同様に1/2重ねながら、それらの外側にもう1本ずつ貼付します。
8）4）同様その上下に再びアンカーを巻きます。

注：重症の場合には、膝関節軽度屈曲位有褥キャストシャーレあるいはさらにそれにシャーレ蓋をしラップしてもよい。

第Ⅵ章
小児の骨端線骨折と骨端症（炎）

第1項　骨端線骨折

成長期においては、骨端軟骨（epiphyeal cartilage）の中心に骨端核（apophysis）があらわれ増大し、その骨端軟骨を遠位の関節軟骨（articular cartilage）と近位の成長軟骨（growth cartilage）とに分断します。そしてその成長軟骨がやがて骨の成長の完了とともに閉鎖し骨端線（epiphyseal line）となり、その骨端線がやがて瘢痕として残存するのです。

（図137）　骨の発育

そして成長期におけるスポーツなどによって関節に外力が加わったとき、その骨端線周囲は骨端軟骨でできているため脆弱で、特に絶えず長軸方向からの圧迫を受けているため圧迫性骨端と呼ばれる骨端周囲では骨折が発生しやすいのです。

（図138）　骨端線骨折

そこでそうした成長期におけるスポーツ外傷などで、骨端線骨折（epiphyseal fracture）すなわち骨端線離開に陥った場合、他の骨折とは異なりその後の骨の成長への影響、たとえば健側に比し骨の成長が阻害され短くなったり、関節に近い骨折であるため関節に変形を生じたりすることなどを念頭に置き、それらの予防に配慮すべきことは当然のことです。

そのためには、まず骨の折れ方のパターンすなわち骨折型について知る必要があります。現在最もよく用いられている骨折型は、ソルター・ハリス（Salter-Harris）の分類法であり、これによれば（図139）に示す5つのパターンが考えられています。

（図139）　骨端線損傷の分類

そして反面そうしたことさえ念頭に置いておけば、成長期の骨膜は厚く骨形成が旺盛で骨癒合も早く、また成長期における骨折は骨膜が完全に断裂した完全骨折よりも、骨膜の一部が連続した不全骨折が大部分を占めるため治癒しやすいということもできるのです。

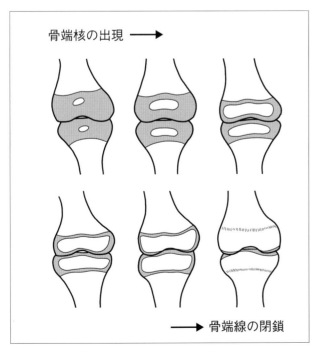

図137　骨の発育

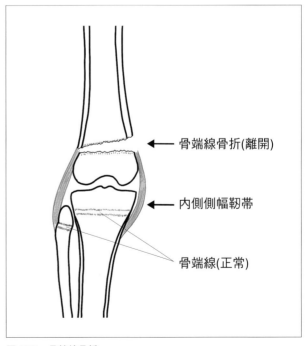

図138　骨端線骨折

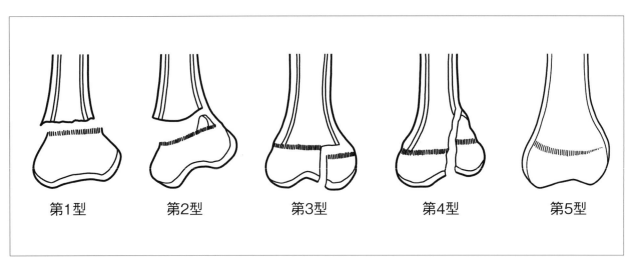

図139　骨端線損傷の分類

(第1型)

　骨端（epiphysis）と骨幹端（metaphysis）は完全に離開しますが、骨の成長に関わる細胞層（骨端から順に静止軟骨層・増殖軟骨層および柱状軟骨層〈この層は漸次膨大し泡状細胞層になります〉）は骨端側に残存し、骨端側からの栄養血管も無傷のため、骨端（epiphysis）と骨幹端（metaphysis）が整復によって整合されれば成長障害が起こることはありません（注☆）。

　（図140）　骨端骨折　第1型

(注☆) ただし大腿骨頭における骨端線離開（epiphyseolysis）である大腿骨頭辷り症については、同様に論ずることはできません。なぜなら大腿骨頭辷り症は、性的未成熟を主因とし肥満を誘因として発症する難治外傷だからです。逆にいえばスポーツ外傷としては、ほとんどみられない症例であるということもできます。ただ万一そうした症例に遭遇した場合には、選手は股関節よりもむしろ膝関節に疼痛を覚え訴えて来ることがありますので、成長期のスポーツ外傷として膝関節をあつかうときには、股関節にも注意を払うべきであることはいうまでもないことです。

　（図141）　骨端骨折　第1型（大腿骨頭辷り症）

(第2型)

　最も多いパターンであり、(第1型)の骨端線離開（epiphyseolysis）に、さらに骨幹端において三角型骨片の生じた骨折であり、その側の骨膜は無傷のため整復も比較的容易で(第1型)同様骨の成長に関わる細胞層（骨端から順に静止軟骨層・増殖軟骨層および柱状軟骨層〈この層は漸次膨大し泡状細胞層になります〉）は骨端側に残存し、骨端側からの栄養血管も無傷のため、骨端と骨幹端が整復によって整合されれば成長障害が起こることはほとんどありません。

　（図142）　骨端骨折　第2型

(第3型)

　骨端から骨端線へ骨折線が垂直方向に走り、そこから骨端線離開が水平方向に走ります。水平方向の骨端線離開部分において、(第1型)(第2型)同様骨の成長に関わる細胞層（骨端から順に静止軟骨層・増殖軟骨層および柱状軟骨層〈この層は漸次膨大し泡状細胞層になります〉）は骨端側に残存し、骨端側からの栄養血管も無傷のため骨の成長に関する予後も良好ですが、関節面および垂直方向において骨折線が整復によって整合されなければ、関節変形を生ずる恐れのあることを念頭に置き手術療法の適応と考えるべきです。

　（図143）　骨端骨折　第3型

(第4型)

　骨端から骨端線を通過し骨幹端へ骨折線が垂直方向に走ります。関節面および骨端線が整復によって整合されなければ、関節変形を生ずる恐れのあること、またさらに骨端線の早期閉鎖を起こす恐れのあることなどを念頭に置き手術療法の適応と考えるべきです。

　（図144）　骨端骨折　第4型

(第5型)

　骨端から骨端線への圧迫および坐滅による骨端線の圧挫損傷であり、これは比較的稀なパターンですが、関節変形が生じ骨の成長障害が起こる恐れがあるため手術療法の適応です。このパターンは、X線上には明瞭にあらわれず捻挫と誤診されることもあるので要注意の骨端線骨折ということができます。

　（図145）　骨端骨折　第5型

　これらの内、第1型および第2型が圧倒的に多く、部位別にみた内訳では足関節・指関節・手関節・膝関節・肘関節・肩関節の順です。そこでそれらの関節について

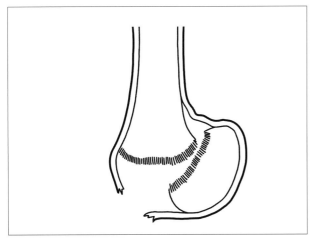

図140　骨端骨折 第1型

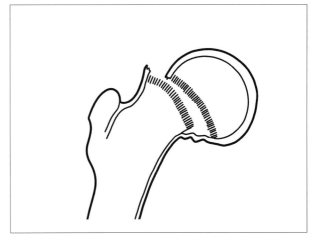

図141　骨端骨折 第1型（大腿骨頭辷り症）

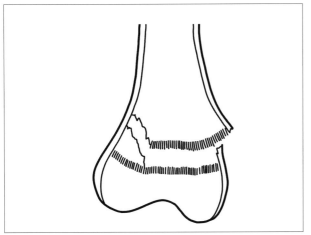

図142　骨端骨折 第2型

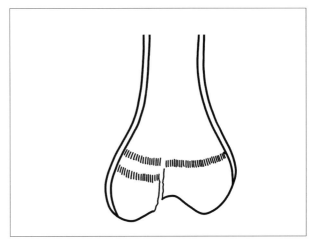

図143　骨端骨折 第3型

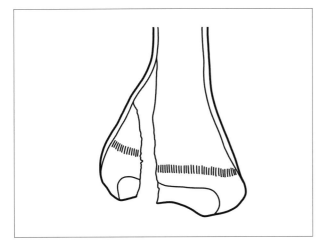

図144　骨端骨折 第4型

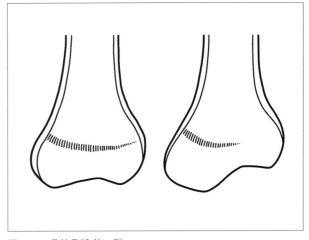

図145　骨端骨折 第5型

もその順序に従って簡単な概説を加えておくことにします。

　まず足関節では、第2型・第3型および第5型がみられます。第2型の場合は、脛骨遠位端にみられ、足関節の背屈強制によって脛骨遠位端が前方偏位すなわち軽度前方転位している恐れがあるので脛骨遠位端前方転位に対する整復を試みるべきです。重度の第2型および第3型の場合は、脛骨遠位端から足関節内部にかけてみられ、関節面および垂直方向の骨折線が整復によって整合されなければ、関節変形を生ずる恐れがあるので手術療法の適応になります。第5型の場合は、脛骨遠位端にみられ、足関節の回外すなわち内がえし（内反）によって骨端線

331

圧挫損傷に至っているので予後不良の恐れがあるため少なくとも経過観察が必須です。

次に指関節では、第1型および第2型がみられます。第1型の場合は、末節骨近位骨端線にみられ、前述のマレットフィンガー変形すなわち槌指変形に至る恐れがあるためマレットフィンガー変形すなわち槌指変形に対する整復を試みるべきです。第2型の場合は、基節骨近位骨端線にみられ、屈曲変形に至る恐れがあるため受傷後早期に末梢側へ牽引し整復を試みるべきです。

手関節では、第1型および第2型がみられます。第1型・第2型ともに橈骨遠位端にみられ、コーレス骨折すなわち橈骨遠位端伸展型骨折に対する整復を試みるべきです。予後は比較的良好ですが、なかには転位が大きかったり、稀に第5型を合併していたりする場合があり、そのため橈骨の骨端線の早期閉鎖により成長障害を生じ橈屈変位すなわち橈側屈曲偏位などの角状変形に至る恐れがあるため、そうした場合には少なくとも経過観察が必須であったり、手術療法の適応になったりします。

膝関節では、第2型・第4型および第5型がみられます。第2型の場合は、大腿骨遠位端にみられ、成長期においては靱帯が柔軟でも骨端線が脆弱なため内側々副靱帯あるいは外側々副靱帯ではなく大腿骨遠位端における骨端線骨折すなわち骨端線離開によって成長障害および関節変形を生ずる恐れがあり、第4型の場合も、大腿骨遠位端にみられ、膝関節の過伸展によって大腿骨遠位端が前方転位する恐れがあるため、重度の第2型の場合は手術療法の適応と考えるべきであり、第4型の場合も手術療法の適応になります。第5型の場合は、脛骨近位端にみられ、膝関節の内反あるいは外反によって骨端線圧挫損傷に至っているので予後不良の恐れがあるため少なくとも経過観察が必須です。

肘関節では、第2型および第4型がみられます。第2型の場合は、橈骨頭の骨端線あるいはその末梢にみられ、肘関節の外反強制によって橈骨頭が屈曲偏位する恐れがあるため偏位すなわち転位が軽度（0〜30°）なら橈骨頭屈曲転位に対する整復を試みるべきですが、転位が中度（30°〜60°）あるいは重度（60°以上）なら後骨間神経麻痺によって五指の伸展および母指の外転ができなくなる恐れがあるため手術療法の適応になります。第4型の場合も、上腕骨外顆にみられ、外反肘さらには遅発性尺骨神経麻痺に至る恐れがあるため手術療法の適応になります。

最後に肩関節では、第1型および第2型がみられます。第1型・第2型とも上腕骨近位端にみられ、予後が比較的良好なので第1型の場合多くは整復不要であり、第2型の場合第1助手が肩を中枢牽引し、第2助手が肘および前腕を末梢牽引する間、外側型の場合術者は外側（後方）から中枢骨片を両母指で圧しつつ末梢骨片を両四指で後外方へ引き出し、内側型の場合術者は内側（後方）から中枢骨片を両母指で圧しつつ末梢骨片を両四指で後内方へ引き寄せ整復を試みるべきですが、完全な整復は必要とせず整復後は三角巾により固定（注1）するだけで十分です（注2）。

- （注1） ただしハンギングキャスト（hanging cast）は、上肢の重量による牽引力で骨端線離開が増悪する恐れがあるので禁忌とされています。
- （注2） なお肩関節には、このほか新生児の分娩時外傷による上腕骨近位端の骨端線離開もあり、その場合分娩麻痺の肢位を呈し患肢を内旋・下垂し成長後肩関節の機能障害を残存する恐れがあるため手術療法の適応になります。

第2項　骨端症（炎）

成長期においては、骨端線のある関節周囲特に絶えず軟部組織によって牽引力がかかっている牽引性骨端において、骨の成長に伴う急激な緊張の上昇がそうした軟部組織にみられるようになり、本格的なスポーツの開始時期およびそれに伴う血行障害と相俟って、関節周囲の骨端核あるいは骨核（ossification center）に骨端症（炎）（osteochondrosis, epiphydeopathy）が発生することがあります。

（図146）　長管骨

まず膝蓋骨遠位近端および脛骨粗面には、膝関節における伸筋としての大腿四頭筋の延長である膝蓋腱が、それぞれ起始・付着し競走あるいは跳躍の際の張力により膝蓋骨遠位近端にシンディング・ラーセン・ヨハンソン病（Sinding-Larsen Johansson disease）が、脛骨粗面にオスグッド・シュラッター（シュラッテル）病（Osgood-Schlatter disease）がそれぞれ発生します。

（図147）　①シンディング・ランセン病　②オスグッド病

次に踵骨々端には、足関節における底屈筋としてのアキレス腱が付着し、跳躍あるいは着地の際の張力により踵骨々端に踵骨々端症（炎）すなわちシーバー病（Sever disease）が発生します。

舟状骨には、足部における足部縦アーチの頂点としての荷重の際のに圧迫により、無腐性壊死症（osteonecrosis）すなわち第1ケーラー病（First Köhler disease）が発生します。

第2中足骨には、足部における長軸としてのリスフラン関節における強固な固定および靴の中での圧迫により、第2中足骨々頭に第2ケーラー病（Second Köhler disease）すなわちフライバーグ病（Freiberg disease）

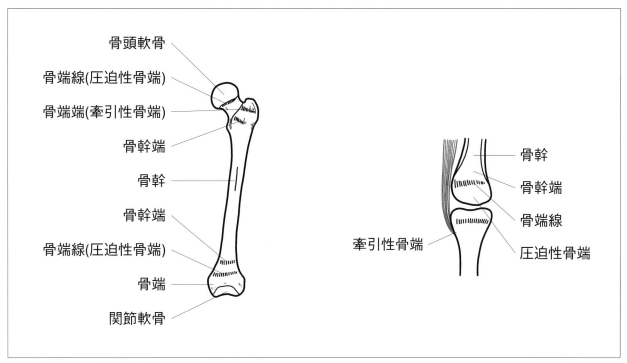

図146　長管骨

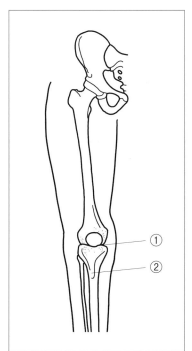

図147　①シンディング・ランセン病
　　　　②オスグッド病

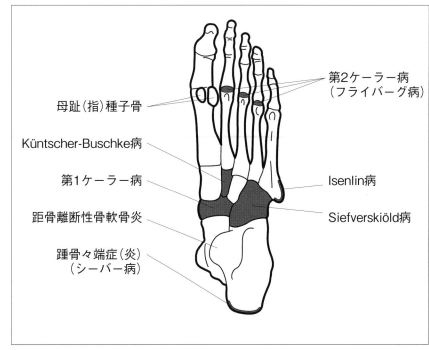

図148　足関節・足部の骨端症（炎）、骨壊死の好発部位

が発生します。

（図148）足関節・足部の骨端症（炎）、骨壊死の好発部位

これらの骨端症（炎）あるいは無腐性壊死は、早期発見し一時スポーツを制限するだけで治癒し予後も良好ですが、放置すれば関節変形を残存し場合によっては二次的に変形性関節症にまで進行することもないとはいえません。

（シンディング・ラーセン・ヨハンソン病〈Sinding-Larsen Johansson disease〉）

膝蓋骨は、新生児では全て軟骨であり、男子で3～6歳頃から、女子で3～4歳頃から骨核があらわれ骨化（ossification）が始まります。シンディング・ラーセン・ヨハンソン病は、この骨核の骨化の時期に膝蓋腱にかかる牽引力によって発生するもので男子に多く発症します。

333

X線上においては、膝蓋骨下極場合によっては上極に不規則な骨化像を呈し、その裂離像すなわち剥離像がみられることもあります。

症状としては、同部に圧痛・腫脹および運動痛などがみられます。治療としては、一時スポーツを制限する必要がありますが、症状がみられなくなれば最早制限の必要はありません。予防としては、大腿四頭筋のストレッチが有効とされます。

〈オスグッド・シュラッター〈シュラッテル〉病〈Osgood-Schlatter disease〉〉

（図149）オスグッド病

脛骨粗面は、男子で10歳頃から、女子で8～9歳頃から骨端核があらわれ癒合が始まり男子で18歳頃までに、女子で16～17歳頃までに癒合します。オスグッド・シュラッター（シュラッテル）病は、この骨端核の骨化の時期にスポーツなどにより膝蓋腱にかかる牽引力の反復によって脛骨粗面の骨端軟骨が裂離すなわち剥離して発生するもので男子に多く発症します。

X線側面像においては、脛骨粗面に軟骨性膨隆および骨端核の骨化部分の分離さらには遊離像を呈し、また膝蓋骨高位を呈することもあります。超音波検査においては、特に膝蓋腱炎および滑膜包炎を伴っている場合、膝蓋腱肥厚および滑膜包の腫張がみられることがあります。

症状としては、同部に圧痛がみられ特に正座の際には、その部に圧迫による疼痛がみられます。また跳躍および着地の際の膝関節の伸展および抵抗伸展運動によって疼痛が誘発されることもあります。

治療としては、選手背臥位にて、患側の足底をテーブルにつけさせ膝90°屈曲位をとらせ、その膝蓋骨と脛骨粗面との間の膝蓋腱にパッドがあたるようシュラッテルバンドを装着し疼痛が引き炎症が治まるまで待ちます。

ただ重症の場合には、やはり正座・跳躍および着地などの疼痛を誘発させる動作を禁止するなど運動の制限を必要とします。予防としては、大腿四頭筋のストレッチが有効とされます。

〈踵骨々端症〈炎〉〈シーバー病〔Sever disease〕〉〉

踵骨は、男子で8～12歳頃から、女子で6～10歳頃から骨端核があらわれ癒合が始まり男子で15～19歳頃までに、女子で13～17歳頃までに癒合します。踵骨々端症（炎）（シーバー病）は、この骨端線閉鎖前の時期に踵骨々端部にかかる強い衝撃の反復によって発生するもので男子に多く発症します。

X線上においては、健側に比し患側の踵骨後部の骨端核に濃陰影化像・扁平化像あるいは分節化像を呈することがあります。骨シンチグラムにおいては、特に分節化部分にホットスポットすなわちラジオアイソトープの集積像がみられることがあります。

症状としては、同部に圧痛がみられ特にアキレス腱の牽引により疼痛が誘発されるため背屈制限がみられる場合には、一時競走および跳躍・着地などの運動を制限し衝撃吸収性の高い靴に履きかえる必要があります。またそれ以上の症状がみられれば、クッション付きヒールキャップあるいはクッション付き足底板を装着した上でテーピングによりアキレス腱への牽引負荷を軽減する必要があります。いずれにせよ予後は良好でほとんどの症例においては、数個月ぐらいから長くとも1～2年までの

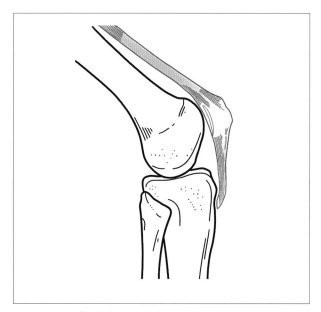

図149 オスグッド病

保存療法で骨端線閉鎖前に軽快します。

(第1ケーラー病〈First Köhler disease〉)
　舟状骨は、男子で2歳半〜3歳頃から、女子で1歳半〜2歳頃から骨核があらわれ骨化が始まります。第1ケーラー病は、舟状骨が足部で最も骨化の遅い骨であるため他に比し軟骨部分も多く未熟で脆弱であるにかかわらず、足部縦アーチの頂点として荷重の際に圧迫され、かてて加えた足背動脈および内側足底動脈の分枝からの血行障害によって、すでに男子で5歳ごろから女子で3歳ごろから無腐性壊死の発生するもので、そのおよそ30%は両側性に発生し上記のように男子は女子に比し骨核があらわれ骨化が始まる時期が遅いため特に男子に多く発生し女子のおよそ4〜6倍といわれます。

　X線上においては、舟状骨の輪郭の不整・前後径の軽度短縮にはじまり濃陰影化像ときとして分断化像さらに進行すれば扁平化像あるいは陰影吸収による骨梁構造の消失を呈します。MRIにおいては、舟状骨全体に低信号化を呈します。

　症状としては、同部特に足背内側部に熱感・腫脹および圧痛がみられ、前足部の内がえしおよび外がえしの強制により疼痛を訴え、さらに荷重により一層の疼痛が誘発され踵部のみでの接地による跛行あるいは患肢による荷重不能のみられる場合には、競走あるいは跳躍などの運動はできません。

　治療としては、一時スポーツを制限する必要がありますが、それ以上の症状の増悪もみられず軽快していけば最早制限の必要はありません。ただそれ以上の症状の増悪がみられる場合には、足底のテーピングにより足部縦アーチにかかる荷重時の負担を軽減します。またときとして完全免荷のため松葉杖を用いることもあります。いずれにせよほとんどの症例においては、1月ほどで疼痛の消失がみられます。ただその後も再発防止のため足底板を装着し少なくとも6個月〜1年ぐらいは経過観察が必要です。

(第2ケーラー病〈Second Köhler disease〉あるいはフライバーグ病〈Freiberg disease〉)
　第2中足骨々頭部は、男女共1〜3歳頃から骨端核があらわれ癒合が始まり12〜16歳頃までに癒合します。第2ケーラー病すなわちフライバーグ病は、第2中足骨に足部における長軸としてのリスフラン関節における強固な固定と靴の中での圧迫とにより、その骨端核に無腐性壊死が発生するもので思春期の女子に多く発症します。それらは、第3および第4中足骨々頭に発生することもあり、また扁平足および開張（拝）足はじめモートン足いわゆるギリシャ人の足（注☆）などの選手によく発生します。

　X線上においては、Gauthierの5段階分類法におけるステージ0：軟骨下骨々折・ステージⅠ：骨頭変形のない骨壊死・ステージⅡ：圧潰（アッカイ）骨壊死による骨頭変形・ステージⅢ：関節軟骨裂離すなわち剥離・ステージⅣ：変形性関節症をそれぞれ呈します。

（注☆）　モートン足（Morton's foot）はギリシャ人の足とも呼ばれるように母趾（指）が第2趾（指）より短いか、あるいは第2趾（指）が母趾（指）より長い足のことです。

（図150）　Gautheierによる病期分類

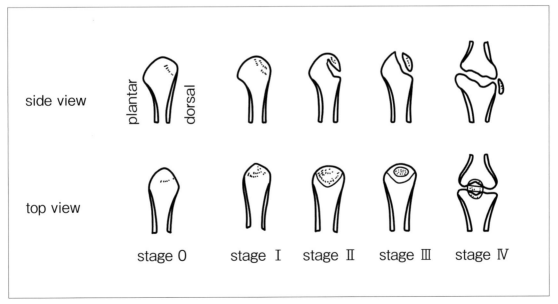

図150　Gautheierによる病期分類

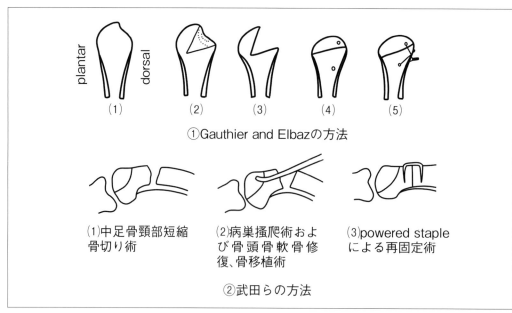

図151　手術療法

　初期症状としては、前足部に荷重痛がみられ、また一時的にMP関節に発赤・腫脹などの炎症々状がみられます。進行すると可動域制限および運動痛がみられ軸圧痛（gliding test）がみられます。

　治療としては、一時スポーツを制限する必要がありますが、それ以上の症状の増悪もみられず軽快していけば最早制限の必要はありません。ただそれ以上の症状の増悪がみられる場合には、足底のテーピングあるいは足底板により前足部にかかる荷重時の負担を軽減する必要があります。またときとして完全免荷のため松葉杖を用いることもあります。なお中足骨頭に二次的な変形性関節症等を発症した症例では、その病態に応じ骨棘切除・遊離体摘出あるいは硬化骨・壊死骨の掻爬および海綿骨の移植ときとして中足骨頭背側部楔状骨切り術などの手術療法の適応になります。

（図151）　手術療法

付

第Ⅰ章　アスリートのための練習後のピンポイント整理操作

第1項　全身の整理操作

　拙著「手技療法の奥伝（エンタプライズ刊）」の巻末第3章奥伝にあたりの付）手技療法の随想の 2．クラブ・フェイスにおいてゴルフにおける外傷・障害および健康問題を取り上げた際、その〈ゴルフにおける腰痛は「逆振り」運動で防げる〉において「横山明仁プロは、"逆振り"は体の歪みの矯正になると、ラウンドや練習の後クラブを2本持ち、その重みを利用し、ゆっくりと逆に大きく最後まで振り抜くことを繰り返すと言います。まことに理にかなった整理運動といえるでしょう。」と述べた後で、「ここで読者の皆さんに言っておきたい、極めて重要な事項があります。それは、人は日々の生活のなかで、立ち、物を持ち、移し、右利きと左利きとにかかわらず右利き優先社会のなかで、たえずゴルフの右打ちと同じような動きや姿勢を強いられているということです。」と続け、そうした日々の動作からくる姿勢の矯正ということについて述べました。ここでは、その方法について、それを専門家向けにまとめてみることにします。

　1）先ず下半身（この場合は第4腰椎から下）は、follow-through の逆に時計回りに捻転し、左腸骨前のめり右腸骨後ろのめりとし、荷重は、利き足でない左足に余分に体重をかけ6：4の割合とし、両膝は、わずかに「くの字」に、ある程度の余裕をもって伸展すべきです。

　2）次に上半身（この場合は第3腰椎から上）も、一旦 follow-through の逆に時計回りに捻転し、左肩は、backswing すなわち take back の逆にやや後方へ引き、右肩も前方に出し、両上肢は、一旦前方挙上し、左肘は、胸椎の側弯の逆にできるだけ伸展し、右肘もできるだけ屈曲します（その結果左右の肩甲骨の位置は、正中〈矢状〉面に直角、前頭〈額〉面に平行になり、胸椎右凸側弯は正中線に近づきます）。

　3）最後に頸椎は、そこに残すよりも若干10°ほどfollow-through の逆に時計回りに回旋します（注☆）。

（注☆）　ゴルフの右打ちの際の impact の瞬間にも頸椎をそこに残し、右肩越しにボールをみるよりも、若干 follow-through に従って反時計回りにボールを追った方が、特に高齢者のゴルファーの場合は頸椎にとって無理がないとされています。そこでこの場合は、その矯正姿勢ということで follow-through の逆に若干10°ほど時計回りに回旋するのです。

　そのあとで「この姿勢は、万（よろず）の事に効能があるので"万能のポーズ"と名付けるつもりでいましたが、もとより万能の妙薬などあろうはずもなく、ただ一般的に脊柱・骨盤等の歪む方向に対する矯正の方向ではありますので、一先ずこれを『安達の調整本体』と呼ぶことにしました。」と続けました。そこでこの 付）第Ⅰ章 アスリートの練習後のピンポイント整理操作の 第1項 全身の整理操作においても先ずこの「安達の調整本体〈万能のポーズ〉」を挙げることとします（写真528）。

　注：なおバレー徴候（Barré sign）陽性の選手については、この項における全身の整理操作に限らず、すべてにおいて医療機関における精密検査が優先され

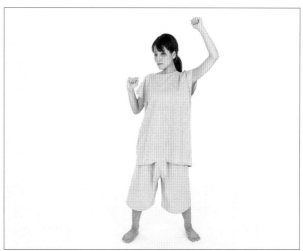

写真528

ます。バレー徴候（Barré sign）とは、習慣的には上肢落下試験（arm-dropping test）のこととされ、選手閉眼坐位にて左右両上肢を水平回外挙上するよういっておき、一方が軽度回内下垂すれば陽性とするものとされますが、歴史的には下腿落下試験（leg-dropping test）のことであり、選手腹臥位にて左右両下腿を垂直保持するよういっておき、一方が次第に下垂・落下すれば陽性とするものであり、この場合両者とも陽性とは、膝蓋腱反射亢進（注1）の場合と同様、上位運動ニューロンの障害（注2）とされるものです。なおJean Alexander Barré（1880～1971）は、フランスの神経学者です。

(注1) 膝蓋腱反射も、表在反射ではなく大腿四頭筋の筋紡錘という身体内部における深部受容器を介した伸長反射すなわち深部反射である以上、その亢進は次に説明を加える反射中枢よりも上位の中枢すなわち上位運動ニューロンの障害を意味します。
(注2) 上位運動ニューロンの障害とは、錐体路すなわち大脳皮質運動野にはじまり延髄前面の錐体交叉で、その90～75％が左右交叉する脊髄神経線維における障害を指しますが、その典型例では障害側と反対側の半身における随意運動の麻痺・固縮がみられるものです。

第2項　顎関節（側頭下顎関節）周囲の整理操作

アスリートは、試合中はもちろんのこと、練習中においてすら、「歯を食いしばれ！」の言葉が示すように顎関節はもちろんのこと、その周囲にも相当の負担をかけるため、そのことが強いては「力を出し切る」際の集中力の欠如につながる場合さえあります。そこでここでは、顎関節およびその周囲の整理法について取り上げることにします。

（顎関節症における軽度徒手的矯正法）（写真529）

1）選手坐位にて術者は選手の前に、その口腔内に視線がいくように相対して坐し、左右両示指および母指をそれぞれその左右両顎関節および頤（オトガイ）左右にあてがいながら可能な範囲において選手に開・閉口を繰り返させ、下顎頭にずれ下がりのある側を見分けます。
2）次に選手腹臥位にて、患側（下顎頭にずれ下がりのある側）を上に顔を横向きにさせた上で、最大開口位から少し閉口位にさせます。
3）術者は、選手の後頭に相対して立ち、その患側（下顎頭にずれ下がりのある側）の下顎頭に頭側の母指々頭をあてがい、その上に足側の豆状骨小指球寄りを重ね、そのスナッフボックスが術者の頚切痕の真下にくるよう上体をかぶり、そのまま下へ両肘

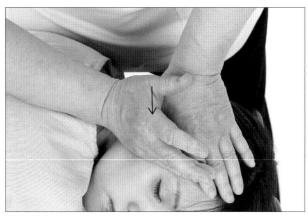

写真529

を伸ばしながら緩徐に押圧していきます。
4）最後に選手坐位にて、術者は、一方の手掌の中指・環（薬）指々尖で、その患側（下顎頭にずれ下がりのある側）の顎関節を上方へ持ち上げ、他方の手掌を丸め中節部指背で、その健側の頬骨・下顎間を正中線方向へ押圧します。

注：術後再び、選手に開・閉口を2・3度繰り返させ痛み・違和感の消失を確認します。

（顎関節痛における頬筋・咬筋および顎舌骨筋・顎二腹筋に対する弛緩法）

〈頬筋・咬筋弛緩法〉（写真530）

1）選手背臥位にて、術者は頭側に足側を向いて坐します。
2）次に術者は、それぞれ左右示・中・環（薬）三指々尖を選手のそれぞれ左右頬部におき、それぞれその内側へ左右歯列および歯肉まで押圧します。
3）次に術者は、それら左右示・中・環（薬）三指々尖をそれぞれ左右顎関節に向け後上方へしぼるように引き上げ、それぞれその左右顎関節周囲が弛緩するまで安定した押圧を継続します。

〈顎舌骨筋・顎二腹筋弛緩法〉（写真531）

1）選手背臥位にて、術者は頭側に足側を向いて坐します。
2）次に術者は、左右四指々尖を選手のそれぞれ左右顎下部におき、左右指尖を丸めそれぞれの左右顎下周囲の軟部組織が弛緩するまで頭側へ押圧します。
3）次にそれら左右顎下周囲が弛緩してから術者は、それぞれ左右の下顎角を通過するまで左右内側縁に沿って左右の指尖を移動し後外側へ向けて引き上げることで、それら左右顎下筋膜周囲の弛緩を図ります。

注：上記2つの技法は、DR. Conrad A. Speece D.

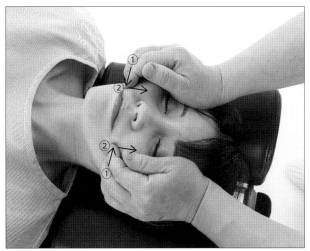
写真530

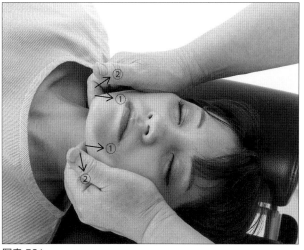
写真531

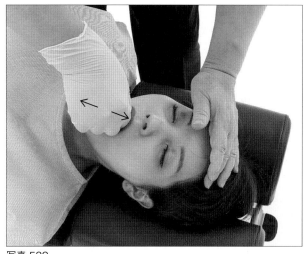
写真532

O.（DR. コンラッド A. スピース D.O.）・DR. William Thomas Crow D.O.（DR. ウィリアム・トマス・クロー D.O.）および DR. Steven L. Simmons D.O.（DR. スティブン L. サイモンズ D.O.）の靭帯性関節ストレイン（Ligamentous Articular Strain）にヒントをえたものであることを付記し、合わせて紙面を借り DR. Conrad A. Speece D.O.（DR. コンラッド A. スピース D.O.）・DR. William Thomas Crow D.O.（DR. ウィリアム・トマス・クロー D.O.）および DR. Steven L. Simmons D.O.（DR. スティブン L. サイモンズ D.O.）に深い敬意と謝意を表するものです。

（顎関節神経症に対する補助的ケアとしての上顎骨に対する療法）
（実技の理論）

日本顎関節学会は、顎関節症（Temporpomandibular arthrosis）を5段階に分類しています。そしてそのV型は、I～IV型のいずれにも分類されないもので、その中には精神的ストレスによる顎関節神経症として神経症の中の心気症の中の器官神経症に分類すべきものも含まれていることがあり、その場合には精神科・神経科あるいは心療内科領域の適応と考えるべきです。ただそうした顎関節神経症に対しても、補助的ケアとして上顎骨に対する療法に暗示的効果が期待できる場合もあります。

（整復）
〈閉口位からある程度の開口位をとらせる安達の方法〉
（写真532）
1）選手背臥位にて、術者は選手の口腔側方に頭側を向いて立ちます。
2）術者は、その口腔内へ一方の手の母・示・中三指を挿入します。
3）術者は、母指で選手の上顎の左右切歯を押し上げ、中指で選手の下顎の左右切歯を押し下げる間、示指で舌尖を押さえ舌根の沈下を防ぎます。
注：なおこの方法は、小児の熱性痙攣における"ひきつけ"あるいは癲癇の大発作における痙攣の際などにも実践応用できます。

〈上顎骨に対する補助的ケアとしての療法〉（写真533・534・535）
1）選手坐位にて、術者は選手の前方に選手の口腔に術者の視線がいくように相対して坐し、
その歯列に惑わされることなく、その上顎骨の左右の狭まりや足方あるいは後方への傾きをみます。
2）選手頭を上げて背臥位にて、術者は頭側に足側を向いて立ちます。
3）術者は、プラスチック手袋を装着し左右中・環（薬）指を、それぞれ選手の口腔内の上顎左右内側・

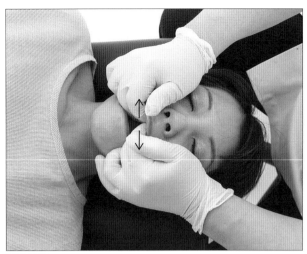

写真 533

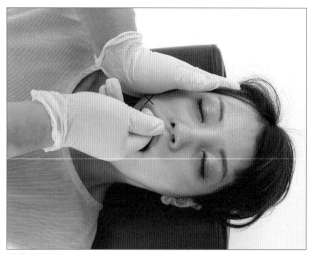

写真 534

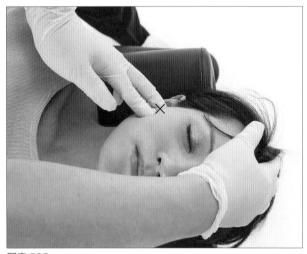

写真 535

左右第2・第3大臼歯々根部付近に挿入し、両側の狭まりを外側へ拡げます（両側性狭窄の場合）。また一方の手を支持手として、その中・環（薬）指である程度外側へ牽引する間、他方の手の中・環（薬）指で、その傾きを頭側へ持ち上げたり（足方偏位の場合）、あるいは前方へ引き出したり（後方偏位の場合）して、ごく軽度の微調整をします。

4）選手頭部を上げて背臥位にて、術者は選手の口腔側方に頭側を向いて立ちます。

5）術者は、一方の手で選手の額を支持する間、他方の手でその左右各顎関節周囲の内側および外側の軟部組織に対し、それぞれ示指々尖を支持のためその周囲に接する間、中指々尖にてごく軽度揉捏します。

〈片側性顎関節症における関節円板の前方偏位に対する徒手的矯正法〉（写真536・537）

1）選手坐位にて術者は選手の前に、その口腔内に視線がいくように相対して坐し、左右両示指および母指をそれぞれその左右顎関節および頤（おとがい）左右にあてがい、可能な範囲において開・閉口を繰り返させ下顎頭にずれ下がりのある側を見分けます。

2）選手患側（下顎頭にずれ下がりのある側）顔面を上に腹臥位にて、術者は、その後頭側に相対して立ちます。

3）選手に、最大開口位からわずかに閉口位にもっていかせます。

4）選手に、その状態を保たせたまま、術者は足側の手を下にし頭側の手を上にしてタッグル・リコイル変法の要領で、その顎関節下顎頭に対して、この場合上体を乗り出し頚切痕の真下に落とし調整力を加えたと同時に反動的に力を抜きます。

注：術後再び選手に、2～3度開・閉口を繰り返させ疼痛の消失を確認します。

〈顎関節（側頭下顎関節）両側性前方脱臼に対する整復〉〈実技の理論〉

顎関節における前方両側性脱臼に対する整復法は、基本的に口内法と口外法の2法があります。そしてそれらのうち特に前者は、古来より「医学の父（Father of Medicine）」と称されてきた古代ギリシャの医師であるヒポクラテス（Hippocrates）（B.C. 460頃～375頃）の考案によると伝えられ、ヒポクラテス法とも呼ばれています。またわが国の二宮彦可（にのみやげいか）（1754〈宝暦4〉～1827〈文政10〉）が1808（文化5）年に著した「整骨範」には、探珠法（たんじゅほう）すなわち下顎脱臼整復法として探珠母法（たんじゅぼほう）すなわち口内法および探珠子法（たんじゅしほう）すなわち口外法の2法がみられます。なお陸軍軍医でもあった文豪森鷗外、本名森林太郎の著作「カズイスチカ（casuistica〈ラテン語〉患者についての臨床記録の意）」には、下顎脱臼を昔は落架風（らっかふう）と呼び、整

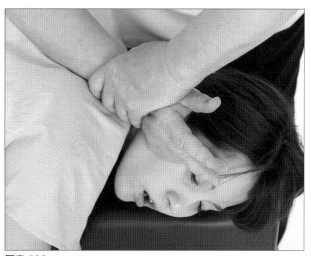
写真 536

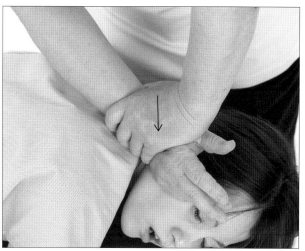
写真 537

復の秘密を人に見られぬよう風呂敷を患者の頭からかぶせ術を施したという記述がみられます。それを鷗外自身がモデルと思われる若い医学士が、両手の親指に厚くガーゼを巻き、患者の口に差し入れ下顎を左右2個所で押さえ後部を下へぐっと押し下げ手を緩め顎が見事に嵌まったのをみて、鷗外の父がモデルと思われる開業医の父に「解剖を知っているだけのことはある。学問とは有難いものだ。」と賞賛されたとあります。

そこでここでは、その口内法に綿球を用いた槓桿法（こうかん〈てこの意〉ほう）を加えることで、より確実性を増すとともに、さらに顎内障など顎関節捻挫にも応用可能な複合法について説明しようと思います。まず患者の姿勢としては、食物を摂取するときの姿勢である坐位を基本とします。そして術者の整復としては、下方→後方→上方の船（底）型牽引を基本とします。最後を後上方としないのは、口腔を閉じる方向に緩徐に上方へ向けてやれば患者自身の両顎関節の復元力で自然に後上方へ向かうからです。また助手の姿勢としては、後方よりその後頭部に指尖を上方に向け両手掌をあて、あるいは前胸部に密着させ、しっかりと押さえさせ固定させます。頭部を屈曲位すなわち前屈位としないのは、術者が後方へ押す際、助手がしっかり押さえようとすれば、自然に屈曲位すなわち前屈位をとろうとしながらも中間位にならざるをえないからです。注意としては、下顎頭の復位を感じたら左右の上・下第3（あるいは第2）（注☆）大臼歯の奥の上・下歯肉間に挿入された綿球近くの術者の左右母指を口腔外へ素早く落とします。術者の両母指々腹を左右の大臼歯上にあてることは、筆者は整復時に両母指を患者に噛まれる恐れがあるため避けています。また筆者は、このとき両母指を歯列外にすべらせるのではなく口腔外へ一層落とし、落とした一方の手で患者の頭頂部を下方へ押さえ、他方の手の四指でその下顎を把握しつつ母指でその頤（おとがい）を後方へ押し、そのとき患者にしっかり噛ませることで整復をより確実なものにするようにしています。

（注☆）乳歯が永久歯に生え変わるとき、一番奥の1本はずっと遅れ20歳前後になって生えてくることから、特に智歯あるいは俗に"親知らず"とも呼ばれます。あるいは永久に生えてこないこともあります。

（整復）

〈顎関節両側性前方脱臼に対する整復法の顎関節症における関節円板の前方転位に対する応用としての徒手的矯正法〉（写真538・539・540・541）

1）選手坐位にて術者は選手の前に、その口腔内に視線がいくように相対して坐し、左右示指および母指をそれぞれその左右顎関節および頤（おとがい）左右にあてがい、可能な範囲において開・閉口を繰り返させ下顎頭にずれ下がりのある側を見分けます。

2）選手開口位のまま術者はプラスチック手袋を装着し選手の前に相対して立ち、左右の上・下第3（あるいは第2）大臼歯の奥の上・下歯肉間にそれぞれ綿球を挿入します。

3）助手に後方から指尖を上方に向け両手掌でその後頭部を把握させ前胸部に密着させ、しっかりと押さえさせ固定させます。そして術者は左右母指をそれぞれそれらの綿球の手前近くに挿入します。

4）術者は、下顎をそのまま水平に下方へ牽引します（その結果ずれ下がりのない下顎頭の側を一層牽引することになります）。

5）術者は、その下顎をそのまま後方へ押します（注1）。

6）術者は、後方へ押し切ったところで牽引した分だけ、その口腔を閉じる方向に緩徐に上方へ向けてや

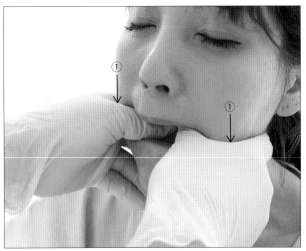

写真538

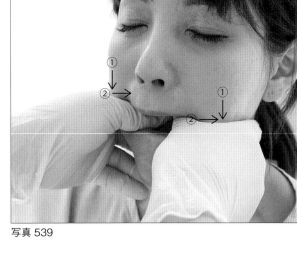

写真539

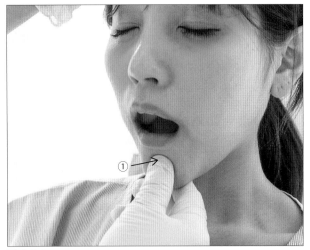

写真540

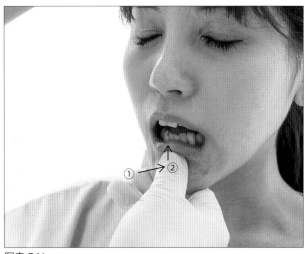

写真541

るだけで選手自身の軟部組織の復元力によって、その両顎関節も自然に後上方へ向かうので、そのとき術者は両母指を口腔外へ素早く落とし、落とした一方の手でその頭頂部を下方へ押さえ、他方の手の四指でその下顎を把握しつつ母指でその頤（おとがい）を後方へ押し、このとき選手にしっかりと噛ませます。

(注1) この際、顎関節の偏位に捻転があり、一方（患側）が後方、他方（健側）が前方に偏位しているような場合には、助手に選手の後頭部を前胸部でその頭頂部を両手掌でしっかり固定させる間、術者は後方偏位している側（患側）の下顎を前方へそれにともなって前方偏位している側（健側）の下顎を後方へ、それぞれ引き出しそれに伴って押し込みます。あるいは選手背臥位にて、助手にその頭頂部を両手掌でしっかり固定させる間、術者は後方偏位している側（患側）の下顎を下第3（あるいは第2）大臼歯の奥の下歯肉の位置において両手で足方へ押し下げつつ前方へ引き出し、前方偏位している側（健側）は自然に調整・復位されるように仕向けます（注2）。この際、前者・後者いずれの場合も、6）における母指による頤への操作はしないものとします。

(注2) 上記（注1）の特に後者の技法は、DR. David H. Peterson D.C.（DR. デイビッド H. ピーターソン D.C.）・DR. Thomas F. Bergmann D.C.（DR. トマス F. バーグマン D.C.）の滑膜ひだエントラップメントの整復にヒントをえたものであることを付記し、合わせて紙面を借り DR. David H. Peterson D.C.（DR. デイビッド H. ピーターソン D.C.）・DR. Thomas F. Bergmann D.C.（DR. トマス F. バーグマン D.C.）に深い敬意と謝意を表するものです（写真542・543）（なお前者の変法は安達によります）。

注：1）術後、選手に再び最初と同様に2〜3度開・閉口を繰り返させ、それらの下顎頭の復位および疼痛の消失を確認します。

2）緊張によって筋収縮が起こると整復しづらくなるため、その場合には温罨法によってその筋収縮すなわち筋緊張を緩和します。

3）術後2週間ほどは、反復性あるいは習慣性への移行を防ぐため、硬いものおよび最大開口位を避けるようにいっておきます。

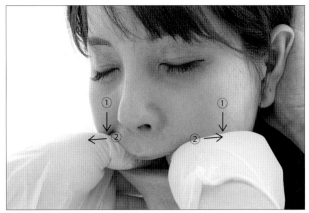

写真542

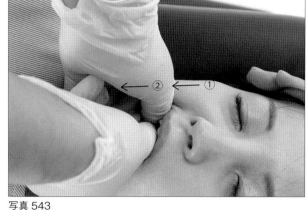

写真543

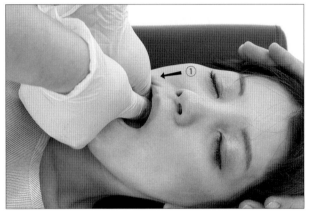

写真544

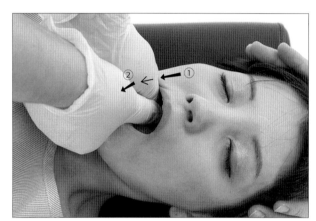

写真545

（顎関節伸延による整復法および顎関節平行移動による整復操作）

（実技の理論）

　顎関節運動は、咀嚼すなわち噛み砕く際、嚥下すなわち呑み込む際、呼吸すなわち息を吸い込み・吐き出す際そして言語発声すなわち言葉を話す際などにおいて、1日2000回以上にも及ぶため、関節機能等に減退・障害を発生させる恐れを秘めています。

　一般に完全開口時において上下切歯間に示・中・環（薬）三指が縦に入らなければ、関節の機能障害によるハイポモビリティ（可動性減退）が考えられ、顎関節の不整合も疑われます（逆により広く開き過ぎるようなら、関節包の機能減退によるハイパーモビリッティ〈可動性亢進〉の可能性が疑われます）。診療的には、選手の背後から左右外耳道に術者のそれぞれ左右示指を挿入し、開口・閉口を反復させ左右関節突起（下顎頭〈顆頭〉）の運動を触診し、その左右に非対称性を示すような関節運動によって顎関節の不整合〈咬頭嵌合における偏位〉すなわちその運動パターンにおける不正軌道性を知ることができます。

　そのような場合、関節円板の急性偏位（関節円板の包内固着・癒着を含む）・関節随伴運動の消失（機械的受容器・外側翼突筋における伸張受容器等の機能不全を含む）・極端な開口の継続における滑膜組織の嵌頓による滑膜襞の形成等の問題の生ずる恐れがあり、なおさらに下顎槌骨靱帯によって下顎骨は槌骨とも解剖学的に結びついているため中耳への影響の恐れ（その場合、耳珠を押し外耳道に疼痛が感知されるかどうか確認してみるとよい）すら考えられるので、それぞれの偏位の状態に応じた正常な関節機構の回復・復元のための整復操作が望まれ、それには伸延・平行移動の2種のアジャストメントのための技法（注☆）のあることを知るべきです。

（注☆）　両者とも、上記迄の顎関節（側頭下顎関節）両（片）側性（不全〈亜〉）脱臼に対する技法ではなく、もっぱら顎関節症に対する技法であり、特に後者は、口内法ではなく口外法であるため、ほとんどあるいはまったく下顎骨の強い下方牽引を伴わないことが特徴です。

（整復）

〈顎関節伸延による整復法—関節円板急性偏位に対する整復—〉（写真544・545）

1）選手やや開口位にさせ背臥位にて、助手にその頭頂部を両手掌でしっかり固定させる間、術者はプラスチック手袋を装着し患側に頭側を向いて立ちます。

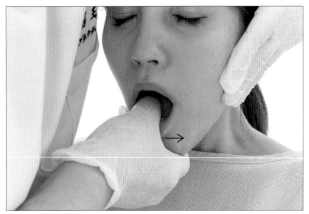

写真546

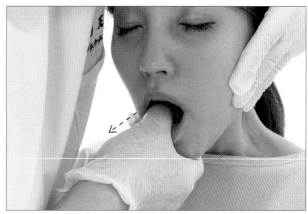

写真547

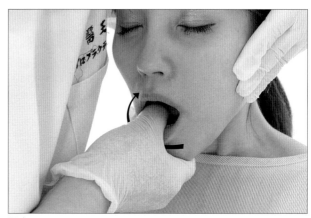

写真548

2）次に術者は、患側母指を口腔内に挿入し、患側下方の歯列をしっかりと把持し、他の四指で外側からその下顎を把握し、特に示指はその下顎体にあてがいます。

3）次に術者は、健側の母指で患側の母指の上を押さえ補強するか、顎関節可動域にそれだけの余裕がなければ、健側の母指でも健側下方の歯列をしっかりと把持し、他の四指で外側からその下顎を把握し、特に示指はその下顎体にあてがいます。

4）最後に選手に唾液を呑み込むよう指示する間、術者は患側あるいは両側の顎関節を一旦足側へ引き、そのまま選手の前下方に傾けます（注☆）。

（注☆）これは、よくみられる関節円板の急性の前方偏位に対して、下顎頭（顆頭）が関節円板の下に来るようにするための前下方への整復であり、数は少ないのですが関節円板の急性の後方偏位に対しては、下顎頭（顆頭）が関節円板の下に来るよう後上方へ整復します。また側方偏位も伴うようであれば、それらに若干の側方への辷り運動を加える場合もあります。

〈顎関節伸延による整復法—顎関節片側の側方・後方偏位に対する整復—（注1）〉（写真546・547・548）

1）選手坐位にて、術者は、その患側に前方を向いて立ち、健側の腋窩で患側の頭頂部を、健側の手で健側の側頭部を支持し、プラスチック手袋を装着した患側の手の母指を口腔内に挿入し、患側下方の歯肉をしっかりと把持し、他の四指で下顎を把握します。

2）次に術者は、患側の手で下顎を患側の対側にずらせたまま前下方へ傾けます（注2）。

3）最後に術者は、選手に術者に抵抗して、下顎をその反対方向すなわち患側へ動かそうと試みるよう指示します（注3）。

（注1）この技法は、口内法を両側に用いることで、両側への下方牽引により患側上関節腔が伸張し過ぎ、その結果患側の関節に悪影響がおよぶ恐れのあるような場合に用い有効です。

（注2）上顎（側頭骨）の関節隆起の傾斜に沿って後上方から前下方へ下顎頭（顆頭）が関節円板の下に来るように傾けます。

（注3）これによって術者は、選手に咬筋深部の筋線維を収縮させるよう指示することになるわけです。

〈顎関節平行移動による整復法—前後平行移動による整復—〉（写真549・550）

1）選手坐位にて、術者は、その背後に立ち、術者と選手の間に枕子をかい頸椎の安定を図ります。

2）次に術者は、患側の手の小指側を患側の下顎枝にあてがい、健側の手をその下に重ね補強します。

3）最後に術者は、先ず患側下顎頭のずれ下がりを下方から上方へ持ち上げ、次に選手をリラックスさせ開口させてから緩徐に閉口させ、閉口する瞬間上顎（側頭骨）の関節隆起の傾斜（注☆）に沿って前下方から後上方へスラストします。

（注☆）関節隆起の傾斜の個体差は、外側から触診によって触知することができます。ただし関節円板後方の組織損傷・関節内出血（関節血腫）等の生じることのないよう十分慎重に実施すべきです。

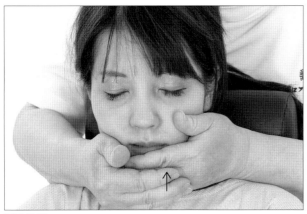
写真 549

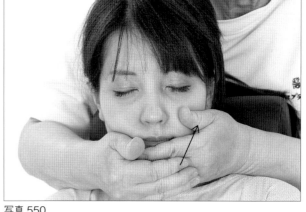
写真 550

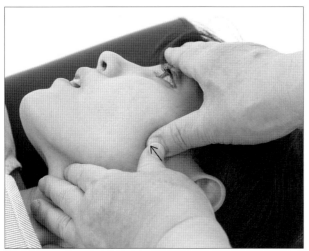
写真 551

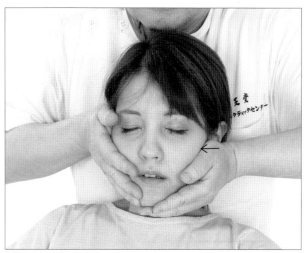
写真 552

〈顎関節平行移動による整復法—外内平行移動による整復その1—〉（写真551）
 1）選手背臥位にて、頭部を患側が上になるようやや健側に向け、術者は、患側頭方にやや足側を向いて立ち、下顎頭に両母指を、内側を下、外側を上にして重ねてあてがいます。
 2）術者は、外側から内側へ下顎頭に対し垂直にスラストします。

〈顎関節平行移動による整復法—外内平行移動による整復その2—〉（写真552）
 1）選手坐位にて、術者は選手の患側背後に立ち、患側の手の母指球を患側関節裂隙遠位から下顎枝近位にかけてあてがい、健側の手で健側側頭から顔面にかけて支持します。
 2）術者は、選手に咬合あるいは歯合させないことにより顎関節を脱力させ、外側から内側へ下顎頭に対し垂直にスラストします。
 注：上記（顎関節伸延による整復法および顎関節平行移動による整復法）における（実技の理論）および

（整復）における5つの技法は、DR. David H. Peterson D.C.（DR. デイビッド H. ピーターソン D.C.）・DR. Thomas F. Bergmann D.C.（DR. トマス F. バーグマン D.C.）の顎関節にヒントをえたものであることを付記し、合わせて紙面を借り DR. David H. Peterson D.C.（DR. デイビッド H. ピーターソン D.C.）・DR. Thomas F. Bergmann D.C.（DR. トマス F. バーグマン D.C.）に深い敬意と謝意を表するものです。

【トピック】
エウスタキオ管〈耳〔小〕管〉に対する療法

（実技の理論）
　もともと左右の外耳奥の鼓膜内と咽頭すなわち鼻口の後方とは、左右のエウスタキオ管すなわち耳（小）管でつながっていて、その管は通常緩やかに閉じています。いま被験者の鼻翼をつまみ、鼻から思い切り息を出させようとすると耳がボーッとするはずです。
　これはそれによってそれら左右のエウスタキオ管すな

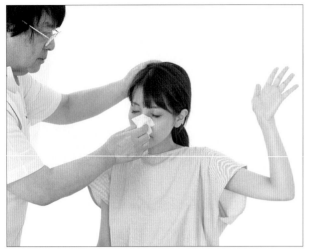
写真553

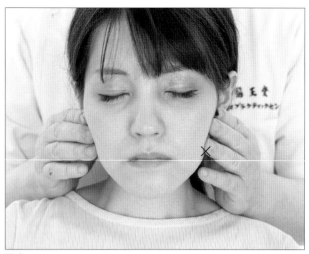
写真554

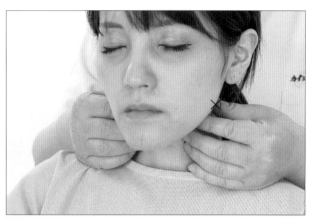
写真555

わち耳（小）管がしっかりと閉じ、左右外耳奥の鼓膜内面と中耳（鼓室）最外側の槌骨（つちこつ）を結ぶ鼓膜張筋腱、中耳（鼓室）奥の前庭窓に納まった中耳（鼓室）最内側の鐙骨（あぶみこつ）の骨頭付近の後脚に付着する鐙骨筋が、それぞれ収縮するためです。

　それはその後、唾液を口いっぱいに溜め込み、その唾液をゴクッと飲み込むことで元に戻りますが、鼓膜周囲に炎症があったり損傷があったり、ましてそこに穿孔が開いていたりしたのでは最初からボーッとしません。

（整復）
（実践応用技法としてのエウスタキオ管〈耳〔小〕管〉に対する安達の療法）（写真553）

1）選手坐位にて、術者は、その側方に相対して立ち、後方の手でその頭部を押さえ安定を図り、前方の手の母指と示指で選手の左右の鼻翼をつまみます（この際、術者の母・示指と選手の左右の鼻翼間に数枚のティッシュ・ペーパーをはさむとよい）。
2）その上で選手に鼻から思い切り息を出させようとします。
3）耳がボーッとしたら、術者と反対側の手を挙げさせ、術者は両母指で選手の左右外後頭隆起・左右環椎横突起（左右乳様突起下）および左右側頭下顎関節を圧し、次いで両四指々先でその周囲およびその下部周囲をそれぞれ時計回りに数回ずつ回旋させ耳下腺を、次に術者は両母指で選手の舌骨左右端周囲近位・遠位をそれぞれ上方へ圧し、次いでその近位・遠位を繋げて後ろから前に揉捏し顎下腺・舌下腺をそれぞれ刺激し、選手の口腔内に唾液が満ちるのを待って、それを一気にゴクッと飲み込ませます（写真554・555・556・557・558・559・560・561）。

注：1）1度でボーッとした感じがとれなければとれ

るまで何度も唾液を飲み込ませます。
2）これを1クールとして、2度行います。
3）この療法は、エウスタキオ管（耳〈小〉管）および鼓膜のマッサージになりますが、耳鏡でみて鼓膜およびその周囲の外耳道が赤く充血しているような場合、耳がボーッとしないような場合などには、外耳炎などの可能性がありますので行ってはいけません。

（実技）
突発性難聴・メニエール症候群に対する療法

（実技の理論）

　下記の療法は、鼓膜および中耳（鼓室）の3つの耳小骨の固着に対して揺さぶりがかけられるため突発性難聴に効果があります。ただそれだけではなく、内耳の三半規管・卵形嚢・球形嚢の前庭神経および蝸牛管の蝸牛神経の緊張がとれ調子が整えられるためめまい・耳鳴、それら内耳神経が起始する嚥下中枢でもある延髄の緊張がとれ調子が整えられるため吐き気などの症状を伴うメニ

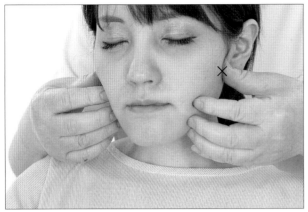
写真556

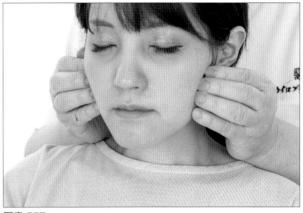
写真557

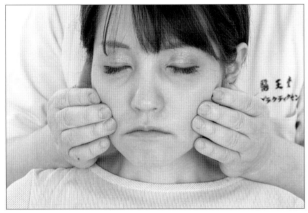
写真558

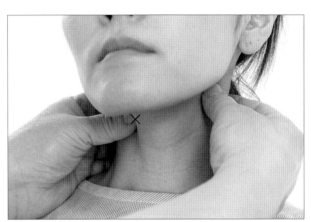
写真559

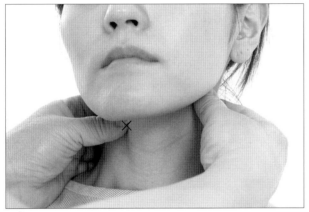
写真560

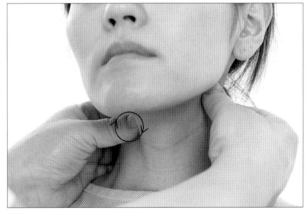
写真561

エール症候群にも、きわめて有効に作用します。

(整復)
(実践応用技法としての耳の療法)(写真428・429・430)
1) 選手坐位にて、術者は後方に立ち、指サックを装着した小指を患側の外耳道に挿入し微妙な回旋振動を与えます。
2) 術者は、選手の患側の耳殻の後方に術者の同側の母指々腹をあて、ツンツンツンツンと上方に向け振動を与えます。
3) 選手の左右の耳に対し、術者の左右の母指球をそれぞれ同時にあてがい、内側にリズミカルに少量の空気とともに圧迫して吸い込み作用を起こさせることを数回繰り返します。最後に内側に圧しつつ、矯正位の頚椎部も含め僅かに少し上方へ吊り上げポンと放します。

注：1) 1)・2) は、左右それぞれ30秒から1分、3) は、1分から3分程度が適当です。
2) この技法は、DR. Joseph Janse D.C.（DR. ジョセフ・ジェンシー D.C.）の耳の療法にヒントをえた

ものであることを付記し、合わせて紙面を借り DR. Joseph Janse D.C.（DR. ジョセフ・ジェンシー D.C.）に深い敬意と謝意を表するものです。

第3項　頭蓋周囲の整理操作

アスリートは、試合中はもちろんのこと、練習中においてすら、「集中力」を欠くことはできません。そのため後頭骨の伸展あるいは頭頸部痛症候群、特に筋緊張性頭痛等の軽減に有効な"僧帽筋左右・頭半棘筋・小後頭直筋弛緩後の環椎後弓後方偏位の調整法"に加えて"後頭神経痛緩和法"を用いてなお不十分な場合があります。頭蓋骨を構成する骨の位置関係の調整もっと言えば縫合およびその振動の調整をも含めて考える必要があり、そのことが強いては「力を出し切る」際の集中力につながる場合さえあるのです。

そこでここでは、（後頭骨の屈曲〈後方〉偏位に対する伸展整復法）・（実践応用技法としての環椎後弓後方偏位に対する軽度整復法）・（実践応用技法としての後頭神経痛緩和法）に始まり、各頭蓋骨の整理法すなわち頭蓋リズミック・インパルス（Cranial Rhythmic Impulse〈CRI〉）による各調整法について取り上げることにしました。

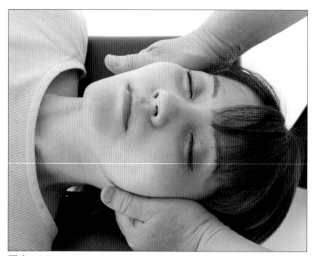
写真 562

―環椎上関節窩が後方偏位し、それに伴って後頭骨の後頭顆が後方偏位している場合―

（後頭骨の屈曲〈後方〉偏位に対する伸展整復法）（写真562）

1）選手頭部を下げ背臥位にて、術者は頭側に足側を向いて坐します。
2）術者は、両手の示指々尖で環椎の左右横突起後面を上方に持ち上げ支持し緩徐に後頭骨に伸展を強制します。

注：1）この際、環椎の左右横突起における一方の後方偏位が大きい場合には、2）の両手の示指々尖による支持における上方への持ち上げ方を患側の回旋側を主にして若干強めにしてもよい。

2）ただ環椎の左右横突起後方偏位がさらに大きい場合には、選手腹臥位にて頭部を下げ、その頸部を伸展させ、術者は患側の回旋側に頭側を向いて坐し、両四指で左右頸部を把握し両母指で環椎の左右横突起後面を患側の回旋側を主として前上方へ緩徐に押圧してもよい（写真563）。

3）またこの技法は、本来後頭骨の屈曲〈後方〉偏位に対する伸展〈前方〉整復法ですが、2）で伸展すべきところ下記注：4）の要領にて屈曲することで、後頭骨の伸展〈前方〉偏位に対する屈曲〈後方〉牽引整復法として実践応用することも可能です。

4）その際、環椎の左右横突起における一方の前方偏位が大きい場合には、選手背臥位にて術者は患側に頭側を向いて坐し、両四指で左右頸部を把握し両母指で環椎の左右横突起前面を患側の回旋側を主として後上方へ緩徐に押圧するとよい（写真564）。（以上注：2）〜4）の変法は安達によります）

（実践応用技法としての環椎後弓後方偏位に対する軽度整復法）（写真410・411）

1）選手背臥位にて、術者は頭側に足側を向いて立ちます。
2）術者は、両手左右示指を後頭骨直下に挿入します。
3）術者は、先ず両手左右中・環（薬）・小指で後頭骨をもたげ同部を屈曲します。
4）術者は、次に大後頭孔後縁を牽引し一旦環椎後弓後方偏位を際立たせ、最後に両手左右示指で後頭骨直下を伸展しつつ、両手左右中指を後頭骨と軸椎の間に挿入し、環椎後弓後方偏位を前方へ矯正します。

注：1）これは、環・軸間の環椎横靱帯・環椎十字靱帯等が正常で安定した状態であることを前提とした技法です。

2）その際、環椎後弓後方偏位に左右差がある場合は、4）で後方偏位のより大きい側をより強く前方へ矯正します。

3）小後頭直筋は後頭骨底と環椎後結節を結ぶ同部における最も深層の筋肉なので上記3）で弛緩し、4）で緊張を増します。

4）もし同部の最上層の僧帽筋左右・次の層の頭半棘筋が緊張している場合は、それらを最上層・次の層

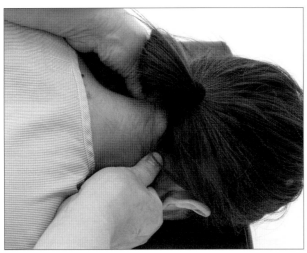
写真563

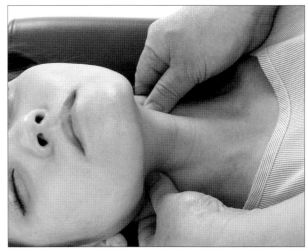
写真564

　　の順に弛緩させてから上記 注：3）の整復を行います。

5）その場合、僧帽筋左右・頭半棘筋の弛緩は、基本的に上記の小後頭直筋の場合とは逆に、先ず伸展することで弛緩させ、次に筋付着部を牽引し屈曲することで緊張を増します。

6）特に僧帽筋左右については、整復の最終段階において整復側と反対側への側屈を加えるまでを左右それぞれ別々に行います。その上で僧帽筋左右同様さらに頭半棘筋についても上記 注：5）の要領で今度は左右同時に行います。そして最後に小後頭直筋の緊張に対し上記 注：3）の整復を行い、その際環椎後弓後方偏位もあれば上記（実践応用技法としての環椎後弓後方偏位に対する軽度整復法）の3）・4）も同時に行います（写真412・413・414・415・416・417・418・419・420・421）。

7）これら 注：3）〜6）は、頭頸部痛症候群、特に筋緊張性頭痛等の軽減に有効な技法です。

8）これら上記および 注：3）〜6）の技法は、DR. Andrew Taylor Still M.D.（DR. A.T. スティル M.D.）および DR. Richard L. Van Buskirk D.O.（DR. リチャード・L. ヴァン・バスカーク D.O.）の Osteopathy Technique（オステオパシー・テクニック）にヒントをえたものであることを付記し、合わせて紙面を借り DR. Andrew Taylor Still M.D.（DR. A.T. スティル M.D.）および DR. Richard L. Van Buskirk D.O.（DR. リチャード・L. ヴァン・バスカーク D.O.）に深い敬意と謝意を表するものです。

（実践応用技法としての後頭神経痛緩和法）
〈第1段階〉（写真435・436）
1）選手頭部をやや低くして腹臥位にて、術者はその右肩部側（術者の利き腕が右の場合）に頭側を向いて低い椅子に坐し、その矢状縫合を中心に頭頂左右に左右四指々頭をあて、その近位に添えられた左右の母指々腹とでその間の頭皮を緩徐に牽引し足側に押圧を加えては放すことを反復しその周囲の軟部組織の弛緩を図ります（これは、大後頭神経の三叉神経眼窩上枝への混線を遮断するためです。またここは同時に東洋医学の経絡上の経穴における百会（ひゃくえ）周囲であり、体中のすべての経脈が合流し、身体全体、すべての病気に効果がある経穴とされるところの周囲ですが、特に百会（ひゃくえ）の前頂は、頭痛・かすみ目など眼精疲労・鼻づまり・耳鳴に、百会（ひゃくえ）の後頂は、頭重・後頭神経痛・頸・肩こりに、そして百会（ひゃくえ）の中央は、高血圧・痔疾・乗り物酔いによいとされます）。

2）次に術者は、その鱗状縫合の遠位の側頭左右に左右四指々頭をあて、その近位に添えられた左右の母指々腹とでその間の頭皮を緩徐に牽引し足側に押圧を加えては放すことを反復しその弛緩を図ります（これは、小後頭神経の三叉神経眼窩上枝への混線を遮断するためです）。

〈第2段階〉（写真437・438・439）
3）次に術者は、左手根部を選手の第7頸椎および第1胸椎の棘突起間に指先を後頭に向けてあてがい、右手の母・示指でその後頭を頭側に牽引し頸部を伸ばします。

4）術者は、その間に左母指および中指々頭を、その左右後頭隆起すなわち経絡上の経穴である左右天柱に食い込ませます。

5）術者は、右手の牽引を緩め、その左右後頭隆起すなわち経絡上の経穴である左右天柱が左母指および

中指々頭の上に乗ったのを見計らって、右手の母・示指をその後頭にあて軽く圧迫しながら、その後頭の偏位の反対方向に左右両手で同じ方向に回すことを反復します。

6）次に術者は、その左右後頭隆起すなわち経絡上の経穴である左右天柱が乗った左母指および中指々頭をそのままに、右手をその頭頂にもっていき逆に軽く足側へ押すことを反復します。

注：1）後頭骨底の左右でその屈伸運動に非対称性がある場合には、この技法に先立って下記の（頭蓋リズミック・インパルス〈Cranial Rhythmic Impulse〔CRI〕〉調整法）（後頭骨底の整理操作）（写真408・409）を、また後頭骨の屈曲〈後方〉偏位あるいは環椎後弓後方偏位がある場合等には、この技法に先立って、上記の（後頭骨の屈曲〈後方〉偏位に対する伸展整復法）（写真561）・（実践応用技法としての環椎後弓後方偏位に対する軽度整復法）（写真346・347）あるいはそれらの注のうちの一部（写真563・564・412・413・414・415・416・417・418・419・420・421）を行ってからこの技法を行うべきです。

2）この技法は、DR. Joseph Janse D.C.（DR. ジョセフ・ジェンシー D.C.）の後頭下部接触法およびDR. Dana J. Lawrence D.C.（DR. ダナ J. ローレンス D.C.）の頭蓋マニピュレーションとしての矢状縫合スプレド・頭蓋ユニバース・頭頂リフトなどの技法にヒントをえたものであることを付記し、合わせて紙面を借り DR. Joseph Janse D.C.（DR. ジョセフ・ジェンシー D.C.）および DR. Dana J. Lawrence D.C.（DR. ダナ・J. ローレンス D.C.）に深い敬意と謝意を表するものです。

（頭蓋リズミック・インパルス〈Cranial Rhythmic Impulse〔CRI〕〉調整法）
（実技の理論）

頭蓋リズミック・インパルス〈Cranial Rhythmic Impulse〈CRI〉〉ということがあります。これは、頭蓋骨を構成する骨と骨のつなぎ目すなわち縫合における振動のことであり、その振幅が減少し持続時間に異常が見られるような場合、その強さを増幅し振動数を正常化することで、様々な制限が取り除かれるというものです。上記の小後頭直筋の調整も大いに役立ちリリース効果もありますが、ここでは、さらに効果的な頭蓋リズミック・インパルス〈Cranial Rhythmic Impulse〈CRI〉〉そのものの調整について説明します〈注☆〉。

〈注☆〉これらは、前述の 第Ⅴ章 その他のスポーツ外傷・障害（上肢編）第1節 肩甲上神経障害【トピック】（胸郭出口症候群に対する整復法〈頭部その1〉〈頭部その2〉〈頭部その3〉の一部と技法的に類似しているようですが、それらがもっぱら頸部複合体における頸部上の頭部の偏位の調整が目的であるのに対し、読者はここで紹介する技法が、もっぱら頭蓋縫合におけるリズミック・インパルス〈Cranial Rhythmic Impulse〈CRI〉〉の調整が目的であることに留意して下さい。なお写真は、類似技法の重複掲載を避けるため（蝶形骨の整理操作）を除き前者を参照して下さい。

（後頭骨底の整理操作）

後頭骨底の左右でその屈伸運動に非対称性があり、右側の屈伸は問題ないのですが、左側について屈曲はある程度可能なのですが伸展は全く不可で抵抗を示す場合（写真409）

1）選手背臥位にて、術者は頭側に足側を向いて坐し、両手でその後頭骨を把持し左右四指々尖を後頭骨底に差し入れます。

2）術者は、右後頭骨底を伸展する際、左四指々先で左後頭骨底に圧を加え、その圧を保持しながら左後頭骨底も伸展位に持っていき、右後頭骨底伸展のマキシマム（限度）でその圧を抜きます。

3）術者は、選手の左後頭骨底の伸展に抵抗がなくなるまで、これを数回反復します。

注：上記1）において後頭骨底には、術者の左右四指々尖を差し入れますが、前述の 第Ⅴ章 その他のスポーツ外傷・障害（上肢編）第1節 肩甲上神経障害【トピック】（胸郭出口症候群に対する整復法〈頭部その1〉―後頭骨底屈曲制限の場合―（実践応用技法としての後頭骨底左右一方の屈曲制限に対する整復法〈後頭骨底の左右一方が屈曲せず環椎後弓が前方偏位している場合〉）（写真408）において後頭骨底直下には、術者の両手左右示指を挿入します。それは上記が伸展方向への矯正であるのに対し、前記が屈曲方向への矯正であることによります。

（乳様突起の整理操作）

乳様突起の左右で屈伸運動に非対称性があり、左側の屈伸は問題ないのですが、右側について伸展はある程度可能なのですが屈曲は全く不可で抵抗を示す場合（写真422）

1）選手背臥位にて、術者は頭側に足側を向いて坐し、両手でその側頭骨を把持し左右四指をそれぞれ示・中指と環（薬）・小指に分け左右各耳を挟むようにし、左右各環（薬）指が左右乳様突起にそれぞれあてがわれるようにします。

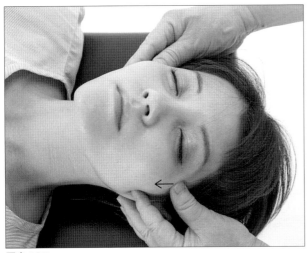

写真 565

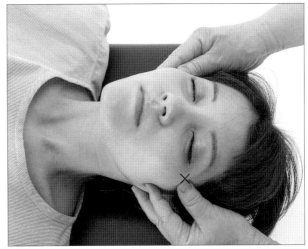

写真 566

2）術者は、左乳様突起を屈曲する際、右環（薬）指々尖で右乳様突起に圧を加え、その圧を保持しながら右乳様突起も屈曲位に持っていき、左乳様突起屈曲のマキシマム（限度）でその圧を抜きます。

3）術者は、選手の右乳様突起の屈曲に抵抗がなくなるまで、これを数回反復します。

（蝶形骨の整理操作）（写真 565・566・567）

蝶形骨が右側へ側屈を伴い屈曲しているようにみえ左側に動かそうとすると軽度抵抗を示し、結果的に右側が下方に左側が上方にあるため、左側をさらに下方すなわち肩の方へ動かそうとするとさらに抵抗を示す場合

1）選手背臥位にて術者は、頭側に足側を向いて坐します。

2）術者は、左右母指をそれぞれ蝶形骨の左右外側翼にあてがい、左右示・中・環（薬）・小指をそれぞれ左右耳介内側にあてがいます。

3）術者は、左母指で左外側翼に軽度直圧を加え周囲組織の弛緩を待ってから下方すなわち肩の方へ押し、その圧を保持しながら右外側翼の頭蓋リズミック・インパルス（Cranial Rhythmic Impulse〈CRI〉）に合わせて左外側翼にも同様の屈伸の動きをさせ屈曲の動きの際左外側翼への圧をやめることを繰り返し、左外側翼の動きに右同様のスムーズさと左右対称性が出てきたことが確認できたら終えます。

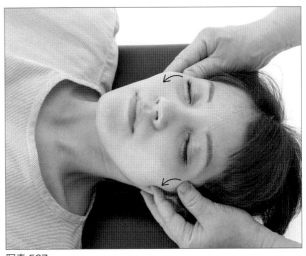

写真 567

432・433・434）

1）選手背臥位にて、術者は頭側に足側を向いて坐し、術者は、外側の手の母指々頭および四指々先を同側の側頭骨に、内側の手の母指々頭および四指々先を同側の頭頂骨にそれぞれ置き、両骨間の縫合を引き離す方向に牽引をかけます。対側の側頭骨と頭頂骨に対しても同様の操作を行います（頭頂骨・側頭骨間縫合の牽引整理操作）。

2）次に術者は、両手の左右四指をそれぞれ示・中指と環（薬）・小指に分け左右各耳を挟むようにし、両手の左右母指球が左右側頭骨にそれぞれあてがわれるようにし、左右から左右側頭骨に圧を加え左右側頭骨を屈曲位に持っていき、左右側頭骨およびその周囲の軟部組織に屈曲運動の開始が感じられはじめたら圧迫をやめます（側頭骨の屈曲整理操作）。

3）最後に術者は、両手の左右母指球を左右頭頂骨に、左右四指々先を左右側頭骨にそれぞれ置き、縫合する側頭骨に伸展運動の開始が感じられはじめた際、

（頭頂骨前側部圧縮に対する整理操作）

左右頭頂骨間における矢状縫合は扁平であり運動はほとんど見られません。しかし左右頭頂骨と左右側頭骨間における鱗状縫合は左右側頭骨が左右頭頂骨にせり込み、左右側頭骨が伸展し、左右頭頂骨が屈曲し、結果として左右頭頂骨前側部が圧迫されている場合）（写真 431・

左右頭頂骨に圧を加え、それに同調させて左右頭頂骨も伸展位に持っていきます（頭頂骨の伸展整理操作）。

注：1）上記の（頭蓋リズミック・インパルス〈Cranial Rhythmic Impulse〔CRI〕〉調整法）を実施する際、術者は、常に選手の頭蓋リズミック・インパルス（Cranial Rhythmic Impulse〈CRI〉）の振幅の増減を触知しながら行うことが基本です。

2）上記の（頭蓋リズミック・インパルス〈Cranial Rhythmic Impulse〔CRI〕調整法）の技法は、DR. Andrew Taylor Still M.D.（DR. A.T. スティル M.D.）の頭蓋オステオパシー・テクニックに、特に頭頂骨については、DR. William G. Sutherland D.O.（ウィリアム G. サザーランド D.O.）の頭蓋オステオパシーテクニックにそれぞれヒントを得たものであることを付記し、併せて紙面を借り、DR. Andrew Taylor Still M.D.（DR. A.T. スティル M.D.）および DR. William G. Sutherland D.O.（ウィリアム G. サザーランド D.O.）に深い敬意と謝意を表するものです。

第4項　胸・腹部周囲の整理操作

（胸部）

アスリートは、激しい呼吸により胸部特に肋骨下部および横隔膜に偏位を来しやすく、肋骨頭・肋横突関節といった各胸椎・肋骨間の関節の調整とは別に、練習・試合後それら肋骨下部および横隔膜といった下胸部全体の調整が欠かせません。

（整復）
（肋骨下部および横隔膜に対する整復）
〈肋骨下部に対する整復〉（写真568）

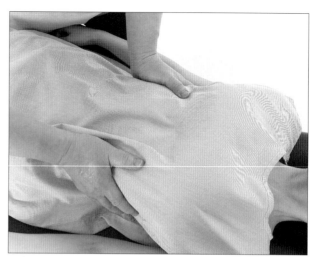
写真568

1）選手背臥位にて、術者は術者の利き手側の横隔膜付近に頭側を向いて立ちます。
2）術者は、左右両手掌で肋骨下部左右を挟むように把持し、捻転と反対の方向に軽い矯正をかけながら、剣状突起の方向に強からず弱からず、およそ2.3～4.5kgの押圧を保持します。
3）術者は、肋骨下部に弛緩が感じられたら、下胸部全体が再度完全に拡張するまで緩徐に押圧抜いていきます。

〈横隔膜に対する整復〉（写真191）

前述のⅣ章 その競技に特有の外傷・障害への予防と整復 第2節 水泳 第1項 筋々膜性腰痛および椎間関節症候群【トピック】〔最近の水泳競技における高齢愛好者の増大に伴う手技的操作における対策について〕（高齢競技者における Hollow Back に対する Bow String の考え方に基づく整復法）（その2：横隔膜の整復）と同様です。

注：上記2つの技法は、DR. Conrad A. Speece D.O.（DR. コンラッド A. スピース D.O.）・DR. William Thomas Crow D.O.（DR. ウィリアム・トマス・クロー D.O.）および DR. Steven L. Simmons D.O.（DR. スティブン L. サイモンズ D.O.）の靱帯性関節ストレイン（Ligamentous Articular Strain）にヒントをえたものであることを付記し、合わせて紙面を借り DR. Conrad A. Speece D.O.（DR. コンラッド A. スピース D.O.）・DR. William Thomas Crow D.O.（DR. ウィリアム・トマス・クロー D.O.）および DR. Steven L. Simmons D.O.（DR. スティブン L. サイモンズ D.O.）に深い敬意と謝意を表するものです。

（腹部）

アスリートは、腹部特に結腸が下垂しやすく脾臓に負担をかけやすいため、前者では、ヒトの自律神経の走行に合わせ動物自然体ともいうべきニーチェスト・ポスチャー（Knee-Chest Posture）（注1）にて、後者では、セミ・ファーラー体位（Semi-Fowler's position）（注2）およびコーマの体位（Coma Position）（注3）にて調整します。

（注1）膝を床に、胸をテーブル（診療台）に着けた姿勢すなわち四つ這い姿勢のことです。
（注2）背臥位で上体および膝をほぼ45°持ち上げるファーラー体位（Fowler's position）に対し、それらの角度をより浅くとった姿勢で、背臥位において頭部と膝を軽く

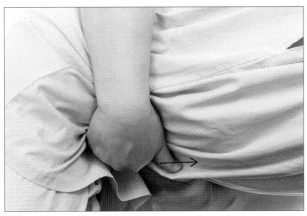
写真 569

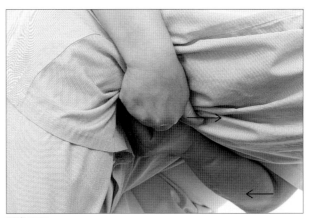
写真 570

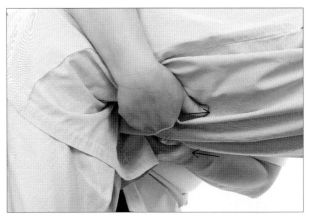
写真 571

　　　　持ち上げた姿勢のことで、腹直筋を弛緩させ精神をリラクスさせた姿勢のことです。
（注3）半側臥位すなわち側臥位ながら腰を丸めた姿勢あるいは側臥位ながら上・下肢を曲げ特に上側をテーブル（診療台）上に垂らしリラクスした姿勢のことです。選手に吐き気のあるときにもこの体位をとらせ、吐物による気道の閉塞を予防します。

（整復）

（結腸下垂に対する整復）

〈回盲部における滞留解消〉（写真569）

1）選手に通常のテーブル（診療台）上でニーチェスト・ポスチャー（knee-Chest Posture）をとらせ、術者は選手の骨盤左側に頭側を向いて立ちます。

2）術者は、その骨盤を右手で抱きかかえ選手を術者の右体側にもたれさせリラクスさせ、両手をその下腹にすべり込ませて、触診で結腸の回盲部を見分けます。

3）次に術者は、結腸蠕動促進運動の要領で、同部から上行結腸の方向および右結腸曲へかけて両手で軽い振動を与えながらかき上げかい込む操作を繰り返します。

〈結腸持ち上げ法〉（写真570）

4）術者は、右手でその骨盤を抱き寄せ再び選手をリラクスさせ、その下腹の緊張をとります。

5）術者は、右手でその骨盤を支持し（支持手）、左手を選手の足側から頭側へ、肘はその頭側から足側へ、それぞれやや撫で上げ撫で下げ気味に、その下腹部全体を左手中心に前腕全体で緩徐にもたげます（調整手）。その際、術者は、右手を左手の背に添えるようにします。

注：1）上記5）について、これは単なる滞留解消のための結腸蠕動促進運動ではなく、下腹部全体を緩徐にもたげるための結腸持ち上げ法であることに留意し、そのごく表層に対して上記のように実施すべきです。

2）仮にもし上記5）を結腸蠕動促進のためにも用いるのであれば、そのS状結腸に対しても一方の手で引っ張り下げ他方の手で押し上げる交互運動を12回ほど反復した上で（写真571）、上記5）の要領でそれぞれかき下げかき上げることを、その深層に対しても実施すべきです。

3）これおよび上記注：2）の技法は、DR. Joseph Janse D.C.（DR. ジョセフ・ジェンシー D.C.）の結腸の蠕動促進（3つの運動）および結腸を持ち上げ法にヒントをえたものであることを付記し、合わせて紙面を借り DR. Joseph Janse D.C.（DR. ジョセフ・ジェンシー D.C.）に深い敬意と謝意を表するものです。

4）上記注：3）の DR. Joseph Janse D.C.（DR. ジョセフ・ジェンシー D.C.）によれば、同技法は腸下垂症・懸垂腹・下腹部肥満症・子宮脱等を適応としています。

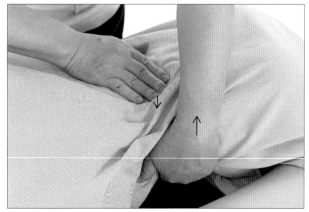
写真572

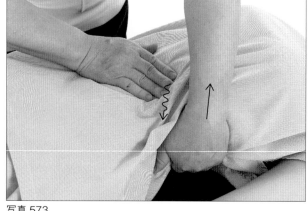
写真573

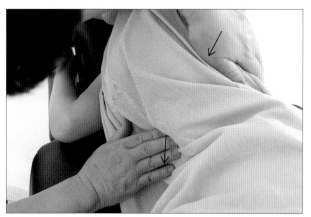
写真574

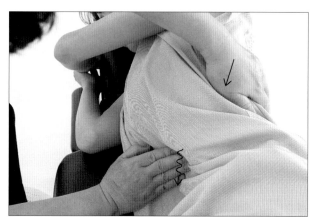
写真575

(脾臓周囲の筋肉に対する弛緩)
(実技の理論)

　脾臓は、海綿のように常時多量の血液を貯蔵し、循環血液量の調節を行っているので、出血時にはこれを動員し、大出血時には脾臓は血液を放出し1/4にも小さくなって、血液の不足を補います。例えば食後直ぐに運動すると腹部の左上の方が痛くなるのは、胃が血液を要求しているにもかかわらず、筋肉にも血液を送らなければならないので、その供給のため脾臓が急激に血液を放出し収縮するためといわれます。ただそうした生活習慣を反復していますと、日常的に脾臓周囲の筋肉に鈍痛を感じるようになることがあります。下記は、そうした場合における脾臓周囲の筋肉に対する弛緩法です(注☆)。

(注☆) 最近は、運動時の腹部左右上方の痛みについて、運動時の緊張により蠕動運動が停止し、後腹壁および第2腰椎左より右腸骨窩に至る壁側腹膜からの横行結腸間膜および腸間膜によって固定されているだけの横行結腸および空回腸が、縦に(4cmほど)揺さぶられることで、それらから左右結腸曲へ上昇・集積したガスだまりによって起こるとされるようになってきています。ただここで取り上げているのは、そうした理由の如何(いかん)を問わず、そのことが誘因となって日常的に脾臓周囲の筋肉特に外腹斜筋・鼠径靱帯などに

鈍痛を感じるようになった場合における脾臓周囲の筋肉に対する弛緩法です。したがって右結腸曲周囲の筋肉に、かりに鈍痛を感じるようなことがあれば、そうした場合における右結腸曲周囲の筋肉に対する弛緩法としても、左右下記の反対に同様のことを行えばよいということもいえます。

(弛緩法その1)(写真572・573)
1) 選手セミ・ファーラー体位(Semi-Fowler's position)にて、術者はその健側に相対して立ち、頭側の手の指先を患側脾臓周囲の胸郭下に挿入し、足側の手を左季肋部下脾臓周囲に挿入します。
2) 次に術者は、頭側の手で患側脾臓周囲の胸郭下を持ち上げる間、足側の手で左季肋部下脾臓周囲を軽く押圧することを頭側から足側へ数回反復します。
3) 次に術者は、頭側の手で患側脾臓周囲の胸郭下を持ち上げる間、足側の手で左季肋部下脾臓周囲に軽い振動を加えることを頭側から足側へ数回反復します。

(弛緩法その2)(写真574・575)
1) 選手患側を上にコーマの体位(Coma Position)にて、術者はその腹側に相対して立ち、頭側の手を

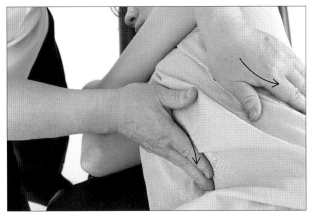

写真 576

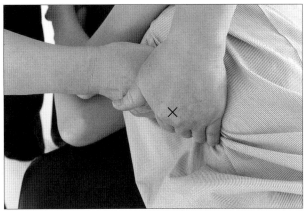

写真 577

患側脾臓周囲の胸郭背部にあてがい、足側の手を左季肋部下脾臓周囲に挿入します。
2）次に術者は、頭側の手で患側脾臓周囲の胸郭背部を術者側へ引き寄せる間、足側の手で左季肋部下脾臓周囲を軽く押圧することを頭側から足側へ数回反復します。
3）次に術者は、頭側の手で患側脾臓周囲の胸郭背部を術者側へ一層引き寄せる間、足側の手で左季肋部下に脾臓周囲を落とし込み軽い振動を加えることを頭側から足側へ数回反復します。
注：筆者は、選手に上記のセミ・ファーラー体位（Semi-Fowler's position）とコーマの体位（Coma Position）の中間の斜め45°の体位をとらせたことがしばしばありました。胃の上に心臓のあることから、胃底の胃酸過多あるいは逆流性食道炎等により、その上の心臓周囲に軽度の鈍痛あるいは違和感等を覚え、それが左胸部の肋間神経痛と確定診断されている場合でした。術者は頭側に左斜め45°足側を向いて立ち、左手掌で左胸部を肋骨に沿って反時計回りに、右手掌で胃部を胃底に沿って時計回りに、それぞれ交互に軽擦しつつ緩徐に左手掌を右手背に近づけ、最後に胃底下で左手掌指先を右手背指先の上に重ね軽度圧迫して終わり緩和を図ったことがありました。なお女性の選手の場合にも、予め左乳房をもたげておいてもらい同様に緩和を図ったことがありました（写真576・577）。

第Ⅱ章　詐病検査（Malingering Tests）あるいは症状誇張評価（Symptom Magnification Assessment）(注☆)

アスリートが怠け心から仮病などを使い練習をさぼることなど決してあってはならないことです。しかしながら多くのスポーツ選手の中には、そうした不心得な者も決して皆無というわけではないように、時として選手の訴えとその反応との間に奇妙な矛盾を感じることすらないではありません。そこでここでは、そうした詐病あるいは誇張を見分ける検査あるいは評価についても、術者の皆様にそっとお教えしておくことにいたしましょう。

（注☆）　この詐病検査（Malingering Tests）あるいは症状誇張評価（Symptom Magnification Assessment）の章は、DR. Joseph J. Cipriano D.C.（DR. ジョセフ J. シプリアーノ D.C.）の整形外科テスト法（Regional Orthopaedic and Neurological Tests）詐病の評価（Symptom Magnification Assessment）にヒントをえたものであることを付記し、合わせて紙面を借り DR. Joseph J. Cipriano D.C.（DR. ジョセフ J. シプリアーノ D.C.）に深い敬意と謝意を表するものです。

第1項　上肢(注☆)

①マンコッフ操作（Mankopf's Maneuver）

まず選手坐位にて、術者は一定時間内における選手の脈拍数を測定します。次に術者は一方の手でその患部に押圧等刺激を加えつつ、他方の手で再度一定時間内における選手の脈拍数を測定します。通常この場合には、圧痛等刺激痛のため10％以上の脈拍数の増加がみられるはずなのですが、詐病あるいは誇張のある場合にはそうした増加がみられません。

②マグヌソン検査（Magnuson's Test）

まず選手坐位にて、術者は選手に患部を指し示させます。次に術者は一旦他の検査に移り、気のそれたところで再び選手に患部を指し示させます。通常この場合にも、同じ部位を指し示すはずなのですが、詐病あるいは誇張のある場合には指し示す部位に相違の生じることがあります。

（注☆）　この上肢の項におけるマンコッフ操作（Mankopf's Maneuver）およびマグヌソン検査（Magnuson's Test）は、両者共他の部位にも応用することも可能で

第2項　下肢

①フーバー徴候（Hoover's Sign）

まず選手背臥位にて、術者は一方の手で選手の健側の踵部を把握しながら、他方の手を軽く添えた患側の下肢を挙上させます。通常この場合には、選手が患側の下肢を挙上させようとすれば、その反動で健側の踵部において下方への圧迫がみられるはずなのですが、詐病あるいは誇張のある場合にはそうした健側の踵部における下方への圧迫がみられません。

②坐位ラセーグ検査（Sitting Lasegue's Test）

まず選手坐位にて、術者は選手に健側および患側それぞれの下肢をそれぞれ挙上させます。通常この場合には、選手が坐骨神経痛のある患側の下肢を挙上させようとすれば、上体を後方へ仰け反るはずなのですが、詐病あるいは誇張のある場合には健側の下肢を挙上させようとするとき同様、上体を後方へ仰け反らせないことがあります。

③バーン・ベンチ検査（Burn's Bench Test）

まず選手はテーブルの上に側面から乗り両膝をつきます。次に術者は選手の左右両足関節を左右の手でそれぞれ把握し、選手に左右両手をそれぞれ床につけるよう指示します。この際、床に落ちているものを拾おうとさせてもよい。通常この場合には、下肢背側に負荷がかかっても腰椎背側には負荷がかからないため、選手が腰痛を訴える場合でも容易に屈曲できるはずなのですが、詐病あるいは誇張のある場合には腰痛を訴え屈曲できないことがあります。

第Ⅲ章　症例報告に向けて
―記録・発表・報告・論文

第1項　スポーツについての記録整理の方法とその考え方

中学校・高等学校の保健トレーナーを目指すのであれば、単に身長・体重・胸囲等の生徒の体格に関する記録のみを整理すればよいというものではありません。走る・跳ぶ・投げる等さまざまな生徒の体育・スポーツに関する記録もまた、度数分布表・ヒストグラム・度数分布多角形・相関図・相関表等を用い、さまざまな角度から整理すべきです。ここではそれらの方法と考え方を、最も初歩的なところから少しずつ順を追って学びます。

①度数分布表

ある高等学校の体育の時間における3年生男子生徒60名の走り幅跳びの結果を整理するため、彼等の記録を、5cmごとの区間（何cm以上何cm未満）に区切ったとします。

その場合、それら1つ1つの区間を階級、その5cmを階級の幅、そしてその結果8つの階級に分かれたとすれば、その8つの階級を階級の数、さらにそれら各階級に入るそれぞれの記録の個数を、その階級における度数と呼び、その度数の分布の状況を分かりやすく表に整理したものを度数分布表といいます。

②ヒストグラム（Histogram（注☆））と度数分布多角形

上記の度数分布表をグラフに表すため、各階級の幅を底辺、各階級の度数を高さとして、それぞれの階級における長方形を順々にかいていったものを、ヒストグラムあるいは柱状グラフすなわち棒グラフといいます。

そしてそのヒストグラムあるいは柱状グラフすなわち棒グラフにそれぞれの階級における長方形の上辺の中点を順々に線分で結び、そのそれぞれの両端に度数0の階級がそれぞれ存在するものとして、やはりそれらともそれぞれ線分で結んだものを度数分布多角形すなわち折れ線グラフといいます。

その場合、他の高等学校の体育の時間における3年生男子生徒60名の走り幅跳びの結果を整理し度数分布表を作成し、それに基づいて同様に度数分布多角形すなわち折れ線グラフを重ね書きし、両者を比較することもできます。

> （注☆）　ヒストグラムは、英語のhistoryすなわち歴史およびギリシャ語のgrammaすなわち書き物との合成語です。またヒストグラムといった場合には、一般的に棒の間隔をあけずに描く習慣があります。

③相対度数

ただ上記の場合で、両校の生徒数に相当な相違があるため、そのままでは比較検討することができない場合があります。

ただそうした場合でも、各階級の度数の全体に対する割合を求め、それらの割合を比較することはできます。

この場合、各階級の度数の全体に対する割合を、その階級における相対度数と呼びます。

その結果、他の高等学校の体育の時間における3年生男子生徒100名の走り幅跳びの結果を整理し度数分布表を作成し、それに基づいてそれぞれの階級における相対

度数を、その階級の度数/全度数によって割り出し、各階級の幅を底辺、各階級の相対度数を高さとして、度数分布多角形すなわち折れ線グラフを重ね書きし、両者を比較することもできます。

④度数分布表における平均（注☆）の求め方

度数分布表において平均を求める場合、各階級におけるそれぞれの値は、全てその階級における中央の値とみなします。

そしてその階級における中央の値を階級値と呼び、その階級における記録の合計を、その階級値×度数によって求め、同様の方法で他の階級についてもその階級における記録の合計を求め、さらに全体の記録の合計/全体の度数の合計によって平均を求めます。

その場合その平均は、個々の記録の合計/個々の人数の合計と一致するとは限りませんが、両者に大差なく、ほぼ同様の値とみなすことができます。

またその際計算を簡単にするため、予め度数分布表における各階級の階級値から仮の全体の平均について予測を立て、各階級における階級値に対するその仮の全体の平均との過不足すなわち相違を出し、その各階級における仮の全体の平均との相違に各階級における度数を掛けた値の和を全体の度数の和で割った値のみを仮の全体の平均に加えてもよい。

（注☆）基本的に平均値（Mean）とは、総和/サンプルサイズ（サンプル数〈N〉）によって求めることがでるものですが、分布の代表値には、この平均値（Mean）のほかにも、中央値（Median）すなわち、データを大きさの順に並べ替えたときの真ん中の点である50％点、および最頻値（Mode）すなわち、最も度数（頻度）の高い値があり、これらをまとめて"3つのM"と呼ぶことがあります。

⑤散らばり（注☆）の求め方

1チーム9人で構成された2組のソフトボールチーム間におけるソフトボール投げの全記録を比較するとき、各チームの平均がそれぞれ42mと同様であったとしても、その分布の状況すなわち散らばりの状況には相当の開きのあることがあります。

その場合、各チームにおける全記録中の最大値（X（N））－最小値（X（1））＝範囲（R：Range）が、各チームにおける全記録の散らばりの状況を表しています。

つまり上記2チーム中、前者の全記録の範囲が48－40＝8m、後者の全記録の範囲が51－38＝13mであれば、後者のチームの方が記録の散らばりが大きいということになります。

なお一般に順位には、小さい方から数える順位と大きい方から数える順位の2通りがありますが、前者のように小さい方から数える順位は昇順あるいは上向き順位といい、後者のように大きい方から数える順位は降順あるいは下向き順位といいます。

（注☆）集団におけるばらつきの度合いを表した指標のことを散布度と呼びます。その散布度の一つにここでいう範囲（R：Range）があり、上記のようにその集団における最大値と最小値の差で求めることができます。

⑥相関図と相関関係

グラフ中横軸に100m走の記録を、縦軸に走り幅跳びの記録をそれぞれとり、各選手の記録を1点で表すとき、全部の点がおおむね右上がりの直線に沿って分布すれば、100m走の記録の優れている選手ほど、走り幅跳びの記録も優れているということになります。

その場合、そうしたグラフを相関図といい、100m走の記録と走り幅跳びの記録との間には、相関関係があるといいます。

つまり2つの値の間の関係を表す図表すなわちグラフが相関図であり、その図表中すなわちグラフ中において1つの直線に沿って点が集まっているほど相関関係が強いことになり、逆に1つの直線に対して点が散らばっているほど相関関係が弱いことになり、そしてさらに全く散らばっているようであれば、それら2つの値の間には全く相関関係がないことになります。

⑦相関表

上記のように2つの値の間における相関関係を調査する際、相関図のかわりに相関表を用いることもできます。これは、上記の例でいえば表中横軸に100m走の記録を、縦軸に走り幅跳びの記録をそれぞれとり、横軸の100m走何秒以下何秒未満、縦軸の走り幅跳び何cm以上何cm未満の間に選手が何人いるかをそのまま数字で記入していくものです。

この場合、100m走が何秒以下で、走り幅跳びが何cm以上の選手が何人いるかなどのことが、直接表中から読み取れるなどの利点があります。

⑧測定値・有効数字および近似値

速度・距離および重量等を測定した値を測定値といいます。ある高等学校1年生男子の走り幅跳びの記録が400cmであったとしましょう。その際これを4mと記録すると、mの位までしか測定していなかったとみなされる危険性があります。そこでこの記録を、mを用いて記録する際、4.00mと記録しておく方法があります。またそのような実際に測定等によってえられた数字の全

部を有効数字といいます。つまりこの場合4のみならず00までが有効数字ということになるわけです。

さらにそうした有効数字をより明確に表すため4.00×10^2 cmというように整数部分が1桁の小数と10の何乗かとの積の形式で記録する方法もあります。ただこれも4.0×10^2 cmと記録したのでは、意味に相違が出てしまいます。何故ならこの場合、前者はcmの位まで測定した記録であり、後者は10 cmの位までしか測定していない記録とみなされてしまうからです。

ところで測定値は、どんなに正確かつ精密に測定したとしても僅少かつ微細なくるいが生じ、真の値とは僅少かつ微細に相違するものです。そこで真の値に近い値のことを近似値といい、測定値もその近似値に含まれると考えられるのです。そしてそうした近似値と真の値との僅少かつ微細な差を誤差といい、さらにその誤差には正の誤差と負の誤差が存在するため、通常は単に誤差の絶対値を指して誤差といっていることになります（注☆）。つまり仮に4.00 mという記録が小数第3位すなわちmmの位を四捨五入して得た近似値であったとすれば、この4.00 mという記録の範囲は3 m99 cm 5 mm ≦ 4.00 mという記録＜4 m00 cm 5 mmということになり、この際の誤差は5 mm以下であるということになるわけです。

（注☆）つまり誤差とは、真の値と近似値との差であり、測定値も近似値に含まれるため、結局測定値とは、真の値と誤差の和であるということもできることになるわけです。

第2項　公衆衛生についての記録整理の方法とその考え方

治療家・臨床家そして医療人を目指すのであれば、単に個人の衛生のみならず社会すなわち公衆の衛生にも目を向けなければなりません。そこで人口統計および衛生統計特に死亡率・出生率等に関して、悉皆（しっかい）調査あるいは全数調査と標本調査・比率・標準化等を用い、さまざまな角度からそれらの記録を整理する方法とその考え方を学ぶべきです。

①悉皆（しっかい）調査あるいは全数調査と標本調査

わが国では、5年ごとに国勢調査（census）の簡易調査が、10年ごとに国勢調査の本調査が実施されることになっていますが、これらは人口などについてその詳細を調査するため、わが国のすべての人々を対象に実施されています。このようにある集団について調査するにあたって、その集団のすべての人々を対象に実施する調査を悉皆調査あるいは全数調査といいます。

これに対し品質検査あるいは世論調査などのように、調査内容あるいは目的によっては、集団のすべての製品・人々を対象として実施することが実際上困難な場合があります。たとえば品質検査において悉皆調査あるいは全数調査を実施したのでは販売可能な製品がなくなってしまったり、世論調査において悉皆調査あるいは全数調査を実施したのでは経費および時間が掛かり過ぎて予算および期日が守れなくなってしまったりします。

そこでそのような場合、その集団からその集団の一部分を抽出して調査することで、その集団全体の状況を推測する標本調査（sampling survey）が必要になります。そしてその標本調査においては、調査目的で抽出されたその一部分を指して標本、またそのもとの集団全体を指して母集団といい、㊀まず母集団から標本を抽出し、㊁その標本について調査し、㊂その調査結果としての標本の性質からそのもとの母集団の性質についても推測します。そこで母集団の性質が正しく推測できるように抽出に際しては、母集団を代表するような、偏向（bias）のない標本が選択されなければなりません。そのような偏向のない標本の抽出を無作為抽出法（random sampling）といいます。

②乱数表

母集団から標本を抽出する際、乱数表を用いることがあります。この乱数表とは、0から9までの数字を並べたもので、上下・左右あるいは斜めどの方向をとっても、各数字の出現する確率が、ほぼ1/10になるように配置されたものです。いま80人の中から10人を選択しなければならないとして、名簿に1番から80番まで番号を付した上で、一旦ブラインドにしてその乱数表中の1点に鉛筆を立てます。そしてそこから上下・左右あるいは斜めどの方向にせよ順に数字を10選択していきます。その際、00あるいは80より大きな数字および同一の数字は排除しながら10人分が選択されるまで続行します。

そのようにして母集団から無作為に抽出された標本の平均であれば、母集団における悉皆（しっかい）調査あるいは全数調査の平均に比しても大差ない近似値であるといって大過ではありません。そこでそれによって母集団における、およその状況を推測することができるのです。さらにそのような母集団からの無作為の標本抽出を反復し、その都度えられた平均のさらに平均を求めることで、その近似値もより母集団における悉皆（しっかい）調査あるいは全数調査の平均に近いものになっていきます。

③さまざまな無作為抽出法

㈠単純無作為抽出法（simple random sampling）：最も単純な標本抽出法であり、上記のように乱数表を用い80人の中から10人を選択しなければならないとして、名簿に1番から80番まで番号を付した上で、一旦ブラインドにしてその乱数表中の1点に鉛筆を立てます。そこから上下・左右あるいは斜めどの方向にせよ順に数字を10選択していきます。その際、00あるいは80より大きな数字および同一の数字は排除しながら10人分が選択されるまで続行します。

㈡系統的抽出法（systematic sampling）：N人からn人を選択しなければならない場合、抽出率はn/N、抽出間隔はN/nになります。いま名簿に1番から80番まで番号を付した上で、80人の中から10人を選択しなければならないとして、抽出率は1/8、抽出間隔は8/1になります。抽出間隔を8とするので、1から8までの任意の数字たとえば4を選択し4・12・20・28・・・・番目の人を選択します。そこでこの方法のことを抽出する間隔が等しいことから等間隔抽出法ともいいます。ただこの方法で注意しなければならない点は、名簿における個人がある特定の周期性をもって配置されているような場合、ある特性を持つ個人のみが選択されてしまう危険性があるということです。

㈢多段抽出法（multistage sampling）：ある母集団から標本を抽出するにあたって、段階的に無作為抽出をおこなう方法です。いま全国から幾つかの都道府県を抽出し、その都道府県から幾つかの市区町村を抽出し、その市区町村から幾つかの世帯を抽出し、その世帯から幾人かの個人を抽出するように何段階かに分けて抽出する方法です。

㈣層化抽出法（stratified sampling）：ある母集団をある特定の性質すなわち性別・年齢・職業などによって層別化し、それぞれの層から一定の抽出率によって標本を抽出する方法です。この方法によれば、標本そのものの絶対数が少ない場合にも精度を下げずに調査できる利点があります。

④さまざまな比率

比率には、㈠比（ratio）㈡割合（proportion）㈢率（rate）㈣率比（rate ratio）などがあります。まず㈠比（ratio）は、性比すなわち男性人口数/女性人口数のように分子/分母それぞれの属性が異なる場合です。次に㈡割合（proportion）は、50歳以上死亡割合（PMI：proportional mortality indicator）すなわち50歳以上の死亡者数/全死亡者数のように分子/分母それぞれの属性が同じ場合です。

さらに㈢率（rate）は、発生率（incidence rate）すなわちある人口集団における一定期間の癌による死亡者数/ある人口集団における一定期間の全死亡者数のように分子/分母それぞれの危険暴露人口（population at risk）（注☆）が同じでしかも一定期間に発生した場合です。

また率には、そうした発生率のほかにも有病率（prevalence rate）などがあります。両者の相違は前者が上記のように一定期間における疾病あるいは死亡の発生件数についての率であるのに対して、後者が一時点あるいは特別な場合によっては一定の短期間中における有病者数についての率である点です。

したがって国民生活基礎調査において一定期間における入院・入所者を除いた有訴者すなわち病気および損傷についての自覚症状を訴える者の人口1000人に対する割合である有訴者率は発生率といえ、小学校の定期健診を受けた人数に対する発見された疾病・異常者の人数に100を掛けた％である被患率あるいは3年に1度実施される患者調査で調査当日における入院・入所者を含む受療者すなわち調査対象である全国の医療施設を利用した全ての患者の人口100,000人に対する推定患者数の割合である受療率は有病率といえます。最後に㈣率比（rate ratio）は、その㈢率（rate）についての㈠比（ratio）を求め比較した場合です。

（注☆）危険暴露人口（population at risk）とは、子宮癌に対する女性全員あるいは妊産婦死亡に対する妊産婦全員のようにある分子に対する分母となるべきある危険に暴露される可能性を持った人口のことです。特に後者では、妊産婦全員といっても正確に把握することが実際には困難なため通常死産および出生を含む出産数あるいは出生数のみを以って代用します。その場合、正確な意味では率といっても比であるともいえます。またその対象となる人口集団についても職場の従業員から学校の生徒・地域住民さらには国民全体に至るまでその人口の規模もさまざまです。

⑤統計比例数

毎日20本以上タバコを喫煙する人々の中で肺癌を罹患した人々の割合や毎日アルコールを飲酒する人々の中で胃癌を罹患した人々の割合などのように、ある集団におけるある属性すなわちある特質を持った人々の割合を割り出そうとするとき、それらを構成比あるいは内訳比率といいます。そして通常それらは、分析比例数＝部分集団（部門）/全体集団の大きさ×100（％）というように百分率で求めることができます。

そのほか、集団相互の比較のためには、指数・発生比例数および対立比例数などが用いられ、それらを合わせ

て総合比例数といいます。この内まず指数は、指数＝比較した時あるいは場所における数値／基準の時あるいは場所における数値×100によって求めることができますが、ただこの場合、分子と分母は同種系列でなければならず％は付けません。またさらに指数には、ほかにも異なる集団間におけるある属性すなわちある特質を持った人々の割合を比較しようとする際に用いられる属性的指数などもあります。

次に発生比例数は、発生比例数＝年間発生件数／発生母体の大きさ×1000（‰）によって求めることができ、死亡率および出生率を求める際などによく用いられ、‰が単位ですが通常は「人口1000人に対し」というような言い回しで用いるのが慣例になっています。またこの場合、分母である集団の範囲によって固有の意味を持った死亡率および出生率も得られ、それらはそれぞれ特殊死亡率および特殊出生率といいます。

最後に対立比例数は、対立比例数＝比例集団における数値／環境集団における数値によって求めることができますが、ただこの場合、分子と分母は異種系列でなければならず％は付けません。人口密度および老年化指数を求める際などに用いられ、それらはそれぞれ人口密度＝人口／面積および老年化指数＝老齢人口／年少人口によって求められます。

それら分析比例数および指数・発生比例数・対立比例数などの総合比例数を合わせて統計比例数といいます。そしてそれらのうち、ここでは特に発生比例数の中の死亡率および出生率について取り上げてみることにします。

㊀粗死亡率あるいは普通死亡率および年齢調整死亡率あるいは標準化死亡率

粗死亡率（crude death rate）あるいは普通死亡率とは、正に死亡率そのもののことであり、ある地域における集団について、その年1年間における死亡者数をその年のその地域におけるその集団の全体の人口で割り、人口1000人に対する数値で表したものです。

この場合、ある地域とは、全国・都道府県あるいは市区町村などのことであり、その年のその地域における集団の人口とは、わが国では国勢調査の関係で毎年補正値が発表される10月1日の人口が用いられ、そうしたことがなければ通常は、年央人口といってその年の中間の時期（7月1日）の人口が用いられます（注1）。

つまり粗死亡率あるいは普通死亡率は、粗死亡率あるいは普通死亡率＝ある地域における集団について、その年1年間における死亡者数／ある地域におけるその集団全体の年央人口×1,000ということになります。

これに対して年齢調整死亡率（age-adjusted death rate）あるいは標準化死亡率とは、2個所以上の地域の死亡率を比較するためのもので標準化（注2）といって、ある時期におけるある地域の年齢構成を基準として、それぞれの集団の年齢構成を計算しなおした死亡率のことです。

つまりいま都市と農村の死亡率を比較しようとするとき、都市と比較して農村の老人人口は高く、農村の死亡率が高くなるのは当然のことです。そこでそのように集団の内部構成この場合特に年齢構成の相違が全体としての比較を困難にしているような場合、年齢別に分けて計算しなおそうというものです。そしてそうした処理を用いることを標準化といい、その標準化の処理を用いる前の数値が粗死亡率あるいは普通死亡率で、その後の数値が年齢調整死亡率あるいは標準化死亡率ということになります。

そしてそのためたとえば全国のある時期における人口1000人に対する年齢構成すなわち年齢別人口に、その都市およびその農村における前述の相対度数（第1項スポーツについての記録整理の方法とその考え方③相対度数参照）にあたる人口1000人に対する年齢別死亡率をそれぞれ掛け合わせ、それら掛け合わせたそれぞれの年齢別の数値の合計を全国のある時期における人口1000人に対する年齢別人口の合計で割って、人口1000人に対するそれぞれの平均を出して比較します。そして前者の集団の内部構成この場合特に年齢構成の相違を無視して割り出した平均値あるいは比率を粗平均値あるいは粗比率といい、その粗比率のことをこの場合上記のように粗死亡率あるいは普通死亡率というのに対し、後者の集団の内部構成この場合特に年齢構成の相違を考慮して割り出した平均値あるいは比率を標準化平均値あるいは標準化比率といい、その標準化比率のことをこの場合上記のように年齢調整死亡率あるいは標準化死亡率というわけです。

またこの場合わが国では具体的には、過去において昭和10（1935）年の全国の人口1000人に対する年齢別人口を用い、現在において昭和60（1985）年から平成2（1990）年までの人口1000人に対する年齢別人口に基づいた基準となるモデル人口を用い、それぞれの地域における人口1000人に対する年齢別死亡率をそれぞれ掛け合わせ、それら年齢別の数値の合計を上記の全国の基準の人口1000人に対する年齢別人口の合計で割ることによって、それぞれ人口1000人に対する標準化平均値あるいは標準化比率を割り出しています。そしてそれは過去においては訂正死亡率と呼ばれていましたが、現在においては上記のように年齢調整死亡率あるいは標準化死亡率と呼ばれています。

またこの標準化という処理は、他のどんな分野においても用いることができる基本的な方式および考え方であり、特に集団間の比較においては、そのままでは歪みが生じてしまい比較することが困難な場合などに用いられ、比較を可能ならしめる処置としてその場合々々に応じてその都度々々工夫して用いられます。

(注１) 小集団で特に疫学調査中に転入・転出が続発し分母の把握が困難な状況では通常、人年法（じんねんほう）が用いられます。この人年法とは、１人の人について１年間疫学調査した場合に１人年とするもので、１年の中途で転入・転出あるいは調査そのものを開始・終了した場合には0.5人年とし、さらに半年の中途で転入・転出あるいは調査そのものを開始・終了した場合には0.25人年とするものです。したがって10人について１年間調査しても、１人について10年間調査しても同様に10人年となるわけです。またこのほかにも人月法（じんげつぽう）・人週法（じんしゅうほう）・人日法（じんじつほう）などがありますが、それらもそれぞれ月・週・日をその調査の単位とするほかは人年法と同様の方式を採ります。いずれにせよこれらは、その疫学調査の期間中において死亡率あるいは発生率が余り大きく変動しないことを前提として用いられるものです。

(注２) 標準化とは、比率の調整のことで、それぞれの集団における年齢構成が相違する場合、それらの年齢構成を同一にした上で、それぞれの集団における比率を比較しようとする際の調整のための処理のことです。調整のための処理をしない比率を粗比率あるいは粗率（crude rate）、調整のための処理をした比率を調整率（adjusted rate）あるいは標準化比（standardized rate）とそれぞれ呼びます。標準化は過去においては訂正化と呼ばれていましたが、誤りを訂正する意味に誤解される恐れがあるため、この訂正化という用語は現在では用いられなくなりました。

㊂粗出生率あるいは普通出生率およびさまざまな特殊出生率

まず粗出生率あるいは普通出生率とは、正に出生率そのもののことであり、ある地域における集団について、その年１年間における出生児数をその年のその地域におけるその集団の全体の人口で割り、人口1000人に対する数値で表したものです。つまり粗出生率あるいは普通出生率は、粗出生率あるいは普通出生率＝ある地域における集団について、その年１年間における出生児数／ある地域におけるその集団全体の年央人口×1,000ということになります。したがって粗出生率あるいは普通出生率は、その集団の中における妊娠可能な年齢（WHOでは、この年齢を15〜49歳に限定しています）の女性の人数すなわち妊娠可能年齢女子人口の多少を考慮したものではありません。

これに対し特殊出生率とは、その分母を女子人口とした女子人口についての特殊出生率であったり、その分母を妊娠可能年齢女子人口とした再生産年齢女子人口についての特殊出生率すなわち総出生率であったり、その分子を母親の年齢階級別に発生した出生数とし、その分母を各年齢階級別女子人口とした女子人口についての年齢（階級）別（特殊）出生率であったりするもので、さらにその年齢（階級）別（特殊）出生率を合計したものが、合計特殊出生率（total fertility rate）または粗再生産率あるいは平均こども数すなわちその年における女子の生まれ方がそのまま続いたとして、いま生まれた１人の女児が一生の間に平均してそれだけの人数の子を生むことになるその数値のことであり、これが2.07を下回るとき将来人口は減少に転ずるといわれているものです。

また子を生むのは女子だけであることから、１人の女子が一生の間に平均して何人の女子を生むかという再生産（reproduction）のみを考慮した再生産率（reproduction rate）を割り出すため、分子を母親の年齢階級別に発生した人口再生産の担い手となる女児のみの出生数とし、分母を各年齢階級別女子人口とした女子の年齢（階級）別女児（特殊）出生率を出し、そしてその年齢（階級）別女児（特殊）出生率を合計したものが、合計女児特殊出生率すなわちその年の女子の生まれ方がそのまま続いたとして、いま生まれた１人の女児が一生の間に平均してそれだけの人数の女児を生むことになるその数値のことであり、これが1.0のとき将来定常人口となり、1.0より上回るとき将来人口は増加に転じ、下回るとき将来人口は減少に転ずるといわれます。ただ実際には、出生した女児といえども妊娠可能年齢を過ぎるまでにその一部は死亡するはずであり、その人数を見込まないものを総再生産率（gross reproduction rate）といい、その人数をも見込んだものを純再生産率（net reproduction rate）といいます。

さらにこれらのほか分子を母親の年齢階級別に発生した出生数とし、分母を各年齢階級別有配偶者女子人口とした母の年齢（階級）別特殊出生率などもあります。いずれにせよ粗出生率あるいは普通出生率同様上記の特殊出生率は、すべて人口1000人に対する数値で表します。そこで上記のすべての特殊出生率を式としてまとめてみますと、㊀女子人口についての特殊出生率＝ある地域における集団について、その年１年間における出生児数／ある地域におけるその集団全体の年央女子人口×1,000 ㊁再生産年齢女子人口についての特殊出生率すなわち総出生率＝ある地域における集団について、その年１年間における出生児数／ある地域におけるその集団全体の妊娠可能年齢年央女子人口（WHOでは、この年齢を15〜49歳に限定しています）×1,000 ㊂女子人口について

の年齢（階級）別（特殊）出生率＝ある地域における集団について、その年1年間における母親の年齢階級別に発生した出生児数／ある地域におけるその集団全体の各年齢階級別年央女子人口×1,000 ㈣女子の年齢（階級）別女児（特殊）出生率＝ある地域における集団について、その年1年間における母親の年齢階級別に発生した女児の出生児数／ある地域におけるその集団全体の各年齢階級別年央女子人口×1,000 ㈤母の年齢（階級）別特殊出生率＝ある地域における集団について、その年1年間における母親の年齢階級別に発生した出生児数／ある地域におけるその集団全体の各年齢階級別有配偶者年央女子人口×1,000 ということになります。

また標準化出生率については、都市と農村あるいは戦前と戦後など2つの異なる空間的あるいは時間的出生力を比較しようとするようなときに、人口の性別比あるいは年齢構造の相違などを考慮しないわけにいかなくなります。そこでそれらの歪を調整するための処理として、上記の標準化死亡率に準じ予め空間的あるいは時間的に基本構造を持つ集団を決めた上でこれを基準とするなど、その場合々々に応じてその都度々々工夫して比較を可能ならしめた出生率のことをいいます。

㈢統計的確率

一般的に調査してえられたデータにおける年次総数Nによって、事象Aの起こった年次度数rを割ったその年次における相対度数r/Nが、Nが十分大きく、しかもそれぞれの年次においてほぼ等しい一定の値pを示すとき、その値pは事象Aの起こりうる統計的確率（注☆）であるということができます。

つまりいま1989年から1993年までの出生統計において各年度の出生児数Nによって、事象Aの起こったすなわち出生児が男児であった年次度数すなわち各年度の男児数rを割ったその年次における相対度数r/Nが、それぞれ0.514 0.513 0.514 0.515 0.514（小数点第4位を四捨五入）であるとき、出生児が男児である相対度数は、一定の値pすなわち0.514にほぼ等しい値を示しているとみなしてよいことが分かります。そこでわが国において出生児が男児である統計的確率は、0.514であるということができることになるわけです。

（注☆）　われわれの周囲には、発生する事象についてその結果を確実に予測することができないものがあります。そのような場合、過去の情報および記録などをもとにして、あまり大きく外れないように予測を立てようとします。そのように偶然に左右され発生する事象であったとしても、その発生しやすさの程度を調査すれば、その事象の発生がどの程度期待されるかを判断することはできるはずでありそれが確率です。ところでそもそも確率は、17世紀パスカル（1623～1662）がある友人からカードゲームに関する問題の解答について尋ねられ、数学者フェルマ（1601～1665）に相談を持ちかけ、その幾度かの手紙のやり取りの中で出来上がっていった概念であるとされます。その後この概念は、ド・モアブル（1667～1754）およびラグランシュ（1736～1818）など多くの数学者の手を経て次第にその内容が充実していきました。そして19世紀ラプラス（1749～1827）によって集大成され、古典的な確率論が完成されました。これによって確率は偶然を取りあつかう数学として多方面に応用されるようになりました。しかしながらラプラスのこの古典的な確率論には、その定義があいまいであるという欠陥がありました。そこで20世紀コロモゴロフ（1903～1987）は、当時出現したルベーグ積分論を応用し確率の数学的位置付けを明確にし、1933年「確率論の基礎概念」を出版しました。そしてこれ以降確率は、その適用に当たって数学的でないあいまいな議論を巻き起こすこともなくなり、自然における偶然現象のみならず社会における偶然事象にも応用されるようになり統計においても統計的確率として応用されるようになりました。

第3項　疫学についての記録整理の方法とその考え方

そもそも疫学とは、集団における疾病の分布とその発生原因を研究する学問です。そこでここでは研究者としてフィールド・ワークにおける疫学調査をプレゼンテーションさらには学会発表できるよう記述疫学と分析疫学・四分割表・ストックとフロー等、さまざまな角度からその記録を整理する方法とその考え方を学びましょう。

①記述疫学と分析疫学

疫学調査の方法には、記述疫学と分析疫学の2通りの選択肢が考えられます。前者記述疫学は、疾病の発生原因に関し、いまだ明らかでない場合に、その発生原因を推測し仮説を設定するための方法で、後者分析疫学は、疾病の発生原因に関し、疑わしい要因が存在する場合に、その要因を検討し仮説の証明をするための方法です。

前者記述疫学では、人（person）・空間（place）・時間（time）の3方向から、それぞれ疾病の特徴を正確に記述していきます。まず人については、その患者個人の先天的な特徴および後天的に獲得した特徴をそれぞれ記述していきます。次に空間については、その疾病の地理的な分布上の特徴すなわちその疾病の分布の特性を記述していきます。最後に時間については、その疾病流行の時間的推移すなわち流行全体の趨勢すなわち季節変動および循環変動あるいは日内変動さらには共通の経路による感染における暴露時間の推定などを記述していきます（注☆）。そしてその疾病のそれら人的・空間的・時間的分布の状況からその分布状況を決定している決定因子を

推測し、その発生原因についての仮説の設定にまで至ります。

後者分析疫学では、患者-対照研究（case-control study）と要因-対照研究（factor-control study）の２通りの選択肢が考えられますが、これらについては次の②四分割表（四つ目表）あるいはクロス集計表（クロス表）と関連性すなわち相関関係における四分割表（四つ目表）あるいはクロス集計表（クロス表）を用い、その③患者-対照研究と要因-対照研究において詳述します。

（注☆）一般に時間的に変化する観測値を時間的に変化する系列として整理したものを時系列といいます。観測時間 t が経過時間単位ごとに１・２・・n と変化していく際、一般にこの時系列 Yt は、次の４つの変動によって合成されます。換言すれば一般に時系列 Yt は、㊀長期にわたる傾向変動（Tt）㊁週・６個月・１年などを周期とする季節変動（St）㊂一定の周期を伴わないが増加・減少・増加と変わる循環変動（Ct）㊃短期の振幅の小さい不規則変動（It）の４つの変動要素を含みます。そこで時系列 Yt に関しては、Yt＝Tt＋St＋Ct＋It といった加法モデルおよび Yt＝Tt×St×Ct×It といった乗法モデル以外にも、観察期間が短期のため初期において㊀長期にわたる傾向変動（Tt）と考えられたものが、その後期には㊂一定の周期を伴わないが増加・減少・増加と変わる循環変動（Ct）の一部であることが判明した TtCt を含む Yt＝Tt Ct＋St＋It あるいは Yt＝TtCt×St×It といった傾向変動と循環変動を区別しない傾向循環変動を含む加法あるいは乗法モデルなどが考えられます。

②四分割表（四つ目表）あるいはクロス集計表（クロス表）と関連すなわち相関関係

ある地域を代表する標本群における肺癌に罹患している人々について喫煙習慣の有無を調査し、肺癌に罹患していて喫煙習慣のある人々が283人、肺癌に罹患していて喫煙習慣のない人々が10人、肺癌に罹患していなくて喫煙習慣のある人々が269人、肺癌に罹患していなくて喫煙習慣のない人々が24人いたとします。この際、肺癌と喫煙習慣との間に関連すなわち相関関係があるか否かについて知りたければ、それらの数値を四分割表（四つ目表）すなわちクロス集計表（クロス表）（注☆）にまとめるとよいでしょう。

いま下表のように横軸に疾病すなわちこの場合肺癌の有無について、縦軸に要因すなわちこの場合喫煙習慣の有無についてまとめ、それぞれの合計を出したとします。この際、$a/a+b = c/c+d$ あるいは $a/a+c = b/b+d$ であれば、横軸の分類基準すなわち疾病において有無の相違が生じる割合は、縦軸の分類基準すなわち要因において＋であれ－であれ同様となり、横軸の分類基準すなわち疾病と縦軸の分類基準すなわち要因との間には、何等の関連すなわち相関関係がないことになります。

そしてその関係性は、$ad = bc$ の関係性と同様であり、そのような関係性を「独立の条件」といいます。つまりこの独立性がなければ $ad - bc = 0$ とはならず、この独立性からどの程度遠退いているかによって関連すなわち相関関係の程度を知ることができるわけです。そして $ad - bc/ad + bc = C_1$ の $C_1 = 0$ であれば、「独立の条件」が完全に成立することになり、逆にいえば $C_1 = 1$ あるいは -1 にどの程度近づいているかによって関連すなわち相関関係の程度をよりよく知ることができることにもなるわけです。この際 C_1 は関連係数と呼ばれ、C_1 以外にも関連係数としては、$ad - bc/\sqrt{(a+b)(c+d)(a+c)(b+c)} = C_2$ があり、さらに $n = a+b+c+d$ およびこの関連係数 C_2 を用い $nC_2^2 = \chi^2$ における新たな関連係数 χ^2（カイ二乗）によって、$\chi^2 = 5 <$ であれば関連性あり、$\chi^2 = 3 >$ であれば関連性なし、そして $\chi^2 \fallingdotseq 4$ であれば詳細に付き再検討を要すと判定することもできます。

上記の場合、$C_1 = 283 \times 24 - 269 \times 10 / 283 \times 24 + 269 \times 10 = +0.43$、$C_2 = 283 \times 24 - 269 \times 10 / \sqrt{(283+269)(10+24)(283+10)(269+24)} = +0.10$ そして $\chi^2 = (286+269+10+24) \times (0.10)^2 = 5.86$ であり、C_1 を用いればある程度の関連性があることになり、C_2 を用いれば弱い関連性があることになり、そして χ^2 を用いれば確かに関連性があることになります。

そこでこの標本群を通して、肺癌の罹患と喫煙習慣の間には、関連すなわち相関関係があると判定します。

疾病 要因	有	無	合計
＋	a	b	a+b
－	c	d	c+d
合計	a+c	b+d	n

（注☆）四分割表（四つ目表）すなわちクロス集計表（クロス表）のことを、２×２分割表と呼ぶこともあります。

③症例-対照研究と要因-対照研究

上記の四分割表（四つ目表）あるいはクロス集計表（クロス表）を縦にみて疾病の有無と過去において暴露された要因との関係について調査するのが症例-対照研究であり、これは肺癌に罹患している人々と肺癌に罹患していない人々のそれぞれの過去における喫煙習慣について調査するような過去において暴露された要因との関係について調査するためのものであるので後ろ向き調査（retrospective study）とも呼ばれます。

それに対し上記の四分割表（四つ目表）あるいはクロス集計表（クロス表）を横にみて要因への暴露の有無と疾病の発生状況との関係について調査するのが要因－対照研究であり、これは喫煙習慣のある人々と喫煙習慣のない人々のそれぞれにおける肺癌罹患との関係を調査するような将来において疾病が発生するか否かについて調査するためのものであるので前向き調査（prospective study）とも呼ばれます。

つまり前者症例－対照研究は、a/a＋b と b/b＋d との比較であるのに対し、後者要因－対照研究は、a/a＋b と c/c＋d との比較であり、特に後者には喫煙習慣のある人々と喫煙習慣のない人々のそれぞれを追跡し肺癌の発生状況を調査するような後者を代表する調査であるコホート研究（cohort study）が含まれます。コホート（cohort）とは、疫学用語で性別・年齢・職業あるいはこの場合喫煙習慣の有無・肺癌罹患の有無などさまざまな因子を共有する個体群を指す言葉ですが、元来は古代ローマにおいて300〜600人からなる歩兵隊を意味する言葉でした。

また前者症例－対照研究の長所には ㊀調査期間が短期 ㊁調査費用が安価 ㊂希少疾病も分析可 ㊃調査対象が少数などが挙げられ、短所には ㊀仮説立証困難 ㊁偏向介入の危険 ㊂発生率算出不可などが挙げられます。後者要因－対照研究の長所には ㊀仮説立証容易 ㊁偏向介入の僅少 ㊂発生率算出可 ㊃目的外疾病の観察機会などが挙げられ、短所には ㊀調査期間が長期 ㊁調査費用が高価 ㊂希少疾病における要多数調査対象 ㊃中途脱落者出現の危険 ㊄診断基準・方法の中途変更の危険などが挙げられます。

④相対危険度と寄与危険度

まず相対危険度（relative risk）とは、要因暴露群すなわち上記の場合喫煙習慣のある人々と要因非暴露群すなわち上記の場合喫煙習慣のない人々との間における発生率すなわち上記の場合肺癌の発生率の比のことで、要因への暴露すなわち上記の場合喫煙習慣への暴露による肺癌発生の危険性の程度を示すものです。

次に寄与危険度（attributable risk）とは、要因暴露群すなわち上記の場合喫煙習慣のある人々と要因非暴露群すなわち上記の場合喫煙習慣のない人々との間における発生率すなわち上記の場合肺癌の発生率の差のことで、要因への暴露すなわち上記の場合喫煙習慣への暴露がどれほど肺癌発生を高めているかを示すものです。

したがって上記の要因－対照研究の場合、喫煙習慣のある人々の肺癌発生率が $283/(283+269) \times 100 \fallingdotseq 51.27$（%）、喫煙習慣のない人々の肺癌発生率が $10/(10+24) \times 100 \fallingdotseq 29.41$（%）、そこで相対危険度は $51.27/29.41 \fallingdotseq 1.74$（注☆）、寄与危険度は $51.27-29.41 = 21.86$（%）になります。

- （注☆）相対危険度が1より大きい場合には危険（リスク〈risk〉）の増大が、1より小さい場合には危険（リスク〈risk〉）の縮小がそれぞれ示唆されます。

⑤因果関係成立のための基準

ところで上記のような疫学調査において因果関係（causal association）が成立するためには、5つの基準（criteria）が満たされなければなりません。

その第一は、㊀関連の強固性（strength of association）です。具体的にいえば喫煙習慣のある人々が喫煙習慣のない人々に比し肺癌発生率が高いことです。そしてこの関連の強固性を表す指標として上記の相対危険度および寄与危険度などがあるのです。

その第二は、㊁関連の一致性（consistency of association）です。具体的にいえばそうした喫煙習慣のある人々と肺癌発生率との関係が、何時誰が何処で実施しても同様に認められることです。

その第三は、㊂関連の時間性（temporally correct association）です。具体的にいえば喫煙習慣のある人々の喫煙習慣が肺癌の発生に先行していなければならないということです。

その第四は、㊃関連の特異性（specificity of association）です。具体的にいえば喫煙習慣のほかにも排気ガスなどでも肺癌が発生する危険性があるので喫煙習慣だけが肺癌の発生に対し特異的であるとはいい切れません（注☆）。しかし同時に喫煙習慣と扁平上皮癌との関連は強固であるため喫煙習慣は肺癌に対し特異的であるといえるというわけです。

その第五は、㊄関連の整合性（coherence of association）です。具体的にいえば喫煙習慣と肺癌の発生との関連について生物学的に矛盾なく説明できるということです。

- （注☆）ただ年齢が高ければ、血圧のみならず給料も高くなる傾向があったとしても、血圧と給料の間に存在する正の相関は、単なる見かけ上のものです。そうした場合第3の変数である給料が、2つの変数である年齢と血圧に関連して、見かけ上の関連を生じる現象を交絡といいます。そのような交絡因子による交絡現象によって、本来は関連がないのに見かけ上関連が見られたり、逆に本当は関連があるのに見かけ上関連がないように隠されてしまっていたり、関連を歪めてしまっている場合がありますので、そうした点は注意を要するところです。

⑥ストック (stock) とフロー (flow)

もう一つ疫学調査において重要な事柄にストックとフローという言い回しであらわされる概念があります。これは、たとえば上記の国勢調査のようにその時点を固定し調査年における10月1日現在の常住人口を直接全世帯に対して調査するような場合は、人口静態統計の一つであり、それに対し国あるいはある地域で過去1年間にわたって発生した出生・転入による人口増加あるいは死亡・転出による人口減少に対して調査するような場合は、人口動態調査の一つであり、そうしたことからある時点現在における施設数を調査し、それぞれの施設で過去1年間にわたって発生した利用者数に対して調査するような場合には、静態統計を用いて人口動態統計を求めるというような理解しにくい言い回しになってしまいます。そこでこれらの概念については、より理解しやすい言い回しであるストックとフローという言葉に置き換えて説明しようとするものです。

前述の用語の中でいえば、発生率がフローであり、たとえば1年なら1年という期間にわたって何人の病人が発生したかということであり、有病率がストックであり、たとえば今日なら今日というある特定の時点において病気にかかっている人が何人いるかということです。

したがって使い勝手からいっても伝染病について知りたければ発生率の推移をみるべきでしょうし、病床数の過不足について知りたければ有病率の数値をみるべきでしょう。前述の用語の中でいえば、死亡率および出生率がフローであり、人口がストックです。つまりフローが期間であり、ストックが時点です。したがってフローには、日・週・月・年などの調査期間を表す単位が必ず含まれますし、ストックには、流入と流出との差である流入－流出＝差増が必ず含まれます。

その特徴についてまとめてみますと、フローでは㈠期間に対応する数値㈡期間の長さによって変化する数値㈢期間中の平均に対応する情報㈣短期間ごとの調査数値によるその時々の状況変化などの把握などが挙げられ、ストックでは㈠時点に対応する数値㈡時点の選択によって変化する数値㈢新しい時点の指定による新しい情報㈣過去における発生および消滅の影響を受けて生じた現在と過去との関連性の把握などが挙げられます。

比率についていえば、㈠分子および分母がともにフローの場合㈡分子および分母がともにストックの場合㈢分子がフローで分母がストックの場合㈣分子がストックで分母がフローの場合の4通りが考えられます。このうち㈠および㈡の場合についていえば、㈠では1が均衡点になり、㈡では分子および分母それぞれの継続期間が関与することになる以外、分子および分母がともにフローであるにせよ、分子および分母がともにストックであるにせよ同じ種類同士であるため特に問題はありません。問題は、㈢および㈣の場合です。

まず㈢の場合、いまある地域における死因として心臓疾患による死亡者数が年あたり人口10万人に付き260人であり、心臓疾患に罹病している罹病者が現在人口1000人に付き10人であったとします。そこでこれらの数値を用いて、その病気に罹病している人が死に至る確率すなわち致死率を割り出すため、260人／年／100,000人／10人／1000人＝0.26／年と割り出したとします。つまりこの地域における心臓疾患による年間の致死率を100人に付き年あたり26人すなわち26％と計算したとしましょう。ここでその病気による年間の死亡者の数すなわち死亡者数を分子とし、この病気の現在の罹病者の数すなわち有病者数を分母としたわけですからフロー／ストックの関係であり、前者フローは期間として年あたりの数値であり後者ストックは時点として現在の数値ですから、それぞれ前者には人／年、後者には人の単位のみを付したわけです。つまり分子をその病気の年間の死亡者数とし、分母をその病気の現在の有病者数とすることによって、原因であるその病気が発生してから経過した期間に応じて結果である死亡が発生する率を求める場合、フロー／ストックの関係になるというわけです。

次に㈣の場合、この病気によって100人中年間26人が死んでいくのですから計算上は100／26≒3.8年で生存者は0になり全員が死亡するはずです。換言すれば年間あたりの致死率が一定で今後もそのままずっと続くと仮定すれば、この病気の現在の罹病者は0〜3.8年間に全員が死亡するはずであり、彼らの平均余命は（0＋3.8）／2＝1.9年ということになります。したがってフロー／ストックの逆数にあたるストック／フローの関係によって、そうした発病から死亡までの平均滞留期間を推定することができるというわけです。普遍的な言い方をすれば、現在滞留している人の数（ストック）Nと現在の流出率の単位期間あたりの調和平均（フロー）Zによって、流入から流出までの期間の平均tを求めるときには、その平均滞留期間はストック／フローによって推定されるので、$t=N/Z$であらわすことができるということです。

また発病者として流入（流入のフロー）し滞留（ストック）した罹病者が、治癒あるいは死亡して流出（流出のフロー）するのですから、上記のように死亡による流出のみを取り出して、その比率すなわち致死率を割り出すのではなく、治癒および死亡両方の流出（両方の流出のフロー）を含めたそうした罹病状態の平均継続期間を割り出すのであれば、期末あるいは期央の罹病者数／

期首の発病者数によって推定することもできるはずです。

ただしそれらの滞留期間あるいは継続期間があまりに長期にわたるのであれば、上記のようにそれらの平均を出すこと自体、果たして本当に妥当であるのかどうかという疑問が生じます。つまりあまりにそれらが長期にわたるのであれば、その間に致死率にも変化が生じる可能性があるということです。上記の平均滞留期間の推定の場合も、あくまで年あたりの致死率が一定で今後もそのままずっと続くと仮定すればの話であり、上記の場合でいえば、いま仮に1年目の致死率が30％であり、1～2年目の致死率も同じく30％で、2～3年目の致死率だけが18％であったとして、それらの平均として致死率26％という数値が割り出されていたとしたらどうでしょうか。それが何年目かあるいは何年～何年目かによって致死率が大きく異なるのであれば、平均そのものの意味がなくなってしまうのではないでしょうか。

そこでそうした滞留期間あるいは継続期間があまりに長期にわたる場合には、そのあまりに長期にわたる期間をその長さに応じ十分短く区分し、その十分短く区分したそれぞれの期間におけるそれぞれの比率を出し、上記の場合であればそれぞれの期間におけるそれぞれの致死率を1組にまとめ（30％、30％、18％）のように記載すべきでしょう。そしてさらにそれらの区分を細分化し、級内変動すなわち具体的にいえば年あたりではなく今度は月あたりの平均の比率を、上記と同様の手法を用いて割り出していくようなことも考えられるわけです。

⑦その他の疫学調査上の問題点
　㈠比較尺度の問題

比率の分母として人口を用いるか面積を用いるかは、その統計の意味を変貌させてしまうほど重要な問題です。たとえばいま人口あたりでみた救急病院の数と面積あたりでみた救急病院の数の2通りの統計をとったとしましょう。前者の場合、人数あたりの救急病院の数という意味では同じであっても、地方と都市では1個所の救急病院までの距離に相当な相違が生じてしまい距離に対する充足度という意味では大きな格差になるでしょうし、後者の場合、面積あたりの救急病院の数という意味では同じであっても、地方と都市では1個所の救急病院が担う人数に相当な相違が生じてしまい人数に対する充足度という意味ではこれもまた大きな格差になるでしょう。

　㈡実人員数と延べ人員数の問題

また前述の人年法を用いた場合などもそうですが、全体の1％の人々が平均にして10回利用した場合と、全体の10％の人々が平均にして1回利用した場合との区別ができていないという問題もありえます。つまり実人員数と延べ人員数の区別ができていないという問題です。そこでそうした場合、それが施設を対象にした疫学調査であれば延べ人員数を用い、人を対象にした疫学調査であれば実人員数を用いると、その調査そのものがうまくいくことが考えられます。ただいずれにせよ疫学調査では、それらは両方共ともに必要な数値であり、それぞれの数値の意味をよく理解した上で、場面々々に応じそれぞれの数値を使い分けていくことが大切であるといえます。

　㈢地域区分の問題

さらにメッシュ統計ということがあります。これは、より小地域に区分していくことによって比較対照する際の統計の持つ価値をより向上させていくための方法です。まず第1次区画では、わが国の国土全域を緯度40分経度1度ごとに区分します。次に第2次区画では、その第1次区画をさらに64等分します。最後に第3次区画では、その第2次区画をさらに100等分します。

まず第1次区画は、ほぼ80Km四方で国土地理院の20万分の1の地勢図1枚分に相当する大きさです。次に第2次区画は、国土地理院の2万5千分の1の地形図1枚分に相当する大きさです。最後に第3次区画は、ほぼ1Km四方でこれがここでいう標準メッシュに相当する大きさです。また地方では、この標準メッシュをそのまま用いますが、都市では、この標準メッシュをさらに4等分し500m四方のメッシュとして用います。

第4項　学会発表・論文作成についての方法とその考え方

①表と図表の作成について

前記の度数分布表・相関表および四分割表（四つ目表）あるいはクロス集計表（クロス表）などの表には一目で分かるように小数点（あるいは1の位）をそろえ詳しい有効数字を書き込み、論文ではそれらの数字を反復することなく、その表についてその傾向だけを、たとえば「増加した」あるいは「低下した」などの結果として説明するようにすべきです。ただ正確な数字が必要なときにはそのように表にしますが、大体の傾向を分かりやすく発表しようと思えば、図表にするのがよいでしょう（注1）。

図表と言うと図と表のことだと考える人も多いようですが、図表と一口に言った場合にはグラフのことであり、前記ではヒストグラムあるいは柱状グラフすなわち棒グラフ・度数分布多角形すなわち折れ線グラフおよび相関図などのことです（注2）。

また学会発表用のスライドを論文作成の際にも、その

まま用いようとする人がいますが、学会発表の際には、一目で分かるように図表化すなわちグラフ化するのがよく、論文作成の際には、読者が丁寧に読むことを前提として正確な有効数字を書き込むのがよいでしょう。つまり学会発表用と論文作成用は本来分けて考えるべきであり、また論文中では表の内容を再び図表すなわちグラフ化することは、まったくくどいことであり避けるべきことです。

表を作成する上において注意すべき点は、投稿規程に明記のある点はすべてそれらにしたがうとともに、一般的には㈠表には必ず番号と題名をその表の上に付し、説明文（legend）があればそれも上にくるようし、脚注は表の下にくるようにします。題名は略語を用いず名詞句にし、できれば英文で書くのがよいでしょう。㈡左右両端の枠はすべて取り除きます。㈢上端の見出し部分（注3）の上下にだけ横線を引き、見出し部分が2段ならその間にも横線を引き、その他の横線についてはすべて取り除きます。㈣下端の横線もその下に脚注がなければ取り除きますが、表の大きさをできるだけ小さくする目的で脚注を活用するのはよいことであり、その場合には下端にも横線を引いた方が学会の際の聴衆にとっても、論文の際の読者にとっても、より見やすいものになるでしょう。

図表すなわちグラフを作成する上において注意すべき点は、投稿規程に明記のある点はすべてそれらにしたがうとともに、一般的には㈠図表すなわちグラフには必ず番号と題名をその図表すなわちグラフの下（注4）に付し（ただし学会発表用のスライドでは、番号と題名は図表すなわちグラフの上に付し）、題名には略語は用いず名詞句にし、できれば英文で書くのがよいでしょう。㈡特に図表すなわちグラフには多くの場合説明文（legend）も図表すなわちグラフの下（まれに横）に付すようにします（ただし説明は、その図表すなわちグラフの大体の意味が分かればよく、それ以上については〈本文を見よ〉とするようにします）。㈢結果を示す線には太い線を用い、縦軸・横軸（注5）にはそれより細い線を用います。逆に縦軸・横軸に太い線を用い、結果を示す線にそれより細い線を用いますと、その出来上がりはデザイン化された印象を受けることがあります。㈣縦軸・横軸の目盛りは、あまり小さく区切らず縦軸・横軸の内側に入れることを原則とし、その目盛りが図表すなわちグラフの内部を妨害する際にだけ例外的に外側に入れるようにします。㈤ヒストグラムあるいは柱状グラフすなわち棒グラフには、各々の棒を一目で区別がつくようにするため各々の棒の内部に斜線あるいは点などを入れるようにします。㈥度数分布多角形すなわち折れ線グラフには、

△▲□■○●その他の記号を置き、見やすい適度な大きさにし、それらを実線・破線・鎖線・点線などで結ぶため、それらの中心に向かって直線を引きます。ただ相関図の場合には、数個の点から理論的な1本の直線を引きます。そしてそれらの線の太さも見やすい適度な大きさにします。㈦縦軸・横軸の長さは、図表中すなわちグラフ中に線が存在する範囲までを原則とし、同じ種類の図表すなわちグラフが2つ以上出てくる論文では、1つの図表すなわちグラフだけ不統一ではアンバランスになりますので全部を統一するため例外的に余分な長さの縦軸・横軸を引きます。㈧図表すなわちグラフにおける文字および単位をあらわす記号などの大きさについては、縦軸・横軸および結果を示す線などとのつり合いに配慮して選択しつつ、可能な限り見やすい適度な大きさにします。㈨またそうした文字および単位をあらわす記号などはできるだけ少数にとどめ、さらにそれらの文字もできるだけ記号に置き換えつつ、その記号の意味については可能な限り図表すなわちグラフ中に書き込むようにします。ただ図表すなわちグラフ中に充分なスペースがなかったり、文字および単位をあらわす記号などが多すぎたりする場合には、図表すなわちグラフの下にまとめて説明を加えるようにします（縦軸・横軸およびヒストグラムあるいは柱状グラフすなわち棒グラフにおける内部を斜線あるいは点などを用い一目で区別がつくようにした各々の棒の意味なども同様に図表すなわちグラフの下にまとめて各々の説明を加えるとよいでしょう）。

なお学会発表用スライドでは、聴衆の視聴覚に訴え短時間で理解させなければならないため、表中に図表すなわちグラフを入れることがよくありますが有効な手法といえます。ただその際にも文字および単位をあらわす記号などの大きさの縮小については、離れた席からも読める範囲にとどめるようにすべきです。

(注1) 特に大体の時間変化（あるいは濃度推移）等および複数比較の傾向を分かりやすく発表しようと思えば、度数分布多角形すなわち折れ線グラフにするのがよいでしょう。どうしても表を用いて変化（あるいは推移）等および比較の傾向を発表しなければならないのなら、人の持つ視覚特性に配慮して一組のデータを横方向に並べれば、なんとか自然に目に入ってこなくもないでしょう。

(注2) 現在こうした考え方に対して、図表をあくまで図と表のこととし、その図の中に写真とグラフも含まれるとする考え方もあります。

(注3) 見出し部分の文字については、より大きくするのがよいでしょう。

(注4) 図表すなわちグラフの上に番号・題名を置かないのは、図表すなわちグラフの説明文（legend）が長くなると番号・題名と図表すなわちグラフとが離れ過ぎ、かり

に表同様図表すなわちグラフの上に番号・題名を置きその下に説明文（legend）を置いたとしても説明文（legend）が本文の一部のようにみなされる恐れがあるからです。

(注5) 一般的には、横軸に独立変数すなわち原因を、縦軸に従属変数すなわちその結果を、それぞれ置きます。それは、人の持つ視覚特性に配慮したものであり、人は垂直距離に対し水平距離をよりつかみやすいように、人は縦方向の変化に弱いのに対し横方向の変化に強く、横方向に目を動かす方がよりデータの傾向をつかみやすいからです。つまり多くの場合、図表すなわちグラフでは独立変数すなわち原因の数値の変化に対し従属変数すなわちその結果の数値の変化を見るのが目的だからです。

②学会発表について

　学会発表では、その対象・方法によって得られた幾つかの結果について、一定の普遍性があることを聴衆に理解してもらわなければなりません。そこでそうした正しい情報伝達のために、4つの重要な点のあることについて留意しておかなければなりません。

　それらは、まず㊀発表の到達点を予め聴衆に対し明確にしておくこと、次に㊁それらの周辺領域の情報を予め収集およびその整理をしておくこと、そのため㊂それらを伝達する手段を確保しておくこと、そして最終的には㊃聴衆にそれらのことを正しく理解してもらうことです。

　そこでまず㊀については、発表の到達点を明確にするため具体的な演題を決定し、発表の結論を3～4点程度箇条書にし、それらの結論に至った要因となった研究結果を5枚以内程度の学会発表用スライドにし、そしてそれらの学会発表用スライドの各々の要点を、1枚あたりの発表時間1分程度を目安に、それぞれ30字以内程度の読み原稿にまとめておきます。また結論のスライドについては、演題に次いで提示することで聴衆に発表の到達点について最初に伝えた上で、最後にもう一度まとめの意味で同じ結論のスライドを提示するようにします。

　次に㊁については、学会が質疑応答を通し発表者と聴衆との間における意見交換の場であることに鑑み、発表者は、その発表に先立ちそれらの周辺領域の情報をできるだけ広く深く収集・整理しておくようにします。そしてそのことは、その調査・研究の結果および結論を後に論文にするにあたっても重要な準備の1つになります。

　そのため㊂については、前記のように一目で分かるような表・図表すなわちグラフを準備することです。その際一つ一つを取捨選択しつつ最も重要なものから優先順位を付け、発表に際しても決められた時間内に研究結果が意味することを聴衆に正しく伝えられるようにしなければなりません。そこで論文作成の際には、読者が丁寧に読むことを前提とし前記のように正確な有効数字を書き込むのがよいのでしょうが、学会発表に際しては、一目で分かるように図表化すなわちグラフ化するのがよいのです。そうすることによって論文に比し学会では、正確な有効数字の把握よりもむしろ相互比較が容易になるのです。また前記のようにさまざまな比率すなわち比・割合・率・率比などを示す場合には、前記のヒストグラムあるいは柱状グラフすなわち棒グラフが一般的ですが、全体で100％の棒グラフ（100％棒グラフあるいは帯グラフ）が直線で区切られた場合の長さ、あるいは全体で100％の円グラフが直線で区切られた場合の角度で示すこともあります。また時間の経過に伴う推移を表すには、前記の度数分布多角形すなわち折れ線グラフが用いられ、その場合は横軸が時間経過を表し縦軸が各々度数分布を表すことで、その直線の傾きが変化量を表わすことになります（注1）。

　そして最終的に㊃については、聴衆に正しく理解してもらうための質疑応答こそが大変有効な時間であることに配慮し、発表者は質問の内容をもう一度復唱し聴衆の正しい理解が得られるように専門用語に略語を用いたり不確かな回答をしたりするようなことはせず、親切に分かりやすく回答し万一発表に先立った周辺領域の情報収集からも適切な回答が得られない場合にも、正直にその旨を質問者に伝えるようにすべきです（注2）。

　これら4点に配慮して一般的には、発表時間の7～10分および質疑応答時間の3～5分を着実にこなしていきます。

(注1) そのほかグラフには、横並び棒グラフ（総数を示す必要がなく、カテゴリー別に構成要素の多寡を比較したいときに用いる棒グラフ）・積み上げ棒グラフ（総数を比較する必要があり、またそれぞれの内訳をおおざっぱに示したいときに用いる棒グラフ）・面グラフ（重ね書きのそれぞれの部分を色分けし塗りつぶした折れ線グラフ）・クモの巣グラフ（レーダー図）・箱ヒゲ図（ボックス・プロット図）（非対称の分布の状態を表すため、そのデータを大きさ順に縦に並べ、上の第1四分位数 Q_1 と下の第3四分位数 Q_3 との間を囲み、中に中央値を示した箱の全範囲がそのデータ全体の50％を、その上下のヒゲまでがそのデータ全体の80％を、そしてその上下のヒゲの外の丸がそのデータの上下各々10％にある上下各々外れ値をそれぞれ示す図）などがあります。

(注2) その分野に精通する聴衆からのそれらの質疑は、後にその内容を論文にする際、その考察（結論）（Discussion〈Conclusion〉）をまとめる上で盛り込むべき内容として大いに検討に値します。

③学会発表（表・図表すなわちグラフ）の統計について

現在は、複雑な計算はすべてパーソナルコンピューター（以後PC）などのコンピューターがやってくれる大変便利な時代になりました。MacintoshあるいはWindowsのMicrosoft Excel特に表計算・関数（correl）機能はじめその他のソフトウェア特に統計（SPSS・STATVIEW・JMPなど）・プレゼンテーションおよびDraw & Paint系などのソフトウェアが学会発表用の資料作成をサポートしてくれます。あとはそれらをスライド作成用ソフトウェアであるPower Pointに貼り付け、ノート型PCを外部ディスプレイ対応モードに切り替え液晶マルチメディア・プロジェクターに接続するだけでいいのです。ただそれでも統計の基礎として最低限下記の3つの事項についてだけは知っておく必要があるでしょう。

その第1は、標準偏差についてです。いま5名の体重を測定したところ、降順すなわち下向き順位のそれぞれの体重がA：90kg、B：80kg、C：70kg、D：60kg、E：50kgであったとします。そこでそれらの平均は、$(90+80+70+60+50)÷5=70$（kg）となります。そこでそれぞれは、平均からA：+20、B：+10、C：±0、D：-10、E：-20の偏差があることになります。ただこれらには、合計すると$+20+10±0-10-20=0$になってしまうという問題があります。そこで平均との偏差の合計が0にならないように、ばらつきの程度を示す分散と呼ばれる指標を求めるため、平均との偏差の2乗の合計である$(90-70)^2+(80-70)^2+(70-70)^2+(60-70)^2+(50-70)^2=1,000$（kg^2）を出します。ただこれでは平均と単位が一致しないため、この分散の平方根（ルート）を求め$\sqrt{1,000}≒32$を出します。これが標準偏差すなわちSD（Standard Deviation）であり、平均とともに$70±32$のように表します。そしてまた自然界の多くの現象は釣鐘型の正規分布（Normal Distribution）を示し、平均±1標準偏差の範囲に全体のおよそ68.3%が、平均±2標準偏差の範囲におよそ95.5%が、そして平均±3標準偏差の範囲におよそ99.7%がそれぞれ分布します。ただこれらについても、自分で計算する必要はなく、Excelの関数機能を用い、averageで平均、stdev（Standard Deviation）で標準偏差がそれぞれ得られます。

その第2は、t検定におけるp値（probability value）についてです。いまA群とB群という2つのグループ（注1）があり、それぞれの間に差があることを証明するため、帰無仮説（null hypothesis）を立てA群とB群という2つのグループの間に逆に差がないものとします。

しかしながらこの帰無仮説が偶然にせよ起こりうる可能性すなわち確率（probability）がある一定の割合未満であれば、この帰無仮説は否定されたことになり、逆にA群とB群という2つのグループの間には差があることになるわけです。そしてこの帰無仮説が偶然にせよ起こり得る可能性すなわち確率としては、通常慣習的に5%未満という数値が用いられます。それは、コインを投げ4回ともすべて表あるいは裏が出る確率が$1/2^4=1/16≒6.3%$であり、5回ともすべて表あるいは裏が出る確率が$1/2^5=1/32≒3.1%$であることから、それらの間をとって5%未満としたものです。つまりA群とB群という2つのグループの間に元来差がないものとしてみても、誤って偶然差があるものと判断してしまう確率が5%未満であれば、逆にA群とB群という2つのグループの間には意味のある差すなわち有意差があるものと判断されるというわけです。そしてこのような上記の正規分布に近い分布をする2つのグループ間における平均の差を比較することで、それら2つのグループ間に差があるかないかを検定する統計的手法をt検定と呼び、この場合その危険のprobability（確率）すなわち危険率の値すなわちp値が5%未満という意味で$p>0.05$と書き表すのです（注2）。またもしそれら2つのグループ間に有意差がまったく認められないのならば、N.S.（not significant〈有意ではない〉）と書き表すこともあります。もちろんこれらも、自分で計算する必要はなく実際の計算にあたっては、上記の標準偏差同様すべてコンピューターがやってくれます。

そして第3は、相関係数（r）についてです。これは、前記の第1項スポーツについての記録整理の方法とその考え方⑥相関図と相関関係における100m走の記録と走り幅跳びの記録との間の関係において例示したことの続きであり、いまAとBとの間に関連があるかないかを知りたいとき、まず求めるのが相関係数（r）です。この相関係数（r）は、-1から+1の間に分布し、r=1なら右上がりの完全な直線であり、r=-1なら右下がりの完全な直線であり、そこでr=±0.7以上であれば強い（直線的）相関関係を意味し、r=±0.4〜0.7であれば中等度の（直線的）相関関係を意味し、そしてr=0であれば（直線的）相関関係のないばらばらな状態を意味します。ただしそうした強い（直線的）相関関係あるいは中等度の（直線的）相関関係といっても、それらは相関係数（r）を解釈するにあたってのある程度の目安に過ぎないものであって、実際の解釈にあたってはその研究の対象・方法など研究の特質をよく考慮した上で、それぞれの意味を読み解きそれぞれの意味を評価していくべきです。いずれにせよこのような上記の正規分布を前提とした順位ではない絶対的な数値すなわちそのままの数値間の相関関係をみるための通常の相関係数

(r) すなわち Pearson の相関係数も、Excel の関数機能を用いたり、その他の統計ソフトを用いたりして容易に求めることができますし、特に後者の統計ソフトを用いればAとBとの関係が統計的に有意かどうかについてまで検定してくれます (注3)。

(注1) 異なる人々からとったデータであれば、「独立した」あるいは「対応がない」2群と表現し、同じ人々からとった例えば朝と夜のデータであれば、時間の要因で2群に分けるものの、「関連した」あるいは「対応がある」2群と表現します。

(注2) 有意水準としては、そのように0.05（5％）が、場合によっては0.01（1％）が伝統的によく用いられています。ここで有意水準について説明しますと、まずp値は、偶然によって差の生じる確率をいいますから、p値が大きければ、偶然でも起こりうる差ということになります。しかしp値が小さければ、偶然では起こりそうもない差すなわち偶然を超えた意味ある差ということになります。だから有意水準とは、得られた差が、そのように小さいかどうかを判断する基準ということになります。したがって有意水準については、人によって基準が違う可能性もありますが、ただp値さえ明確に表記されていれば、事後に有意水準を変更し、検定そのものをやり直すこともできるわけです。

(注3) Excel の関数機能には、TINV、TDIS、TTEST などが、その他の統計ソフトには、SPSS、JMP などがあります。

④論文作成について
（論文作成にあたって）

まず、論文のテーマは、自然科学・社会科学・人文科学の中のどの分野から選んでもかまいません。

またそれぞれの原稿については、それぞれの投稿規定による以外に、特に何枚・何字といった決まりはありません。ただ一般に枚数・字数については、自然科学は少なく（注☆）、社会科学、さらに人文科学となるにしたがって多くなる傾向はあるようです。

(注☆) ちなみに1953年に発表され、1962年にノーベル生理学・医学賞を受賞したジェームス・D・ワトソン (James Dewey Watson)・フランシス・H・クリック (Francis Harry Crick)・モーリス・H・ウィルキンス (Maurice Hugh Wilkins) によるDNAの二重螺旋の構造に関する論文は、わずかに900語からなっていたにすぎません。

㊀論文の種類と研究手法
（論文の種類）

それでは、論文の種類には、どのようなものがあるでしょうか？ 主な論文の種類についてみてみることにしましょう。

（1）総説論文：あるテーマについて先行する論文を検討し、そこに共通する結果あるいは相違を見出し、そのテーマについての研究（調査）の現状を示唆するような論文です。

詳述すれば、ある主題に関して、先行する研究論文または調査論文等を検討・総括し、そこに共通する結果あるいは相違点等を探求・解説し、その主題に関する研究における現状・限界・今後の課題および方向性を論評・批判および示唆するような論文です。

（2）原著論文：報告されていない新しい事実についての研究（調査）結果で、できればどの点が独創的なのかあるいは新知見なのかを明確にし、たとえば対象・方法・結果・考察（結論）などについても、それぞれ明確にまとめられた論文です。

詳述すれば、報告されていない新しい事実に関する研究・調査における結果で、現在の研究・調査水準に照らしても十分報告される価値があると判断されるような独創的あるいは新知見を含む理論的あるいは実証的な研究成果を内容とする論文です。また記述に際しても、どの点が独創的なのかあるいはどこに新知見を含むのかを明確にし、対象・方法・結果・考察（結論）についても明確にまとめられたものです。

（3）症例報告：診療上の成果で記録にとどめる価値のあるもの、例えば珍しい症例・思いがけない症例・困難だった症例など報告されることによって、その情報が他の多くの治療家・臨床家・医療人にも共有されることで今後の診療上のよりよい効果につながる可能性が期待できるような、あるいは evidence-based medicine（EBM）すなわち "明白な根拠に基づいた医療" につながる可能性が期待できるような論文です。

詳述すれば、診療上あるいは業務上の成果で記録にとどめる価値のあるもの、例えば珍しい症例・思いがけない症例・治癒させるのに困難だった症例など（注☆）報告されることによって、その情報が他の多くの治療家・臨床家・医療人にも共有されることで今後の診療上あるいは業務上のよりよい効果につながることあるいは evidence-based medicine（EBM）すなわち "明白な根拠に基づいた医療" につながる可能性が期待されるような論文です。

(注☆) 非常に稀な症例・予想外の経過をたどった症例・工夫を凝らした症例など示唆に富んだ症例を含みます。

（4）その他の論文
①速報：原著論文に準ずる内容で、より早い公表を希望するものです。
②短報：小さいながら報告されていない新しい事実に

関する限られた範囲内における研究・調査で、それ自体たとえば目的・方法・結果など論文としてまとまったものです。研究・調査に関する技術的な考案も含みます。

このほかにも論文にはさまざまな種類があります。

〈研究方法（注☆）〉
次に研究（調査）方法には、どのようなものがあるでしょうか？　主な研究（調査）方法についてみてみることにしましょう。

（1）研究（調査）には、基本的に観察研究（調査）と介入研究（調査）とがあり、観察研究（調査）は観察するだけで介入しない研究（調査）のことであり、介入研究（調査）は、観察するだけでなく、そこに何らかの介入のあるたとえば治療し、その効果を確認したりするような研究（調査）のことです。

（2）またそのうち観察研究（調査）には、基本的に横断研究（調査）と縦断研究（調査）とがあり、横断研究（調査）は、ある特定の時点における研究（調査）であり、縦断研究（調査）は、ある特定の期間における研究（調査）のことです。

（3）なお縦断研究（調査）であっても、たとえば喫煙習慣のある人々と喫煙習慣のない人々のそれぞれと肺癌との関係を研究（調査）するような、将来においてその疾患（この場合肺癌）に罹患するかどうかについて研究（調査）するためのものは、特に前向き研究（調査）と呼ばれます。

（4）これに対し横断研究（調査）であっても、たとえば肺癌に罹患している人々と肺癌に罹患していない人々のそれぞれの過去における喫煙習慣について研究（調査）するような、過去においてかかわった要因（この場合喫煙習慣）との関係について研究（調査）するためのものは、特に後ろ向き研究（調査）と呼ばれます。

（5）なお総説論文でも、先行する研究論文あるいは調査論文として、どのような論文を選択するか、予め一つのテーマといくつかの条件を設定してから採択し、それらの先行論文からそのテーマに関するものだけを、しかもそれらいくつかの条件に関連したデータだけを集約して結論を導く研究（調査）方法があります。そしてそのような論文のことを、総説論文の中でも特にメタアナリシス（meta-analysis）と呼びます。メタアナリシスは、論文のランク付けにおいても最重要論文の一つとしての位置付けがなされるようになってきています。

ここまでを詳述すれば、研究には、基本的に観察研究と介入研究とがあり、観察研究は観察するだけで介入しない研究であり、介入研究は、観察するだけでなく何らかの介入たとえば治療して、その効果を確認したりするような研究です。

そのうち観察研究には、基本的に横断調査と縦断調査とがあり、横断調査は、ある特定の時点における調査であり、縦断調査は、ある特定の期間における調査です。

調査対象となる疾患を持つ群すなわち症例（ケース〈case〉）群と、その疾患を持たない群すなわち対照（コントロール〈control〉）群とを比較するような研究は、症例－対照研究（ケースコントロールスタディ〈case-control study〉）と呼びます。

たとえば喫煙習慣のある人々と喫煙習慣のない人々のそれぞれを追跡（follow-up）し肺癌の発生状況を調査するような研究において、調査対象となる疾患（この場合肺癌）に罹患していない集団（この集団は、因子を共有する個体群の意味で疫学用語としてコホート〈cohort〉と呼ばれます）に対して、病因となり得る要因を持っている群（この場合喫煙習慣のある人々〈ファクター〔factor〕〉の群）と病因となり得る要因を持っていない群（この場合喫煙習慣のない人々〈コントロール〔control〕〉の群）に分けて、ある特定の期間における追跡によって両群における調査対象となる疾患（この場合肺癌）の発生率を調べたりするような研究を、要因－対照研究を代表する調査としてのコホート研究（cohort study）と呼びます。

したがって要因－対照研究を代表する調査としてのコホート研究は、縦断調査であり、たとえば喫煙習慣のある人々と喫煙習慣のない人々のそれぞれにおける肺癌罹患との関係を調査するような将来においてその疾患（この場合肺癌）が発生するか否かについて調査するためのものなので上述のように前向き調査（prospective study）と呼ばれます。

これに対して症例－対照研究は、横断調査であり、たとえば肺癌に罹患している人々と肺癌に罹患していない人々のそれぞれの過去における喫煙習慣について調査するような過去において暴露された要因（この場合喫煙習慣）との関係について調査するためのものなので上述のように後ろ向き調査（retrospective study）と呼ばれます。

ところで観察研究においては、対照群を設定することによって、その観察研究の信憑性が担保され、その論文の信憑性が担保されたとしても、介入研究においては、それだけでは不十分です。介入研究においては、対照群を設定するとともに、それらの標本が前述の乱数表を用いたりしてランダムにすなわち無作為に抽出されなければなりません。それは、そうした無作為抽出法によって、

はじめて偏向のない標本が抽出され、その介入研究の信憑性が担保され、その論文の信憑性が担保されるからです。

そうしたことから介入研究においては、二重盲検法（double blind test）が用いられることもあります。この二重盲検法とは、そもそも第三者である成績判定者以外たとえば試薬と偽薬（プラシーボ〈placebo〉）の区別を知らない投与者と被検者との間において実施される検査のことです。そのためこのように二重盲検法と呼ばれるようになったのです。そしてこれには2通りの方法があります。第1の方法は、被検者群をそれぞれ同数の、たとえば試薬投与群と偽薬投与群に分け、その効果の相違を比較検討するもので、第2の方法は、同一被検者に対して、たとえば試薬と偽薬を一定期間の時間的間隔を置いて交互に投与し、その効果の相違を比較検討するものです。そして特にこの第2の方法は、クロスオーバーテスト（crossover test）とも呼ばれるように、同一個体に投与することで個体差を除去できる反面、薬物の生体内貯留時間が長かったり、そのため残留作用があったりする場合には用いることができないのです。また現在、偽薬には、比較的試薬と薬事効果の類似した薬物が多用されるようになってきています。いずれにせよ介入研究においては、無作為抽出法およびこの二重盲検法を用いることで、その論文の信憑性はきわめて高いものとなります。

なお総説論文においても、先行する研究論文または調査論文として、どのような論文を選択するか、予め一つのテーマといくつかの条件を設定してから採択し、それらの先行論文からそのテーマに関するしかもそれらいくつかの条件に関連したデータだけを集約して結論を導く研究手法があります。そしてそのような論文のことを、総説論文の中でも特にメタアナリシス（meta-analysis）と呼びます。そしてこのメタアナリシスにおいては、前記の相対危険度あるいは寄与危険度などが用いられることもあります。

従来診断においては、臨床生理学的あるいは分子生物学的分析が中心であったものが、近年そうした診断においても、臨床研究において個々の患者から得られた知見を集団のデータとして定量化する手法の重要性が強調される臨床疫学が中心となりつつあります。そうしたなかで、evidence-based medicine（EBM）すなわち"明白な根拠に基づいた医療"を推進していくことが今後の医療のあり方であるとする見解が有力となりつつあります。そのような視点からも、ますますランダム化臨床試験（randomized control trial〈RCT〉）の体系的な総説（review）であるランダム化臨床試験（randomized control trial〈RCT〉）のメタアナリシスは、論文のランク付けにおいても最重要の位置付けがなされるようになってきています。

このほかにも研究（調査）にはさまざまな方法があります。

（注☆）この（研究手法）においては、その流れの中で前記の第2項 公衆衛生についての記録整理の方法とその考え方および 第3項 疫学についての記録整理の方法とその考え方なかでも特に後者と説明の重複する部分があり、特に専門用語の英語をあえてカナで記載した部分などもありますが、これらは難解にみえるこの（研究手法）全体の理解を助けるため、それらの復習を兼ねた部分でもあることを念頭において読みすすめて頂ければ幸いです。

（論文の組み立て）
ここから論文の組み立て方についてみてみることにしましょう。

㊀原著論文（original paper）の組み立て
先ず、次に述べる症例報告にとっても、基本的な組み立てとなるため、先に原著論文について、その組み立て方の一例をみてみましょう。

（1）論文タイトル（Title）
その研究の趣旨あるいは内容が一目で正確に、しかもわかりやすく伝わるような情報提供型のタイトルをつけます。表題だけでその研究の趣旨あるいは内容が表現しきれない場合には、副題（Subtitle）をつけます。

なお通常英文タイトル、場合によっては英文サブタイトルを併記します。

（2）著者リスト（Author's list）
概説すれば、その論文の内容に責任を持つ共著者を含む研究（調査）者が著者であり、著者リストでは原則としてその論文の研究（調査）に寄与した役割の大きい研究（調査）者から順に著者名を並べます。

詳説すれば、その論文の内容に責任を持ち、その論文がその雑誌に掲載されることを承諾した共著者（注☆）を含む研究者が著者であり、著者リストにおいては原則としてその論文の研究に寄与した役割の大きい研究者から順に著者名を並べます。

なお通常、名・姓の順にローマ字での表記を併記します。

（注☆）共著者の最低条件としては、㊀プロトコール（protocol〈研究計画〉）の立案あるいは研究資料の解析に携わり㊁実質的に原稿作成・訂正の重要部分に参加し㊂最終原稿の確認に参加した研究者ということができます。

（3）ABSTRACT（Abstract）

概説すれば、その研究（調査）の要約を含めた、その論文で最も言いたい重要な要点であり、その論文の内容を簡潔明瞭な短い文章で正確にしかもわかりやすく伝えるためのものです。

詳説すれば、その研究の目的すなわちねらい・簡単な対象と方法・主要な結果および考察（結論）についての要約を含めた、その論文で最も言いたい重要な要点であり、そのためその論文の内容を、その最重点を含めて簡潔明瞭な短い文章で正確にしかもわかりやすく伝えるためのものです。

なおインターネットで下記のキーワードを用い文献検索を行った際に、短時間でその論文の内容についての必要最小限度の情報を得るためのツールでもあります。したがって通常英文で書きます。

（4）キーワード（Key words）

その論文中に用いられたその論文の内容を指し示す特異的で具体的な数個通常3～5あるいは3～10個の用語であり、通常名詞句で重要な語句から順に並べていきます。

またインターネットでキーワードを用い文献検索を行う際に、それらについての情報を知りたいと考えている研究者にとって、その論文にたどりつくための重要なツールとなります。したがって英語のキーワードを併記します。

（5）緒言（Introduction）

その論文の"はじめのことば"にあたる導入部分で、その論文を読むにあたって最初に知っておくべきその論文の背景となる基礎的情報を提供します。

そのため先行研究（調査）の経緯（およびその研究の現況を）を説明し、（その論文独自の）現在なお未解決の問題を提起します。

つまり先行研究（調査）とは違ったその研究における新たな（目的すなわち）ねらい、またその研究（調査）ではどのような方法でその提起された問題の解決を試みたのか、その方法（の特徴など）についてもわかりやすく要約します。

なお「ちょげん」は、誤読による慣用であり、正しくは「しょげん」と読みます。

（6）対象と方法（Subjects and Methods）

（対象〈Subjects〉）

概説すれば、その研究（調査）における観察あるいは介入の対象となった症例・患者・動物（注1）などのことです。

そしてその研究（調査）の対象が症例であれば、この際被験者・患者とのインフォームド・コンセント（informed consent）がなされ、被験者・患者のプライバシーおよび個人情報が保護され、倫理委員会の倫理規定（注2）に適合していなければならないことはいうまでもありません。

詳説すれば、その研究における観察あるいは介入の対象となった症例・患者・動物（注1）などのことです。そしてその研究の対象が症例であれば、どのような症例群と対照群を選択したのか、被験者数・性別・年齢（必要に応じて人種・民族）等を明確に記載します。あるいはその研究の対象が患者であれば、選択基準・除外基準を明確に記載します。次に被験者数・性別・年齢・職業・疾患名および外来患者か入院患者か等を明確に記載します。この際被験者・患者とのインフォームド・コンセント（informed consent）がなされ、被験者・患者のプライバシーおよび個人情報が保護され、倫理委員会の倫理規定（注2）に適合していなければならないことはいうまでもありません。

(注1) 現在いずれの施設においても第三者を含む実験動物委員会が設置されており、動物実験に関する指針にしたがって、動物実験の実施責任者から申請された実験計画について科学的・倫理的観点から審査し全員の合意によってその合否を決定しています。

(注2) 現在いずれの倫理委員会の倫理規定においても、人間を対象とする臨床研究における倫理規定としては、国際的に合意された"ヘルシンキ宣言"がその基調として採用されています。

（方法〈Methods〉）

概説すれば、その研究（調査）をどのように実施したか第三者が再現できるように必要かつ十分な情報を具体的かつ詳細に記述します。

観察研究（調査）ではなく介入研究（調査）であれば、その介入の方法についても同様に記述します。

詳説すれば、その研究をどのように実施したか第三者が再現可能なように必要十分な情報を具体的かつ詳細に記述します。観察研究ではなく介入研究であれば、その介入の方法についても同様に記述します。測定方法に関しては文献を引用します。変更を加えたり報告されていなかったりする測定方法であれば、やはり再現可能なように必要十分な情報を具体的かつ詳細に記述します。無作為化（randomization）の方法および症例群と対照群の振り分けを知られないようにした方法（たとえば二重盲検法）等についても詳細に記述します。また統計解析処理を実施した場合には、使用したソフトウェアの会社名およびそのソフトウェア名を含むバージョン名等それについての参考資料の記載および統計学的有意水準についても"$p < 0.005$を以って有意差ありとしました"といった優位差の範囲の記載を加えるようにします。

（7）結果（Results）

　その実験あるいは臨床研究（調査）によって得られた事実に基づいて客観的にありのままを記載し、そうした実データの中でも新しいデータ、新しい所見があれば、それらを新知見として表・図表すなわちグラフの中でもその（問題となる）部分だけを選択的に取り出し、それらの（問題となる）表・図表すなわちグラフ（の部分）を効果的に用い（正確にかつ分かりやすく記載し）ます。

　また対象と方法で記載したことであっても実験あるいは臨床研究（調査）中において変更が生ずれば、それらの変更（の内容）についてもその変更理由とともにありのまま正確に記載します。

　なおそうしたすべての実験あるいは臨床研究（調査）を通して、この結果はその総括であるため基本的にすべて過去形で記載すべきです。

（8）考察（結論）（Discussion〈Conclusion〉）

　その実験あるいは臨床研究（調査）によって得られた新しいデータ、新しい所見が文献から得られた既存の知識とどのような一致点および相違点があるのかを比較し、そしてそれらの一致点・相違点にどのような意味・意義があるのかを（、その実験あるいは臨床研究の限界とともに）検討します。

　また事前に立てた仮説を立証しうる証拠を提示しうる場合（にはその妥当性とともに）、その仮説とそれらの結果が相違したり矛盾したりした場合においても、その理由についてよく検証し、さらには今後の展開すなわち今後その研究（調査）がどの分野でどのように寄与するか、あるいは今後その研究（調査）がどの分野でどのような新しい研究（調査）を必要とするかなどをも含め、その実験あるいは臨床結果のすべてを通して、よく論旨を展開し論理的に推論できる範囲において結論を導き出します。

　そして最後にその導き出した結論を簡潔な数行の文章にまとめて記述します。

（9）文献（References）

　その研究（調査）の背景となった重要な論文およびその論文に関連した論文を前もって読んでおき、リストアップしておきます。

　そしてそれらを投稿規程の記載方法にしたがって、参考にした順番に文献欄に記載していきます。

　したがってその記載方法は、投稿規定によって異なるため、ここでは筆者自身の論文から抜粋して下記にそれらを例示します。

　　1）伊藤直美；わが国全土におけるLegionellaの分布調査および検出菌の病原性に関する研究　感染症雑誌第57巻　第8号 682-694 1983

　　2）Richard L. Myerowitz ; Legionnaires' disease and other newly recognized Legionella-like causes of bacterial pneumonia Journal of Medicine Vol.11 No.4 293-302 1980

　つまり和文・英文ともに著者名・論文タイトル・雑誌名・巻・号・頁・発行年の順に正確に記載します。

　またその文章をその論文の本文中にそのまま引用した場合には、その文献欄の文献番号1）・2）・・・をその本文中の引用文の肩に付します。

　注：論文作成の順番については、必ずしも上記の順番にこだわる必要はなく上記は飽く迄一例にすぎず、作成しやすい項目から作成し削減あるいは追加し、作成者として作成しやすい内容で作成していけばよい。

③症例報告（case study）の組み立て

　次にいよいよ症例報告について、その組み立て方の一例をみてみましょう。

（1）症例報告タイトル（Title）

　その治験が今後の診療上・業務上において、記録にとどめる価値のあるもの、例えば「これまでの報告においては類似の症例がきわめてまれな」「検査方法なども含めきわめて有意義な面があったので他の治療家・臨床家・医療人にも知っておいてもらいたい」「予測外の経過をたどったため安全面からも他の治療家・臨床家・医療人にも知っておいてもらいたい」「難治性の症例あるいは比較的まれな症例などに対し、全く新たに工夫を凝らしたり、あるいは従来の方法にひと工夫凝らしたりした治療法にきわめて好ましい結果がみられ、しかも理論的考察からもそれらに実害がないため他の治療家・臨床家・医療人にも知っておいてもらいたい」など報告されることによって、その情報が他の治療家・臨床家・医療人にも共有されることで、今後の診療上・業務上のよりよい効果につながる、あるいは evidence-based medicine（EBM）すなわち"明白な根拠に基づいた医療"につながる可能性が期待されるような示唆に富んだ症例を選択し、その患者に何が起こったのか、その症例における最重要課題が簡潔明瞭に伝わるようなタイトルをつけます。

　表題だけでその報告の趣旨および内容が表現しきれない場合には、副題（Subtitle）をつけます。

　なお通常英文タイトル、場合によっては英文サブタイトルを併記します。

（2）著者リスト（Author's list）

　その症例報告の内容に責任を持ち、（その症例報告がその雑誌に掲載されることを承諾した）共著者（注☆）を含む臨床研究（調査）者が著者であり、著者リストに

おいては原則としてその症例報告に寄与した役割の大きい臨床研究（調査）者から順に著者名を並べます。

なお通常、名・姓の順にローマ字での表記を併記します。

(注☆) 共著者の条件としては、㊀その症例の診療に関わった人㊁査読において重要な参考意見を述べた人㊂その症例報告の全般にわたり指導にあたった人などです。

(3) ABSTRACT（Abstract）

なぜそうした報告がなされなければならないのか、その報告の目的とするところすなわちねらいについて述べます。

そのためまず過去の文献上の一般的な所見から得られたデータのもつ（それらの経緯の中の）課題を挙げ、次にその症例報告における新たな臨床所見から得られたデータによって、それらの課題の中の何が解決されるのか、その報告における最注目点でもあるその結果について述べます。

またそうした課題に対する解決がいったい何を意味するのか、すなわち今後その報告がどの分野でどのように寄与する可能性があるのか、あるいは今後その報告がどの分野でどのような新たな問題を提起するのかなど、その報告に関する考察を簡潔明瞭な短い文章で記載したものです。

なおこれは、インターネットで下記のキーワードを用い文献検索を行う際に、短時間でその症例報告についての必要最小限度の情報を得るためのツールでもあります。したがって通常英文で書きます。

(4) キーワード（Key words）

その症例報告中に用いられたその症例報告の内容を指し示す特異的で具体的な数個通常3〜5あるいは3〜10個の用語を通常名詞句で重要な語句から順に並べていきます。

またインターネットでキーワードを用い文献検索を行う際に、それらについての情報を知りたいと考えている研究（調査）者特に臨床研究（調査）者にとって、その症例報告にたどりつくための重要なツールとなります。したがって英語のキーワードを併記します。

(5) 緒言（Introduction）

過去および現在における周知の常識的な所見あるいは文献上の一般的な所見を簡潔に整理した上で、それらの所見から得られたデータのもつそれらの経緯の中の課題を挙げ、その症例報告における新たな臨床所見から得られたデータによって、それらの課題の中の何が解決され、なぜその症例を報告する必要があったのか、その症例を報告することの重要性とともに、その症例報告の目的とするところすなわちねらいを簡潔に分かりやすく要約します。

なお「ちょげん」は、誤読による慣用であり、正しくは「しょげん」と読みます。

(6) 症例と方法（Cases and Methods）
(症例〈Cases〉)

対象となった患者の性別・年齢・職業・主訴（自覚症状）部位・発症時（過去のすべての主な発症時）・現病歴（これまでの経過たとえば原因・前駆および初発症状・経過および進展・治療および反応〈データを含む〉等の記録）・既往歴（これまでに罹患した臨床上重要な疾患の経過についての経時的記録）・家族歴（家族および近親者の特記すべき健康状態たとえば罹患疾患名・死因・死亡年齢等の系列的記録）などの中でその症例に関する必要な情報を簡潔に記載します。

(方法〈Methods〉)

初回所見（症状〈他覚症状〉・身体検査・測定成績）・経過概要（その後の経時的臨床経過たとえばその後の身体検査・測定成績）・治療経過（その症例報告における事例たとえば新しい治療法などについての反応・問題点・結果の経時的記録）・今後の課題（今後の臨床上の問題点・治療予定あるいは治療計画）などの中でその症例報告における事例たとえば新しい治療法などについての臨床所見を事実に基づいてありのまま記載します。

特にその症例報告における事例たとえば新しい治療法などについて、何をどうしてどのようであったのか第三者が再現しようと思えば再現可能なように必要十分な情報を具体的かつ詳細に記述します。

身体検査・測定方法に関しては文献を引用します。変更を加えたり報告されていなかったりする身体検査・測定方法であれば、やはり再現可能なように必要十分な情報を具体的かつ詳細に記述します。またそれらに関する臨床データについては特に時系列により正確に記載します(注1)。

なお症例報告においては、患者との間でインフォームド・コンセント（informed consent）がなされ、患者のプライバシーおよび個人情報が保護され、倫理委員会の倫理規定(注2)に適合すべきことは言うまでもありません。

(注1) それらの臨床データは、時系列によって正確に記載しておくことで、後に表・図表すなわちグラフ化することもできます。
(注2) 現在いずれの倫理委員会の倫理規定においても、人間を対象とする臨床研究における倫理規定としては、国際的に合意された"ヘルシンキ宣言"がその基調として採用されています。

(7) 結果（Results）

その治験によって得られた事実に基づいて客観的にあ

りのままを記載します。つまりその症例報告における事例たとえば新しい治療法などによって得られた新しい所見があれば、それらを新知見として特に注目してほしい点を（選択的に）取り出し、それらの表・図表すなわちグラフとは別に、それらの表・図表すなわちグラフに応じて、それらの数値・変化を文章の中で治療前と治療後の差異の状況として定量的というよりもむしろ定性的に正確にというよりもむしろ分かりやすく記載します。

なおその治験のすべてを通して、この結果はその総括であるため基本的にすべて過去形で記載すべきです。

（8）考察（結論）（Discussion〈Conclusion〉）

その症例から得られた所見が周知の常識的な所見あるいは文献上の一般的な所見とどのように一致し、どのように相違しているかを検討します。

そしてその新たな臨床所見から得られたデータとそれら過去の所見から得られたデータをその治験のもつ限界の範囲内において分析することで、それらの一致点・相違点の意味するところを探ります。

さらに今後の展開として今後その報告がどの分野でどのように寄与する可能性があるのか、あるいは今後その報告がどの分野でどのような新たな問題を提起するのかなどをも含め、その症例報告のすべてを通し、よく論旨を展開し（客観的および論理的に）、なぜその症例を報告する必要があったのか、その理由に至るまでの結論を導き出します。

そして最後に（その推論しうる限界の範囲内において）導き出された結論を簡潔な数行の文章にまとめて記載します。

（9）文献（References）

その症例の類似症例に関する論文を検索し前もって読んでおきます。そしてそれら参考文献を投稿規程の記載方法にしたがって、参考にした順番に文献欄に記載していきます。

したがってその記載方法は、投稿規定によって異なりますが、筆者自身は、和文・英文ともに著者名・論文タイトル・雑誌名・巻・号・頁・発行年の順に正確に記載します。

またその文章をその症例報告の本文中にそのまま引用した場合には、その文献欄の文献番号1）・2）・・・をその本文中の引用文の肩に付します。

注：1）症例報告作成の順番については、必ずしも上記の順番にこだわる必要はなく、作成しやすい項目から作成していけばよい。

2）一症例に関する報告が、その症例における特殊性によるものなのか、その症例における普遍性によるものなのかについての査定は、通常類似症例における最低10（～30）例以上の報告によって、それらの症例における環境および条件のもつ限界性を勘案しつつ、はじめて言いうるものと考えられます。

3）この㊂症例報告（case study）の組み立てにおいては、各項における定義的な意味を説明する意図などから、特に専門用語の英語またそのカナなどを上記㊁原著論文（original paper）の組み立てと重複して再び記載した部分のあることをお断りしておきます。

⑤文献検索について

作成しようとしている論文・症例報告に関連した文献に関する情報を入手し、その分野のその研究が現在どの程度まで進んでいるのかを予め把握しておきたいと思えば、当然のことながら文献検索の必要が生じます。

そしてその文献検索にとって、現在のようなコンピューター社会にあっては、PCのインターネット上におけるキーワードによる検索が最も一般的です。

そこでまず和雑誌に関する二次情報すなわち関連資料としては、「医学中央雑誌」（http://www.jamas.gr.jp/）が挙げられます。

これは、1903年に現在の医学中央雑誌刊行会の尼子一郎らによって創刊され、現在では年間約2400誌から約27万件の文献を収録する医学・歯学・薬学その他関連分野の文献を網羅した国内最高峰の総合抄録誌で、キーワード以外にシソーラス（thesaurus）（注1）からも検索することができます。

そして次に洋雑誌に関する二次情報すなわち関連資料としては、"PubMed"（http://www.ncbi.nlm.nih.gov/PubMed/）が挙げられます。

これは、1966年以降の文献が登録されている米国立衛生研究所（National Institutes of Health〈NIH〉）内の国立医学図書館（National Library of Medicine〈NLM〉）が製作してきた冊子体のデータベース（database〈DB〉）（注2）である Index Medicus をもとにして、その国立医学図書館内の国立バイオテクノロジーインフォーメーションセンター（National Center for Biotechnology Information〈NCBI〉）のプロジェクトチームによって、1997年6月から開始されているコンピューター版医学・生物学データベースであるMEDLINE（メドライン）を、インターネット上でブラウザ（browser）（注3）を用いてオンライン（on-line）（注4）検索できるようにしたものです。

考えられるすべてのキーワードを用い検索することができますが、MEDLINEのシソーラスすなわちキーワード集にあたる Medical Subject Headings（MeSH〈メッ

シュ〉）すなわち「医学件名標目表」の中の用語を用いて検索すれば、同一概念に対して複数の用語が収録されているようなことはなく、同一概念に対しては同一の用語すなわち統制語しか収録されていないため効率よく検索することができます。どのような統制語が収録されているかを知りたければ、上記のアドレス（address）（注5）にアクセス（access）（注6）し"PubMed"のサイドバーでMeSH（メッシュ）Browserをクリックすれば自分の検索語がどの統制語に分類されているかを知ることができます。

ただMeSHは、MeSH-Tree Structureすなわち階層構造になっているため、上位概念の用語に関する文献を検索しても、そこから枝分かれした下位概念の範疇に入る用語に関する文献は含まれません。ただしそれら両者に関する文献については、MeSHにおいても両者とも収録されているため検索することができます。

なおMeSHにsubheadingすなわち副標目をさらに加えて検索することがあります。このsubheadingすなわち副標目とは、MeSHの統制語に、たとえばdiagnosisすなわち診断、therapyすなわち治療、complicationsすなわち合併症など該当するsubheadingすなわち副標目の用語を加え、MeSHの統制語と組み合わせて用いることで、より確実に検索したい文献にたどりつくためのもうひとつのツールです。具体的には、MeSHの統制語を検索した画面上で［Detailed display］をクリックすると、そのMeSHの統制語に加えて検索するためのsubheadingすなわち副標目のすべてが表示され、それらの中で加えたいsubheadingすなわち副標目の前に付けられた四角いボックスをチェックしAddボタンをクリックすることで、そのMeSHの統制語にそのsubheadingすなわち副標目を加えて検索した結果が送られてきます。

（注1） シソーラス（thesaurus）とは、「言葉の宝庫」が原義であり、「ひとつの概念を表すために定められたひとつの統制語」が一般的な意味であり、この場合「情報検索のためのキーワードの辞典」が具体的な意味です。
（注2） データベース（database（DB））とは、各種のデータを冊子体あるいは磁気ディスクなどに体系的にしかも重複しないように記載しあるいは記憶させ、その中から必要に応じ知りたい情報だけを取り出すあるいは取り出せるようにしたもののことです。
（注3） ブラウザ（browser）とは、データベースなどの内容を表示したり検索したり情報を閲覧したりするための表示・検索・閲覧ソフトウェアのことです。
（注4） オンライン（on-line）とは、「端末機が中央処理装置と直接つながっている状態」が原義であり、「通信回線などを介し情報が伝達できる状態」が一般的な意味であり、この場合「コンピューター同士が回線で接続されていて情報の遣り取りができる状態」のことであり、具体的には「コンピューター・Local area network（LAN）・一般電話同士が回線で接続されていて情報の遣り取りができる状態」のことです。
（注5） アドレス（address）とは、コンピューターの中のその記憶の場所を示す番地のことです。
（注6） アクセス（access）とは、コンピューターからその情報を呼び出したり書き込んだりすることです。

おわりに

　世界保健機関（WHO）は、"アルマ・アタ宣言"のなかで、すべての人々に健康をもたらすため自国の伝承医学を応用しつつ、プライマリー・ヘルスケアのシステムを作り上げていくことの重要性を強調しています。

　現在地球上で生活するすべての人々に、今すぐ優れた西洋医学における高度先端医療の恩恵をもたらすことは、ほとんど不可能に近いことだからです。

　しかしながら中国には中国伝統医学があり、その影響を受けた韓国には韓医学があり、そうした東洋医学があるように、インドにはインド伝承医学すなわちアーユルベーダがあり、地理的にそれらの中央に位置するチベットには両者の影響を受けたチベット医学があり、そして中東にはユーナニ医学があるように、世界各地にはその地域々々にさまざまな伝統医学があります。またむしろそうしたもののなかから、優れた薬事効果の期待できる物質が発見されることすらあるのです。

　さらに現在世界中には、さまざまな効果ある（多彩な手技を含む）肢・幹技療法もたくさん残っています。なかでも米国のカイロプラクティックあるいはオステオパシーなどは、一段と群を抜いて優れています。そこで筆者は、それらを研究し、もう一度科学のふるいにかけ取捨選択し、さらに発展させ集大成し、そしてそれらを学問にまで高められれば、多くの人々にとってどんなに素晴らしいことだろうかと思わずにはいられませんでした。

　ただもしそんなことができるとすれば、この地球上にあってもわが国の土壌のように、経験も科学もともに同じように受け入れる下地のあるところでなければならないだろうとも考えました。なぜなら、たとえばわが国における正骨の歴史をみてみましても、かつて江戸後期から末期にかけて、東西の医学が融合しようとした一時期のあったことがうかがえるからです。ただ残念なことに、そうした東西医学の融合も、明治以降可及にして速な西欧化を迫られるなかにあって、あたかも海の藻屑と化した感も否めません。しかしそこには、確かにわが国の人々が本来培い育んできた大切な「和の精神」が息づいていたのです。

　つまり筆者は、現在世界中に残るさまざまな効果ある（多彩な手技を含む）肢・幹技療法を、米国のカイロプラクティックおよびオステオパシーをはじめ、それらのみならず自らの考案した手技をも含め、良いものであればこだわりを持つことなく総合的に医療のふるいにかけ体系的に集大成し、"肢・幹技力学"という日本発の学問にまで発展させることこそが現在の急務であり、そしてそれらがその国その国の法制度のもとで粛々と実践されることの必要性を痛感しているのです。

　さてところでカイロプラクティックが、骨格において脊柱を中心とした関節の噛み合わせを整復する手技と定義づけるならば、オステオパシーは、その骨格において関節周囲に付着する筋腱等軟部組織の線維走行を整復する手技と定義づけることができます。そのように捉えたとき米国におけるこれら二つの手技は、"スポーツ外傷・障害の予防と整復の手技学"という共通の課題を与えられとき抜群の協調性と卓越した技量性をみせるのです。

　そしてさらにその際、関節の噛み合わせが完全に整復されたとしても、周囲の軟部組織が直ちに完全に修復されるわけではないという事実にも思いを致さねばなりません。それに対し過度におよぶあるいは長期にわたる固定が、かえって固定除去後の拘縮を増悪させ、その後のリハビリテーションを遷延させるおそれのあることもまた事実です。

　そうした場合ストレッチが、限界まで筋線維・腱線維を伸展させるテクニックであるのに対し、オステオパシーは、筋紡錘・腱器官（腱紡錘）の作用にも配慮した、それらの起始・停止（付着）間を収縮させてからのち可及的に伸展させるテクニックであるため、単に前者を選手向き、後者を一般向きとするのではなく、本拙著の（はじめに）でも前述したように近年過度のストレッチがアスリートにとって大切な、ここ一番の瞬発力を削減してしまっているのではないかとする批判にも謙虚に耳を傾け、たとえば対象個所が 1) 病的な状態にあるのか 2) 不健全な状態にあるのかある

いは3）完全に健全な状態にあるのかなどその置かれているステージを考慮した上で、本拙著で筆者が述べるカイロプラクティック等による骨格における脊柱を中心とした関節の嚙み合わせの整復後の1）オステオパシー2）オステオパシーとストレッチの複合あるいは3）ストレッチといった使い分けとドーゼあるいはドースすなわち匙加減が何より重要となるのです。

つまりここまで述べて来て言いたいことを一言に要約すれば高度な診断機器や豊富な薬剤等が我が国を含め欧米先進諸国においても極めて有用かつ有効であることを認めつつも、それらを望むことのできないような極めて発展途上性の強い地域においては、自らの五感や五体による診察・治療の能力を、すなわち自らの力による診療能力を養い育んでおかなければならないように、かりに我が国を含む欧米先進諸国のような地域であったとしても、たとえばコストパフォーマンスすなわち費用対効果の観点などから自らの五感や五体に、すなわち自ら自身の力によらなければならないような場面に読者の皆様が遭遇したとき、本拙著がからくもそれらの要求の万分の一に対してでもお答えることができたのなら、筆者の幸いこれに過ぎるものはないということです。

もう少し言えば、現在最先端である再生医療の分野においても、ヒトの骨髄・線維芽細胞などの間葉系幹細胞を細胞薬として慢性期の脳梗塞患者の梗塞部位に直接投与し、運動能力等の回復に寄与した治験も報告されつつあります。それどころか老化に相関するとされる染色体末端のテロメアの長さも、瞑想などにより酵素テロメラーゼの分泌を促進させることで伸ばすことができ再生能力すなわち若さをも保ちうることが分かってきています。またアルツハイマー病の予防にとって、その原因物質とされるアミロイドβの排出に質の良い睡眠などが寄与することも分かってきているのです（なお質の良い睡眠は、このほか免疫力の向上などにも寄与します）。もともとヒトの持つ自然治癒能力には底知れない可能性が秘められています。難しい理屈や手段ではなく意外に簡単な考え方や方法の中に、案外問題解決の創意工夫が隠されているかも知れないのです。怠らず努力しましょう。

最後に品格と教養を備えた実力に富んだ治療家・臨床家そして医療人すなわち手技療法家への熱い扉を開いて下さった読者の皆さんの今後に幸多からんことをこころから祈りつつ……。

主要参考文献

第Ⅰ章

1）物理療法　小野晴康　監修　中村一直　編集代表　杉山書店
2）理学療法MOOK 5 物理療法　黒川幸雄　高橋正明　鶴見隆正　シリーズ編集　篠原英記　鶴見隆正　責任編集　三輪書店
3）改訂版SSP療法の指針　兵頭正義　北出利勝　著　SSP療法研究会
4）遠赤外線とNMR法　松下和弘　著　微弱エネルギー研究会　編集　人間と歴史社
5）A Manual of ELECTROTHERAPY FOURTH EDITION WILLIAM J. SHRIBER 著 LEA & FEBIGER

第Ⅱ章

6）THE DIXONARY OF ATHLETIC TRAINING DWAYNE SPIKE DIXON 編集　競技者のためのテーピング　清水正一　監修　株式会社東印
7）Complete Book of Athletic Taping Techniques The defensive offensive weapon in the care and prevention of athletic injuries J. V. CERNEY 著　J. V. カーニー医学博士のテーピング理論とテクニック　スポーツ傷害の予防・処置から理学療法まで　大畠襄　草刈幸治　監修　株式会社テーパー　翻訳　株式会社テーパー
8）柔整師のための目で見るテーピングの理論と実際　清水正一　監修　青山一夫　校閲　福島英夫　山本郁榮　安藤勝英　牧内与吉　木場本弘治　大和真　著　福島柔整研修出版部
9）新・テーピングの実際　栗山節郎　著　南江堂
10）DVDでみるテーピングの実際　栗山節郎　川島敏生　著　南江堂
11）スポーツ外傷障害からみたテーピングの実技と理論　第4版　山本郁榮　平川誠　著　文光堂
12）スポーツ障害とテーピング　手嶋昇　著　不昧堂出版
13）キネシオテーピング法　スポーツ編1　加瀬建造　著　医道の日本社

第Ⅲ章・第Ⅳ章・第Ⅴ章・第Ⅵ章

14）日本人体解剖学（全3巻）　金子丑之助　原著　南山堂
15）Der Körper des Menschen　Adolf Faller　原著　ひとのからだ　酒井恒　訳　文光堂
16）体育解剖学　藤田恒太郎　著　南江堂
17）体表解剖学―その臨床的応用―　吉岡郁夫　武藤浩　共著　南江堂
18）THE EXTREMITIES DANIEL P. QUIRING / JOHN H. WARFEL 著　図解　筋の機能解剖　矢谷令子　小川恵子　訳　医学書院
19）基礎・臨床解剖学　脊柱脊髄自律神経　Gregory D. Cramer, D.C./Susan A. Darby, Ph.D. 共著　早川敏之　翻訳責任　エンタプライズ
20）LANGMAN'S MEDICAL EMBRYOLOGY Seventh Edition Thomas. W. Sadler 著　ラングマン人体発生学　第7版　安田峯生　沢野十蔵　訳　メディカル・サイエンス・インターナショナル
21）The Developing Human Clinically Oriented Embryology 6th EDITION Keith L. Moore / T.V.N.Persaud 原著　ムーア人体発生学　第6版　瀬口春道　監訳　瀬口春道　小林俊博　訳　医歯薬出版株式会社
22）MEDICAL EMBRYOLOGY Human Development -Normal and Abnormal THIRD EDITION Jan Langman 著　WILLIAMS & WILKINS
23）南山堂　医学大辞典　縮刷版　発行者　鈴木正二　南山堂
24）南山堂　医学大辞典　18版　代表者　鈴木肇　南山堂
25）南山堂　医学大辞典　第19版　代表者　鈴木肇　南山堂
26）神中整形外科学　神中正一　著　天児民和編集　南山堂
27）神中整形外科学　改訂22版　上巻　総論/全身性疾患　下巻　部分別疾患　杉岡洋一　監修　岩本幸英　編集　南山堂
28）The management of FRACTURES and DISLOCATIONS an atlas [1] [2] SECOND EDITION ANTHONY F. DePALMA 著　デパルマ

図説 骨折・脱臼の管理　阿部光俊　大野藤吾　原勇　共訳　廣川書店

29) Manuelle Medizin Diagnostik　Jiří Dvořák Václav Dvořák 原著　最新徒手医学 痛みの診察法　江藤文夫　原田孝 監訳　武者芳郎　古市照人　米倉徹 共訳　新興医学出版社

30) ORTHOPAEDIC NEUROLOGY A Diagnostic Guide to Neurologic Levels　Stanley Hopperfeld 著　J.B.Lippincott Company

31) カパンディ関節の生理学 I上肢 II下肢 III体幹・脊柱　I.A.KAPANDJI 著　荻島秀男 監訳　島田智明 訳　医歯薬出版株式会社

32) カパンジー機能解剖学 I上肢 II下肢 III頭部・脊柱・体幹　原著第6版　A. I. KAPANDJI 著　塩田悦二 訳　医歯薬出版株式会社

33) スポーツ外傷学 I　黒澤尚　星川吉光　高尾良英　坂西英夫　川野哲英 編集　スポーツ外傷学総論　医歯薬出版株式会社

34) スポーツ外傷学 II　黒澤尚　星川吉光　高尾良英　坂西英夫　川野哲英 編集　頭頸部・体幹　医歯薬出版株式会社

35) スポーツ外傷学 III　黒澤尚　星川吉光　高尾良英　坂西英夫　川野哲英 編集　上肢　医歯薬出版株式会社

36) スポーツ外傷学 IV　黒澤尚　星川吉光　高尾良英　坂西英夫　川野哲英 編集　下肢　医歯薬出版株式会社

37) 部位別スポーツ外傷・障害1　足・下腿　高倉義典　乗松敏晴 編集　南江堂

38) 部位別スポーツ外傷・障害3　上肢　石井清一 編集　南江堂

39) スポーツ外傷・障害Q&A　小出清一 著　南江堂

40) 新スポーツのためのメディカルチェック　村山正博 監修　武者春樹 編集　南江堂

41) スポーツ指導者のためのスポーツ外傷・障害　市川宣恭 編集　南江堂

42) 図解 スポーツ鍼灸臨床マニュアル　松本勅 著　医歯薬出版株式会社

43) オーバーユースのスポーツ傷害　〜その基礎と臨床〜　藤井亮輔 著　エンタプライズ

44) ナショナルチームドクター・トレーナーが書いた種目別スポーツ障害の診療　林光俊 編集主幹　岩崎由純 編集　南江堂

45) スポーツトレーナーマニュアル　武藤芳照　村井貞夫　鹿倉二郎 編集　南江堂

46) ATHLETIC TRAINING A PROGRAMMED INSTRUCTIONAL TEXT　Richard J. Carey / Gary D. Reinholtz / John W. Schrader / Mark J. Smaha 著　アスレチック トレーニング入門　スポーツ傷害管理　小林義雄　波多野義郎 訳　ソニー企業株式会社アスレチック営業部

47) スポーツアイシング　山本利春　吉永孝徳 共著　大修館書店

48) スポーツマンの運動療法　栗山節郎　川島敏生 共著　南江堂

49) 目で見てわかる部位別筋力トレーニング　堀居昭 監修　杏林書院

50) 新・ストレッチングの実際　栗山節郎 編著　川島敏生 共著　南江堂

51) アスリートケアマニュアル　ストレッチング　井上悟 監修　小柳磨毅　中江徳彦　上野隆司 編集　文光堂

52) スポーツ障害別ストレッチング　堀居昭 著　杏林書院

53) Assisted and unassisted PNF stretching made easy　Robert E. McAtee / Jeff Charland 共著　ファシリテート・ストレッチング　やさしいPNFストレッチング　魚住廣信 訳　医道の日本社

54) PNFマニュアル　改訂第2版　柳澤健　乾公美 編集　南江堂

55) ボールエクササイズ　弾む健康づくり・フィットネスから福祉まで　伊丹康人 監修　森谷敏夫　石井千恵 共著　金原出版株式会社

56) Positional Release Therapy Assessment & Treatment of Musculoskeletal Dysfunction　Kerry J. D'Ambrogio / George B. Roth 共著　ポジッショナル・リリース・セラピー　筋骨格系機能障害の評価と治療　櫻井京 翻訳　科学新聞社

57) THE SPORTS MEDICINE BIBLE　Lyle J. Micheli / Mark Jenkins 共著　スポーツ損傷の予防治療リハビリテーションのための最新のテクニック　中嶋寛之 監訳　NAP Limited

58) Rehabilitation of the Spine. A Practitioner's Manual (Second ed.)　Craig Liebenson 原編　脊椎のリハビリテーション 臨床マニュアル 上巻　菊池臣一 監訳　エンタプライズ

59) Rehabilitation of the Spine. A Practitioner's Manual (Second ed.)　Craig Liebenson 原編　脊椎のリハビリテーション 臨床マニュアル 下巻　菊池臣一 監訳　エンタプライズ

60) 基礎運動学　第6版　中村隆一　齋藤宏　長崎浩 著　医歯薬出版株式会社

61) GAIT ANALYSIS Normal and Pathological Function Jacquelin Perry 著　ペリー歩行分析　正常歩行と異常歩行　武田功　統括監訳　弓岡光徳　森彩子　村田伸　浦田勝彦　監訳　医歯薬出版株式会社
62) 写真で見る運動療法の実際　大塚哲也　著　医学書院
63) DVD で学ぶ　運動器疾患の理学療法テクニック　林義孝　編集　南江堂
64) DVD で学ぶ　理学療法特殊テクニック　柳澤健　編集　南江堂
65) DVD で学ぶ　呼吸理学療法テクニック　玉木彰　編集　南江堂
66) 関節運動学的アプローチ　AKA　博田節夫　編集　医歯薬出版株式会社
67) Clinical Neurodynamics A new system of musculoskeletal treatment Michael Shacklock 原著　クリニカルニューロダイナミクス—神経筋骨格障害の新しい評価・治療システム　齊藤昭彦　著　エンタプライズ
68) 操体法写真集解説集　橋本敬三　監修　川上吉昭　編集　柏樹社
69) The Still Technique Manual　Second edition Richard L. Buskirk 著　オステオパシー・スティル・テクニック　マニュアル　日本オステオパシー連合　監訳　森田博也　翻訳　エンタプライズ
70) The Still Technique Manual　Second edition Richard L. Buskirk 著　オステオパシー・スティル・テクニック　マニュアル　第2版　日本オステオパシー連合　監訳　森田博也　翻訳　エンタプライズ
71) Ligamentous Articular Strain Osteopathic Manipulative Techniques for Body CONRAD A. SPEECE / WILLIAM THOMAS CROW, D.O. 共著　靱帯性関節ストレイン‑オステオパシー・マニプレーション　日本オステオパシー連合　監修　森田博也　監訳　堤一郎　翻訳　エンタプライズ
72) 脊椎調整術の世界　カイロプラクティック物語　藤井尚治　著　科学新聞社
73) カイロプラクティック　脊椎手技療法　W. ヘッパー　著　間中善雄　秦正氏　共訳　医道の日本社
74) カイロプラクティックの理論・応用・実技　ジョセフ・ジェンシー　著　藤井尚治　監修　科学新聞社　訳　科学新聞社
75) 最新カイロプラクティック —診断と治療— J. G. アンダーソン　原著　須藤清次　松本徳太郎　共訳　科学新聞社
76) 明解・図解カイロプラクティック テクニック（脊椎骨盤矯正法）アルフレッド・ステーツ　原著　竹谷内一愿　須藤清次　共訳　科学新聞社
77) カイロプラクティック　マニピュレーション治療　Diversified & Reflex Technics A. L. ローガン　原著　須藤清次　訳　科学新聞社
78) Principles and Practice of Chiropractic　Scott Haldeman 原著　カイロプラクティック総覧　本間三郎　竹谷内宏明　監訳　エンタプライズ
79) CHIROPRACTIC TECHNIQUE Thomas F. Bergmann / David H. Peterson / Dana J. Lawrence 著　カイロプラクティック テクニック総覧　竹谷内宏明　仲野弥和　監訳　エンタプライズ
80) Chiropractic Technique：Principles and Procedures Second Edition D. Peterson / T. Bergmann 原著　カイロプラクティック　テクニック総覧〔新版〕竹谷内宏明　監訳　大谷素明　伊藤彰洋　竹谷内啓介　原田義也　訳　エンタプライズ
81) Modern Developments in the Principles and Practice of Chiropractic Scott Haldeman 著　APPLETON—CENURY—CROFTS / New York
82) 現代社会の健康科学　安達和俊　著　エンタプライズ
83) 手技療法家のための　からだのしくみとはたらき読本　安達和俊　著　エンタプライズ
84) 手技療法の家庭医学　—カイロプラクティックドクター臨床手記—　安達和俊　著　エンタプライズ
85) 総合医療手技学の理論と技能　—入門実技と実践応用技法　安達和俊　著　科学新聞社
86) 目で見る手技療法の複合テクニック　安達和俊　著　エンタプライズ
87) 目で見る手技療法の奥伝　安達和俊　著　エンタプライズ
88) 手技療法の症状別テクニック VIDEO & DVD　安達和俊　著　エンタプライズ
89) スキーと安全　けがを防ごう　財団法人全日本スキー連盟　編集　スキージャーナル
90) DANCE TRCHNIQUE and INJURY PREVENTION Justin Howse / Shirley Hancock 著　ダンステクニックとケガ —その予防と治療—　小川正三　監訳　白石佳子　訳　大修館書店
91) ダンサーズ　ヘルスケアブック　からだの知識と障害予防　小川正三　著　白石佳子　画　大修館書店
92) NUTRITIONAL NEEDS OF ATHLETES　FRED BROUNS 著　スポーツ栄養の科学的基礎　樋口満　監訳　杏林書院
93) Nutrition for Sport　Steve Wootton 著　スポーツ指

導者のための　スポーツ栄養学　小林修平 監訳　南江堂
94）改訂　スポーツ栄養　三浦義彰　橋本洋子 著　杏林書院
95）スポーツと健康　石河利寛 著　岩波新書
96）小児のメディカル・ケア・シリーズ26　スポーツ障害　—発育期を中心に—　高沢晴夫　中嶋寛之　秋本毅 共著　医歯薬出版株式会社

付）

97）写真で学ぶ整形外科テスト法（REGIONAL ORTHOPAEDIC TESTS）ジョセフ J. シプリアーノ（Joseph J. Cipriano）著　斉藤明義 監修　渡邉一夫 訳　医道の日本社
98）写真で学ぶ整形外科テスト法　増補改訂新版（REGIONAL ORTHOPAEDIC AND NEUROLOGICAL TESTS）ジョセフ J. シプリアーノ（Joseph J. Cipriano）著　斉藤明義 監修　渡邉一夫 訳　医道の日本社
99）公衆衛生入門　大江武　杉山章　鎌田恒夫　坂口武洋　坂口早苗　堀場英也　曽我一郎　曽我博　梅村祥世　安達和俊　大辻一義 著　八千代出版
100）栄養・保健・医療関係者のための例解統計学　立川清 著　第一出版
101）診療情報管理士のためのやさしい統計学　社団法人 日本病院会 診療情報 管理士教育委員会 監修　日本診療録管理学会 生涯教育委員会 編集　株式会社じほう
102）ナースの統計学　＝理論と実際＝　石國直治　岡本雅典　喜花典子 著　朝倉書店
103）統計データの見方・使い方　上田尚一 著　朝倉書店
104）学会・論文発表のための統計学　浜田知久馬 著　真興交易医書出版部
105）図解やさしい統計学と図表・スライドの作り方　並木昭義　山蔭道明 編集　真興交易医書出版部
106）医学論文の書き方　第2版　田中潔 著　医学書院
107）医学論文の書き方　第4版　田中潔 著　医学書院
108）保健・医療・福祉のための論文のまとめ方と書き方　改訂第2版　鈴木庄亮　川田智之 共著　南江堂
109）コメディカルのための論文の書き方の基礎知識　日本病態栄養学会 編集　メディカルレビュー社
110）流れがわかる学会発表・論文作成　佐藤雅昭　和田洋己　中村隆之 共著　メディカルレビュー社
111）これから論文を書く若者のために　酒井聡樹 著　共立出版
112）これから学会発表する若者のために　酒井聡樹 著　共立出版
113）Speaking at Medical Meetings　a practical guide / second edition　James Calnan / Andras Barabas 共著　諏訪邦夫 訳　学会発表　—アイディアとテクニック—　新装版　総合医学社
114）Pub Med 活用マニュアル　縣俊彦 編著　南江堂

著者略歴

安達　和俊（あだち・かずとし）
1948年12月名古屋生まれ。
慶應義塾大学法学部卒業。
中学・高校・短大での教職を経て米田病院附属中部柔整専門学校卒業。
日本柔道整復専門学校協会会長賞受賞。
名古屋大学医学部研究生として機能形態学（解剖学第二）講座にて、機能組織学を研究。
米田病院にてインターン２年を経て渡米。米国政府公認クリーブランドカイロプラクティック医科大学
　　（カルフォルニア州ロサンゼルス市）卒業。

- 柔道整復師
- 米国政府公認カイロプラクティックドクター
- 醫王堂（いおうどう）カイロプラクティック院長
- 醫王堂（いおうどう）無血療法カレッジ学長
- 安達和俊 D.C. 実践肢・幹技応用力学研究センター長（教授）
- 中京短期大学教授、東京福祉大学客員教授、宝塚医療大学教授・学科長を歴任

- 講道館柔道参段　・全日本スキー連盟一級　・日本赤十字スキー救急員
- 米国赤十字救急員　・日仏シャンソン協会会員

著書

『手技療法の家庭医学 ―カイロプラクティックドクター臨床手記―』
『目で見る手技療法の複合テクニック』
『からだのしくみとはたらき読本』
『目で見る手技療法の奥伝』
『現代社会の健康科学』（以上いずれもエンタプライズ）
『総合医療手技学の理論と技能 ―入門実技と実践応用技法―』（科学新聞社）

ビデオ＆ DVD

『手技療法の症例別テクニック』（エンタプライズ）

スポーツ外傷・障害の予防と整復の手技学

2019年7月8日　初版第1刷 発行

著　　者	安達和俊 D.C.
発　行　者	安達和俊 D.C.
発　売　所	株式会社　科学新聞社
	東京都港区浜松町1-2-13　〒105-0013
	Tel：03-3434-3741　Fax：03-3434-3745
	http://www.chiro-journal.com
装　　幀	安達さくら
印刷・製本	港北出版印刷株式会社

ISBN978-4-86120-052-6
Ⓒ2019 Kazutoshi Adachi
Printed in Japan
定価はカバーに表示してあります。

新 動きの解剖学　"Anatomy of Movement"

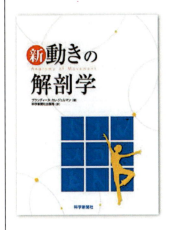

著者：ブランディーヌ・カレ=ジェルマン
訳者　科学新聞社出版局訳
定価：　6,600 円
判型　B5 判/304 頁
ISBN　978-4-86120-019-9

<商品概要>
画期的な解剖学入門書。ダンスの専門家として、また、理学療法を本格的に学んだ教育者として、人間の動きを扱う両方の立場から、身体の構造と動きの可能性を徹底的に研究した著者が、"動きの解剖学"をわかりやすく解説。1,000 以上のイラストを使用した「図解」中心なので、解剖学入門書として最適。医療関係者、治療家はもちろん、スポーツ、ダンス、マイム、ヨガ、フィットネス、リラクゼーションなどに携わる人々にも価値ある一冊。

<目次概要>
第 1 章　序説
第 2 章　体幹
第 3 章　肩関節
第 4 章　肘関節
第 5 章　手関節と指の関節
第 6 章　股関節と膝関節
第 7 章　足関節と足

きょうから使える

中国伝統療法　カッサ　　カッサ療法が動画でわかる DVD(約 12 分)付

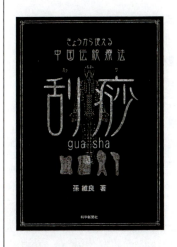

著者：孫 維良
定価：　4,180 円
判型：B5 判/206 頁　オールカラー
ISBN　978-4-86120-054-0

<内容紹介>
　カッサ療法は、中国で民間療法として発達してきた治療法なので、技術的にはきわめて簡単。しかも、治療効果は抜群に高い。　水牛の角などの器具で経絡、または経穴を刺激する(擦る)だけなので、だれでもすぐにできるという利点がある。経絡と経穴の位置さえ間違えなければ、初心者がいきなり効果的な治療を行うことも決して夢ではない。　カッサ療法は、経穴の位置が完璧でなくても構わない。水牛の角などの幅のある器具でこする療法なので、1〜2mm ズレた位置を刺激しても、経穴を刺激することが可能になる。　この新しい療法を治療に取り入れることで、だれでも治療家としての守備範囲が著しく広がることは間違いない。

<理論編>

第 1 章　カッサ療法　経絡学説/十二経脈/奇経八脈
第 2 章　経絡学説
カッサ療法の歴史/「刮」とは何か、「さ(*商品は漢字表記)」とは何か/カッサ療法の効果と作用/常用する器具と媒質/カッサの種類/カッサの手順/補瀉/施術の際の姿勢/施術する部位/カッサ治療のベースとなる理論/適用範囲と禁忌症

科学新聞社ブックリスト

●Barral
関節のメッセージを聴け！
　　　　　四六判/308 ページ　定価 3,520 円
体からのシグナル
　　　　　四六判/368 ページ　定価 3,850 円

●Barral&Croibier
新マニピュレーションアプローチ
〈上肢〉　B5 判/330 ページ　定価 16,500 円
〈下肢〉　B5 判/427 ページ　定価 22,000 円
末梢神経マニピュレーション
　　　　B5 判/304 ページ　定価 13,200 円

●中川　貴雄
四肢のマニピュレーション
　B5 版/433 ページ　カラー　定価 15,400 円
中川貴雄のカイロプラクティック・ノート１
　カイロプラクティック・テクニック修得のために
　　B5 判・並製/190 ページ　定価 4,180 円
カイロプラクティック・ノート２
　モーション・パルペーション修得のために
　　B5 判・上製/287 ページ　定価 8,580 円
四肢のモーション・パルペーション
　四肢関節障害のための基本的検査法と診断法
〈上巻〉下肢編
　　B5 判・上製/264 ページ　定価 8,360 円
〈下巻〉上肢編
　　B5 版・上製/225 ページ　定価 7,920 円
脊柱モーション・パルベーション
　　A5 判・上製/296 ページ　定価 9,020 円

●Germain
　新　動きの解剖学
　　　　B5 判　304 ページ　定価　6,600 円
　動きの解剖学Ⅱ　エクササイズ編
　　　　B5 判/282 ページ　定価 6,820 円

●B.J パーマー・カイロプラクティック・クリニック著作
B.J クリニック
　　　　B5 判/102 ページ　定価 13,200 円

●福本要介　訳
ザ・カイロプラクター　D.D.パーマー著
　　　　四六判/192 ページ　定価 4,950 円
インスピレーションズ　カイロプラクターを育む名言集
　　　　四六判/144 ページ　定価 2,420 円

●Upledger
インナーフィジシャン
　　　　四六判/274 ページ　定価 3,740 円

●守屋　徹
脳の中の痛み　痛み学 note
　A5 判/355 ページ　　　　定価 6,380 円

●岡井　健
マイプラクティス
カイロプラクティック・基本テクニック論
　　　　B5 判・並製/192 ページ　定価 7,480 円

●孫　維良
中国伝統療法　カッサ
　　　　B5 判/206 ページ　定価 4,180 円

●古谷真人
左右非対称を整える PM テーピング
　B5 判/244 ページ　定価 1,760 円
強くなりたきゃこれを読め!!　ストレッチング編
　A5 判/192 ページ　定価 1,980 円
もっと強くなりたきゃこれを読め!!
　軸・腱トレーニング編
　B5 判/169 ページ　定価 3,080 円

●櫻井　京　訳
D'Ambroglo
PRT ポジショナル・リリース・セラピー
　　　　A4 判・上製/285 ページ　定価 10,340 円
【DVD 版】3 枚組/約 4 時間 45 分 定価 44,000 円
Giammatteo
IMT 統合的徒手療法　生体力学編
　　　　A4 判/上製/370 ページ　定価 11,550 円

Tel:03-3434-4236 Fax:03-434-3745　科学新聞社　出版部　https://www.chiro-journal.com
E-mail book@sci-news.co.jp　〒105-0013 東京都港区浜松町 1-2-13